Dr. R. A. Eckstein · BioKosmetik

BioKosmetik
von Dr. R. A. Eckstein

Graphik: Karin Eckstein, 8507 Oberasbach

Gesamtherstellung: Verlag Wenng Druck GmbH, 8804 Dinkelsbühl
ISBN 3-9802 394-0-3

Dr. R. A. Eckstein

BIOKOSMETIK

Aus Forschung und Praxis

Inhaltsverzeichnis

Inhaltsverzeichnis

Biopharmazie

Kosmetische Diagnose und Behandlungen

Inhaltsverzeichnis

Inhaltsverzeichnis

Inhaltsverzeichnis

Inhaltsverzeichnis

Das vorliegende Buch „BioKosmetik – Aus Forschung und Praxis“ ist die fünfte Neuauflage und wesentlich erweiterte Überarbeitung meines früheren Buches „Kosmetologie“.

Vorwort

Im Laufe meiner nunmehr über 40jährigen Arbeit mit den Aufgaben und Problemen der forschenden Kosmetologie und der praktischen Kosmetik als einer vorbeugenden und erhaltenden Gesundheitsbetreuung bin ich zu der Erkenntnis gekommen, daß eine den ganzen Menschen erfassende Pflege lebensnah und lebensverbunden, naturgegeben und naturverwandt sein muß, eben eine BioKosmetik, im reinsten und ursprünglichsten Sinne dieses Wortes.
So finden Sie in der jetzigen Ausgabe sowohl die wissenschaftlichen Fragen über den Aufbau und über die Funktionen der Haut, über die Aufnahme von Wirkstoffen in die Haut usw. ebenso besprochen, wie die sonst wenig bekannten Themen über Biorhythmik, Bioklimatik u. a. und den großen Problemkreis der Psycho-Kosmetik.

Aus all dieser möglichen Vielfalt von Fragen, Themen und Problemen habe ich die wichtigsten wie Mosaiksteine zu einem neuen Bild der BioKosmetik zusammengefaßt, um als Grundlage für weitere Erkenntnisse, Einsichten und Behandlungsmöglichkeiten zu dienen.
Da die Entwicklung der modernen Medizin, Biopharmazie und Psychotherapie in der heutigen Zeit schneller und vielfältiger als je zuvor fortschreitet, so kann auch dieses Buch kein Abschluß sein, sondern wiederum ein Kristallisationspunkt für eine Gesamtschau über die BioKosmetik als einer lebendigen Pflege zu harmonischer Schönheit des Menschen in seiner Erscheinung und in seinem Wesen.
Denn im Mittelpunkt all unseres Bemühens steht und lebt der Mensch als Persönlichkeit, der durch die Pflege des Schönen an sich selbst zu einer ästhetischen Harmonie seiner leiblichen, seelischen und geistigen Wesenheit hinfinden möge!

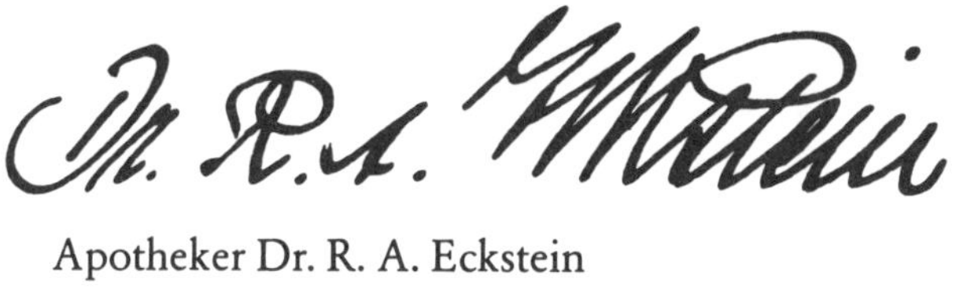

Apotheker Dr. R. A. Eckstein

BioKosmetik

Bios

Bios – Leben in seiner ursprünglichen Natürlichkeit und Naturgeborgenheit, ja in seiner kosmischen Verbundenheit! Dies ist der Sinn des altgriechischen Wortes Bios – Leben!

Ihm zu dienen, es zu fördern ist der große, übergeordnete Leitgedanke all unserer Arbeit, unseres Bemühens und Strebens. Wir wollen Bios aber nicht verstehen als ein primitives „Zurück zur Natur!", sondern als ein Hegen und Pflegen des Lebendigen in uns heutigen Menschen. Wohl haben wir uns in manchem von der Natur entfernt und sie über der Fülle technischer Zivilisation vergessen. Aber wir wollen das heilvolle Leben in uns und an uns selbst wieder uns bewußt machen als lebendige Schönheit und lebensvolle Gesundheit.

Kosmos

So gesellt sich das ebenfalls altgriechische Wort „Kosmein", der Begriff des Kosmos, der Weltschöpfung als einer schönen harmonischen Ordnung im All unmittelbar zu Bios, dem Leben:

BioKosmetik als die naturgegebene, naturgewollte Pflege des lebendigen menschlichen Leibes zu Schönheit und Gesundheit in einem Sich-Darleben in Raum und Zeit als Wesen und als Erscheinung.

BioKosmetik

BioKosmetik als eine lebendige Ästhetik der menschlichen Persönlichkeit muß, um erfolgreich sein zu können, auf den wohlfundierten Erkenntnissen der Medizin, der Biopharmazie, der Kosmetologie, der Psychologie u. v. a. aufbauen. Dennoch darf sie darüber nicht ihre eigene dynamische, lebendige Betrachtungsweise aller Erscheinungen vergessen. Denn Leben ist Bewegung, ist Veränderung, ist Entstehen und Vergehen, immerwährend, stetig und unaufhaltsam. Die Phänomene des Schönen oder des Häßlichen, die Symptome des Gesunden oder des Kranken sind die sichtbaren Zeichen seines verborgenen Wirkens und Werdens.

BioKosmetik ist eine zeitlose dynamische Idee, den Lebenswillen in uns anzufachen und zu begeistern für die gesunde, naturhafte Schönheit des Menschen, leiblich in seiner Erscheinung, seelisch in seinem Wesen und geistig in seiner bewußten Bejahung des Lebens, des Daseins, des Kosmos, ja der Schöpfung.

Der schöne Mensch

Der schöne Mensch – ein Geschenk der Natur,
ein Vermächtnis der Schöpfung –
eine Aufgabe des Lebens!

Das Wort „Jede Frau kann schön sein" ist eine wahre Lebensweisheit, mögen manche Ungläubige auch darüber lächeln.

2

Weibliche Schönheit

Jede Frau kann schön sein, wenn sie es nur heiß erwünscht. Wenn sie die innere Kraft hat, zu sich selbst Ja zu sagen, und wenn hilfreiche Hände und herzlicher, wohlmeinender Rat sie führen und geleiten auf ihrem naturgegebenen Wege zu ihrer schöneren Persönlichkeit, dann erfüllt ihr das Leben die in ihr im tiefsten Inneren verborgene Sehnsucht nach Schönheit als einer lebensvollen, beglückenden Harmonie ihres Wesens und ihrer Erscheinung.

Schönheit ist ein Schlüssel – zwar nicht der einzige, aber der reizvollste – zur Freude am Leben, zur Bejahung des Daseins und zum Glück des Menschen. Was wäre die Welt, was wäre das Leben ohne die Schönheit ihres Wesens und ihrer Erscheinung?

Ebenso aber gilt das Wort

„Der gepflegte Mann allein ist Persönlichkeit,
der ungepflegte nur Individuum."

Männliche Ästhetik

Der Mann strebt aber im Grunde seines Wesens – für sich selbst – weniger nach Schönheit als einer gefallenden Harmonie, die doch mehr passives Pathos ist, als vielmehr nach einer schöpferischen aktiven Ästhetik seiner Person, die fähig ist, in die Welt hineinzuwirken, die ins Leben hinausstrahlen und sich in ihm verwirklichen will.

Ist weibliche Schönheit ein Erlebnis des Gefühles, das Liebe ersehnt und weckt, so ist männliche Ästhetik eine Tat des Willens, die Wertschätzung und Achtung verleiht.

„Gepflegtsein ist der Königsmantel des Mannes!"

Weibliche Schönheit und männliche Ästhetik – dies sind die beiden Leitmotive, die uns Menschen schon seit Plato als höchste, im Leben anzustrebende und verwirklichende Ideen gegeben und aufgegeben sind – außer der Güte unseres Tuns und Wirkens und der Wahrheit unseres Denkens!

Bio-Ästhetik

Damit wird aber die BioKosmetik hinaufgehoben in die höhere Sphäre einer Bio-Ästhetik, im Sinne eines den ganzen Menschen umfassenden Führens und Geleitens zu einer Schönheit und Harmonie seiner Persönlichkeit in sich selbst und im Mitmenschen. So ist BioKosmetik von lebensformender Bedeutung für den Einzelnen, aber weit darüber hinaus auch für den Menschen in der Gemeinschaft und in der Gesellschaft als eine erhebende Begegnung im Ästhetischen, in der Schönheit des Lebendigen.

Praktische Aufgabe

Die praktische Aufgabe der BioKosmetik ist es daher,
die lebendige Funktionstüchtigkeit der Haut aufrecht zu erhalten;

durch eine rechtzeitig beginnende, regelmäßig und rhythmisch durchzuführende Pflege die Menschen in ihrer gesunden Schönheit zu bewahren;

sich vermindern wollende Hautfunktionen anzuregen und zu beleben, insbesondere physiologische Erscheinungen und Vorgänge des Alterns;

gesteigert ablaufende Prozesse der Haut zu beruhigen, auszugleichen und
fehlende hautwichtige Substanzen zu geben;

als vorbeugende Gesundheitspflege prophylaktisch (präventiv) und

als ausgleichende Körperpflege kompensativ (substituierend) zu wirken.

Bei allen prophylaktischen Betrachtungen und Maßnahmen der BioKosmetik ist es jedoch erforderlich, das rein statisch-morphologische Denken zugunsten einer funktionell-dynamischen Betrachtung des Geschehens aufzugeben. Dabei berücksichtigen wir den notwendigen und bedeutsamen Faktor der Zeit. Nur wenn man die lebendigen Funktionen und ihre Erscheinungsformen im Rahmen des Zeitablaufes betrachtet, ist es möglich, eine vollständige und vollkommene Würdigung des biologischen und physiologischen Geschehens zu erhalten.

4

Gedanken zur Entwicklung der Kosmetologie

Die Kosmetik als dekorative, als gesundheitspflegende und als psychisch-ästhetische Behandlung des Körpers, insbesondere der Haut, geht auf zwei ursprüngliche Quellen ihres Entstehens zurück.

Das Dekorative entstand aus den Kulturbräuchen des magischen Zeitalters der Völker, vor allem im südlichen und südöstlichen Raum Ägyptens, Babyloniens, Mesopotamiens, auch Indiens u. a. Der Mensch der Frühzeit wollte sich entweder als Person allein von den anderen unterscheiden, sich von ihnen herausheben, als ein besonders Ausgezeichneter sich darstellen; oder er wollte in der Gemeinschaft an Fest- und Feiertagen, zu außergewöhnlichen Gelegenheiten durch Schmücken, durch Zeichen und Zeichnungen, durch Farben mit besonderer Bedeutung des Erdhaften oder des Feurigen im Gesicht und am Körper den Alltagsmenschen hinter dem festlich geschmückten zurücktreten lassen.

Bei manchen Völkern gab es außerdem besondere Reinigungsriten, die einen ähnlichen Sinn haben: Bevor der Mensch sein Gotteshaus, seinen Tempel betritt, will er sich vom Schmutz und Staub, im übertragenen Sinn, vom Alltagsmenschen mit seinen Diesseitsnöten und Sorgen lösen, sich freimachen, er will „rein sein". Er tut dies durch tatsächliche oder symbolische Waschungen und Reinigungen seines Körpers, insbesondere der Hände und der Füße, um sie danach mit wohlriechenden Ölen und Salben zu bereiten und um sich damit selbst in einen besseren, schöneren Seinszustand zu versetzen.

Die Kosmetik als Gesundheitspflege des Körpers war und ist immer ein Teil der Medizin im Sinne einer „Gesundungs-Therapie" — als notwendiges, vorbeugendes, die Gesundheit erhaltendes, heilsames Behandeln — gewesen.

Schon in den Heilstätten des damals ja noch Priester-Arztes Asklepios, etwa 100 v. Chr., bestand ein Großteil der Behandlung, neben der Verwendung von Heilmitteln, in gesundheitspflegenden, den gesunden Zustand des Körpers durch Bäder, Ölungen, Salbungen, Waschungen mit wohlriechenden Wässern, Atempflege, Gymnastik, Massagen, Pakkungen und vielen anderen Behandlungsarten, wie wir sie in der pflegenden Kosmetik auch heute noch und wieder anwenden. So sehen wir im Altertum eine stete unlösbare Verbindung zwischen Medizin und Kosmetik als einer ästhetischen Gesundheitspflege. Dies geht aus einer Vielzahl von ärztlichen Schriften hervor, sowohl von Asklepios wie von Soranos aus Ephesus, dem Herakleides aus Tarent und anderen. Der griechische Arzt Kriton, im ersten Jahrhundert n. Chr., schrieb sogar 4 Bücher über Kosmetik, deren Gedanken von Galen (153–201 n. Chr.) weitergeführt wurden, indem er den Ärzten kosmetische Mittel empfahl und zugleich erstmalig zwei Kosmetikerinnen namentlich erwähnte, und zwar Elephantis und Kleopatra.

Diese „Dekoratio", dieser „Ornatus", wird über die Jahrhunderte hinweg stets im ärztlichen Schrifttum weitergeführt und sie kehrt in den Lehrbüchern der mittelalterlichen Medizin über die Byzantiner und Araber wieder. Ebenso finden wir in allen Arzneibüchern für die Apotheken bis heute kosmetische Rezepturen. Hier werden die Herstellung von Rosenwasser, Pfirsichwasser, die verschiedensten Pflanzentinkturen, wohlriechende Cremes und Salböle, aromatische Weine mit Ingwer und Zimt, Ziegenmilch und vieles andere als naturhafte, biologische Kosmetika beschrieben.

Im vorigen Jahrhundert war es vor allem Hufeland (1762–1836), welcher in seinen Schriften, insbesondere in seinem Buch „Makrobiotik — oder über die Kunst, das menschliche Leben zu verlängern" die Kosmetik als „Hautkultur" in unserem heutigen Sinne einer vorbeugenden, die Gesundheit des Körpers und der Haut pflegenden, sie bewahrenden, unterstützenden und ergänzenden täglichen Behandlung wieder von neuem erweckte, nachdem sie zu Beginn des 16. Jahrhunderts in den Hintergrund getreten war.

Mit dem Siegeszug der Naturwissenschaften, auch in der Medizin, von der Mitte des 19. Jahrhunderts beginnend bis heute, mit ihren vielfältigen Bereicherungen in der Behandlung durch rein darzustellende, exakt zu definierende Wirkstoffe, durch die Verwendung von Elektrizität und Bestrahlung, durch die wissenschaftliche Begründung der verschiedensten Applikationen, wie der Massage, der Diätetik, der Kenntnisse über die Vitamineinwirkungen usw., wurde als eigene Forschungsdisziplin die Kosmetologie aus der Medizin und aus der Pharmazie heraus neu geboren. Ich möchte als eine der ersten „Kosmetologen", neben Hufeland, den österreichischen Arzt Frank und den deutschen Apotheker Trommsdorf nennen.

Was ist nun Kosmetologie?

Kosmetologie umfaßt die wissenschaftlichen Lehren und Erkenntnisse für die praktische Kosmetik als Schönheits- und Gesundheitspflege des Körpers und der Haut, und zwar

a) aus der Medizin, insbesondere die Physiologie, die Histologie und die Ätiologie der Haut, speziell die Dermatologie, soweit sie die noch gesunde Haut vorbeugend und gesundheitserhaltend betreffen;

b) aus der Pharmakologie, der Biopharmazie und physiologischen Chemie die Fragen der Wirksamkeit von Substanzen auf und in der Haut, deren Aufnahme in die Haut und ihre Metabolisierung (Umwandlung) im Zell- und Gewebegeschehen und schließlich

c) alle Probleme der Psychologie und Psychotherapie, soweit sie mit ästhetisch in Erscheinung tretenden Auswirkungen auf die Haut und deren physiologischen Vorgängen zusammenhängen, als sog. Psychosomatik.

Das eigentliche Hauptgebiet der Kosmetologie ist die pflegende, die Gesundheit erhaltende, vorbeugende, die Haut in ihrem Aussehen von ihren Funktionen her ausgleichende, normalisierende kosmetische Behandlung und Betreuung. Hier fließen die Physiologie der gesunden Haut, die histologischen und ätiologischen Erkenntnisse aus der Dermatologie, die Fragen der Resorption aus der Pharmakologie, der Biopharmazie und der physiologischen Chemie zusammen. Sie bilden gemeinsam die Grundlagen für die Aufgaben und Gedanken der Kosmetik als einer Pflege des Körpers und der Haut zu gesunder Schönheit.

7

Die drei Bereiche der modernen Kosmetik

Wenn wir die Kosmetik als eine selbständige Fachdisziplin betrachten, so umfaßt sie heute drei Tätigkeitsbereiche

(1) die schmückende, dekorative Kosmetik

(2) die pflegende BioKosmetik und

(3) die seelisch betreuende Psycho-Kosmetik.

Dekorative Kosmetik

Die dekorative Kosmetik ist die Elementarstufe der Schönheitspflege: Wir verstehen darunter die Anwendung meist farbiger oder getönter, äußerlich nuancierender Präparate, wie Make-up, Maquillage, Augenbrauen-, Wimpern-, Haar-, Nägelfärben, Lippen- und Wangenrougieren, Schminken und ähnliche schmückende Applikationen. Sie alle dienen dazu, rein äußerlich, entweder im alltäglichen Rahmen, die individuelle Eigenart eines Gesichtes dezent zu unterstreichen und hervorzuheben oder – wie beim Theater, im Film und beim Fernsehen, auch allgemein im Fasching oder Karneval – durch ein entsprechendes Schminken und Zurechtmachen ein anderes Gesicht, einen anderen Ausdruck zu modellieren. Es handelt sich dabei grundsätzlich um die äußerliche Korrektur, Überdeckung oder Hervorhebung der von Natur aus bereits gegebenen ästhetischen Erscheinungen des Gesichtes, aber auch des Körpers.

Ästhetische Medizin

Auch die ästhetische Medizin hat eine Korrektur des Erscheinungsbildes als Aufgabengebiet, ohne daß ich sie unter die dekorative Kosmetik einreihen möchte, wie dies manchmal geschieht. Denn als kosmetische Chirurgie ist sie ein eigenes, selbständiges Gebiet der ästhetischen Medizin. Ihre Bedeutung liegt vor allem auf sozial-anthropologischem Gebiet, mit dem Sinn einer Rehabilitation von Menschen wieder in die Gemeinschaft und in das Gesellschaftsleben, die wegen Entstellungen des Gesichtes oder des Körpers, von Geburt oder durch Unfall, Schwierigkeiten des Umganges und Kontaktes mit anderen Menschen haben. –

Die Grundstufe des Dekorativen in der Kosmetik aber allein genügt nicht. Denn bewußt oder unbewußt möchte eine jede Frau doch nicht nur nach außen hin hübsch erscheinen, sondern aus ihrem Inneren heraus wirklich schön sein.

BioKosmetik

Die pflegende BioKosmetik geht daher von der psychosomatischen Überzeugung aus, daß nur eine gesunde und gepflegte Haut wahrhaft schön sein und auch so empfunden werden kann. Die BioKosmetik ist daher diejenige Schönheitspflege des menschlichen Körpers, welche als erhaltende und vorbeugende Gesundheitspflege auf den Erkenntnissen der natürlichen Biotherapie und Biopharmazie aufbaut und ihnen entsprechend behandelt. Sie beeinflußt die natürlichen physiologischen Prozesse und den Stoffwechsel der Haut und ihrer Anhangsgebilde, Haare und Nägel, durch spezifische Behandlungsformen und möglichst naturgewonnene und naturwertvolle Wirkstoffe, um den gesunden Status der Haut zu erhalten, ästhetisch störende Hautsymptome zu beheben oder ihre Entstehung zu verhüten und vorzeitigen Alterserscheinungen vorzubeugen.

Das heißt, die BioKosmetik ist Gesundheitspflege, Hygiene und Prophylaxe zugleich. Dabei steht im Vordergrund ihrer Aufgabe und ihrer Behandlung stets das Moment des Ästhetischen, des Schönen und Harmonischen in der Erscheinung menschlicher Persönlichkeit.

Psychokosmetik

Eng verwandt mit der BioKosmetik und unmittelbar aus ihr hervorgegangen ist der neueste Zweig der Schönheitspflege, die seelisch betreuende Psychokosmetik. Dies erklärt sich daraus, daß die Empfindung menschlicher Schönheit und deren Störung ein psychisches Erlebnis darstellt, welches das Selbstwertgefühl des einzelnen Menschen zu sich selbst, aber auch Sympathie und Antipathie der Menschen zueinander in der Begegnung beeinflußt. Der hauptsächliche Grund aber für die Einbeziehung dieses Grenzgebietes zur Psychologie in die BioKosmetik besteht darin, daß viele kosmetisch und ästhetisch störende Hautsymptome seelisch bedingt sind und sich als vermindertes Selbstwertgefühl, ja als Minderwertigkeitsempfinden äußern können. Dadurch spielen auch Fragen der Psychosomatik, also des Zusammenhanges zwischen Seelischem und Körperlichem eine tragende Rolle in ihr.

Damit hat die Kosmetik eine wesentlich höhere und verantwortungsvollere Aufgabe als dies noch vor einigen Jahren der Fall war. Drei verschiedene, sich gegenseitig ergänzende Möglichkeiten hat die Kosmetik heute:

Dekorativ das äußere Aussehen des Menschen gefällig und ansprechend zu gestalten und zu formen,
biokosmetisch pflegend die Haut gesund zu erhalten und ästhetisch störenden Erscheinungen vorzubeugen und psychisch den Menschen aus einer verständnisvollen Erfühlung heraus zu behandeln und in einer wesenhaften Begegnung von Mensch zu Mensch zu einer Harmonie der Persönlichkeit zu verhelfen. –

Möglichkeiten und Grenzen der BioKosmetik

Wenn wir festgelegt haben, daß die BioKosmetik die Aufgabe beinhaltet, das Aussehen und das Erscheinungsbild des Menschen zu pflegen, zu erhalten und ästhetisch störenden Phänomenen vorzubeugen, so ergibt sich daraus grundlegend eine dynamisch-genetische Betrachtungsweise sowohl der einzelnen Symptome, wie auch ihrer möglichen Beeinflussung durch die Behandlungsmethodik und die jeweilige Wahl der Grund- und Wirkstoffe. Das heißt, wir müssen stets nach der Genese, der Entstehung, nach den Bildeprozessen der Haut fragen, deren Ergebnis das schließlich erscheinende Hautbild darstellt:
Wie entstehen physiologische Alterserscheinungen?
Woher kommen Seborrhoe und eine Neigung zu Hautunreinheiten?
Wodurch werden die sogenannten „nervösen" Reaktionen der Haut verursacht, Überempfindlichkeit, übersteigerte Reizreaktionen usw.?
Wie bildet sich das Hautpigment Melanin?

Symptomdiagnose

Die Grundlage und die Ausgangsdaten für die Diagnose des Hautbildes und der Hautkonstitution, wie auch für die erste grundlegende Behandlung sind die einzelnen Hauterscheinungen, die verschiedenen individuellen Symptome. Wenn wir diese Erscheinungen selbst in der kosmetischen Behandlung jeweils unmittelbar angehen, so ist dies eine sog. „Symptombehandlung". Zu dieser Symptombehandlung gehört das gesamte Gebiet der dekorativen Kosmetik, dann z. B. das Entfernen von Komedonen, die Epilation, das äußerliche Abdecken von Pigmentstörungen u. a.

Kausalbetrachtung

Daraus folgt, daß die einzelnen Symptome und Erscheinungen der Haut wohl die primäre Grundlage für die Diagnose und zunächst auch für die erste Behandlung der Haut darstellen. Aber die BioKosmetik kann sich mit dem bloßen Feststellen der Symptome und deren rein äußerlich bleibenden Behandlung nicht zufriedengeben. Sie muß nach den Ursachen fragen, welche die Symptome überhaupt haben entstehen und auftreten lassen. So ergibt sich für die BioKosmetik notwendig eine Kausalbetrachtung des Hautbildes nach seinen physiologischen Ursachen und Grundmomenten.

Finalbehandlung

Erst wenn wir die Entstehung der Hautsymptome kennen, ist es möglich, eine gezielte biokosmetische Behandlung methodisch und spezifisch anzuwenden. Eine nach Art und Wirkstoff gezielte Applikation aber kann man „Finalbehandlung" nennen. Kausalbetrachtung und Finalbehandlung bilden somit in der BioKosmetik die

Grundlage einer erfolgreichen Arbeit. Allerdings setzen sie notwendig eine systematische physiologische und biologische Forschung voraus, übertragen und begrenzt auf die für die praktische Kosmetik einschlägigen Fälle. Wenn wir in der BioKosmetik somit final, also zielgerichtet und erfolgsstrebend den peripheren Hautzustand beeinflussen wollen, so ist Voraussetzung dafür, daß die applizierten Wirkstoffe überhaupt in die Haut aufgenommen werden. Die Aufgabe der Kosmetologie besteht somit darin, daß applizierte Stoffe möglichst in der Epidermis, höchstens noch in der Kutis absorbiert werden, um lokal die gewünschte „finale" Wirkung für die Haut zu entfalten, ohne daß sie jedoch darüber hinaus Umstimmungen im Gesamtorganismus hervorrufen. Das heißt, in der BioKosmetik soll bei der Wahl von Wirkstoffen eine möglichst optimale Absorption innerhalb der Hautregion bei einer möglichst geringen Resorption erreicht werden.

Möglichkeiten

Damit kommen wir zu der Frage, welche Grundstoffe, Wirkstoffe und Komplexe uns in der BioKosmetik gegeben sind. Wir können dazu wiederum von der Grundauffassung ausgehen, die physiologischen Funktionen der Haut in ihrem Ablauf und Geschehen zu beeinflussen. Damit stehen von vorneherein nur natürliche biologische und physiologische Wirkstoffe im Vordergrund zur Behandlung, welche im normalen Stoffwechsel der Haut vorkommen oder wenigstens mit ihnen biochemisch verwandt sind. Daher dürfen in der BioKosmetik nur natürliche, pflanzliche und tierische Grundstoffe bzw. Extrakte und Komplexe Verwendung finden. Paraffine, Vaseline, Silikone und andere unphysiologische Stoffe haben wohl eine Bedeutung als abschließender Hautschutz, sind aber zur biologischen Pflege der Haut nicht geeignet. Während hautverwandte Fette und Öle bei ihrer Spreitung auf der Haut ein feines, durchlässiges, poröses Netz bilden, stellen unphysiologische Substanzen einen abschließenden, undurchlässigen Film auf der Haut dar, wodurch sie die natürliche, notwendige Perspiration behindern.

Naturstoffe

Das Kriterium für die Auswahl biokosmetisch wertvoller Grund- und Wirkstoffe ist daher die Identität oder die Verwandtschaft mit den im natürlichen Hautstoffwechsel vorkommenden Substanzen, vorwiegend und bevorzugt aus dem Pflanzen- und Tierreich:

Kräuterextrakte, Balsame, Pflanzentinkturen und deren angereicherte oder rein dargestellte Wirkstoffe, wie z. B. Azulen, Chlorophyll, Anthemin, Gerbstoffe, Pflanzenzucker, -schleime, Pektine;

natürlich gewonnene Organkomplexe, Organextrakte, Fermente, Enzyme, Vitamine und Vitaminkompositionen, Eiweißstoffe, Aminosäuren, die sogenannten Spurenelemente und andere sind daher die grundlegenden Möglichkeiten für eine biokosmetische Applikation.

Dazu wählt man in der BioKosmetik bevorzugt

(1) breitenwirksame Vitalstoffe und

Wirkstoff-Komplex

(2) Wirkstoff-Komplexe, deren einzelne Substanzen kosmetologisch gleichsinnig wirken.

(1) Breiten-wirksame Vitalstoffe sind zum Beispiel Vitamin A (Retinol), E (Tocopherol) u. a. Sie haben physiologisch eine so vielfältige, umfassende Wirksamkeit, daß selbst bei einer nur annähernden Diagnose auch der jeweils gerade vorliegende Behandlungsfall noch innerhalb der Breite des Wirkbereiches liegt und somit erfolgreich behandelt werden kann.

Man kann dies in einem kleinen Schema veranschaulichen:

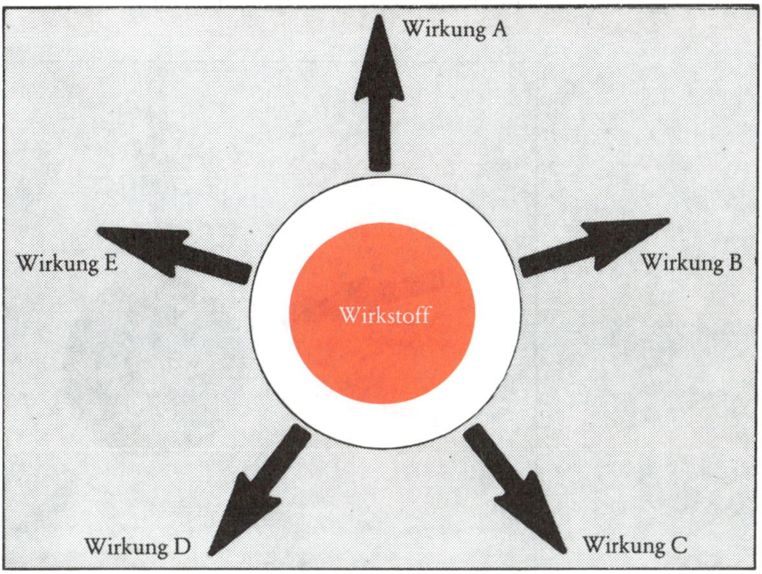

Ein Stoff zeigt eine Vielzahl verschiedener physiologischer und kosmetologischer Wirkungen. –

(2) Ein Wirkstoff-Komplex besteht aus mindestens zwei oder mehreren verschiedenen Einzelsubstanzen, welche am gleichen Organ,

potenzierte Synergie

der Haut, eine gleichsinnige Wirkung hervorzubringen vermögen. Durch eine entsprechende Kombination von Substanzen ist es möglich, bei einer nur physiologischen Dosierung der einzelnen Wirkstoffe dennoch eine wesentlich erhöhte, potenzierte Erfolgswirkung zu erreichen, indem sich die einzelnen Stoffe in ihrer Intensität gegenseitig steigern. Man nennt dies eine „potenzierte Synergie".

Beispiele für solche synergistischen Wirkstoffkomplexe sind
Azulen + Panthenol,
Vitamin A + Vitamin E,
der Vitamin-B-Komplex,
insbesondere
Vitamin $B_1 + B_2$,
Vitamin $B_6 + B_{12}$,
Gesamtextrakte aus Pflanzen oder
kombinierte Extrakte tierischer Organe u. a.

Auch den synergistischen Wirkstoffkomplex können wir uns in einem kleinen Schema veranschaulichen:

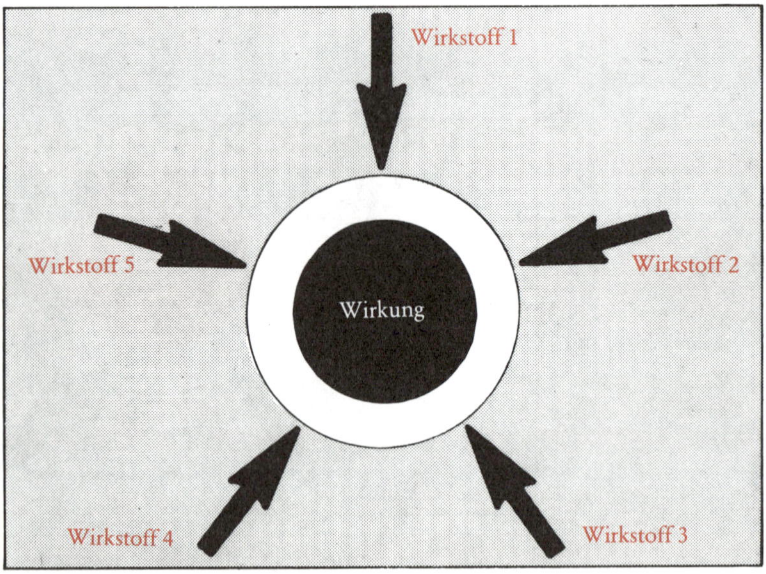

Das heißt, verschiedene Wirkstoffe mit der gleichsinnigen Wirkung an ein und demselben Organ verstärken und intensivieren ihre gemeinsame Erfolgswirkung dadurch, daß sie von verschiedenen Seiten her einen gleichartigen Einfluß ausüben. –

Auf dieser Basis ist es daher möglich, bei einer ganz normalen physiologischen Dosierung der Wirkstoffe durch Kombination einen intensivierten, kosmetodynamischen Effekt zu erreichen.

Dies ist vor allem für die BioKosmetik insofern von Bedeutung, als hiermit die Möglichkeit einer optimalen Wirkung auf den Hautzustand erreicht werden kann, ohne daß die Dosierung die physiologische Grenze überschreitet und ohne daß dadurch irgendwelche unerwünschten Fernwirkungen hervorgerufen würden.

zeitlich begrenzte Applikation

Ein grundsätzlicher Unterschied zwischen der medizinischen und der kosmetischen Behandlung besteht darin, daß
in der Medizin bei Krankheiten Medikamente, Heilmittel und Wirkstoffe jeweils nur während der Zeit des Krankheitsanfalles gezielt und zeitlich begrenzt gegeben bzw. genommen werden.

ständige Anwendung

In der kosmetischen Behandlung hingegen, insbesondere in der steten Pflege daheim, werden bestimmte Präparate und Wirkstoffe, die ohne weiteres spezifisch auf bestimmte Hautbilder und Hautkonstitutionen abgestimmt sein können, ständig gegeben bzw. angewandt, zumindest über eine längere Zeit hindurch.

Aus diesem Grunde ist es in der BioKosmetik notwendig, nur solche Substanzen und Wirkstoffe anzuwenden, welche – möglichst naturbelassen – physiologisch mit den Aufbaustoffen des menschlichen Körpers identisch oder zumindest verwandt sind. Denn jede physiologisch nicht verwandte, nicht adäquate Substanz wird stets vom Organismus als ein Fremdkörper empfunden und entsprechend von ihm abreagiert.

„Tagesdosis"

Während die Medizin stets mit ihrer gezielten Therapie hohe therapeutische Dosen verwenden muß, ist die oberste Grenze der BioKosmetik die für den Organismus normal erforderliche „Tagesdosis".

Eine Dosierung von Wirkstoffen in kosmetischen Präparaten darüber hinaus überschreitet bereits die Grenze zur medizinischen Therapie. Diese bewußte Begrenzung auf ein physiologisches Maß der Wirkstoffe gewährleistet dennoch ein Optimum an Wirksamkeit im Rahmen des kosmetischen Bereiches und Arbeitsgebietes, einmal durch die Wirkstoff-Kombination, zum anderen durch die Ständigkeit der kosmetischen Applikation.

Denn es ist eine pharmakologische Erfahrung, daß bestimmte Wirkstoffe in einem steten, sich gleichbleibenden Rhythmus gegeben, wesentlich intensiver wirken als eine vielfach höhere Dosis auf einmal.

Darin liegt der Schlüssel für die Möglichkeit der auf physiologischen und biologischen Erkenntnissen aufgebauten BioKosmetik, sich bewußt im Sinne der Gesundheitsvorsorge und Gesundheitspflege begrenzenden Dosierung zu halten und dennoch durch die Stetigkeit der Anwendung ein Optimum an Wirkung zu erreichen. –

Grenzen

Mit den Begriffen der bestimmten Dosierung und der Fernwirkung berühren wir bereits die Frage der Grenzen der BioKosmetik. Wohl kann man Pharmakologie und Kosmetologie als Wissenschaften nicht voneinander trennen, denn die BioKosmetik beruht notwendig – wie wir zu Anfang schon festgestellt haben – auf den fortschreitenden Erkenntnissen der physiologischen, physiologisch-chemischen und pharmakologischen Forschung. Dennoch sind Medizin und Kosmetik in ihren Aufgabengebieten und in ihren beruflichen Voraussetzungen exakt zu trennen:

Indikationsgrenzen

„Die Medizin heilt, lindert oder beseitigt Krankheiten, Leiden, Körperschäden oder krankhafte Beschwerden." Die BioKosmetik aber will die Gesundheit der Haut und ihrer Anhangsgebilde pflegen und erhalten, sie vor Schädigungen durch Umwelteinflüsse bewahren, ästhetisch störende Schönheitsfehler und Hauterscheinungen allgemein beheben und verhindern. Sie ist „Hautkultur", wie Hufeland die Kosmetik einmal genannt hat, und als solche eine gesundheitliche Aufgabe, aber stets im Hinblick auf das ästhetische Empfinden. So ergibt sich von der Aufgabe her bereits eine Begrenzung und Einschränkung der Kosmetik auf das ästhetische Moment, unter Ausschluß alles dessen, was Krankheit, Leiden oder Körperschaden ist. Dabei wissen wir jedoch alle aus der Erfahrung, daß die Übergänge vom gerade noch Gesunden zum bereits Kranken stets fließend sind.

Seborrhoe und Akne

So sagte Professor Hopf in Hamburg in einem Vortrag anläßlich der Therapiewoche, daß die Bezeichnung „Akne" allein keine medizinische Diagnose darstelle; denn die jeweils davon Betroffenen empfinden sich primär nicht als krank, sondern vielmehr als kosmetisch und ästhetisch gestört. Diese Störung des Empfindens als eines psychischen Phänomens, wird durch Hautunreinheiten, Komedonen, Pusteln, kleine Unebenheiten und Erhebungen der Haut hervorgerufen, welche eine Folge gesteigerter Talgdrüsensekretion sind. Im Laufe der Pubertätsjahre kann man alle diese Erscheinungen wohl als eine übersteigerte, jedoch an sich „normale" Hautfunktion bezeichnen. Erst wenn durch eine Infektion entzündliche Reaktionen hinzutreten, wird die Akne zur Krankheit.

Atrophie

Ebenso ist zu entscheiden, ob Altern und als dessen Folge Alterserscheinungen der Haut bereits als Krankheit zu definieren sei oder ob es einen wohl ungewollten und unerwünschten, an sich aber gleichfalls „normalen" physiologischen Prozeß im Leben des Organismus darstellt. Auch hier kann man sagen, daß das Altern als ein gleichmäßiges Absinken der Stoffwechsel-, der Organ- und Funktionsleistungen einen physiologischen und gesetzmäßig eintretenden Prozeß darstellt und daher nicht als krankhaft zu bezeichnen ist. Ausgesprochene Degenerationserscheinungen der Organe, der Haut, des Unterhautzellgewebes sind jedoch als krankhaft zu werten und gehören dann in das Gebiet der medizinischen Therapie.

Insofern ist es notwendig, daß man zur Abgrenzung zwischen BioKosmetik und Medizin die physiologischen von den pathologischen Alterserscheinungen klar und deutlich trennt.

Allergie

Im Zusammenhang damit sei auch auf das große Gebiet der Allergien hingewiesen, welche als „Krankheiten" definiert werden, „die durch bestimmte Stoffe, die Allergene, ausgelöst werden". Sie gehören also eindeutig nicht mehr in das Gebiet der BioKosmetik. Dennoch ist es möglich – nicht die Allergie als Krankheit – sondern die ihr zugrunde liegende und sie voraussetzende Disposition durch eine entsprechende präparative, manuelle und psychische Behandlung so zu beeinflussen, daß die Auslösung allergischer Erscheinungen vermindert werden kann.

Unter dieser Voraussetzung bleibt die BioKosmetik im Rahmen ihres Fachgebietes als prophylaktische, vorbeugende Gesundheitspflege.

Grenze zum Arzneimittel

Zu der vorgenannten indikationsmäßigen Begrenzung des Arbeitsbereiches der BioKosmetik durch die Begriffe der Krankheit, des Körperschadens und des Leidens, tritt die stoff- und materiegebundene Grenze im apothekenpflichtigen oder rezeptpflichtigen Arzneimittel. Diese stoffliche Abgrenzung ist in allen Ländern durch die Arzneimittelgesetzgebung eindeutig festgelegt, wird allerdings je nach Auffassung verschieden gehandhabt. Das heißt zunächst einmal, daß auch ein BioKosmetikum immer Kosmetikum bleibt und kein Arzneimittel sein darf. Es dürfen mit ihm keine Krankheiten geheilt, keine Körperschäden beseitigt und keine Leiden gelindert werden. Außer dieser generellen Definition sind ganz bestimmte Stoffe namentlich genannt, welche nur in Apotheken verkauft, und ferner solche, die nur auf ärztliches Rezept abgegeben werden dürfen. Alle diese genannten Agenzien dürfen in der BioKosmetik nicht verwendet werden. Diese Einschränkung und Begrenzung aber hat im Prinzip nur Vorteile, wenn wir ganz klar und eindeutig im Bereich unseres eigenen und spezifischen Arbeitsgebietes verbleiben. Denn die Möglichkeiten der BioKosmetik sind so groß und vielseitig, daß es ohne weiteres möglich ist, alle in ihren Bereich fallenden Erscheinungen mit Erfolg zu behandeln.

Zeigt es sich jedoch, daß in bestimmten, zunächst noch als kosmetisch erscheinenden Symptomen die Methoden und Wirkstoffe, welche der BioKosmetik zur Verfügung stehen, nicht erfolgreich sind, so weist dies fast stets darauf hin, daß irgendwelche krankhaften Störungen vorliegen, welche einer medizinisch-therapeutischen Behandlung bedürfen. Denken wir hierbei nur an neurovegetative oder organische Störungen, an Infektionen u. a.

Trennung und Ergänzung

Unter der Voraussetzung einer klaren und sauberen Trennung der BioKosmetik von der Medizin besteht die Möglichkeit einer gegenseitigen Ergänzung und wertvollen Befruchtung beider Disziplinen. Denn die Medizin wird wohl medikamentös oder durch entsprechende physikalische Behandlungen therapieren, sich aber niemals individuell oder manuell mit den einzeln erscheinenden Effloreszenzen befassen, wie dies für die Behandlung von Hautunreinheiten in der Praxis notwendig ist.

Ästhetik und Gesundheit

So ist die BioKosmetik ein in sich selbst eigenständiges Fachgebiet. Sie verbindet das Ästhetische mit dem Physiologischen als eine pflegende, vorbeugende, finalgerichtete Gesundheits- und Schönheitspflege. Dies geschieht unter dem führenden Grundgedanken, daß nur eine gesunde Haut wirklich schön sein kann. –

Psychokosmetik

Kosmetik — ein Weg zur Harmonie der Persönlichkeit

Erfahrungen der Praxis

Die Erfahrungen der kosmetischen Praxis haben ein menschliches Problem aufgezeigt, welches unsere Arbeit in der Kosmetologie und in der Kosmetik zu einem noch größeren und weiteren Bereich ihres Wirkens führt als bisher. Gab es einmal Zeiten, in denen man die Kosmetik ansah, als sei sie der Versuch, mehr scheinen zu wollen, als zu sein, so erkannte man doch bald, daß gerade die moderne Kosmetik mit ihren vielfältigen Möglichkeiten der Einflußnahme einen wichtigen Teil der Gesundheitspflege und Hygiene darstellt.

Mangel an Selbstwertgefühl

So finden viele, oft berufstätige Frauen heute den Weg zur Kosmetik, weil sie wegen eines unschönen, disharmonischen Aussehens ihrer Haut das Gefühl mangelnden Selbstwertes und eine Unsicherheit gegenüber ihrer Umwelt haben. Sie glauben, daß sie aufgrund ihres Aussehens im Leben nicht in dem Maße bestätigt und anerkannt werden, wie sie dies gerne möchten oder wie sie es brauchen, um zu einem gesunden Selbstwert- und Sicherheitsgefühl zu kommen. Wenn wir diese schönheitssuchenden Menschen betrachten und ihre inneren Beweggründe verstehen wollen, um ihnen wirklich von Mensch zu Mensch helfen zu können, dann erkennen wir, daß Kosmetik sogar viel mehr noch als eine neuzeitliche Gesundheitspflege ist: Sie wird zur psychischen Lebensaufgabe, die Menschen zu einer Harmonie ihrer Persönlichkeit hinzuführen. —

Wir hören hier von Harmonie und sprechen zugleich von Schönheit. Wie gehören diese beiden Empfindungen zusammen?
Um diese Frage lösen zu können, wollen wir uns zunächst einmal überlegen: Wie ist das, wenn wir Menschen etwas als schön empfinden? Wie offenbart sich uns Menschen Schönes? Denn dies ist die grundlegende Frage der Kosmetik und der Schönheitspflege überhaupt:

Was ist Schönheit?

Definition der Schönheit

Wenn wir einem schönen Bild, einer schönen Erscheinung, einem schönen Menschenkind begegnen, so fühlen wir uns bewegt und beschwingt; wir empfinden uns erhebend beglückt und beschenkt und ein inneres Gefühl der Zuneigung, ja tiefer, innerer Liebe wird in uns wachgerufen. Es ist so, als wenn eine innere Saite in uns berührt wird, die mit dem Geschehenen, mit dem Gehörten, dem Erlebten in einem harmonischen Akkord schwingt.

Schönheit als Harmonie der Erscheinung

So ist Schönheit beschwingende Harmonie und Harmonie erhabene Schönheit: Ein Gefühl der Beglückung durchströmt uns, als hätte uns Menschen ein Hauch der ewigen Schöpfung gestreift.

Eine harmonische Erscheinung der menschlichen Persönlichkeit zu formen und zu gestalten, ist daher der eigentliche, tiefe Sinn der Kosmetik. Denn die Sehnsucht der Menschen nach Harmonie und Schönheit ist so alt wie ihre Geschichte. In ihr wirkt und webt ein Streben nach Vollkommenheit und Vollendung.

Kosmetik als Lebensaufgabe

In diesem umfassenden Sinne gesehen ist Kosmetik eine Aufgabe, die uns das Leben stellt. Denn so wie wir als Persönlichkeit auf unsere Mitmenschen wirken, so wirken sie auf uns zurück. Das Leben ist ein stetes Geben und Empfangen. Je stärker und härter aber das Leben gerade heute an die Frau herantritt, die früher doch mehr im Kreise ihrer Familie wohlgeborgen war, um so mehr sollte sie wissen, daß sie am urgründigsten und tiefsten durch ihre gepflegte, harmonische Erscheinung zu wirken vermag. Sie ebnet ihr die Wege im Kampf des Lebens und schenkt ihr mit der Achtung und der Liebe ihrer Mitmenschen das innere Selbstvertrauen und Selbstbewußtsein ihrer Persönlichkeit.

Leib-Seele-Problem

Das Seelische gestaltet sich im Körperlichen. Der Körper aber in seinem Aussehen wirkt zurück auf die Entwicklung und Entfaltung des Seelischen, auf seine Kraft oder sein Zagen, auf seine Stärke oder seine Schwäche, auf seine Harmonie oder Zerrissenheit, auf die Sicherheit oder das Schwanken der Seele. Wir Menschen sind seelisch-geistige Wesen, die sich körperhaft in Raum und Zeit darleben. So spricht das Seelische aus dem Körper: Sind wir fröhlich und heiter, zufrieden und lebensfroh, dann ist unser Aussehen jugendlich, unser Teint belebt, unsere Haut frisch und hell. Sind wir jedoch traurig und niedergeschlagen, unzufrieden und lebensmüde, so sehen wir um Jahre gealtert aus, unsere Haut wirkt welk und fahl. All dies hinterläßt auf dem Gesicht seine Runen und Zeichen und kann die ansprechende Harmonie eines menschlichen Antlitzes zerstören. Welch eine tiefe intuitive Erkenntnis offenbart sich uns darin, daß in der Eigenschaft „häßlich" sich das Moment des Hasses verbirgt. So ist der Mensch von Anbeginn seines Werdens an eine untrennbare Einheit von Seelischem als der Idee seiner individuellen Persönlichkeit und Körperlichem als ihrer sich ausprägenden Erscheinung. Daraus können wir nun verstehen, wieso und warum wir von Erscheinungen des Körpers, des Aussehens, des Sichgebens, der Gestik und der Mimik rückschließen können auf Eigenschaften, Veranlagungen, Einstellungen und Neigungen. Das Äußere ist das Sichausprägen des Inneren. Wir müssen nur lernen, die Kennzeichen, die Charakteristika und Merkmale zu erkennen, sie zu deuten und sie zu verstehen, um aus der daraus sich ergebenden Kenntnis und Erfühlung des Menschen die individuelle Diagnose, die persönliche Charakterisierung und daraus die jeweilige Art der Begegnung, des Gespräches, des Umganges mit ihm zu wissen.

Aber kommen die meisten der heutigen Menschen dazu, sich diese Lebensfragen bewußt werden zu lassen? Die bunte, schillernde Vielfalt der modernen Welt bricht Tag für Tag mit einer derartigen Vehemenz über uns alle herein, daß man sich dazu losreißen muß oder — wer dies nicht ganz kann und nicht weiß — der soll sich dazu führen und leiten lassen.

Lebenssinn der Kosmetik

Und hierin liegt der tiefe humane Lebenssinn der Kosmetik! Alle die nervösen, hastigen, ruhelosen und zeitarmen Menschen, die zur Kosmetik kommen, die sich vielleicht sogar unbewußt zu ihr flüchten, nehmen Sie in die Obhut Ihrer Behandlung. Sie nehmen Ihre Klientin gewissermaßen bei der Hand und führen sie durch Ihre ruhige verständige Art dahin, daß sie sich loslöst von der Welt draußen, daß sie sich entspannt und freimacht von den alltäglichen Nöten und Sorgen. Sie soll sich ganz dem Gefühl überlassen können, sich nur ihrem eigenen schöneren Ich hinzugeben. Wenn Ihre Klientin sich von Mal zu Mal darauf freut, wieder bei Ihnen zur Behandlung sein zu dürfen, weil sie weiß: „Hier bin ich Mensch, hier kann ich's sein", dann haben Sie sie nicht nur für sich gewonnen, sondern einem Menschen geholfen, zu sich selbst zu finden.

Geben und Nehmen

Wenn Sie mit dieser Erkenntnis und diesem Gefühl in Ihrer Praxis an die Arbeit gehen, dann werden Sie bald selbst empfinden, wie reich Ihre Arbeit am Menschen, an der Gestaltung seiner schöneren Erscheinung, Sie selbst wieder beschenkt durch die Zwiesprache von Mensch zu Mensch und durch die Zuneigung und das Vertrauen, die Sie ernten.

So ist Kosmetik ein Führen und Geleiten der sich ihr anvertrauenden Menschen zu einer Harmonie ihrer Persönlichkeit auf dem Wege der Schönheit als einer Harmonie der Erscheinung.

Führen und Geleiten

Die Voraussetzung allerdings, daß Sie so in Ihrer Praxis wirken können, daß Sie Vertrauen zu schenken vermögen, ist, daß Sie zu sich selbst als Mensch, zu Ihrem fachlichen Können ein echtes, festes Zutrauen haben und zum anderen, daß Sie auch den biokosmetischen Präparaten Vertrauen entgegenbringen, mit denen Sie arbeiten und helfen!

Zur Selbstverwirklichung der Frau

„Der Weg der Frau"

Esther Harding, die amerikanische Psychotherapeutin und Schülerin von C. G. Jung, schreibt in ihrem Buch „Der Weg der Frau": „In den wechselnden Schicksalsmöglichkeiten der heutigen modernen Frau ist mancher Mythos dahingeschwunden, den die männliche Illusion um sie gesponnen hat. Frühere Zeiten mögen diese Illusionen in ihrer Unbewußtheit widerspruchslos auf sich genommen haben, die Frau heute aber zeigt sich so, wie sie wirklich ist. Sie hat ihre eigene weibliche Persönlichkeit selbst gefunden und damit das Zauberkleid von sich geworfen, in das der Mann sie eingehüllt hatte. Die Frau von heute wagt es, sich in ihrer eingestandenen Schwachheit, aber auch in ihrer Stärke als sich selbst zu zeigen. Die Illusion des Mannes hat vordem das Bild der Frau in Licht und Schatten gemalt mit übermenschlichen Farben: Sie war göttlich schön und dämonisch furchtbar! Indem die Frau aber heute es gewagt hat, in das Licht der Wirklichkeit hinauszutreten, hat sie wohl den Schleier der Illusion verloren, dafür aber sich selbst gewonnen, als eine sich ihrem ureigensten Wesen selbstbewußte Persönlichkeit."

Wahres weibliches Wesen

Was aber ist dieses „wahre weibliche Wesen", früher und heute, dessen sich die moderne Frau bewußt geworden ist?

Das Mütterlich-Weibliche

Wenn wir uns dem eigentlichen Wesen der Frau von den Urgründen des Seins her nähern wollen, so müssen wir zurückgehen auf die Urbilder, den Archetypus der „Ur-Mutter" oder der „Großen Mutter". Dieses archetypische Bild findet seinen symbolhaften Ausdruck in den Mutterdarstellungen und Muttergöttinnen der verschiedensten Kulturen, früherer und heutiger Zeiten und Völker.

Es beinhaltet selbst schon zwei Aspekte, nämlich einmal „das Gütige, Hegende, Tragende, Wachstum-, Fruchtbarkeit- und Nahrungspendende", zum anderen aber „das Geheimnisvolle, Verborgene, Finstere, Verschlingende und Angsterregende". Dies sind die beiden Gesichter der „liebenden und zugleich dämonischen Ur-Mutter", des Urbildes der in ihrem Schoße Gebärenden, allem Leben Schenkenden und im Tode wieder in sich Verschlingenden. In der Tiefenpsychologie nennt man diese Urform der „Großen Mutter" den Elementarcharakter des Weiblichen. –

Elementarcharakter

Sein Grundmotiv ist, aus einer Überfülle Leben zu schenken, aus sich heraus zu gebären, Leben zu erhalten und ein am Ende wieder in sich Festhalten und Heimholen. Es ist ein schutzgebendes Wahren, Wärmen und Nähren, aber auch ein Behalten-, nicht mehr Hergeben-Wollen.

Das Mädchenhaft-Frauliche

Bis in unsere Neuzeit hinein herrschte allgemein die Vorstellung, daß allein Muttertum und Frauentum miteinander identisch seien und daß es darüber hinaus kein frauliches Charakterbild gäbe. In Wirklichkeit aber beinhaltet das weibliche Wesen schon seit der Antike zwei einander bedingende Pole:

Das urtümlich Mütterlich-Weibliche und das Mädchenhaft-Frauliche.

Den schönsten und besten Ausdruck für diese beiden weiblichen Wesensseiten finden wir in den griechischen Göttergestalten von Demeter und ihrer Tochter Persephone. Da die griechischen Göttergestalten zeitlose geistige Ideen darstellen, so sind ihre Gestaltungen der Ausdruck innerer, seelischer Wirklichkeiten. Demeter ist die Mutter Erde, die Göttin der Fruchtbarkeit. Persephone aber erscheint in der Gestalt der Kore als mädchenhafte Gattin. So werden in diesen beiden Frauengestalten die beiden großen Pole des Weiblichen lebendig, Ur-Mutter und mädchenhafte Frau und Gattin.

Emanzipation

Erst im Zuge der Emanzipation erkannte die Frau mit steigendem Bewußtwerden ihrer Individualität, daß sie diesen mädchenhaften Teil ihrer eigenen weiblichen, seelischen und geistigen Entwicklungsmöglichkeiten hatte brach liegen lassen. Diese Wesensseite harrte noch der bewußten Erweckung. Erst im Typus der modernen mädchenhaften Frau und Partnerin des Mannes beginnt diese zweite Seite lebendig zu werden. Es vollzieht sich dabei eine innere Wandlung der Lebensauffassung, der Welteinstellung und vor allem der Begegnung mit dem Mann. Darum nennt man in der Tiefenpsychologie diese Seite auch den „Wandlungscharakter" der Frau.

Wandlungscharakter

Worin bestehen die Charakteristika dieses auferweckten weiblichen Wesens?

Im Gegensatz zum Elementarcharakter ist es nicht konservativ, sondern dynamisch. Es fasziniert und provoziert, es will verändern und bewegen, wandeln, aber nicht nur unmittelbar sich selbst, durch sich selbst, sondern insbesondere auch in der Begegnung mit dem Mann. Er soll durch dieses Wesen und seine Faszination zur Tat angeregt und begeistert werden. Schönheit und Anmut sind daher seine dynamischen Attribute. Denn Anmut bedeutet „anmuten", das heißt den „Mut", das Gemüt anzusprechen, anzuregen und damit zum Wirken, zum Werk zu führen. Dieser Wandlungscharakter wirkt drängend und zur Entwicklung treibend; er bringt Bewegung und Unruhe. Diese Wesensseite des Weiblichen tritt mit zunehmender Differenzierung der Persönlichkeit und mit wachsendem Bewußtsein des eigenen Selbst mehr und mehr zutage.

Wagnis des selbsteigenen Lebens

In der Möglichkeit des Wagnisses, ihr eigenes Leben selbst zu entscheiden und zu gehen – mit oder gegen die Haltung und Einstellung der Mitwelt – liegt der heutige Aspekt der weiblichen Daseinsthematik über das Urtümlich-Biologische, über das Nur-Mütterlich-Weibliche hinaus. Daraus aber entspringt eine der Wurzeln der Krisis, daß die Frau gefühlsmäßig empfindet oder klar bewußt weiß, daß die Erfüllung des Urbildes der „Großen Mutter" ihr innerlich nicht mehr allein zu genügen und sie zu erfüllen vermag. Ihr schwebt ein Bild der eigenen Selbstverwirklichung vor, sie ist ergriffen, vielleicht sogar voller Sehnsucht nach einem selbständigen Darleben ihres eigenen Ichs. In der Welt draußen, in der heutigen Um- und Mitwelt kann die Frau aber nicht den Weg zur Lösung ihrer menschlichen Krisis finden. Die Freiheit, die Selbständigkeit und Emanzipation der Frau ist daher weder in einer Überwindung des Männlichen in ihr selbst, ihres „animus", zu suchen, noch in einem Kampfe gegen den Mann außer ihr. Der einzige mögliche Weg ist

Innere Einung

die Verbindung ihres Elementarcharakters mit ihrem Wandlungscharakter, ist die Vereinigung von urtümlich Mütterlich-Weiblichem mit Mädchenhaft-Fraulichem in ihr und an sich selbst. Das menschliche Ziel ist daher heute, die aus den Kräften des Unbewußten, des Intuitiven schöpfende und dennoch sich selbst bewußte mädchenhafte Frau, die es wagt, ihre ganze Weiblichkeit aus innerstem Vertrauen heraus zu bejahen und darzuleben, in all ihrem Wesen, Wirken und Sein.

Leibliche Erscheinung und Selbstgefühl

Nichts aber offenbart die naturhafte Bestimmung der Frau mehr als die Erscheinung ihres Körpers. Die ganze Lebenssituation der Frau wird durch das Schicksal ihres Geschlechtes getragen und ausgeprägt; durch ihren eigenen Körper ist sie in Verbindung mit der Natur und ihren Lebensprozessen, indem sie die Urphänomene des Daseins, Empfängnis, Schwangerschaft, Geburt und damit das Leben und auch den Tod näher und unmittelbarer erleben muß als der Mann. So ist die Frau in einem viel innigerem Sinne an ihre Leiblichkeit gebunden, so daß man von einem „persönlichen, unmittelbar empfundenen und erlebbaren Verhältnis zu ihrem eigenen Körper" sprechen kann. Die Frau identifiziert sich mit ihrem Körper und „sie achtet ihren Leib wie ihr Selbst".

Schönheit als weiblicher Wesenssinn

Es ist daher Gesetz und Sinn fraulichen Lebens, sich nach der Schönheit ihres Körpers zu sehnen. Denn dies schenkt ebenso Erfüllung weiblichen Daseins, wie dem Manne das Gelingen eines schöpferischen Werkes. Schön zu sein und die Empfindung der Schönheit an sich selbst bewußt zu machen, darin liegt ein naturgegebener Schlüssel für die Erfüllung der heutigen Aufgabe, Elementarcharakter und Wandlungscharakter in der individuellen Persönlichkeit zu vereinen. Denn allein aus der Harmonie ihrer Persönlichkeit wird die Frau Trägerin und Interpretin der Schönheit und sie nur vermag es zu werden. Schönheit des eigenen Ichs ist somit ein so vollkommenes Attribut weiblichen Wesens, daß ihre Empfindung und Pflege einer der zur Selbstverwirklichung naturgegebenen Wege der heutigen, mitten im Leben und Daseinskampf stehenden Frau sein kann.

Sinnerfüllung durch Kosmetik

Aus der weiblichen Identifikation von Leib und Ich bedeutet eine Pflege des Körpers zugleich eine Pflege, ein Sichbefassen, ein Sichbetreuenlassen des ganzen persönlichen individuellen Ichs. Kosmetik meint und fördert daher eine bewußte Darstellung des Eigenwertes und Selbstwertes vor sich und der Mitwelt.

Nun trägt das Schönheitsideal der heutigen Zeit eindeutig mädchenhaft-weibliche Züge. Der Typ der modernen Frau ist die Kore-Gestalt, die heute auch der Mann in der Frau sucht und beglückt wiederfindet. Das Schönheitsideal des Mädchenhaft-Fraulichen zu schaffen und zu gestalten, ist aber gerade die Idee und die Aufgabe der heutigen Kosmetik. Kosmetik ist somit ein Urphänomen leiblicher Ausdrucksform und körperlichen Gestaltungswillens der Frau, die so grundlegend für das weibliche Wesen ist, daß das Streben, das Sichsehnen und Suchen nach Schönheit des Körpers als einer harmonischen Ausdrucksform menschlicher Ästhetik immer und stets das Ewig-Weibliche im liebevollsten Sinne charakterisiert.

Daher ist es die besondere Aufgabe der Kosmetik, die moderne Auffassung des Mädchenhaft-Fraulichen herauszustellen und damit im äußeren Erscheinungsbild auf die Wandlung der Auffassung und des eigenen Charakters hinzuweisen. Die Frau will und soll Frau sein und bleiben, im vollen Selbstvertrauen auf das eigene erwachte Wesen ihres heutigen „Wandlungscharakters".

Mit der Erfüllung dieser Aufgabe bereitet die Kosmetik der Frau den Weg zur Selbsterkenntnis und zur Selbstverwirklichung, ohne daß sie auf männliche Attribute und Eigenarten zurückgreifen müßte.

Moderne Emanzipation

Damit aber schafft die Kosmetik die Voraussetzung für eine Emanzipation in einem ganz anderen Sinne als dies je früher gedacht oder auch nur geahnt worden war. Nicht als ein Nachahmenwollen des Männlichen in ihr, nicht ein Kampf gegen den Mann außer ihr, sondern ein befreiendes Bekenntnis zum eigenen sich selbst bewußt werdenden Wandlungscharakter, als einer aus den Urgründen des Daseins schöpfenden Dynamik; das ist der eigentliche tiefe Sinn wahrer Emanzipation. So weist die Kosmetik Wege zu einer Selbstverwirklichung auf, die die Frau für sich allein zu gehen vermag. Aus der Harmonie der äußeren Erscheinung, aus der Zufriedenheit und dem innerlich beglückenden Gefühl, sich selbst aus der eigenen Lebensmitte heraus darzuleben und sich entfalten zu können, findet sie ihr eigenes Selbst wie eine „Insel", als ein rein weibliches Reich, in dem sie unabhängig von aller Welt und unberührt von allem Häßlichen Königin sein kann.

Wenn eine Frau sich aber nicht pflegt oder nicht pflegen will, dann ist dies nicht nur von der Vernunft her gesehen unklug und für sie selbst von Nachteil, sondern im Grunde eine Mißachtung des eigenen innersten Lebenssinnes, sei es aus Unkenntnis, aus Nachlässigkeit oder aus überholten konventionellen Vorurteilen.

Partnerschaft mit dem Manne

Trotzdem aber bedarf die höchste und tiefste Erfüllung fraulicher Selbstverwirklichung der liebenden, ritterlichen Begegnung und Partnerschaft mit dem Manne, welcher gewillt und fähig ist, das weiblich-frauliche Wesen in seinen beiden Weisen des Elementar- und des Wandlungscharakters zu tolerieren und vor allem als die notwendige Voraussetzung für seine eigene schöpferische Leistung zu erkennen und anzuerkennen.

Aus dieser Zweisamkeit körperlicher, seelischer und geistiger Begegnung allein ist das höchste Ziel aller Menschlichkeit zu erringen: Der Mensch als sich selbst bewußte, sich selbst verwirklichende Persönlichkeit, die all das Ihre als ein Geschenk der Gnade dankbar empfängt, um es in den schöpferischen Momenten liebender Begegnung weiterzugeben und hineinzutragen als Tat in die Wirklichkeit unserer heutigen Zeit und Welt. —

Das griechische Schönheitsideal

Urgrund der Ästhetik

Nicht nur für die gesamte abendländische Kultur stehen wir in Griechenland auf einem bedeutsamen historischen Boden, sondern vor allem auch für das Gebiet unserer eigenen Lebensarbeit, der Kosmetik und der Kosmetologie als der Pflege der menschlichen Persönlichkeit in ihrer Erscheinung, in ihrer Gestalt und in ihrem Aussehen. Damit gehen wir zurück zu dem seelisch-geistigen Urgrunde der Schönheitspflege, hin zur Ästhetik, hinein in die Welt des Empfindens und Erfühlens.

Die Griechen der Antike waren es, welche erstmalig in Bewußtheit den Glauben an die Sendung des Menschen und an den Wert der menschlichen Persönlichkeit wachgerufen haben und welche danach strebten, die Idee der Schönheit in ihrer Kunst zu verwirklichen. In Griechenland stand die Wiege dieser damals neuen dynamischen Idee, den Menschen als das höchste Wesen irdischer Schöpfung in den Mittelpunkt der Lebensbetrachtung in der Philosophie und der Lebensdarstellung in der bildenden Kunst zu erheben: Der Mensch – das Geschöpf der Götter, ein unsterbliches seelisches Wesen in einer körperhaften vergänglichen Erscheinung, die es galt, im Kunstwerk unvergänglich festzuhalten!

Idee des Schönen

Über dem Boden, der einst das alte Hellas trug, waltet noch heute die kraftvolle Entschiedenheit wie ein Vermächtnis für uns Menschen von heute, den von den Hellenen aufgezeigten Weg auch für uns und für die Zukunft fortzusetzen. Dadurch aber entsteht für uns die Frage, wie es uns möglich sei, die Idee des Schönen in der heutigen Zeit, in unserem Leben und in unserer Arbeit fortzusetzen und lebendig zu erhalten.

Plato sagt in seinem Philebos, „das Schöne entsteht, wenn Zahl und Maß durch die ordnende königliche Seele des Zeus in die Mannigfaltigkeit der zahllosen und unermeßlichen Erscheinungen der körperhaften Welt tritt". Die königliche Seele des Zeus schenkt die schöne Ordnung der Natur, den Kosmos, die Sphären-Harmonie. Das Schöne ist der göttliche Geist, der sich in der Natur, in der Harmonie ihrer Formen und Gestalten offenbart.

Harmonie der Erscheinung

Die Harmonie, das Eins-Sein, das Einander-Durchdringen des Seelischen und des Körperhaften in Raum und Zeit ist das Ideal der antiken hellenischen Schönheit. Und da sich selten eine so reiche geistige und seelische Begabung mit einem gleichfalls gesunden Wirklichkeitssinn verbunden hat, wie bei den alten Griechen, so ist es verständlich, weshalb gerade sie in einer einzigartigen Genialität fähig waren, die Idee der Harmonie in ihrer Kunst bildhaft darzustellen und zu verwirklichen. Denn reine Menschlichkeit in der Erscheinung aufzufinden, ist unendlich schwer, vielleicht sogar in der Wirklichkeit unmöglich.

Das ahnungsvolle Vermögen der Griechen aber vermochte ihren Olymp mit idealischen Gestalten zu bevölkern. Und wenn der Grieche eine reine Eigentümlichkeit und reine Schönheit zu schauen suchte, dann wandte er sich dem Kreise seiner Götter zu und fand, was er in seinem Sehnen wünschte.

Gestaltung des Schönen

Darum ist es bisher nur dem griechischen oder dem von seiner Welt inspirierten Künstler gelungen, die Idee des Schönen in der menschlichen Erscheinung zu einer wahrhaften Harmonie zu gestalten und ihr in der Welt der Kunst den zeitlosen und doch ganz eigenen, ja eigenwilligen Ausdruck zu verleihen, der uns auch heute noch und immer wieder in seinen Bann schlägt.

Was aber will dieses antike, hellenische Schönheitsideal, symbolhaft dargestellt in den Kunstwerken, welche die Idee menschlicher Schönheit in und an sich tragen, uns heutigen Menschen sagen? Was will sie gerade uns sagen, die wir die Schönheit und das Schöne der lebendigen menschlichen Erscheinung hegen und pflegen wollen?

Was der antike griechische Künstler in seinen Werken verwirklichte, nämlich der Idee des Schönen im Bild- und Gestaltwerk symbolhaften Ausdruck zu verleihen, das wollen wir den lebenden Menschen um uns und uns selbst schenken und geben.

So müssen wir uns fragen, warum begehren wir das Schöne in der Begegnung von Mensch zu Mensch?

Sympathie

Wir fühlen in uns eine aus dem Urgrund unseres Wesens aufkeimende glückhafte Freude, die in sich den Wunsch trägt, das schön Empfundene in sich aufzunehmen. Aus dem Anblick und aus der Empfindung schönen Lebens erwacht und wächst das Gefühl der Sympathie, des Wohlwollens und der Zuneigung.

„Der Liebende begehrt nach dem Schönen, daß es ihm zuteil werde, um mit ihm gemeinsam glücklich zu sein", sagt Plato, und „an der Stelle seiner Lebensbahn, wo der Mensch das Wesen des Schönen erkennt, wo er das Schöne selbst schaut, da wird ihm das Leben erst lebenswert."

Aber nicht alle Menschen finden das gleiche als schön; vielmehr empfinden wir das Schöne ganz individuell und ganz persönlich nach unserer eigenen Art, nach unserem eigenen Wesen, nach unserem eigenen Charakter.

Individualität der Empfindung

So hat jeder Mensch als Persönlichkeit sein ganz ureigenes Empfinden von Schönheit, genau wie auch ein jedes Menschenalter seine eigene Schönheit besitzt. Jeder von uns entscheidet ganz allein für sich selbst, was ihm schön ist, was er als schön, als harmonisch mit seinem eigenen Ich empfindet und erfühlt.

So liegt der Schlüssel für das Schöne nicht außerhalb in den Erscheinungen allein, sondern zugleich in uns, in unserem eigenen Ich als geistig-seelisch-körperlichem Sein.

Schönes tönt in uns, schwingt in Harmonie mit unserem Gefühl. Es ist ein harmonisches Zusammenklingen unseres Inneren, unseres Erfühlens mit dem Erlebten außer uns.

Aber dies ist es nicht allein, denn das Schöne zieht uns hinan, empor; es erhebt uns über das Allzu-Alltägliche in reine, höhere Sphären. Darum gehört zum Erlebnis des Schönen in uns das Gefühl des Erhabenen, des uns Erhöhenden, des Edlen und Wohlgeratenen. Es ist die vollendete, vollkommene Fülle der Schöpfung, die sich uns in ihrem Schönen, in ihrer Schönheit kundgibt und offenbart.

So ist das Empfinden der Schönheit das Gefühl erhabener Harmonie, ein inniges Angesprochenwerden, das uns erhebt und beglückt. Sie ist die Einheit im Mannigfaltigen, die Harmonie der Teile im Ganzen, die völlige Durchdringung des Geistigen in das Sinnenhafte.

Kosmetik als Aufgabe und Praxis des Schönen

So wie der griechische Künstler seinem Ideal der Schönheit in seinem Werk aus Marmor und Stein Ausdruck verlieh, so ist es die Aufgabe der Kosmetik, diesen zeitlosen und ewigen Gedanken des Schönen am lebendigen Bilde menschlicher Persönlichkeit Wirklichkeit werden zu lassen.

Der ganze Mensch in seiner Sehnsucht nach Schönheit und Vollendung seines Ichs als Erscheinung und als Wesen sei daher stets der Mittelpunkt und der Inhalt unserer ästhetischen Lebenserkenntnis und unserer kosmetischen Lebensarbeit!

Eine Harmonie der menschlichen Persönlichkeit bereiten zu helfen, ist der Sinn unseres Wirkens. So ist das alte griechische, intuitiv empfundene Schönheitsideal für uns Menschen heute zum bewußten Vermächtnis geworden, Schönheit physisch zu geben und zu schenken, auf daß der Mensch in seinem Erscheinungsbild, in seinem Aussehen zu einem glückhaften Begegnen mit seiner Umwelt komme, der er in einem ruhigen, in sich gefestigten Selbstwertgefühl gegenübertreten kann.

Dieses höchste Ziel in der Pflege der menschlichen Schönheit, im Sinne des alten griechischen und doch ewig jungen Ideals einer Harmonie von Erscheinung und Wesen, von Aussehen und Wollen, von Dasein und Sein zu erreichen, dazu steht uns allen der Weg frei und offen. Auch wenn wir in und an uns selbst noch viel zu arbeiten haben, so genügt unser eigenes Wollen und Streben dahin, um es den anderen Menschen weitergeben zu können, die die Pflege ihres Aussehens und ihres Schönseins – im wahrsten Sinne des Wortes – vertrauensvoll in unsere Hände legen. In dieser letzten und höchsten Vollendung einer Pflege des Schönen als einer seelisch-leiblichen Betreuung von Menschen, liegt ein unerschöpfliches Feld unseres Tuns und Handelns erfolgversprechender und beglückender Wirksamkeit. Ich glaube sogar, daß dieser höchste Sinn der Kosmetik überhaupt darin zu suchen ist, daß der Mensch in sich selbst die Idee des Schönen erkenne, damit er aufgeschlossen und sehend werde für die Schönheit der All-Schöpfung, die den Ausdruck ihrer inneren Harmonie trotz ihrer äußeren Gegensätze, trotz ihrer sich bedingenden Polaritäten des Wirkens in den Erscheinungen der Welt darstellt.

Wir knüpfen an die Idee der Schönheit der frühen Menschheit an und geben ihr dennoch für unsere heutige Zeit ihren eigenen Sinn, dessen Erkenntnis für uns heute die Aufgabe unseres Lebens ankündigt: Pflegend die Schönheit des Körpers bewußt zu erkennen, als das uns sinnenhaft gegebene Symbol einer Schönheit des Geistes und der Seele in der lebendigen Harmonie des ganzen Menschen!

Gesicht und Seele

Die Fragen und Probleme des menschlichen Sichdarlebens und Zusammenlebens wenden sich heute immer mehr einer Betrachtung des ganzen Menschen als Persönlichkeit zu, als einer körperlichen, seelischen und geistigen Person.

In der Begegnung von Mensch zu Mensch unterliegen wir dauernd der Wirkung des Fluidums oft feinstnuancierter Ausdrucksphänomene, die wir bei einer entsprechenden Sensitivität meist unbewußt empfinden und ebenso entsprechend darauf reagieren. Nur in wenigen Fällen sind wir imstande, die erlebten Ausdruckserscheinungen auch objektiv bewußt zu bestimmen und in ihrem körperlich-seelischen Sinn zu verstehen.

Ausdrucks-erscheinungen

So treten bei allen Begegnungen von Menschen zu den Ausdruckserscheinungen der Sprache, der Dynamik und Klangfarbe des Sprechens selbst, der Ruhe oder Hast der Rede, der Sicherheit und Klarheit oder Verworrenheit der Wortbildung, im Gesamtprozeß der Wahrnehmung anderer Menschen und ihres Seelenlebens die Formen der Körperhaltung und der Körperbewegungen, die Gestik. Denken wir dabei an die Formen des Gehens, des Laufens, der hastigen oder ruhigen Handbewegungen u. a.

Gestik

Das wichtigste und uns ständig gegenübertretende Gebiet unbewußter und bewußter Ausdruckserscheinungen, aus denen vornehmlich das zwischenmenschliche Verstehen getragen und beeinflußt wird, ist die Mimik, in ihren vielfältigen und reichen Formen und Formveränderungen des menschlichen Gesichtes.

Mimik

Wir wollen damit den Blick öffnen für eine mannigfaltige Welt von Erscheinungen und Geschehnissen, mit denen das menschliche Antlitz lebendig und dennoch stumm zu uns spricht.

Was ist „Ausdruck" und wie wollen wir ihn speziell im Hinblick auf die Physiognomie des Gesichtes erklären und bestimmen?

Dem Begriff des „Aus-Druckes" liegt im ursprünglichen Wortsinne zugrunde, daß etwas „Inneres" sich als „Äußerung" darstellt. Etwas Innerliches, was dem Einzelmenschen nur in der Verschwiegenheit seiner Selbsterfahrung unmittelbar gegeben ist, tritt als Gegebenheit in die sinnliche Erscheinungswelt und wird damit auch anderen Menschen erfahrbar.

Als körperlich-seelisches Wesen hat der Mensch an beiden Sphären teil. Die Oberfläche des Körpers, die Haut, erscheint wie der Übergang vom inneren in den äußeren Bereich.

Der Begriff des „Innen" umfaßt wiederum zwei Sphären, nämlich einmal die leiblichen Gegebenheiten, wie die inneren Organe, die

Nerven, Muskeln, die Gewebe; außerdem aber auch Seelisches, nämlich die Inhalte, die Worte und Bilder des Bewußtseins.

Die Funktion des Ausdruckes als Symbol

Der Inhalt einer äußeren sinnenhaft erfahrbaren Wahrnehmung wird als Hinweis auf ein inneres, körperliches oder seelisches Geschehen gedeutet, welches der beobachtende Außenstehende an sich selbst innerlich nicht wahrzunehmen vermag.

Ausdruck als sinnlich-seelisches Spontanzeichen

Zunächst wollen wir einige Beispiele für diese spontanen Ausdruckserscheinungen nennen: der Schrei des Entsetzens, die Beschleunigung des Pulses bei Angst oder Furcht, das Erröten der Scham oder der Verlegenheit, das Weinen des Schmerzes und der Trauer, das Lachen des Frohsinnes und der Heiterkeit, die aufrechte Haltung des Stolzes, das geduckte Gebaren des Unterwürfigen u. a. Seelischer Inhalt und sinnliches Phänomen existieren ineinander und miteinander als ein einziger lebendiger Vorgang leiblich-seelischer Integration (Ganzheit).

Aus den genannten Beispielen erkennen wir, daß die Ausdruckserscheinungen des menschlichen Körpers als
(a) Ausdrucksbewegungen und als
(b) Ausdrucksvorgänge
auftreten können.

Wenn diese leiblichen Erscheinungen des Ausdruckes im Gesicht auftreten, dann nennen wir dies Mimik, wenn sie das Erscheinungsbild des ganzen Körpers betreffen, Pantomimik.

Der prozessuale Charakter der Ausdruckserscheinungen

Es gibt aber nicht nur diese aktuellen Ausdrucksgeschehnisse, sondern auch bleibende statische Ausdrucksformen.
Wir unterscheiden somit
(a) von dem aktuellen sukzessiven Ausdrucksgeschehen
(b) die statische, sich aus einem Ausdrucksgeschehen ergebende Ausdrucksgestalt.

Mimik und Physiognomik

So ist Physiognomik die auf der Erfahrung aufgebaute und begründete Lehre von den Eigenschaften dauernder, statischer körperlicher Erscheinungen des Menschen, so weit man sie als Zeichen für seelische Eigenarten auffassen kann.

Diese statische, wenigstens über einen längeren Lebenszeitraum hinweg gleichbleibende Ausprägung der körperlichen Erscheinung eines Menschen hat zwei voneinander völlig verschiedene Wurzeln:
(1) Die architektonische Eigenart der Gestalt eines Körpers, bedingt durch die morphologische Ausprägung der Knochen, der Gewebe,

der Fettschicht und der verschiedenen Größenrelationen der Organe zum Gesamtbild des Organismus und
(2) die sich verfestigende Spur eines immer wiederkehrenden mimischen und pantomimischen Geschehens.

Die architektonische Eigenart

Zwischen der architektonischen Eigenart der leiblichen Erscheinung eines Menschen und bestimmten Eigenschaften seiner seelischen Veranlagung bestehen Zusammenhänge.

Das Seelische als prozessuale Potenz, die sich in „Dispositionen", in Tendenzen ganz bestimmter Art und Weise zu äußern vermag, ist nicht absolut statischer Natur. Zumindest müssen wir dem seelischen Grundcharakter eines Menschen, der ihm von Natur seit Geburt mitgegeben worden ist, etwas Veränderbares, zur Dynamik Fähiges zuerkennen. Denn sonst wäre jegliche Erziehung und Menschenformung von vorneherein zum Mißerfolg verurteilt.

Das gleiche gilt auch für den nur scheinbar statischen Leib, der ja auch ständig eine Regeneration vollzieht, wobei das neu Entstehende dem Vorangegangenen wohl analog und ähnlich, aber nicht mit ihm identisch ist.

Insofern können wir wohl feste Formen des Körpers, welche auf der architektonischen Eigenart eines Menschen beruhen, mit Seelischem im Verhältnis eines koexistenten Bedeutungszusammenhanges sehen; z. B. die Disposition zu bestimmten Empfindungs- oder Antriebserlebnissen.

Denn diese Bedeutungszusammenhänge zwischen körperlicher Erscheinung und seelischem Wesen spielen ja in der Diagnose eine grundlegende Rolle.

Die mimische Spur

Das ursprüngliche, statische Gepräge eines Gesichtes wird überformt von den Spuren sich wiederholender mimischer Ausdrucksgeschehnisse, die sich im Laufe der Jahre verfestigen.

Je häufiger und intensiver, insbesondere aber je einseitiger die jeweilige Betätigung bestimmter Muskeln erfolgt, umso eher und umso mehr hinterlassen sie an der Oberfläche der Haut bleibende Spuren, Einkerbungen, Falten, allgemein „Engramme".

Durch das Nachlassen der Haut im Verlauf des Alterns an Elastizität kommt es, daß die Ausprägung mimischer Spuren mit zunehmendem Alter wächst. Beim jungen Menschen glätten sich die Muskeln und die Haut nach einer aktuellen Innovation wieder schnell, im Alter aber hinterläßt das aktuelle mimische Geschehen eine festgeprägte Spur und zeigt dadurch nicht nur für den unmittelbaren

Augenblick des mimischen Geschehens seinen seelischen Charakter, sondern auch auf die Dauer, im positiven oder im negativen Sinne.

Es kommt dadurch zu einem langsamen Bildungs- und Umbildungsprozeß des Gesichtsausdruckes. Es gibt ein Sprichwort, welches besagt, „Bis 30 Jahre hat der Mensch das Gesicht, das ihm die Natur von Geburt aus gab; ab 30 formt er es sich selbst, wie und was er aus sich gemacht hat". Dieses statische Gepräge eines Gesichtes, welches sich als feste Spur mimischer Geschehnisse herausgebildet hat, ist eindeutig ausdruckswertig und weist auf die seelischen Vorgänge hin.

Wir lassen jedoch unbedingt die Möglichkeit offen, daß auch eine Korrelation zwischen der architektonischen Eigenart eines Menschen und bestimmten Regelmäßigkeiten seines seelischen Verhaltens besteht, wie dies u. a. die Kretschmersche Typenlehre in ihrer Zuordnung von Körperbau und Charakter wiedergibt und somit Grundlage sein kann für eine entsprechende Diagnostik.—

Bei allen Völkern, gebildeten wie ungebildeten, wurde mit Recht großer Wert auf die Schönheit der Frau gelegt, „und ein schönes Gesicht, eine schöne Hand, ein schöner Fuß, wenn sie bei diesem Geschlecht sich im Verein finden, gaben daher fast überall und immer die sicherste Bürgschaft, daß hier eine im allgemeinen wohl ausgestattete geistige Individualität in der Anlage vorhanden sei".

Solche Analogieschlüsse von der körperlichen Wohlgestalt auf die seelische Wohlgeratenheit, vom ästhetischen Wert des Äußeren auf den ethischen Wert des Inneren vollziehen wir täglich; insbesondere beurteilen wir — mehr oder weniger bewußt — die Differenziertheit, Geistesart und soziale Schicht einer Persönlichkeit gewohnheitsmäßig nach dem Stile ihrer Gesichtsbildung: Dem groben oder feinen „Schnitt", der guten oder schlechten Modellierung der Züge.

Solche Schlüsse haben oft etwas unmittelbar Einleuchtendes, solange sie sich auf den Gesamteindruck von einem Menschen beschränken und nicht zu sehr ins dann naive Einzelne gehen.

Zur mimischen Diagnostik

Wenn wir eine subjektive Eindrucksqualität, das heißt, eine von uns sinnlich erfaßte Wahrnehmung auf ihre seelische, objektive Grundlage deutend zurückführen wollen, dann müssen wir drei Bedingungen voraussetzen:

(a) Wir müssen die möglichen Ausdruckserscheinungen kennen, und zwar möglichst umfassend und aus der Erfahrung gewonnen;

(b) wir müssen sie objektiv genau bestimmen und

(c) daraus ihre diagnostische Bedeutung, eventuell auch Mehrdeutigkeit formulieren und festlegen.

Wir wollen damit ergründen, welche Erscheinungen des Ausdrukkes an einem anderen Menschen die Grundlage für die Erkennung seines seelischen Wesens sein können.

Das heißt, wir wollen die verschiedenen mimischen Ausdruckserscheinungen kennenlernen und auf ihrer Basis die Grundlinien einer mimischen Diagnostik aufstellen.

Lersch hat dazu die einzelnen Ausdrucksgeschehnisse des menschlichen Gesichtes in verschiedener Hinsicht bestimmt, und zwar:

(1) Mimisch. Dabei wird eine ganz bestimmte Eigenart eines Gesichtes als phänomenale Gegebenheit bezeichnet, wie zum Beispiel das „abgedeckte Auge", der „seitliche Blick", ein „aufgelockertes Lachen" u.a.

(2) Anatomisch-physiologisch. Hierbei wird jede mimische Form bei ihrem Erscheinen danach bestimmt, welche Vorgänge sich dabei in der mimischen Muskulatur abspielen, zum Beispiel das mimische Bild der horizontalen Stirnfaltung.

(3) Die Zuordnung der jeweils besonderen mimischen Form auf ihren spezifischen psychischen Ausdruckssinn, auf ihre psychologische Bedeutung hin;

(4) die genetische Betrachtungsweise; sie sucht die mimische Form aus Geschehenszusammenhängen abzuleiten, und

(5) die phänomenologische Betrachtung, welche aus der unmittelbar gegebenen Form der Mimik ihre (spontane) Bedeutung bestimmt.

Damit leiten wir hinüber zu vielfältigen psychosomatischen Fragen in der BioKosmetik. –

Psychosomatische Fragen in der Kosmetik

Zusammenhang zwischen Leiblichem und Seelischem

Eine der aktuellsten und interessantesten Fragen der heutigen Medizin und der Anthropologie — und daher auch für uns in der Kosmetologie — ist das eigentlich uralte menschliche Problem des Zusammenhanges zwischen Leib und Seele, zwischen körperlichen Erscheinungen und seelischen Ursachen und umgekehrt. Durch die immer mehr fortschreitende psychosomatische Forschung wird ein neuer Schwerpunkt des sog. psychophysischen Aspektes gebildet. Er anerkennt das Seelische als grundlegende und bedeutungsvolle Lebenssphäre, welche von ihren leiblichen Erscheinungen nicht zu trennen ist; so wie man weiß, daß angeborene, vererbte oder erworbene Körperschäden oder -mängel sich in sehr häufigen Fällen als psychische Depression, als ein vermindertes Selbstwertgefühl, als Resignation, als Kontaktscheu usw. auszuwirken vermögen. Das grundlegende Problem besteht darin, wie es denn überhaupt möglich sei, daß zum Beispiel eine seelische Depression Krankheiten und andererseits körperliche Erkrankungen oder Mißbildungen psychische Umstimmungen, Lebensunlust, eine Mattigkeit, ein Gefühl der Unzufriedenheit usw. hervorzurufen vermögen. Selbstverständlich interessiert uns im Rahmen unseres Behandlungsgebietes vor allem die Frage, inwieweit psychische Ursachen ästhetisch störende Hautsymptome entstehen lassen und andererseits, inwiefern diese Hautsymptome dann wiederum einen negativen Einfluß auszuüben vermögen auf das Selbstwertgefühl und das Selbstbewußtsein eines Menschen.

Das heißt, wir fragen uns:

Welche grundlegenden kosmetischen Symptome sind möglicherweise psychogen verursacht;
welche Ursachen können diesen Erscheinungen zugrunde liegen und
wie sind sie im Rahmen der kosmetischen Praxis zu behandeln.

Psychogene Ursachen

Zunächst möchte ich diejenigen Fälle nennen, bei denen eine psychogene Verursachung möglich und in der Praxis auch tatsächlich häufig vorkommt:

Ein schubartiges, anfallartiges Auftreten von Hautunreinheiten; vorzeitige, verfrühte Alterserscheinungen der Haut und ihres Aussehens;

Überempfindlichkeit, übersteigerte Reizreaktionen, Neigung zu Irritationen, auf der Basis einer psychogen bedingten Disposition.—

Akne-Anfall

Junge Menschen mit einem labilen Selbstwertgefühl reagieren oft in einer unbewußt psychischen Abwehr gegen eine ungerechte Behandlung oder wenn sie sich ärgern, wenn sie beleidigt worden sind usw., mit einem spontan auftretenden Akneanfall. Häufig findet man diese Labilität bei Kindern, welche ein liebevolles Elternhaus entbehren müssen. Daß dieser psychisch spontan ausgelöste Akneanfall sich erst recht in einer Verminderung des Selbstwertgefühles und des Selbstbewußtseins äußert, ist eine Tatsache, die man im täglichen Leben beobachten kann.

Atrophie

Auch manche vorzeitige Atrophie kann seelisch bedingt sein: Sie kennen sicher aus dem Leben manch verhärmtes und sorgenvolles, welk und müde aussehendes Gesicht von Menschen, welche eigentlich noch in den besten Jahren ihres Lebens stehen. Enttäuschungen im Leben, Unzufriedenheit, die menschliche Tragik eines zerstörten Lebens, unerfüllte Wünsche, die entweder zu hoch waren oder die ein wirklich hartes, unerbittliches Schicksal zerschlagen hat: Sie haben ihre altmachenden Runen in die Gesichter eingegraben; die Haut ist welk, faltig, fahl, leblos, apathisch!

Überempfindlichkeit und Hyperergie

Während die einen Menschen auf den zermürbenden Ärger des Alltags mit Müdigkeit und Resignation antworten, gibt es andere, die vollkommen extrem darauf reagieren: Sie zeigen ein übersteigertes Abwehrgefühl, ein hektisches Vonsichweisen von allem und jedem, was auf sie zukommt und an sie herantritt!

Das sind diejenigen Menschen, welche infolge ihrer steten, gespannten Abwehrstellung im Leben auch symptomatisch zu einer Hypersensibilität, zu einer Überempfindlichkeit, zur Hyperergie, zu einer „Nervosität" der Haut neigen und mit Reizungen, Rötungen, ja sogar typischen Allergien reagieren.

Die oft nervliche Überforderung und Überlastung der Frau im Berufsleben spielt hierbei eine sehr ausschlaggebende Rolle. Sicher, die Frau kann und soll heute im Lebenskampf stehen, sehr oft muß sie es sogar; niemand will sie mehr hinter Kochtöpfe bannen. Aber es ist eine Lebenserfahrung, daß die Frau dann viel mehr als der Mann wiederum Stunden der inneren Sammlung braucht, um sich zu erholen. Und darin sehe ich eine menschliche Chance der kosmetischen Behandlung, daß Sie die Möglichkeit haben, Ihrer Klientin im Institut, diesen für sie so lebensnotwendigen inneren Ausgleich durch Ihre Behandlung zu geben. Es genügt ja schon oft, wenn die Klientin nur weiß und fühlt, daß jemand da ist, der sich um ihr schöneres Ich bemüht und es betreut.

Menschliche Betreuung

Ein heutiges Problem des Menschen besteht ja darin, daß wir uns heimatlos fühlen; „ungefragt hineingeworfen in eine Welt und verdammt, in ihr zu vegetieren, um eines Tages wieder sinnlos zerstört zu werden", wie Sartre es ausdrückt; und er sagt weiter, daß das Leben eine Qual sei, ein Fluch, vor dem uns ein Ekel ankäme. Sicher ist die Auffassung Sartres und damit des sogenannten Existentialismus extrem und negativ, aber Extreme beleuchten oft deutlicher und härter die Tatsachen.

Haben wir heute wirklich das Gefühl verloren, unser Leben als eine Gnade gegeben und aufgegeben erhalten zu haben, um es dankbar zu empfangen? Ist es nicht eigenartig, daß in einer Welt Millionen wimmelnder Menschenwesen, die aneinander vorübergehen, aneinander vorbeihasten, einander flüchtig begegnen, daß diese Menschen nicht mehr fähig sind, sich innerlich etwas zu geben.

Einsamkeit und Begegnungen

Vielleicht wissen Sie aus Gesprächen mit Ihren Klientinnen, daß gerade die menschliche Einsamkeit in der heutigen Zeit eine so grundlegende und eigenwillige Rolle spielt, weil wir nicht mehr fähig sind zu einer inneren, wahrhaft wesentlichen Begegnung von Mensch zu Mensch, sondern lediglich zu einem mehr oder weniger äußerlich förmlichen Aufeinandertreffen. Ich weiß nicht – vielleicht täusche ich mich auch –, aber im Grunde bin ich davon überzeugt, daß der eigentliche und wahre Sinn einer kosmetischen Behandlung neben seiner notwendigen äußeren Form auch die Möglichkeit einer wesenhaften, inneren menschlichen Begegnung in sich schließt.

Heilende Hände

Eine jede Frau hat naturgegeben heilende Hände! Man glaubt heute nicht mehr daran. Aber denken wir nur einmal, wenn eine Mutter ihrem kranken Kind liebevoll über den Kopf streicht, wie es sich wohlgeborgen und heimelig fühlt, wie es in diesem Gefühl einschläft und damit schlafend Heilung findet. Ebenso beruhigend oder belebend können Sie durch Ihre Hand unmittelbar auf Ihre Klientin einwirken und ihr unbewußt das Gefühl des Geborgenseins in Ihrer Pflege geben.

Vertrauen

Sicher ist das Vertrauen, das innerliche sympathische Mitgehen der Menschen Voraussetzung dafür, daß Sie durch Ihre Hand Ihre Klientin in eine Sphäre der Harmonie zu lenken und zu geleiten vermögen. Es gibt dabei sensible und feinfühlige Menschen, die mit Ihnen einen unbewußt erfühlbaren, sympathischen Kontakt finden: Es ist wie ein Gespräch ohne Worte; die herzliche Art Ihrer

Behandlung, die Feinfühligkeit Ihrer Hände sprechen für sich selbst und sie werden ebenso intuitiv erfühlend verstanden und empfunden.

Warum ich auf diese seelischen Dinge hinweise? Weil Ihre seelische Sphäre, man könnte sagen, Ihre lebensvolle Atmosphäre, Schönheit geben zu können, das wertvollste Moment für den Erfolg Ihrer Behandlung darstellt, vor allem dann, wenn die ästhetisch störenden Symptome ursprünglich seelisch bedingt waren. Sie können daher nicht nur rein äußerlich gestaltend Schönheit schenken, sondern darüber hinaus auch die dazu notwendig innere, seelische Harmonie.

Das Hübsche

Dabei allerdings wollen wir ganz deutlich das Schöne von dem sogenannten landläufig Hübschen unterscheiden: Hübsch ist ein mehr oberflächliches, wohlgefälliges Aussehen ohne irgendwie eine persönliche Tiefe zu besitzen, während Schönheit eine Harmonie ist, die aus einer seelischen Tiefe der Persönlichkeit über die äußeren Erscheinungen hinausstrahlt und die immer erhebend und beglückend wirkt. Es gibt sehr wohl Menschen, die hübsch sind, ohne schön zu sein und genauso auch solche Menschen, die man wohl auf den ersten Blick nicht als hübsch empfindet, und die dennoch aus der Tiefe ihrer Persönlichkeit schön sind. Dabei schließen sich jedoch das Hübsche und das Schöne gegenseitig nicht aus.

Das Schöne

Denken wir hier nur an das Bild einer Mutter, die sich über ihr schlafendes Kind beugt und das Glück und die herzliche Freude verklären ihr Gesicht: Dieses Antlitz ist schön! Wir sehen daraus, daß für den Menschen die äußeren Erscheinungen und Symptome getragen werden von seiner seelischen Einstellung zu sich selbst, zu seinen Mitmenschen, zur Welt und ihrem Sinn. Wir erkennen andererseits die Bedeutung gerade unseres kosmetischen Berufes darin, wie sehr Phänomene, die die Harmonie der Erscheinung mindern, ihrerseits wiederum das Seelische im Menschen zu beeinträchtigen und zu stören vermögen, so daß manuelle und präparative Behandlung nicht zu trennen sind von einer seelischen, menschlichen Betreuung, um vollen Erfolg zu erreichen und zu erhalten.

Das Seelische

Der Bereich des Seelischen, des Humanen und ihre Berücksichtigung werden heute mehr und mehr in den Vordergrund unserer wissenschaftlichen und praktischen Betrachtungen gestellt. Ich erinnere hier nur an die Psychotherapie in der Medizin, an die psychische Menschenführung in den modernen Betrieben, an die seelischen Probleme der heutigen Psychologie und Pädagogik. Alle diese Strömungen wurden wachgerufen, weil man erkannt hat, daß eine nur rein logische, rationale und äußerlich systemal aufgebaute menschliche Gesellschaft an der Macht des seelisch Unbewußten scheitern muß, wenn jene sie nicht berücksichtigt. Sollten wir daher in der Kosmetik und in der Kosmetologie auf diese Erkenntnisse verzichten wollen, wo wir doch stets als Mensch dem Menschen gegenüberstehen und ihm selbst unmittelbar begegnend helfen wollen?

Das Unbewußte ist und muß der Urgrund weiblichen Wesens und Sichdarlebens bleiben, aus dem heraus die Frau den Weg in die Welt des Bewußten und des Bewußtwerdens des Lebens geht. Durch das Erahnen der Kräfte der Natur in sich wird der menschliche Geist aufgefordert, in das heilige Dunkel des inneren Wesens von sich selbst und der Erscheinungen einzudringen. Wenn sie diesen Weg ins eigene Innere wagt, dann hat gerade die Frau allein noch die Fähigkeit, den Zusammenfluß und das Zusammenspiel der einzelnen Kräfte des Lebens und des Daseins zu erspüren und zu ergründen. Aber sie darf die Dinge und die Menschen nicht nur von außen her allein betrachten, sondern Erfühlung, Einfühlung und Intuition müssen aus dem äußeren Bild der Form und der Gestalt des Erscheinenden das innere Wesen zu empfinden suchen. Darin gründet für uns Menschen heute der geistige Wert der Frau, vor allem in der Begegnung von Mensch zu Mensch. –

Die Kosmetik im Dienste der Rehabilitation

Definition der Rehabilitation

Was heißt Rehabilitation?

Rehabilitation ist die Wiederherstellung eines Menschen, speziell eines Kranken, die Wiedereingliederung in seine Umwelt und die vollwertige Rückführung zu seiner Mitwelt. Sie umfaßt dabei alle therapeutischen, sozialen, psychologischen und pädagogischen Bemühungen, um eine vollwertige Rückführung und Rückfindung des betreffenden Menschen in die ihn umgebende Lebensgemeinschaft zu ermöglichen oder zumindest zu erleichtern. Wir berühren damit das menschlich grundlegende Problem der sog. zwischenmenschlichen Beziehungen: Individuum und Gesellschaft, Persönlichkeit und Gemeinschaft, Einzelmensch und Masse. Es beinhaltet die Bindungen des Ichs zum Du, des Ichs zum Wir und umgekehrt. Die soziologische Bedeutung und Aufgabe der Kosmetik für das Sichhineinfinden und für das Rückfinden des Einzelmenschen in die ihn umgebende menschliche Gemeinschaft ist somit die Erklärung unseres Themas.

Das soziologische Moment

Inwiefern kann die Kosmetik im Sinne dieser soziologischen Aufgabe wirksam sein?

Rituelle Urform

Es ist heute fast unbekannt, daß die ursprünglichste Bedeutung der Kosmetik eine kultisch-rituelle war. Die sog. „Primitiven" färbten sich Haare, Gesicht und Körper mit bestimmten Naturfarben in altüberlieferter Manier. Dies geschah aus einem noch urmagischen Empfinden heraus, sich über das individuell Irdische dadurch erheben zu können, daß die Gleichartigkeit des Sichschmückens die Individualität aufheben könne, zugunsten einer meist in leidenschaftlicher Ekstase sich findenden Gemeinsamkeit aller.

Um diese Zusammenhänge wissen wir heute wohl nur selten. Aber im Unbewußten spielt dieses Einander-Gleichwerdenwollen, dieses gemeinsame, über das Alltägliche hinaus Sich-Erhebenwollen eine grundlegende Rolle auch oder sogar erst recht in unserem modernen Leben extremer Individualisierung. Der Mensch als Einzelner strebt danach, sich selbst in seiner Individualität zu entfalten, zu entwickeln und sich darzuleben. Aber der Mensch ist ebensosehr ein geselliges Wesen und somit auf das Zusammensein mit anderen Menschen lebensnotwendig angewiesen. Keiner von uns kann in der heutigen modernen Welt autark existieren und das Leben eines Robinson ist lediglich eine interessante, sozial-psychologische Studie. Im Grunde aber wollen wir nicht immer nur isoliert für uns allein im Leben stehen; im Gegenteil sogar: Das Problem des Allein-

Individuum und Gemeinschaft

seinmüssens, der Einsamkeit der Einzelnen trotz der Masse Menschen, wird häufig sogar als eine Tragik der modernen Massengesellschaft empfunden. Der „Geist der heutigen Zeit" stellt ganz bewußt den Einzelmenschen in seiner Ichheit und Ichbewußtheit heraus. Darin aber liegt die Gefahr, daß der Einzelne als ein „in das Dasein geworfenes Wesen" sich verlassen und isoliert, ganz auf sich allein gestellt empfindet und nunmehr aus einer Angst um die Erhaltung seines Ichs vor dem Leben, vor der Welt und den Menschen hinein in das Kollektiv flieht. Die extreme Herausstellung des Ichs als eines Individuums einsamer Einmaligkeit schlägt in ihr Gegenteil um: Aus Angst vor einem unerbittlich erscheinenden Schicksal rettet sich der Mensch in die Fänge der namenlosen Masse des „man": Man sagt, man meint, man tut und ... man sagt mit, man meint mit, man tut mit!

Ein ursprünglich erhebendes Gefühl der Gemeinschaft und der Gemeinsamkeit ist aus Angst um das eigene Ich zur Flucht in die Massenhaftigkeit geworden, in der es untergehen muß. In Wirklichkeit ein Widerspruch in sich selbst, aber dennoch Tatsache! Wie kam es zu einer derartigen Entwicklung?

Martin Buber macht in seinem Buch „Das Problem des Menschen" einmal ein soziologisches und zum anderen ein seelengeschichtliches Moment dafür verantwortlich:

Zerfall gewachsener Gemeinschaften

Die alten organischen Formen des unmittelbaren wesenhaften Zusammenlebens der Menschen, wie die Familie, die Sippe, die Werk- und Dorfgemeinschaft sind, beginnend mit der politischen Freimachung des Menschen, heute am Zerfallen. Diese lebendigen Gemeinschaftsformen boten dem Menschen eine äußere und eine innere Heimat für sein eigenes Leben, eine persönliche und soziologische Sicherheit der Welt und dem Schicksal gegenüber.

Moderne Zivilisation und der Mensch

Der zweite Faktor dieser Entwicklung besteht darin, daß der heutige Mensch in seiner seelischen und geistigen Entfaltung hinter seinen äußeren Werken zurückgeblieben ist. Die Technik, die Produktivität der Wirtschaft, die politische Organisation – ursprünglich erfunden, um dem Menschen zu dienen – haben sich heute zu anonymen Mächten verselbständigt, welche ihrerseits nunmehr den Menschen beherrschen. Dadurch tritt der Gegensatz zwischen Mensch und Masse heute härter und bewußter als je früher zutage. Ist dieser Gegensatz unlösbar?

Jedenfalls ist weder das Extrem des heutigen Individualismus, welcher den Menschen nur in seiner Ichbezogenheit sieht, noch der Kollektivismus, welcher den Menschen als Persönlichkeit verneint, eine Lösung dieses brennenden anthropologischen Problems. Denn beide sind sie Äußerungen des gleichen menschlichen Zustandes, nämlich des Gefühles kosmischer und sozialer Heimatlosigkeit. Weder der Einzelne für sich selbst, noch die Masse an sich stellen das lebenswerte und lebensvolle Fundament des menschlichen Daseins dar. Beide sind sie mächtige, aber extreme Abstraktionen. Was aber wäre dann das wahre, echte Dritte, der vielgerühmte goldene Mittelweg, der die Extreme in einer höheren Einheit verbände?

Entdeckung des Du

Das grundlegende, elementare, schöpferische Ereignis ist die Entdeckung des Du, so wie Feuerbach sinngemäß sagt: „Das Wesen des Menschen ist nicht im einzelnen Menschen für sich allein, sondern nur in der Einheit des Menschen mit dem Menschen, in einem Wir, das sich aber auf der Realität des Unterschiedes von Ich und Du aufbaut." Das menschliche Leben in seiner Wirklichkeit erhält seinen Absolutheitscharakter und seinen Sinn darin, daß der Mensch dem anderen Menschen begegnet, aber nicht ungerührt und fremd, sondern daß Wesen und Wesen aneinander Anteil nehmen, ineinander überfließen, miteinander integrieren. Der Einzelne ist wohl Tatsache der unmittelbar erlebbaren Existenz, aber das Fundament seines Lebenssinnes ist „der Mensch mit dem Menschen", die wesenhafte Begegnung des Ichs mit dem Du als einer schöpferischen Urkategorie, zur dynamischen Ganzheit des Wir sich fügend.

Erster Eindruck

Wenn wir Menschen das erste Mal einem anderen gegenübertreten, so sei, sagt ein altes englisches Sprichwort, „der erste Eindruck der entscheidende". Wir urteilen in diesem Augenblick spontan, intuitiv, gefühlsmäßig, subjektiv; aber dennoch unsere persönliche zuneigende oder ablehnende Haltung begründend und bestimmend. Das äußere Erscheinungsbild unserer Persönlichkeit aber ist es, womit wir primär einander gegenübertreten und uns begegnen. Die Harmonie oder Disharmonie der Erscheinung ist es daher, welche den „entscheidenden Eindruck" zum Vorteil oder zum Nachteil der sich Begegnenden bestimmt. In wie vielen Fällen störender, entstellender Symptome werden oft wertvolle Menschen von anderen, denen sie innerlich nahe sein möchten, aufgrund dieses ersten unglücklichen Eindruckes zu Unrecht zurückgestoßen, unbewußt lieblos zurückgewiesen in ihr Alleinsein, aus dem sie sich herausgesehnt haben.

Denken wir dabei nur an den verzweifelten Satz in einem Brief Nietzsches: „Wenn ich Dir einen Begriff meines Gefühles von Einsamkeit geben könnte! Unter den Lebenden so wenig als unter den Toten habe ich jemanden, mit dem ich mich verwandt fühle. Dies ist unbeschreiblich schauerlich ...". Dabei brauchen gerade diese Menschen einen Ausweg, einen Weg hinein in die Gemeinsamkeit eines irgendwie gestalteten wesenhaften Wir, um zu einem inneren Gefühl der Lebenserfüllung und damit des inneren Friedens zu gelangen.

Mitmenschliche Resonanz

Erkennen wir daraus nicht, wie das Selbstwertgefühl und damit die Sinnhaftigkeit unseres Lebens beeinflußt und mitgetragen wird von der Resonanz des Menschen im anderen, in der Zweisamkeit zweier sich liebender Menschen, in dem Wir der Familie, als den Grundpfeilern des menschlichen Erlebnisses der Gemeinsamkeit, bis hinein in die Bindungen der Arbeitsgruppe, der Berufsgemeinschaft und zuletzt der Gesellschaft?

Menschliche „Konkurrenz"

So stand in einer amerikanischen Fachzeitschrift für Arbeitspsychologie: „In dem Streben um die Sympathie ihrer Mitmenschen, insbesondere ihrer männlichen Vorgesetzten, wird die Frau zur härtesten Konkurrentin ihrer eigentlichen ‚Kollegin' und ihre schärfste Waffe ist die Gunst ihres Aussehens. Ungunst der Erscheinung wird zum Minderwert im team." Dieser nüchterne, geschäftsmäßige Satz ist trotz seiner Härte wahr und beweist die Bedeutung der Kosmetik als einer mitten im modernen Leben stehen müssenden Tätigkeit breitester soziologischer Auswirkung. Früher haben wir die Bedeutung der Kosmetik lediglich unter dem Aspekt einer Schönheitspflege der menschlichen Erscheinung betrachtet, vorwiegend egozentrisch auf den Einzelmenschen bezogen. Heute sehen wir, daß die Kosmetik in der modernen Gesellschaft darüber hinaus hineinwirkt bis in die grundlegenden Bindungen der Menschen untereinander und miteinander zu individuellen und überindividuellen Gemeinschaften und „Gesellungen", wie Vershofen dies auszudrücken pflegte.

Selbstvertrauen

Selbstverständlich beginnt dabei primär die Wirkung beim Einzelmenschen selbst. Schon rein äußerlich verursacht ein Nachlassen oder Aufhören vordem störender Hautsymptome ein gefälligeres, ansprechenderes Aussehen der ganzen Person. Der betreffende Mensch gefällt sich selbst besser und nimmt freudig und dankbar anerkennende Worte seiner Mitmenschen in sich auf, ebenso wie ein Kranker die ersten ihm mitgeteilten Anzeichen seiner Genesung.

Dies ist das unbewußt wirkende Einflußnehmen allein durch die kosmetisch pflegende Tätigkeit selbst. Aber wir müssen darüber hinaus auch daran denken, wie wohltuend und dankbar es empfunden wird, wenn Sie als Mensch da sind, sich um den anderen — Ihre Klientin — bemühen, sie in Ihre Pflege nehmen, Zeit für sie haben, aus Beruf wohl, vielleicht aber sogar aus innerer Berufung.

Positive Lebenseinstellung

Die sich daraus ergebende positive Einstellung zum Leben ist die Voraussetzung für eine Rehabilitation, für ein Zurückfinden oder überhaupt für ein Sichzurechtfinden des Menschen in seiner Umwelt und Mitwelt zu einer ihn voll anerkennenden Gemeinschaft, in der allein der Mensch sich geborgen weiß und fühlt.

Das wesenhafte Begegnen von Mensch zu Mensch, des Menschen mit dem Menschen beginnt daher schon als eine Aufgabe der Kosmetik in Ihrem Institut, in der ersten Begegnung zwischen Ihrer Klientin und Ihnen und vollzieht sich stetig während Ihrer ganzen Behandlung.

So ist die Kosmetik heute ein großes, umfassendes Gebiet geworden, welches schließlich in die soziologischen Aufgaben mündet, dem Menschen durch die Pflege seiner Erscheinung und damit eines gesunden Selbstwertgefühls — vor allem der Frau — Lebenswege zu ebnen und sie hineinzugeleiten in die existenznotwendigen Bindungen des Einzelnen zur mitmenschlichen Gemeinschaft. Kosmetik ist heute ein Dienst am ganzen Menschen, eine Brücke des Ichs zum Du und zum Wir der Familie, der Gemeinschaft und der Gesellschaft! —

Streß-Stadien und biokosmetische Konsequenzen

Definition

Was versteht man unter „Streß"? Er bezeichnet einen ganz bestimmt charakterisierten Zustand des Organismus, der durch verschiedenartige unspezifische Reize verursacht und bedingt sein kann. Das Streß-Syndrom ist somit diagnostisch stets gleichartig zu erfassen und damit auch gleichsinnig behandelbar, ohne Rücksicht auf die möglicherweise verschiedenen Bedingungen und Ursachen, wie plötzliche Infektionen, ungewohnte klimatische und atmosphärische Einflüsse, Hitze-, Kälteschock, plötzliche, heftige Strahleneinwirkungen, Schrecksituationen, Vergiftungen u. a. Es handelt sich also stets um Einwirkungen und Einflüsse, die auf den Organismus unvorhergesehen und unvorbereitet von außen treffen, auf die er zwar naturgemäß reagiert, denen er jedoch nicht vollkommen gewachsen ist. Der Organismus ist auf die Umwelteinflüsse und -bedingungen nicht oder noch nicht ausreichend „adaptiert". Psychisch hat der streßbetroffene Mensch das Gefühl, einem Geschehen ausgeliefert zu sein, das ihn beherrscht, von dem er angefallen wird, ohne von ihm Abstand oder Befreiung gewinnen zu können; „er ist ihm verfallen".

In der Praxis sind diese Fälle nicht etwa selten, sondern es handelt sich um eine an sich sehr große Gruppe von Menschen, die meist vegetativ labil sind. Man könnte sie als „Dystoniker" bezeichnen: Dystonie, verstanden als ein psychosomatisches Syndrom, dessen Ursprung im Erleben des Menschen verwurzelt ist und das auf Lösung der Spannungen zwischen Umweltbedingungen und Eigenkapazität drängt. Aus dieser prozessualen Begegnung von Umwelteinfluß und Mensch ergibt sich als primäre Folgeerscheinung der ungenügenden Anpassung des Organismus auf die periphere Einwirkung das sogenannte Anpassungssyndrom:

Anpassungs-syndrom

Es sind dies alles Reaktionen des Organismus auf die als „Streß" übernormal stark empfundenen Reizeinwirkungen qualitativ oder quantitativ ungewohnter Beanspruchung, Belastung oder Beeinträchtigung. Sie versetzen den Körper in einen Zustand erhöhter Spannung, Anstrengung und Abwehrbereitschaft. Es handelt sich dabei um eine gesetzmäßig auftretende Prozeßfolge des Streßablaufes, bei dem man drei verschiedene Stadien beobachten und unterscheiden kann, die jedoch im wirklichen Verlauf zeitlich nacheinander und ineinander übergehen können:

„Schock"

(1) Die erste, unmittelbar erfolgende „Schock-" oder „Alarmreaktion": Die beeinträchtigende Einwirkung von außen mobilisiert die natürlichen Abwehrkräfte des Organismus.

„Resistenz" (2) Das Stadium der „Resistenz": Äußere Aktion und organismische Reaktion halten sich bei erhöhter Tonuslage im Gleichgewicht.

„Erschöpfung" (3) Das Stadium der „Erschöpfung": Die Anpassungsreaktionen des Organismus unterliegen den stärkeren Umwelteinflüssen.

In der BioKosmetik verbleiben wir jedoch im Biologischen und Physiologischen. Denn im Prinzip handelt es sich zunächst noch um natürliche, an sich gesunde Reaktionen des Organismus:

Einwirkungen von außen her werden von den Sinnesorganen empfunden, und der Organismus reagiert auf sie „aktionsgerecht" oder „organspezifisch". Das heißt, das erste Stadium der Mobilisierung der Abwehrkräfte des Körpers und auch das zweite Stadium der Resistenz als ein Gleichgewicht der Reizaktionen durch adäquate, ihnen gewachsene Reaktionen des Organismus sind in jedem Falle zunächst physiologische Prozesse von Aktionen und Reaktionen, von Empfindung und ihr adäquater Reagibilität. Darum muß eine Streßeinwirkung nicht unbedingt die Gesundheit oder die Lebenserwartung beeinträchtigen. Im Gegenteil, ein „Streß in Maßen", insbesondere in rhythmischem Training wiederholt, erhöht die Abwehr- und Aufbaukräfte des Organismus und verlängert die Lebenszeit. J. M. Ordy in Cleveland hat eine Mehrzahl von Versuchsgruppen mit und ohne Streßbeanspruchung vergleichend untersucht und stets eine Erhöhung des Gesundheitszustandes durch eine maßvolle Streß-Beanspruchung festgestellt. Erst in dem Augenblick, in dem die Reaktionen des Organismus krankhafte Symptome zeitigen, wird der Streß pathologisch.

„Streß in Maßen"

Zwischen den normalen Abwehrreaktionen und ihren Symptomen zu den pathologischen Syndromen liegt das Gebiet derjenigen Erscheinungsformen, welches als Grenzgebiet der Kosmetologie und der praktischen BioKosmetik als ästhetisch störend definiert und betreut werden kann.

Wenn wir oben definiert haben, daß bei den Streß-Aktionen die verursachenden Geschehnisse und Einwirkungen vor allem von außen her auf den Körper eindringen, so kann primär auch die Haut als ein intensiv empfindendes Organ davon mitbetroffen sein und angesprochen werden. Der Vehemenz der jeweiligen Einwirkung entspricht normalerweise die Intensität der Streßreaktion. Der impulsartigen Aktion entspricht die meist schockartige Reaktion des ersten Streß-Stadiums:

Erythem Hyperämie Auf der Haut zeigen sich als dessen erste Symptome das Erythem, Hyperämien, Quaddel- und Blasenbildung, subjektiv ein Juck-,

Wärme-, Hitzegefühl bis zur Empfindung brennenden Schmerzes. Es entsteht somit der Symptomenkomplex, den wir in der Kosmetologie diagnostisch zusammenfassen unter den Begriffen der „Hypersensibilität, Hyperergie und erhöhten Disposition zu Irritationen". Auf dieser Basis des neurovegetativ gesteigerten Streßzustandes können als Folgereaktionen akneiforme Effloreszenzen, Hyperkeratosen, Hyperpigmentationen und eine gesteigerte Anfälligkeit gegenüber Allergenen entstehen.

Folgereaktionen

Hält die Streßeinwirkung in gleichbleibender Intensität an und sind die natürlichen Abwehrkräfte des Organismus in der Lage, ihr standzuhalten, dann tritt das zweite Streß-Stadium, das der „Resistenz" ein. Die primär entstandenen Effloreszenzen der Haut als unmittelbare oder mittelbare Schockwirkung, treten erscheinungsmäßig zurück, sie normalisieren sich. Aber es bleibt infolge der anhaltenden Streßwirkung neurovegetativ ein Status erhöhter Sensibilität und Reagibilität bestehen, der bei einer nur geringen Zunahme der äußeren Reizbedingungen wiederum in eine übersteigerte Reaktion, in eine Hyperergie übergehen kann. In diesem Falle treten die ursprünglichen Effloreszenzen und Hautsymptome wiederum auf, häufig sogar in intensivierter Form.

„Resistenz"

Nimmt die Streß-Einwirkung jedoch so stark zu, daß die Kapazität der organismischen Anpassung und Resistenz überfordert und überschritten wird, dann tritt der Streß in das dritte Stadium, das der „Erschöpfung" ein, bei dem die natürlichen Heilungs- und Anpassungsreaktionen des Organismus den Umwelteinflüssen gegenüber unterliegen und erliegen.

„Erschöpfung"

Denn der gesteigerte Stoffwechsel, der erhöhte Blut- und Lymphumlauf während der beiden ersten Stadien des Streß' können von der Haut als Organ, wie vom gesamten Organismus, wohl eine bestimmte Zeitlang getragen und bewältigt werden, jedoch — wie gesagt — nur solange, wie der Organismus aufgrund seiner individuellen Kapazität dazu befähigt ist. Wird diese überschritten, dann schlägt die überforderte Hyperergie in eine Erlahmung der Organfunktionen um: Die Hautzellen ermüden, atrophieren; die Gefäßwände verlieren ihre Elastizität, die Kapillaren selbst bleiben erweitert oder verkrampft. Es treten frühzeitig Alterserscheinungen der Haut auf.

Atrophieren

Die ursprüngliche Hyperergie geht in eine Hypergie über, in eine Unterfunktion des Stoffwechsels, in ein Versagen der Reaktionsfähigkeit. Die Hypersensibilität jedoch als „Nervosität" der Haut bleibt nach wie vor bestehen. Darum reagiert die Haut trotz ihrer Unfähigkeit zur Regeneration, überempfindlich, überreizt. Andererseits aber ist sie histologisch schlaff, welk, von vermindertem Turgor und Tonus, müde und erschöpft. Das heißt, es erscheinen verfrühte, möglicherweise nur vorübergehende Symptome von Atrophie. –

Behandlungen Wie kann die behandelnde Kosmetik im Sinne einer vorbeugenden, ästhetischen Gesundheitspflege auf die Streß-Reaktionen und die drei Stadien des Streßzustandes Einfluß nehmen?

1. Stadium (1) Die Behandlung der Hypersensibilität und der Hyperergie im ersten Stadium läßt sich wirkstoffmäßig am vorteilhaftesten mit Azulen, Bisabolol in Kombination mit Panthenol, Glycyrrhicin, Aucubin und Hamamelin durchführen. Dieser Wirkstoffkomplex hat sich als ausgezeichnet wirksam, beruhigend, ausgleichend und normalisierend bewährt. Hinzu soll eine entsprechende, beruhigende, ausgleichende Art des gesamten Behandlungsmodus treten, insbesondere durch eine Beruhigungsmassage, durch eine sogenannte „Suggestivmassage", im Sinne einer Entspannung, Entlastung und Lösung der schockartigen Streß-Reaktion.

Wenn die Streß-Einflüsse seelisch belastender Natur waren und sind, dann liegt hier ein ganz besonders fruchtbares Betätigungsfeld für eine psychokosmetische Behandlung.

2. Stadium (2) Im Stadium der Resistenz gilt es, die natürliche Regenerations- und Abwehrbereitschaft des Organismus prophylaktisch, aufbauend, tonisierend, im Sinne einer Steigerung der Abwehrkräfte zu beeinflussen.

Eine fachgemäß durchgeführte biokosmetische Behandlung kann schon von sich aus in diesem Sinne kräftigend und stärkend wirken, allein durch die Tatsache, daß die Klientin während der Behandlung entspannt und möglichst gelöst in einer „dialogischen Partnerschaft" zu der behandelnden Kosmetikerin steht. Die psychischen Momente einer „Katharsis", einer inneren Entspannung und Befreiung durch das gelöste positive Gespräch steht auch hier stark im Vordergrund zur Lösung der Streß-Situation.

Wirkstoffmäßig kann man insbesondere Vitamin-Komplexe, Vitamin A und E vor allem, Keimlecithin, Embryo- und Organextrakte mit gutem Erfolg anwenden.

3. Stadium

(3) Im dritten Stadium der „Erschöpfung" oder zumindest einer vorübergehenden Hypergie, einer verminderten Kapazität der Hautfunktionen muß man versuchen, den Stoff- und Energiewechsel im Hautgefüge vorsichtig und behutsam anzuregen, zu beleben, zu stärken und neu in Fluß zu bringen. Der Modus der gesamten Behandlung soll hier anregend und aufbauend sein, jedoch nicht hektisch stimulierend. Denn die vorliegende Erschöpfung der Hautfunktionen ist ja die Folgereaktion einer vorhergehenden, nicht zu überwindenden Belastung und Irritation durch äußere Einwirkung.

Auch hier haben sich wirkstoffmäßig Vitamin-Komplexe kosmetisch gut bewährt, Vitamin A, B_1, B_2, B_6, E und essentielle Fettsäuren in Verbindung mit den beruhigenden Wirkstoffkomplexen von Azulen, Bisabolol, Panthenol, Glycyrrhicin, Aucubin und Hamamelin.–

Wir sehen aus dieser Zusammenfassung über Streß-Wirkung, Streß-Reaktion und kosmetische Konsequenzen, wie sehr in den primären, noch nicht krankhaften Stadien ästhetisch negativ berührende und damit die Kosmetik betreffende Symptome in Erscheinung treten können. Konflikte, die insbesondere mit dem Selbstwertgefühl, dem Geltungsbewußtsein und der Lebenssicherheit zusammenhängen, können von der BioKosmetik als einer „ästhetischen Erziehung des Menschen", in bestem, positivem Sinne beeinflußt und zu einer Lösung hingeführt werden. Denn der Mensch wird dadurch in seiner Lebenseinstellung und Lebensbetrachtung mehr zu seiner eigenen Mitte hingeführt. Er findet seinen Mittelpunkt mehr in sich selbst, mehr in einer Sinngebung des eigenen Lebens, und wird dadurch unabhängiger, freier, unbeeinflußter gegenüber der verwirrenden Streß-Turbulenz seiner hektischen Umwelt. –

Psychologischer Einfluß differenzierter Behandlungsverfahren

Wenn wir über die praktische psychologische Einflußnahme in der kosmetischen Behandlung sprechen, so meinen wir dies nicht als eine absichtliche Psychotherapie, im Sinne einer spezialisierten Berufstätigkeit, sondern als eine grundlegend menschliche Angelegenheit in der Begegnung von Menschen, in der Kosmetik insbesondere als die Begegnung von Frau zu Frau.

Denn wir erkennen heute die „Wirklichkeit der Seele" nicht mehr nur als einen in sich geschlossenen Eigenbereich des Individuums, sondern, je länger, desto eindringlicher, als eine zwischenmenschliche Wirksphäre konkreter Begegnungssituationen im Raume eines in Partnerschaft gelebten und erlebten Daseins.

Möglichkeiten psychischer Einflußnahmen

Bevor wir jedoch besondere Verfahren nennen, fragen wir uns:

Bei welchen Gelegenheiten bietet sich in der Praxis überhaupt die Möglichkeit psychischer Einflußnahmen auf die Klientin und damit auf den Erfolg der Behandlung?

Es sind dies:

(1) Die erste Begegnung als ein aus dem Unbewußten entspringender psychischer Prozeß gegenseitigen Erfühlens subjektiver Sympathie oder Antipathie;

(2) die daraus sich anbahnende dialogische Partnerschaft zwischen Ihnen und Ihrer Klientin;

(3) das gezielt formulierte und zur individuellen Differenzierung führende Gespräch als Grundlage für Anamnese und Diagnostik;

(4) die Massage als ein unmittelbares psychosomatisches Einflußnehmen.

Für die Praxis ergeben sich daraus die Fragen:

(a) Worin liegt das grundlegende psychische Motiv dieser genannten vier Behandlungsphasen und

(b) inwieweit ist deren Anwendung methodisch, systematisch zu gestalten?

Die erste Begegnung

Die erste Begegnung ist ein unbewußtes Urteilen, ein rein subjektives, gegenseitiges Sich-Erfühlen, welches nicht methodisch faßbar ist. Im Gegenteil, eine jede Methodik würde sogar die Unmittelbarkeit der damit verbundenen unbewußten, gegenseitigen Wertung eher stören als fördern!

Erleben Sie es nicht bei jeder neuen Klientin immer wieder, daß Sie sich fragen: „Wer ist dieser Mensch, der da über die Schwelle hereintritt und mir Angesicht zu Angesicht gegenübersteht? Was sucht sie? Ob ich ihr wohl helfen kann?"

Die erste persönliche Begegnung ist somit immer wieder ein spannungsvoller Augenblick. Aus Hoffnungen und Zweifeln, die im Moment noch nicht ausgesprochen werden, knüpft sich bereits unbewußt ein Faden gegenseitigen Kontaktes; es sollte ein Band persönlichen Vertrauens werden:

Es stehen sich zwei Partner gegenüber: Ihre Klientin, die sich wünscht, hübscher auszusehen, um beneidet und geachtet zu werden, und Sie als erfahrene Kosmetikerin, die eine Menge Wissen und Erfahrung mitbringt. Ihre Klientin, voll Zweifel, ob ihr Wunsch erfüllbar ist, verlangt Ihren ganzen persönlichen Einsatz. Ihr Einsatz, Ihre Persönlichkeit und die bewährte, wohlfundierte Wirkung der anzuwendenden Präparate sind die Basis für eine erfolgreiche Behandlung.

Man kann also sagen:

Individuelle Person

In der Kosmetik wird im Grunde das Personale angesprochen, die einmalige Persönlichkeit in ihrer absoluten Subjektivität. So verlagert sich grundlegend die Frage vom „Was" der Symptome auf das „Wer", von den sachlichen Erscheinungen zur individuellen einmaligen Person.

Prozessualität des Sich-Begegnens

Die Behandlung ist nicht etwa ein einseitiger Vorgang nur von Ihnen als der behandelnden Kosmetikerin her gesehen, sondern sie ist ein Prozeß der Gegenseitigkeit, welcher aufbaut auf der Aufgeschlossenheit, die in jedem suchenden Menschen vorhanden ist.

Das heißt, Ihre Klientin ist nicht etwa nur passiv, sondern durch ihre innere Einstellung, durch ihre Bejahung oder Verneinung ist sie Partnerin der Behandlung zu einem gemeinsamen Erfolg. Daraus ergibt sich für Sie und Ihre Klientin als ein lebendiger Vorgang die „dialogische Partnerschaft".

Die dialogische Partnerschaft

Die „dialogische Partnerschaft" zwischen Ihnen und Ihrer Klientin setzt eine innermenschliche Behandlung als eine nach innen, in das Seelische hineingerichtete Persönlichkeitspflege auf der Basis eines gegenseitig sympathischen Kontaktes voraus. Nur in diesem dialogischen Vorgehen, zusammen mit der Klientin, werden deren latente Kräfte und Fähigkeiten mit in den Behandlungsprozeß einbezogen.

Dialogische Behandlung

Darum sollte der Behandlungsprozeß schon von Anbeginn an ein echtes gemeinschaftliches Geschehen zwischen Ihnen und Ihrer

Klientin sein, welcher aus der ersten, noch unbewußten Begegnung hinüberführt in die Bewußtheit der personalen Zwiesprache.

Das Gespräch, der Dialog

Die Spannung der ersten Begegnung löst sich mit dem Austausch der ersten Worte. Was die erste Begegnung als ein personaler Vorgang unbewußt in sich birgt, das will das Gespräch dem anderen Behandlungspartner kundtun und von ihm vernehmen.

Es gibt Ihnen die Unterlagen zur Anamnese, zur Beurteilung Ihrer Klientin, über deren Wünsche und Anliegen, über die Motivation, welche Ihre Klientin bewegt hat, zu Ihnen zu kommen, über ihre Vorstellungen und ihre Einstellung. Es bildet die Ergänzung Ihrer Hautdiagnose, insbesondere im Hinblick auf Neigungen und Tendenzen, die möglicherweise psychisch bedingt sein können und daher nicht unmittelbar diagnostisch feststellbar sind.

Sich Aussprechen

Das Gespräch ist insofern ein grundlegender Teil der Behandlung, als das Sichaussprechenkönnen in vielen Fällen notwendige Voraussetzung für die Bejahung der Behandlung darstellt.

Im selbstgewählten, formulierten und ausgesprochenen Wort stellt sich der Mensch den ihn bewegenden Problemen gegenüber; es ist ein Sichbewußtmachen der unbewußten Problematik, die oft in ihrer bisherigen „Unverdautheit" die seelische Ursache für körperlich erscheinende Symptome darstellt. Durch die Formulierung zum Wort im Gespräch mit Ihnen vollzieht sich in der Klientin ein unbewußter Prozeß der inneren Entspannung und Lösung.

Positive Ausdrucksform

Durch das Gespräch, in jeweils positiver Form des Ausdruckes, sind Sie in der Lage, den natürlichen Schönheitswunsch selbst psychisch zu stärken und die natürliche Gesundungstendenz positiv zu beeinflussen, indem Sie die oft durch eine falsche Erziehung, durch Vorurteile oder Selbstsuggestion hervorgerufenen negativen psychischen Einflüsse zu neutralisieren und aufzulösen vermögen.

Das Gespräch bereitet somit vor, was die nachfolgende Behandlung der Massage als ein Fühlungnehmen von Körper zu Körper suggestiv zu wirken vermag, nämlich das Gefühl der Geborgenheit in der therapeutischen Gemeinschaft, das Gefühl zur Ruhe, zum inneren Frieden zu kommen in der menschlichen Fürsorge der Behandlung: „Es ist jemand mit mir da, der sich um mich kümmert!"

Die eigentliche Behandlung

Die Behandlung im Ursinne des Wortes als ein Tätigsein der Hand ist durch die Berührung des Körpers gleichsam der Ausdruck für ein Überfließen des Emotionalen; das Unbewußte, das Vegetative der

Behandelnden und der von ihr Behandelten ist gleichsam in Kommunikation. Die Fühlung von Hand zum Körper des anderen Menschen ist vom gegenseitigen Wesen und Wollen getragen und ist unausgesprochen im Stillen spürbar. Denn wenn Sie anderen Menschen helfen, sie unbewußt geleiten und führen wollen, dann müssen Sie mit ihnen Fühlung haben, körperlich und seelisch.

Ich hatte schon darauf hingewiesen, daß die Frau, vor allem als Mutter, heilende Hände hat, die geradezu eine Suggestivwirkung auszuüben vermögen, entweder beruhigend, ausgleichend, heilend oder aber anregend, belebend, Stärke, Kraft und Mut spendend. Das Mysterium heilender Hände spielt schon in den ursprünglichsten Heilverfahren eine grundlegende und bedeutende Rolle zu Zeiten, als Arzttum und Priesterschaft noch in einer Person vereint waren.

Was die ruhige und entspannte Art der Behandlung und das bewußt und gezielt geführte Gespräch somit vorbereiten, das kann Ihre Massage unmittelbar psychosomatisch vollenden. Die rein somatische Einflußnahme ist bei der Massage von Hand durch den Druck, den Arbeitsfluß, durch die Zügigkeit und den systematischen Aufbau der Griff- und Partiefolge gegeben. Bei der Berührung mit der Hand eines anderen Körpers fließt ein galvanischer Strom, der meßbar und daher physikalisch nachweisbar ist. Außerdem kommt es zu einer Intensivierung des Lymph- und Blutstromes; es tritt eine deutliche Temperaturerhöhung vor allem in verkrampften Muskel- und Gewebepartien ein, eine Rötung, eine erhöhte Perspiration.

Hand-Massage

Pulsfrequenz

Der gleichbleibende Rhythmus und das schnellere oder langsamere Tempo der Massage beeinflussen physiologisch die Frequenz des Pulsschlages. Sie wissen ja sicher, daß Sie durch die Massage die Pulsfrequenz meßbar verlangsamen oder beschleunigen können. Dabei bewirkt eine Erhöhung der Pulsfrequenz meist einen erhöhten Erregungszustand, eine Stimulation, während eine Verminderung des Pulsschlages ein Gefühl der Müdigkeit und des Schlafbedürfnisses hervorruft.

Psychische Wirkung

Der „Suggestivgriff"

Andererseits aber können Sie entspannend und lösend im neurovegetativen Sinne auf Ihre Klientin einwirken, wenn Sie den sogenannten „Suggestivgriff" anwenden: Sie beginnen mit beiden Händen an der Nasenwurzel, streichen über die Stirne zu den Schläfen hin, wo sie herzhaft nach abwärts — auswärts drücken, um dann anschließend unterhalb der Augen über das Jochbein zur Nasenwurzel zurückführen.

Diesen Griff machen Sie gegen das Ende der Massage jeweils dreimal hintereinander, lediglich unterbrochen durch allgemeine streichende oder knetende Massagegriffe der Stirne, der Schläfen oder der Augenpartien.

Sie rufen damit ein ausgesprochen angenehmes Gefühl und Bedürfnis nach Ruhe und Schlaf hervor und Ihre Klientin ist in diesem Zustande eines entspannten Wachens oder Halbschlafes im Unbewußtsein besonders aufnahmefähig und ansprechbar. Wenn Sie ihr daher jetzt ganz ruhig sagen, daß sie sich nunmehr eine Viertelstunde vollkommen entspannt ausruhen oder sogar schlafen kann, dann folgt Ihre Klientin meist von sich aus, aus eigenem Wunsche Ihrem Hinweis, der in Wirklichkeit eine leichte Suggestion darstellt.

„Schönheitsschlaf"

Nach diesem suggerierten Kurzschlaf, einem äußerst wertvollen und unersetzbaren psychischen Behandlungsmoment, zeigen Sie Ihrer Klientin im Spiegel, wie gut erholt und schön entspannt sie nunmehr aussieht. Dieses kleine Selbsterlebnis wird dann wohl bewußt, aber noch viel stärker im Unterbewußtsein intensiv aufgenommen und es wirkt sich für den Gesamterfolg Ihrer Behandlung — physisch für das Erscheinungsbild und psychisch für das Selbstwertgefühl — besonders vorteilhaft und vor allem nachhaltig aus.

Psycho-Synthese

Die komplexe Einflußnahme der verschiedenen Behandlungsstadien und Möglichkeiten in der Kosmetik möchte ich im Gegensatz zur Psychoanalyse Psychosynthese nennen: Denn, wenn wir abschließend kurz wiederholen, so bleiben die Prozesse der ersten Begegnung zunächst noch vollkommen im Unbewußten, im Emotionalen verborgen. Es bahnt sich eine dialogische Partnerschaft zwischen Ihnen als der Behandelnden und Ihrer Klientin als der für Ihre Behandlung Aufgeschlossenen an. Das Gespräch führt in ein sich gegenseitiges Erkennen und Bewußtmachen im geformten Wort und Satz hinein. Die Tat der Behandlung im eigentlichen Sinne des Wortes — der tätigen Hand — vereint das unbewußte und das bewußte Sichbegegnen im gemeinsamen Werk als einem umfassenden Komplex. Ihr Endziel ist ein Wirken am Menschen, am ganzen Menschen, um ihm auf dem Wege über die äußere, leibhafte Harmonie der Erscheinung den inneren seelischen Weg zu sich selbst und damit wiederum hinaus ins Leben zu erleichtern und zu ebnen.

Denn der Leib ist die organische Erscheinung des Lebens, auf deren Basis das Seelische und Geistige in ihren Vollzügen, Handlungen und Taten des menschlichen Daseins sich aufbauen. Wenn Portmann daher in seinem Buch „Biologie und Geist" erkennt und anerkennt, daß der Mensch in seiner ganzen Entwicklung und Formung auf sein Menschsein hin angelegt ist, so ist daraus zu verstehen, daß die Erscheinung des Menschen, daß die gestalthaften Ausprägungen seelische Wesenszüge enthalten und aussagen. Gestalt, Form und Funktion sind die Ausdruckserscheinungen des eigenen Wesens.

Und darum stellen Leib und Seele im Zusammenhang und in der Einheit des Lebens eine sich gegenseitig bedingende Ganzheit dar, die einander ausprägen, bestimmen und beeinflussen. In diesem gegenseitigen Sichdurchdringen und Ineinander-Verwobensein des Leiblichen und des Seelischen liegt die Möglichkeit für uns in der BioKosmetik, seelisch das schöne, harmonische Aussehen von Menschen zu formen und zu gestalten, sowie umgekehrt, durch die ästhetisch ansprechende Erscheinung den Menschen das Gefühl der Zufriedenheit mit sich selbst und mit dem Leben zu schenken.

Kosmetische Behandlung und Selbstwertgefühl

Im Mittelpunkt all unserer Bemühungen steht der Mensch als Person, als ein körperliches, seelisches und geistiges Wesen. Die psychischen Momente während der kosmetischen Behandlung enthalten das von uns gesuchte seelische Motiv für die Möglichkeit einer psychischen Behandlung in der Kosmetik: das Selbstwertgefühl.

Selbstwertgefühl

Zu seiner Erklärung gehen wir von der Tatsache aus, daß wir Menschen uns einmal in der Bewußtheit unseres eigenen Ichs erleben. Als Individuum, als Person heben wir uns von der Umwelt und Mitwelt als ein in uns eigenes Selbst ab. Andererseits aber treten wir mit ihnen in Wechselwirkung, wir müssen uns mit ihnen auseinandersetzen und ihnen gegenüber uns selbst durchsetzen. Dieses Selbstgefühl erleben wir im ersten Falle als Selbstvertrauen, im zweiten Falle jedoch als das eigentliche Selbstwertgefühl.

Der Grad des jeweiligen Selbstgefühles ist dabei innerlich abhängig von der Intensität eines individuellen „Biotonus", eines vitalen Turgors, einer sogenannten Vitalkraft als einer unbewußten psychosomatischen Grundkonstitution. Aber deswegen sind Selbstvertrauen und Selbstwertgefühl nicht ein für allemal unveränderlich gegeben. Sie wandeln sich von Mensch zu Mensch, wie auch innerhalb des Lebens eines jeden Einzelmenschen. Gute oder ungute Erfahrungen und Erlebnisse, Erfolge oder Mißerfolge, Zuspruch oder Widerspruch anderer Menschen erhöhen oder vermindern sie.

Nun treten wir Menschen aber nicht nur als Lebewesen auf, denen es um Selbsterhaltung und Selbstdurchsetzung im Lebenskampf geht, sondern wir sind als Persönlichkeit Träger eines Wertes und einer menschlichen Würde. Dieses Erleben von Wert und Würde der Person empfinden wir in Bewußtheit einmal vor uns selbst als Eigenwertgefühl. Wir erleben dieses Gefühl aber auch in bezug auf unsere Mitmenschen als Geltungsbewußtsein.

Eigenwertgefühl und Geltungsbewußtsein

Das Selbstwertgefühl hat somit ein Doppelgesicht, einmal nach innen gerichtet als Eigenwertgefühl, zum anderen nach außen gerichtet als Geltungsbewußtsein. Beide Momente sind an sich voneinander unabhängig.

Was jedoch den Grad angeht, so unterscheiden wir zwischen einem positiven oder gehobenen und einem negativen oder gedrückten Selbstwertgefühl.

„Gehoben"

Das gehobene Selbstwertgefühl kann verschiedengestaltig auftreten. Sie wissen, daß zum Beispiel die Jugend in ihrer überschäumenden Dynamik das Vorrecht der „Selbstüberschätzung" hat. Deren

Unkritisch oft übersteigertes Selbstbewußtsein ist ein unkritisches Selbstwertgefühl, welches in einem Mangel an Lebenserfahrung, Vorstellungsvermögen und Urteilskraft gründet. Es gibt außerdem ein sog.

Dämonisch dämonisches Selbstwertgefühl oft genialer, leistungsstarker Menschen, die von der Einzigartigkeit ihres Ichs überzeugt sind. Dieses übersteigerte Selbstgefühl kann jedoch krankhaft ausarten, wenn dem sich selbst zugelegten Geltungsanspruch die innere, schöpferische Fülle fehlt oder aber das intuitive Gefühl für die kosmische Tiefe echter, schicksalhafter Verbundenheit.

Aristokratisch Manche Menschen bringen von Natur aus ein aristokratisches Selbstwertgefühl mit, welches auf dem Pathos der Vornehmheit das besondere, qualitative Sein der Persönlichkeit an sich selbst ausdrückt. Der Ausdruck dieses starken Selbstgefühles ist der in sich bewußt gründende, absolut positiv zu wertende Stolz der betreffenden Menschen – im Gegensatz zum Hochmut der Überheblichkeit.

„Narzißtisch" Das gehobene Selbstwertgefühl äußert sich auch oft darin, daß Menschen in sich selbst und in ihr Bild verliebt sind, sich selbst bewundern und sich gerne bewundern lassen. Deren Grundhaltung allerdings ist die Eitelkeit, ihr Eigenstreben die Geltung und vor allem wollen sie sich dieser Geltung in der Mitwelt auch stets voll und ganz bewußt werden. Sie heischen nach Anerkennung, Beifall und Verherrlichung ihres Ichs.

Das scheinbare Selbstwertgefühl In der Praxis und im Leben begegnen uns aber viele Menschen mit einem nur scheinbaren, gehobenen „Selbstwertgefühl". Dieses ist jedoch unecht, nur gespielt, eine kompensatorische Verkleidung und Verhüllung eines innerlich gestörten, verminderten oder abwegigen Selbstvertrauens. Dies sind die Menschen einer erhöhten Empfindlichkeit, Kränkbarkeit und Verletzbarkeit, sie sind stets in Sorge um ihr Prestige.

Gedrückt oder negativ In den Begegnungen mit Menschen, welche ein vermindertes, gedrücktes oder negatives Selbstwertgefühl haben, können wir neben sozialen – scheinbaren oder tatsächlichen – Mängeln, vor allem körperliche Diskrepanzen, sichtbare Organschäden, mißgestaltetes Aussehen als grundlegende Ursachen feststellen. Die innere Reaktion der einzelnen Menschen auf ihr eigenes negatives Selbstwertgefühl ist jedoch eigenartigerweise konträr entgegengesetzt:
Die einen resignieren, ihr Selbstwertgefühl ist gleichsam gelähmt bis zur vollkommenen Zerstörung des Bewußtseins ihres eigenen persönlichen Wertes. Diese Menschen sind kontaktscheu, selbstunsi-

cher, gehemmt, verlegen, auch oft übertrieben bescheiden und schüchtern.

„Überkompensierend"

Die anderen hingegen lehnen sich gegen das aufkeimende, niederdrückenwollende Gefühl eines verminderten Selbstwertes auf und wählen den Weg der Kompensation, unter anderem durch ein besonders selbstbewußt erscheinendes Gehabe betonter Forschheit, eines besonders imponierenwollenden Gebarens, sogar der Anmaßung, der Rechthaberei usw., jeweils nur um das eigene, negative Selbstwertgefühl vor der Mitwelt zu maskieren.

Sentimental

Es gibt aber auch noch ein sog. „sentimentales" Ichgefühl. Dies sind diejenigen Menschen, die sich an ihrem Gefühl verminderten Selbstwertes weiden und freuen, mit ihm kokettieren, es gewissermaßen masochistisch genießen. Ihr Leiden an ihrem negativen Gefühl ist ihnen Lebensbedürfnis und Lebensinhalt. Sie fühlen sich in der Haut ihres verminderten Selbstwertes vollkommen zufrieden und wohl. –

Hat diese Differenzierung des Selbstwertgefühles auch eine Bedeutung für die Praxis? Diese Frage ist aufgrund vielfältiger Erfahrung zu bejahen.

Wir haben festgestellt, das Selbstwertgefühl ist:

(a) einmal Geltungsbewußtsein mit dem Schwerpunkt der Anerkennung in der Umwelt „draußen",

zum anderen

(b) Eigenwertgefühl vor sich selbst, vor dem eigenen Inneren.

Der Mensch und seine Umwelt
Geltungsstreben

Wenn man die einzelnen Klientinnen danach fragt, aus welchen Motiven heraus sie kosmetischen Rat und kosmetische Behandlung suchen, so geht aus ihren Antworten hervor, daß primär im Vordergrund der überwiegenden Zahl das Streben nach Geltung steht, nach Anerkennung, nach Bewunderung, nach dem Erlebnis, auf die Mitwelt schöner, gefälliger, anziehender, wertvoller zu wirken.

Daß dieses äußere Moment auch heute noch so überwiegend und stark betont wird, hat seinen Grund in der menschlichen Eigenart, daß wir nun einmal gesellige Wesen sind, die unbedingt des Kontaktes, der Resonanz, der Relationen in der Mitwelt bedürfen. Ein anderer Grund, warum das Motiv des Geltungsstrebens überwiegt, liegt darin, daß die Masse der Menschen von der Kosmetik und der Schönheitspflege immer nur das Dekorative kennt; denn dieses wird ja auch überwiegend in den Organen der heutigen Publizistik veröffentlicht und propagiert – selbstverständlich bei aller Anerkenntnis seiner Berechtigung und Notwendigkeit. Aber daher kommt es eben, daß in der Öffentlichkeit nur das rein äußerliche Zurechtmachen bekannt ist, nicht die eigentliche BioKosmetik in ihrer umfassenden Bedeutung einer Gesundheitspflege von Haut und Körper und einer ästhetischen Pflege des Menschen zu einem gesunden, harmonischen Selbstwertgefühl.

Aber es ist interessant und aufschlußreich, feststellen zu können, daß in zunehmendem Maße diejenigen Klientinnen, welche die heutige Kosmetik in ihren umfassenden drei Tätigkeitsbereichen kennengelernt haben, nicht mehr nur des bloßen Geltungsbewußtseins wegen den Weg zur kosmetischen Behandlung suchen, sondern aus dem Wunsche, das beglückende und erhebende Gefühl eines in sich harmonischen Eigenwertes und Selbstvertrauens während und nach der Behandlung erleben und erfahren zu können.

Eigenwert und Selbstvertrauen

Dieses durch die Behandlung erweckte, gehobene Eigenwertgefühl wirkt wie ein belebender, erquickender Impuls für das Leben draußen im Alltag. Wenn Ihre Klientin spürt, daß diese Kraft des inneren Aufschwunges und Auftriebes, die Sie ihr durch die kosmetische Behandlung gegeben haben, unter den negativen Einflüssen der Umwelt anfängt nachzulassen, dann spürt sie ganz aus sich selbst heraus wieder den Wunsch, ihres Eigenwertgefühles wegen, zu Ihnen zur kosmetischen Behandlung zu gehen.

Dann spielt Wiedererwecken und das Stärken des Eigenwertgefühles und des Selbstvertrauens die größere und — wenn auch meist unbewußt — die bestimmendere Rolle als nur das ursprüngliche Geltungsbewußtsein und das bloße Streben nach Anerkennung in der Mitwelt.

Der innere Wunsch nach einer Wiederherstellung eines gesunden und lebensnotwendigen Eigenwertgefühles tritt jedoch in all denjenigen Fällen schon von vornherein in den Vordergrund, wenn die Klientin infolge ästhetisch störender Hauterscheinungen eine Beeinträchtigung ihres Selbstwertgefühles bewußt empfinden und erleben muß. Dabei spielen wohl auch negative Reaktionen der Umwelt mit; aber der Wunsch nach einer Wiedergewinnung des eigenen Wertgefühles ist in diesen Fällen deutlich und klar ausgeprägt und wird auch bewußt gesagt. Hier überwiegt das Motiv des Eigenwertgefühles weit das bloße Geltungsbewußtsein, wenn dieses auch eine sekundäre, ergänzende Rolle für die Gesamtheit der Motivation spielt.

Reaktionen der Umwelt

In diesem Zusammenhang möchte ich noch darauf hinweisen, daß das Motiv in seiner Ganzheit individuell abhängig ist, von der persönlichen Grundstimmung und Lebenseinstellung der betreffenden Klientin selbst. Andererseits sind auch die liebevoll verstehende oder kalt ablehnende Art und Weise der Mitwelt bestimmend für den Grad und die Intensität des Selbstwertgefühles und des Eigenwertgefühles. Auch hier besteht, wie in allen zwischenmenschlichen Beziehungen und Relationen, ein lebendig sich veränderndes Wechselspiel von Eigencharakter und Umwelterlebnis.

Motivation zur Kosmetik

Daraus ergibt sich die Tatsache, daß das Selbstwertgefühl im zweifachen Sinne seiner Bedeutung – als Geltungsbewußtsein und als Eigenwertgefühl – und in der Vielfalt seiner Erlebensformen – positiv, negativ usw. – eine grundlegende Rolle für die Motivation spielt, den Weg zur kosmetischen Behandlung zu suchen und zu gehen.

Ist es für Sie in der Praxis notwendig zu wissen, ob mehr das Geltungsbewußtsein oder mehr das Eigenwertgefühl die Klientin zu Ihnen geführt hat?

Auch diese Frage ist zu bejahen. Denn mit den drei Tätigkeitsbereichen der heutigen Kosmetik beeinflussen Sie die psychische Einstellung Ihrer Klientin verschiedenartig, und zwar:

(1) Mit der dekorativen Kosmetik sprechen Sie ausschließlich das Geltungsbedürfnis und Geltungsbewußtsein an;

(2) in der BioKosmetik, speziell durch die beruhigend oder stimulierend durchgeführte Massage, beeinflussen Sie primär das Eigenwertgefühl, aber durch den sichtbaren Erfolg der Behandlung als deren sekundäre Folge auch wiederum das Geltungsbewußtsein;

(3) mit einer psychisch fundierten Behandlungsmethodik nehmen Sie jedoch unmittelbar ausschließlich Einfluß auf das innere Eigenwertgefühl, auf das Selbstbewußtsein und Selbstvertrauen.

Untrennbar: Das Physische und Psychische

Wenn wir zusammenfassen, so sehen wir, daß sich in der kosmetischen Behandlung bei allen Behandlungsphasen das Leibliche und das Seelische nicht trennen lassen. Es wäre ein Irrtum, anzunehmen, daß ein optimaler Erfolg nur durch das eine oder nur durch das andere erreichbar wäre. Die physischen Methoden sind ebenso notwendig wie eine psychische Systematik; sie ergänzen einander, ohne daß das eine das andere zu ersetzen vermöchte. Beide Methoden, beide Möglichkeiten, sind notwendig und auch ihre Wirkungen bedingen und ergänzen sich gegenseitig: Die sympathisch wirkende körperliche Erscheinung beeinflußt das Selbstwertgefühl, so wie andererseits ein gesundes Selbstvertrauen das Aussehen, den Ausdruck, die Mimik und Gestik, das ganze Verhalten eines Menschen nach außen hin harmonisch gestaltet und durchwirkt.

Wir Menschen sind nun einmal Wesen von Leib, Seele und Geist, die nicht voneinander zu trennen sind, sondern eine untrennbare Einheit und Ganzheit darstellen.

So ist die Kosmetik in ihren drei grundlegenden Behandlungsmöglichkeiten bei weitem heute mehr als nur ein „Schmücken" der Erscheinung und des Menschenbildes vor sich selbst und vor den anderen. Sie ist eine grundlegend menschliche Aufgabe geworden.

Prospektive Pädagogik

Kosmetik kann somit „prospektive ästhetische Pädagogik" sein, eine vorausschauende, in die Zukunft weisende Erziehung des Menschen zu einem Verwirklichen und Empfinden von Schönheit und Wert seiner Persönlichkeit an sich selbst als Harmonie in Erscheinung und Wesen.

Hauttypus und Perspiration

Wenn wir auf dem umfassenden Gebiete der heutigen BioKosmetik danach streben, eine vollkommene Harmonie der Persönlichkeit zu formen, dann tritt immer wieder eine nicht zu vernachlässigende Tatsache auf, nämlich die als sogenannter Eigengeruch empfundene Ausstrahlung der Perspiration.

Dieses individuelle Geruchsmoment wird bekanntlich von anderen Menschen oft als störend empfunden. Die übliche Behandlung

Desodoration

dagegen kennen Sie unter dem Begriff der Desodorierung: Man versucht hierbei, die Tätigkeit der apokrinen Schweißdrüsen zu vermindern und die betreffenden Hautpartien zu desinfizieren, um eine bakterielle Zersetzung zu verhindern.

Aufgrund der psychologischen Untersuchungsergebnisse über ätherische Öle aber ließ sich eine neuartige Behandlungsmethodik entwickeln, indem man den jeweiligen Eigengeruch in seiner typischen Note erfaßt und ihn so in eine Duftkombination einzubauen versucht, daß er sich wie eine ihrer Komponenten harmonisch einfügt und in ihr mitwirkt. Dabei beeinflussen die ätherischen Öle nicht nur die Sinnesempfindung allein, sondern die Stimmungen, die Einstellungen, die Reaktionslage, so daß Temperament und Duftcharakter zueinander passen müssen.

Die Basis, von der wir hierzu ausgehen, ist psychisch bedingt; sie beruht ursprünglich auf der psychischen, erogenen Effektwirkung des Eigengeruchs und der gefühlhaften Reaktion auf ihn als Sympathie oder Antipathie. Ein altes Sprichwort sagt ja bereits, daß man einen Mitmenschen – aber manchmal sogar sich selbst! – „riechen oder nicht riechen mag" und meint dies als den Ausdruck seiner Zuneigung oder seiner Abneigung. Die Geruchsnote gehört also mit zur harmonisch oder disharmonisch empfundenen Erscheinung eines Menschen. Sie ist eine untrennbare Komponente des ganzen ästhetischen Phänomens und sie wirkt häufig stärker als es uns bewußt wird, da sie vorwiegend das Unbewußte, das Gefühl und das Gemüt anspricht. Daraus ist der Wunsch, vornehmlich der Frau, verständlich, sich durch eine Sphäre des Wohlgeruches, gleichsam wie mit einer Aura, zu umgeben, um Zuneigung, um Sympathie zu erwecken, aus der Tiefe des Gemütes geboren.

Dazu bedarf es eines naturgemäßen, gelungenen Zusammenspieles der eigenen individuellen Art mit einer zu ihr passenden, sie harmonisch abrundenden Komposition ätherischer Öle. Ausschlaggebend ist hierfür also der Einklang des jeweiligen eigenen Typus mit der ihr adäquaten Duftnote.

Wie aber ist dieser gegenseitige Einklang festzustellen und — zum anderen — wie in der Praxis zu verwirklichen?

Zur Charakterisierung der Zusammenhänge zwischen der Eigennote und der sie ergänzenden, harmonisierenden Duftkomponente können wir nicht auf die Typologie Kretschmers zurückgehen, die sich bekanntlich für diagnostische Hinweise auf die Hautkonstitution wohl bewährt hat. Denn die zuständige Relation für unser vorliegendes Problem beruht auf der Intensität der Haut- und Haar-Pigmentierung und dem ihr entsprechenden Eigengeruch: Grundlegend entspricht einer schwachen Pigmentation eine relativ schwache Odorierung meist säuerlichen, stehenden Geruchs; einer starken Pigmentation analog eine entsprechend starke Odorierung, vorwiegend süßlichen, narkotischen Charakters.

Dabei sind selbstverständlich, wie überall im Bereich des Lebendigen, stete Übergänge und Zwischenstufen gegeben und auch möglich. —

Haut- und Haartypus

Nun besteht noch eine weitere Übereinstimmung zwischen der Haut-, Haarfarbe mit der individuell als besonders angenehm empfundenen und persönlich bevorzugten Duftkombinationen: Der hellhäutige, hellhaarige Typ liebt mehr die frische, duftige, leichte Blütennote, während der dunkelhäutige, schwarzhaarige Mensch mehr zu schweren, schwülen, narkotischen Nuancen neigt.

So verbindet in diesen beiden Relationen der Haar- und Hauttypus als sichtbares Symptom den für ihn charakteristischen Eigengeruch mit der ihm adäquat empfundenen Duftkombination zur gemeinsamen Individualnote.

Das heißt, Haar- und Hauttyp ist das sichtbare Merkmal in der Praxis für die Beurteilung des ja nicht ohne weiteres feststellbaren Eigengeruches der jeweiligen Klientin. Zugleich ist er das Diagnose-Zeichen für die Wahl des individuell zu bevorzugenden spezifischen Komplexes ätherischer Öle.

Welche Haar- und Hauttypen müssen wir unterscheiden? Genügen die beiden obengenannten Extreme?

Genauso wie wir bei der Hautdiagnose innerhalb der einzelnen Symptomgruppen nach Unter-, Normal- und Überfunktionen unterscheiden, so erweitern wir auch hier die obengenannte Gegenüberstellung wenigstens auf drei Typen

(1) schwacher

(2) normaler und

(3) starker Pigmentation der Haut und des Haares.

Oder wenn wir es direkt ausdrücken wollen, dann differenzieren wir
(1) den blonden, hellhäutigen von
(2) dem brünetten, leicht bräunenden von
(3) dem schwarzhaarigen, dunkelhäutigen Menschen-Typus.

Jellinek führt noch einen weiteren Typ an, den rötlichen. Dies ist von wissenschaftlichem Interesse, speziell für das Schema eines in sich geschlossenen Farb- und Pigmentkreises. Wir jedoch verbleiben bei der vorgenannten Dreierteilung, die uns somit auch für die praktische Anwendung zu drei grundlegenden, charakteristischen Duftkombinationen führt, und zwar:
(1) einer frischen, erfrischenden, anregenden, stimulierenden, vorwiegend frühlingshaften Blütennote für Blonde, Hellhäutige, die gewissermaßen die Bewußtheit des Verstandes anspricht;
(2) eine balsamische, warme, ruhige, ausgleichende, jedoch etwas herbe, vollmundige Komposition für die Brünetten, welche mehr das Gemüt berührt;
(3) einen dumpfen, magischen, narkotischen, geheimnisvollen, vorwiegend erogenen Grundakkord für den schwarzhaarigen, dunkelhäutigen Typ, dessen Note vorwiegend das Unbewußte, das Animalische tangiert.

Draußen in der Praxis werden Sie jedoch eine eigenartige Beobachtung machen können, daß Menschen mit gefärbtem oder getöntem Haar nicht etwa nach der Duftkomposition greifen, die ihrem eigentlichen Haar- und Hautpigment entspräche, sondern nach derjenigen, dessen Typ sie verkörpern wollen. Man kann sich dies nur so erklären, daß diese Menschen sich intuitiv in den von ihnen gewollten Typ einleben und einfühlen. In diesen Fällen stimmt dann wohl die momentane, aber nur scheinbare Haarfarbe mit der vorgenannten bevorzugenden Duftwahl überein, jedoch nicht der tatsächliche individuelle Eigengeruch; denn dieser steht ja in Relation zur wirklichen Haar- und Hautfarbe. Das heißt, für die Beurteilung, Empfehlung und Beratung in der Praxis müssen Sie stets die natürliche Pigmentation zugrunde legen und nicht eine nur vorübergehende.
Dadurch entsteht trotzdem keine Diskrepanz zu der momentanen Einstellung des betreffenden Menschen, weil man nämlich meist die reine Geruchswirkung und seine Rolle, sein „Leitbild" — das, was man gerne sein möchte — getrennt voneinander beurteilt und nicht unmittelbar miteinander verbunden.

Zur Erzeugung der gewollt harmonischen Wirkung jedoch gehören Eigengeruch und spezifischer Duftakkord zusammen. Denn nur beide bringen gemeinsam, unmittelbar auf der Haut, denjenigen Effekt zustande, den wir Duftakkord nennen.

Duftakkord

Dies bedeutet für die praktische Anwendung der Duftkombination, welche auf den Haar- und Hauttyp abgestimmt ist, daß sie stets auf die Haut direkt aufgetragen werden muß. Durch die Körperwärme verbinden sich die Grundnote der Eigenperspiration mit der jeweiligen Komposition zu einem gemeinsamen harmonischen, absolut sympathisch wirkenden Gesamtkomplex ganz persönlicher Prägung. –

Wir haben damit einen neuen, eigenwilligen Weg zur Lösung der kosmetischen Frage aufgezeigt, die individuelle Eigenart der Perspiration als einen biologisch notwendigen und im Rahmen des Psychischen sinnvollen physiologischen Vorgang nicht zu unterdrücken oder in seinem normalen Ablauf zu vermindern, sondern vielmehr ihn in eine ästhetisch ansprechende Kombination ätherischer Öle so einzufügen, daß diese Verbindung eine harmonische Unterstreichung der individuellen sinnenhaften Erscheinung eines Menschen als Persönlichkeit darstellt. –

Zur Bionomie

Der Einfluß von Naturrhythmen auf den menschlichen Organismus

Rhythmus ist eine Urerscheinung allen Lebens.

Rhythmus kann man definieren als die gleichartig, gleichmäßig sich wiederholende, ineinander übergehende Polarität einander scheinbar entgegengesetzter Vorgänge, in gleichmäßigen (einander ähnlichen) Gezeiten (Perioden).

Rhythmische Phänomene sind der Wechsel von Tag und Nacht, von Ebbe und Flut, der Herzschlag von Diastole und Systole, Höhe- und Tiefpunkte der psychosomatischen Konstitution und Stimmung, Reiz und Lähmung, Erweiterung und Verengung der Gefäße, Beugung und Streckung der Muskeln u. a.

Obwohl es uns Menschen gelungen ist, eine eigene künstliche Welt der Zivilisation um uns herum zu schaffen und zu gestalten, so sind wir dennoch nach wie vor in die Rhythmen des Naturgeschehens einbezogen und ihren Einflüssen ausgesetzt.

Die heutige Rhythmusforschung ist ein Teilgebiet der umfassenderen Chronobiologie. Die entscheidenden Impulse gingen dabei von der Medizin, der Anthropologie und der Soziologie aus. Es handelt sich hier um praktische Probleme, welche durch die zivilisatorischen Einflüsse auf den Menschen aufgeworfen wurden. Denn mit fortschreitender Technisierung seiner Lebens- und Arbeitsbedingungen wird der Mensch in zunehmendem Maße gezwungen, im Widerspruch mit den tages- und jahresrhythmischen Veränderungen der Natur zu leben. Es handelt sich dabei im Grunde um die Frage nach der zeitlichen Umwelt-Einordnung und Umwelt-Abhängigkeit des menschlichen Lebens. Denn zahlreichen, sogenannten „Zivilisationskrankheiten" liegen Störungen der biotischen Zeitstruktur zugrunde, das heißt Rhythmusstörungen.

Der heutige Mensch hat sich weitgehend von dieser inneren Ordnung gelöst, in der er ursprünglich geborgen war; er hat dafür allerdings Freiheit errungen. Es ist daher die Aufgabe unserer Zeit, aus dieser gewonnenen Freiheit heraus ein neues inneres Ordnungsgefüge auf höherer Stufe zu schaffen, um dadurch zu einer neuen inneren Einheit und Harmonie zu gelangen. Denn dies ist die Voraussetzung für ein Heilwerden des aus seinen früheren Bindungen losgelösten, „emanzipierten" Menschen.

Die biotische Zeitstruktur, die „Gezeiten", des Menschen und der gesamten Natur sind ein hierarchisch gegliederter Zeitorganismus, in dem jeder schnellere und spezialisiertere Rhythmus in den langsameren, umfassenderen eingeordnet und eingefügt ist.

Die moderne Rhythmusforschung allerdings befaßte sich zunächst nur sehr ausgiebig mit der Untersuchung des Tagesrhythmus.

Tagesrhythmus

Der augenfälligste Wechsel, den wir auch heute noch am meisten bewußt erleben, ist der von Tag und Nacht. Aus eigener Erfahrung und aus den Erkenntnissen der Arbeitspsychologie wissen wir, daß der Vollzug eines Tages für die menschliche Vitalität aber nicht gleichförmig verläuft, sondern gleichfalls wiederum in einem eigenen Rhythmus: Der beginnende Tag bringt für unsere Vitalität vormittags einen Höhepunkt, unmittelbar nach dem Mittag ein Absinken, später nachmittags wiederum einen kleinen Hochpunkt, der schließlich in den Rhythmus der Nacht absinkt. Auch die Nacht ist für unseren menschlichen Organismus durch eine wechselnde Intensität unserer Schlaftiefe charakterisiert.

Zyklus

Als nächsthöhere rhythmische Ganzheit folgt im weiblichen Organismus der Zyklus der 28 Tage, der sich sowohl körperlich ausprägt, wie auch seinen tiefen Einfluß auf den seelischen Zustand, auf die Gemütsstimmung ausübt und der auch seine Auswirkungen auf den Zustand des Hautbildes zeigt. Ebenso gibt es einen Rhythmus und Zyklus von 23 Tagen beim Mann.

Jahresrhythmus

Diese kleinen Rhythmen des Lebens werden überformt von den Einflüssen, die das Jahr in seinem Ablauf auf die Lebensprozesse im Menschen ausübt. Wir können uns dies in Bildern verständlich machen und diese dann auf die analogen Zustandsphasen unseres menschlichen Körpers übertragen:

Frühjahr

Im Frühjahr erwacht die Natur aus der Ruhe, aus dem „Schlaf" des Winters. Sie beginnt sich wieder zu regen, aus sich hinaus neues pulsendes Leben zu wirken. Daher ist der Frühling die Jahreszeit des überwiegenden Aus-sich-Hinauswirkens, des Aus-sich-Hinausstrebens, des Schaffen- und des Wirken-Wollens. Es erwacht ein Wille, ein Wollen und Streben zu neuem Leben. Die spontane innere Spannung verwirklicht sich in einem Wachsen und Werden alles Lebendigen nach außen.

Sommer

Im Sommer kommen diese neuen Werde- und Bildeprozesse zum Abschluß, zur Reife, die sich gleichsam wie in einem Symbol in der Frucht darstellen, die in sich sammelt und vereint, was die Natur ihr dargereicht und geschenkt hat. So ist der Sommer die Phase des überwiegenden In-sich-Aufnehmens, des In-sich-selbst-Werdens; er ist die Zeit reifender Individuierung, Selbstwerdung.

Herbst Herbst ist die Jahreszeit des inneren Umbildens, des Verarbeitens, der im Sommer aufgenommenen und eingesogenen Materie und Energie. Man könnte ihn die Phase des In-sich-Festigens nennen, gewissermaßen als ein innerer Abschluß des sommerlichen Selbstwerdens zum herbstlichen Selbstsein.

Winter Im Winter sind alle vegetativen Prozesse und Vorgänge vermindert, ja fast völlig eingestellt. Es ist ein Zustand des sich Ausruhens, des inneren Zehrens von den im Sommer aufgesogenen Kräften. Die ursprüngliche Spannung ist abgesunken in ein Stadium der Entspannung als eine schöpferische Pause und Ruhe, bis der beginnende Frühling wiederum die Dynamik und die Vitalität, ein Wollen zu neuem Leben erweckt.

Der menschliche Organismus reagiert analog auf diesen Rhythmus des Jahres und der Jahreszeit:

Reaktionen des Organismus Im Frühjahr beginnt die gesamte Lebensfähigkeit des Organismus sich zu steigern. Mehr und mehr tritt ein Zustand erhöhter Aktion und Reaktion ein, der sich organisch als erhöhter Stoffwechsel, gesteigerte Reaktionsfähigkeit, vermehrte Regeneration und seelisch als erhöhter Tätigkeitsdrang, als frohes Lebensgefühl äußert. Wenn die Stimulation und Anregung der vegetativen Prozesse und Funktionen auf eine infolge des Winters verminderte Kapazität des Körpers trifft, dann zeigt sich das Symptom der sog. „Frühjahrsmüdigkeit".

Zustand der Haut Im Frühling Der Zustand der Haut im Frühjahr ist durch eine erhöhte Reaktionslage charakterisiert: Es fällt eine gesteigerte Sensibilität auf, eine oft übernormale Reizreaktion, die sich in gesteigerter Disposition zu Allergien, Irritationen, sowie zu Effloreszenzen der Haut äußern kann. Das heißt, das Frühjahr ist die kritische Zeit der Hautanomalien. Denn ebenso wie die normalen Funktionen des Stoffwechsels und des Energiewechsels stimuliert werden, so werden im gleichen Maße die Stoffwechselvorgänge zu überstürzten, übersteigerten Reaktionen angeregt.

Im Sommer Im Sommer normalisieren sich die vegetativen Vorgänge im Organismus, mit dem Ergebnis für das Hautbild, daß es sich im Sommer meist ebenso normalisiert. Selbstverständlich trägt auch der Einfluß der Sonnenbestrahlung — in physiologischem Maße zugeführt — sehr zu einem ausgleichenden Normalstatus bei.

Die vorteilhaften Wirkungen des Sommers auf den Organismus und auch auf die Konstitution der Haut werden noch in den beginnen-

Im Herbst

den Herbst hinein übernommen. Erst etwa in den meist nebelreichen, düsteren Tagen des November – nach sonnenarmen Sommern auch schon früher – beginnt ein Abfall und Nachlassen aller vegetativen Vorgänge. Stoff- und Energiewechsel, die Reaktions- und Tonuslage vermindern sich. Sie wirken sich auf das Aussehen des Teints in einem Atrophisch-Werden der Haut aus: Sie beginnt blasser, fahler, schlaffer, welker zu werden, die periphere Durchblutung, Tonus, Turgor werden vermindert.

Im Winter

Im Winter nehmen die Erscheinungen unter normalen Lebensbedingungen noch mehr zu. Denn zu der Abnahme der neuro-vegetativen und physiologischen Prozesse tritt ein Mangel an Vitaminen, insbesondere Vitamin A, D, E und C ein.

Aufgrund dieser verschiedenartigen Einflußnahme ist es verständlich, daß man die Wahl der biokosmetischen Präparate und die Art und Weise ihrer Anwendung auch dem Rhythmus der Jahreszeiten entsprechend variiert. Wir können die Einflüsse der Jahreszeiten grundlegend dahingehend charakterisieren, daß im Frühjahr alle irgendwie durch physiologische Überfunktionen verursachten Hauterscheinungen besonders begünstigt werden.

Im Herbst, noch vielmehr aber im Winter treten solche Erscheinungen in den Vordergrund, welche durch ein Absinken des Stoffwechsels und seiner Funktionen hervorgerufen werden, die man zusammenfassen kann als ein zunehmendes Atrophieren der Haut.

Selbstverständlich sind die Übergänge dabei wie bei allen biologischen und physiologischen Prozessen fließend. Dieser allmähliche Übergang wird vor allem auch dadurch beeinflußt, daß neben den jahreszeitlichen Wirkungen auf den Organismus das jeweilige Klima, die Witterung ihre Einflüsse auf den Körper und damit auf die Haut ausüben, wie

die Intensität der Sonnenbestrahlung,
die Temperatur und
die Luftfeuchtigkeit,
um die wichtigsten und grundsätzlichsten zu nennen:

Sonneneinwirkung

Die Sonnenstrahlen bewirken eine Erweiterung der Kapillaren, damit eine Erhöhung der Durchblutung und führen als äußeres Symptom zu einer Rötung der Haut. Die ultravioletten Strahlen regen die Bildung des Hautpigmentes, Melanin, an, als Schutzstoff gegen eine Zerstörung der Hautzellen bei zu starker oder zu lang dauernder Bestrahlung. Außerdem wird durch den Effekt des ultravioletten Lichtes Eiweiß koaguliert und zersetzt, wodurch es desinfizierend wirken kann. Allgemein belebt Licht den gesamten Stoff- und Energiewechsel des Organismus durch die unmittelbare Zufuhr physikalischer Energie. Denn die zahlreichen Nervenendapparate in der Haut werden durch die Energie des Lichtes „aufgeladen" und so der gesamte Organismus in einen Zustand gesteigerter Energetik gesetzt. Ferner bilden sich unter dem Einfluß des Lichtes Vitamin D, Gewebehormone und Substanzen, welche die Sensibilisierung erhöhen. Aber wir müssen auch auf die schädigenden Wirkungen einer zu intensiven oder zu lange dauernden Sonnen- und Lichteinwirkungen hinweisen, wie Reizungen, Entzündungen der Haut, Sonnenbrand, ein vorzeitiges Atrophieren und sogar die Gefahr einer späteren Bildung von Hautkrebs.

Temperatur

Der Einfluß der Temperatur auf die Haut läßt sich aus den allgemeinen Erfahrungen der Physik bildhaft ableiten, indem Wärme ausdehnt und Kälte adstringiert. Wärme bewirkt eine Erweiterung der peripheren Gefäße, eine erhöhte Durchblutung, eine Anregung des Stoff- und Energiewechsels, eine Stimulation der Regenerationsvorgänge und der Restitution. Übernormal gesteigerte Wärme aber bewirkt das Gegenteil, insbesondere dann, wenn die Kapazität der Haut überfordert worden ist. Es tritt eine Apathie, eine Erschlaffung ein, sowie ein Nachlassen von Turgor und Tonus, ebenfalls kann Großporigkeit u. a. eine nachträgliche Folgereaktion sein.

Kälte adstringiert, vermindert die Durchblutung, verringert die Zirkulation und damit die peripheren Stoffwechsel- und Energievorgänge. Andererseits regt sie jedoch die physiologischen Atmungsprozesse an, d. h. die „Verbrennung" von Körpersubstanz. Zu starke Kälte hingegen zerstört das Zelleiweiß der Haut und führt zu den als Frostschäden bekannten Erscheinungen.

Feuchtigkeit

Zum Einfluß der Luftfeuchtigkeit ist zu sagen, daß trockene Luft entquellend und dadurch verhärtend wirkt, die Haut wird wie gegerbt, sie wird ledriger, jedoch mit dem Vorteil, daß sie damit gegen äußere Einflüsse und periphere Infektionen widerstandsfähiger wird. Allerdings entstehen unter dem Einfluß zu trockener Luft vorzeitig Fältchen und Fältelungen der Haut mit einer Tendenz zur vorzeitigen ledrigen Atrophie. Bei trockener Atmosphäre ist die normale Perspiration nicht behindert und es ist dadurch gewährleistet, daß sich der Organismus auf Temperaturschwankungen der Umwelt besser einstellen und sich ihnen leichter anpassen kann.

Eine zu hohe äußere Luftfeuchtigkeit hingegen bewirkt ein Quellen der Haut, ein Erweichen. Sie verhindert, daß sich die Verhornung der Epidermis wie normal als intensiver Schutz auswirkt. Außerdem ist die Perspiration in ihrem normalen Ausgleichsbestreben behindert, die Resorptionsquote von Substanzen perkutan ist größer, aber damit zugleich auch die Anfälligkeit gegen Infektionen.

Rhythmus und Spezifika

So wirkt sich der Rhythmus der Jahreszeiten auf die Lebensvorgänge des menschlichen Organismus steigernd oder verlangsamend aus und damit entsprechend auch auf die Bildeprozesse der Haut. Hinzu treten die charakteristischen Einflüsse des jeweiligen Klimas und der Atmosphäre. Sie alle zusammengenommen, machen es erforderlich, die Haut kurmäßig im Rhythmus des Jahres mit spezifischen Wirkstoffen und in einer entsprechenderen Art der Präparateform zu behandeln. Der Rhythmus des Jahres selbst gibt uns Hinweise auf jeweils spezifisch zu empfehlende Wirkstoffe und Wirkstoffkomplexe, während die Einflüsse des Klimas und der Atmosphäre vor allem die Form der Verarbeitung, als Öl-in-Wasser-, Wasser-in-Öl-Emulsion, als Gel oder Paste zu bestimmen vermögen.

Kurmäßige Hautbehandlungen in der BioKosmetik

Das Kurmäßige und die BioKosmetik stehen in einem unmittelbaren Zusammenhang zueinander, ja sie bedingen einander.

Was bedeutet das Kurmäßige für die biokosmetische Behandlung der Haut, welchen Sinn hat es und wie wird es in der Praxis verwirklicht?

Nehmen wir dafür ein kleines Beispiel: Eine Klientin kommt zu Ihnen zur Behandlung, nach 14 Tagen wieder, um dann eine längere Zeit zu pausieren. Eine derartig unregelmäßige Behandlung kann im Sinne einer biologischen Kosmetik niemals den Erfolg erzielen, den die Klientin selbst unbewußt ersehnt oder bewußt wünscht, und den selbstverständlich auch Sie als den Sinn Ihrer Arbeit erstreben.

Behandlungsrhythmus

Es ist eine bekannte Tatsache in der Biopharmazie und Pharmakologie, daß Wirkstoffgaben, in einem gleichmäßigen Rhythmus verabfolgt, einen wesentlich intensiveren und besseren Erfolg zeitigen als die gleiche Dosis auf einmal oder unregelmäßig gegeben. Die gleichmäßige Rhythmik der Applikation wirkt wie ein immer wieder neuer, physiologischer Impuls, der durch seine Regelmäßigkeit den Organismus veranlaßt, sich auf sie einzustellen und so aus sich selbst heraus die jeweilige Behandlung zu unterstützen und zu fördern.

Daraus folgt für die BioKosmetik der im Wesen der Physis begründete Vorteil, durch eine gleichmäßige, rhythmische Art der Behandlungen und ihrer konstanten Intervalle den angestrebten ästhetischen Erfolg wesentlich intensivieren zu können. Es ist daher im Interesse der Klientin zu verstehen, wenn Sie danach streben sollten, die Behandlungen in gleichmäßigen Abständen – sich wiederholend – also kurmäßig durchzuführen. Dabei hat sich in der Praxis erwiesen, daß Sie am besten jeweils 6 bis 10 Einzelbehandlungen zu einer gemeinsamen Kur zusammenfassen, und zwar entweder wöchentlich einmal oder wenigstens alle 14 Tage, möglichst jeweils am gleichen Wochentag und zur gleichen Tagesstunde.

Haut-Pflegekur

Nach welchen Gesichtspunkten können Sie derartige biokosmetische Hautkuren auswählen und durchführen?

Die Grundlage bildet für Sie, wie stets bei Ihrer kosmetischen Behandlung, die jeweilige individuelle Hautkonstitution, das Hautbild normaler, reiferer, seborrhoischer oder bzw. und neurovegetativ bedingter Erscheinungen.

Für eine kurmäßige Kosmetikbehandlung haben sich folgende Wirkstoffe bzw. Wirkstoffkomplexe seit Jahren bereits als besonders gut geeignet erwiesen:

Normale Haut

Vitamin-Hautkur

Bei einer normalen Haut geben Sie im Sinne einer Erhaltung der normalen, ausgeglichenen Konstitution, aber zugleich auch einer Vorbeugung gegen die sich ja leider nicht vermeiden lassenden Tendenzen zu einem Altern der Haut eine Vitamin-Hautkur, insbesondere im Winter und in den ersten Frühjahrsmonaten; das heißt also in den sogenannten sonnenarmen Monaten des Jahres.

Revitalisation

Bei physiologischen Erscheinungen des Alterns lassen Sie Ihrer Klientin zur Anregung, Belebung und besseren Durchblutung des Teints eine Revitalisations-Hautkur auf der Basis von animalischen und pflanzlichen Keimextrakten angedeihen, die Sie zur Erhöhung der Absorption in die Haut mit einer vorhergehenden Biologischen Schälung der Haut verbinden.

Seborrhoe

Bei Seborrhoe und einer Neigung zu Akne sollten Sie in jedem Falle eine systematische kurmäßige Hautbehandlung vornehmen. Verwenden Sie dazu vor allem als biokosmetische Wirkstoffe den Vitamin-B-Komplex, insbesondere Vitamin B_1, B_2 und B_6, ferner Schieferöl, Allantoin, Panthenol, Huminsäuren und Moorextrakte, eventuell auch Azulen, wenn die Seborrhoe und die Komedonen-Akne durch neurovegetative Überfunktionen bedingt sind.

Reizung Rötung

So steht bei der kurmäßigen Behandlung einer zu Reizungen, Rötungen und Irritationen neigenden Haut immer und stets Azulen, Bisabolol, Panthenol, Glycyrrhicin, Aucubin und Hamamelin im Vordergrund der Wirkstoffanwendung.

Neben dieser Auswahl der Wirksubstanzen für die Behandlungen, dem jeweiligen individuellen Hautbild entsprechend, spielt der Einfluß der Jahreszeit, der natürliche Jahresrhythmus eine Rolle für die möglichst günstige Wahl des Zeitpunktes einer biokosmetischen Hautkur. Grundlegend bevorzugt man im Frühjahr und Sommer pflanzliche Wirk- und Grundstoffe, wenig Fett, zumeist als Öl-in-Wasser-Emulsion.

Im Herbst und Winter hingegen möchte man der Haut mehr Fett zuführen und zieht daher Wasser-in-Öl-Emulsionen vor und als Wirkstoffe vor allem Vitamine und biogene Komplexe aus Keimextrakten, Lecithin und Organpräparaten.

Zur inneren Rhythmik des individuellen Lebens

Biomorphose

Ebenso wie in der Natur verlaufen auch die Vorgänge im menschlichen Organismus nicht kontinuierlich und nicht gleichmäßig stetig, sondern in ganz bestimmten Rhythmen und Intervallen. Daß der Mensch lebenslang dauernden, gezeitenhaften Wandlungen unterliegt, hat Max Bürger Biomorphose genannt. In diesem Begriff sollen der sich abwechselnde Aufbau und Abbau des physiologischen Geschehens, die Wandlungen eines Menschenlebens nach der Geburt, über die Kindheit, die Jugend, die Reife bis hinein in das Altern zum Ausdruck kommen; es soll die Dynamik in den Vordergrund gestellt werden. Denn nicht nur der gesamte, gesunde Lebenslauf vollzieht sich in rhythmischen Wandlungen wechselnder Dominanz der Funktionen, der Vorgänge und der Prozesse in den Geweben und den Organen, sondern auch die Krankheit unterliegt der rhythmischen Biomorphose, obwohl sie doch eine Störung der normalen Funktion bedeutet.

„Lebensmelodie"

Karl Ernst von Baer sprach schon im vorigen Jahrhundert von der „persönlichen Melodie eines jeden Menschenlebens" und meinte damit den ganz bestimmten typischen Rhythmus, der ein jedes Menschenleben charakteristisch durchpulst. Der eine Mensch lebt schnell, hektisch, eine Vielzahl von Eindrücken in sich erraffend und ebenso schnell und hastig auf sie reagierend. Der andere Mensch hingegen, der heute allerdings selten geworden ist, lebt geruhsam, jeden Eindruck, jedes Erlebnis bewußt in sich aufnehmend. Bevor er auf die Eindrücke der Außenwelt reagiert, läßt er sie in sich nachwirken, im Unbewußten und zugleich aber auch sie in bewußter Überlegung bedenkend.

So kann man das Leben eines Menschen nicht allein danach bemessen und beurteilen, welcher äußere Zeitraum sich zwischen seiner Geburt und dem Heute vollzogen hat, sondern man muß ihn immer nach der Art, der Intensität, der Weise seines Erlebnisses und seines Reagierens und Handelns betrachten. Nur in diesem umfassenden Sinne ist dann ein Leben „erfüllt" oder trotz einer Fülle scheinbarer Erlebnishäufigkeit dennoch innerlich „leer". Die Welt der von außen auf uns einströmenden Eindrücke und die Welt der in uns sich abspielenden inneren Vorgänge körperlicher, seelischer und geistiger Art unbewußt bleibend oder uns bewußt werdend, bestimmen unsere Lebensgezeit, unseren jeweils ureigensten Erlebensrhythmus, unsere persönliche Biomorphose.

Welches Maß aber ist uns für diese „Individual-Zeit" gegeben, wenn die Lebensrhythmik und die „innere Zeit" eines jeden Menschen verschieden ist?

Wenn Wachstum und Entwicklung, Empfindung und Reaktion, Regeneration und Degeneration jeweils ihre individuell bestimmte, von Mensch zu Mensch variierende Dauer haben, so ist der innere Wandel eines jeden Menschen spezifisch, eigentümlich, grundsätzlich autonom und an sich scheinbar unabhängig von der Periodik der umgebenden Natur. Aber beide begegnen doch einander!

Relativität der Zeitempfindung

Vielleicht kommen wir hier zu der Frage der Relativität der Zeitempfindungen überhaupt, daß nämlich nicht nur unsere physiologischen Zeitphasen andere sind als die der astronomischen Sternenzeit, sondern daß außerdem die Geschwindigkeit des organischen Wandels in der Jugend größer ist als im Alter, wir jedoch in der erlebnisreichen Jugend vermeinen, daß die „Zeit" langsamer vergehe. Im Alter hingegen, wenn unsere inneren organischen Funktionen vermindert und verlangsamt sind, erleben wir die Zeit draußen schneller, kürzer, gedrängter. Das heißt also, daß Biomorphose und subjektive Zeitempfindung einander entgegengesetzt verlaufen: Die Biomorphose unseres Organismus, unseres Körpers, unseres ganzen Ichs verläuft in der Jugend rasch und verlangsamt sich mehr und mehr im Laufe unseres Lebens, während hingegen die „Zeit" zu Beginn unseres Daseins langsam und gegen das Ende hin schnell verlaufend erlebt wird.

„Äußere Zeit"

Wenn auch in der ‚äußeren' Zeit die Wandlung unserer Organe als Biomorphose verläuft, so ergibt sich dennoch aus der Individualität des Zeitempfindens die Möglichkeit, eine Wandlung unseres körperlichen, seelischen und geistigen Seins dadurch zu bewirken, als es uns gelingt, unseren Eigenrhythmus selbst zu bestimmen. So ist es unbedingt möglich, die eigene Biomorphose in ihrem Geschehen zu verzögern und damit zu verlängern oder sie zu beschleunigen und damit zu verkürzen. Ein Schlüssel dazu ist die Fähigkeit, sich von den Rhythmen des Zeitgeschehens ‚draußen' lösen zu können und es wiederum zu lernen, auf die individuelle, persönliche, autonome Rhythmik des eigenen Lebens und Lebensgeschehens intuitiv erfühlend zu horchen und ihr zu gehorchen.

Eigenrhythmus

Daß dies allerdings nur in einem bestimmten lebensgesetzlichen Rahmen möglich ist, ist verständlich, denn aus der Relation der beiden Welten, der Natur außer uns und der Leib-Seele-Einheit in uns unterliegen wir irreversiblen Veränderungen der lebendigen Substanz als einer unentrinnbaren Funktion der Zeit als das, was wir „Altern" nennen. Dieses „Ausgerichtetsein" alles Lebendigen auf das Altern hin, ist aber aus der Erfühlung der eigenen Lebensrhythmik heraus durch eine konsequente Körper- und Gesundheitspflege hinauszuschieben.

Und darin liegt einer der bedeutendsten Sinngehalte einer echten naturgemäßen und lebensverbundenen BioKosmetik!

Biorhythmik

Das Leben ist ein ständiger ununterbrochener Zeugungsvorgang, bei welchem männliche und weibliche Faktoren aufeinander wirken. Es ist ein Zeugen und Gebären, ein zeitweiliges Bewahren, Sichdarleben (Da-Sein) und schließliches Vergehen und Sichauflösen.

Rhythmik des Kosmos

Alle Bewegungen und Prozesse im gesamten Weltall verlaufen in Rhythmen. Dies ist eine Erkenntnis, welche schon im Altertum die Menschen intuitiv empfanden und ihren Lebenslauf danach ausrichteten. In der heutigen Zeit moderner Wissenschaft hat man diese Weisheit wiederentdeckt, ihre Phänomene systematisch verfolgt und versucht, sie bildhaft, symbolhaft, geometrisch bzw. mathematisch zu formulieren.

Überall finden wir rhythmische Vorgänge, die nebeneinander, aber auch mit- und ineinander verlaufen, sich gegenseitig überformend, einander integrierend, in gestaltender Harmonie oder zu sich selbst auflösender Disharmonie.

Innere Zyklen

Inmitten all dieses rhythmischen Geschehens der ihn umgebenden Welt lebt der Mensch als eine Individualwelt in sich. Auch in unserer eigenen Innenwelt spielen sich gesetzmäßig verlaufende Zyklen und Rhythmen ab, wie die zu- und abnehmende Tätigkeit der Organe des Menschen, des Verdauungstraktes, von Leber, von Galle, Pankreas, die wechselnde Dominanz der Sympathicus- und Parasympathicus-(Vagus-)Tätigkeit, von energie- und substanzverbrauchender Tätigkeit mit aufbauender, regenerierender Erholung usw. Eigengesetzlich und individuell stehen sie dennoch in Abhängigkeit und stetem Zusammenspiel mit den uns umgebenden kosmischen Rhythmen, wie dem Rhythmus von Tag und Nacht, dem Sonnenaufgang und dem Sonnenuntergang, den Jahreszeiten mit ihrer Witterung und der verschiedenen Dauer von Licht und Dunkelheit u. a.

So können wir grundlegend nach ihrem Entstehen und ihrem Ablauf zwei verschiedene Einflußsphären in bezug auf den Menschen unterscheiden:

(I) Die äußeren externen Rhythmen des Kosmos, der uns umgebenden Welt und

(II) die inneren, internen Zyklen unseres individuellen Eigenlebens, körperlicher, seelischer und geistiger Art.

Periodik

Diese Periodik umfaßt ein breites Spektrum der verschiedensten rhythmischen Funktionen, beginnend mit den schnellsten rhythmischen Aktionen im Nervensystem, in den Nervenzellen, mit einer Frequenz von 1/1000 sec. Potentialschwankungen im Gehirn haben rhythmische Wellenfrequenzen zwischen 1/20 bis 1/2 sec. Der Rhythmus des Herzschlages beim Gesunden beträgt etwa 72 pro Minute; die Frequenz des Atemrhythmus in Ruhe normalerweise 18 pro Minute. Daraus ersehen wir als innerorganischen Zusammenhang ein ganzzahliges Verhältnis von Herz- und Atemrhythmus von 4:1!

Rhythmische Vorgänge mit Perioden-Dauern von einer bis zu zwei Stunden kennzeichnen die Bewegungen der inneren Organe, und zwar ineinander übergehend, so daß innerhalb des 24-Stunden-Rhythmus sämtliche Funktionen des Körpers beteiligt sind.

Alle Organe und Organsysteme haben dabei ganz bestimmte Hauptleistungszeiten (Maxima) mit unmittelbar daran anschließenden Erholungsphasen (Minima), was einen wesentlichen Einfluß auf unsere körperliche und unsere seelische Befindlichkeit ausübt.

Dazu möchte ich die Zeiten der optimalen Tätigkeit unserer Organe nennen:

von 1– 3 Uhr Leber
von 3– 5 Uhr Lunge
von 5– 7 Uhr Dickdarm
von 7– 9 Uhr Magen
von 9–11 Uhr Milz und Pankreas
von 11–13 Uhr Herz
von 13–15 Uhr Dünndarm
von 15–17 Uhr Blase
von 17–19 Uhr Nieren
von 19–21 Uhr Kreislauf
von 21–23 Uhr allgemeine Energiegewinnung (das heißt, ab 21 Uhr wäre somit der Zeitpunkt optimalen Schlafbeginnens!)
von 23– 1 Uhr die Galle und dann wiederum
von 1– 3 Uhr Leber usw.

Jeweils unmittelbar anschließend folgen, ebenfalls wieder während zwei Stunden, die Erholungsphasen der entsprechenden Organe, während der diese nicht belastet werden sollen.

Unter normalen Lebensbedingungen wirkt das Tageslicht als „Zeitgeber" (Aschoff), so daß dadurch eine strenge Koordination des eigenen inneren 24-Stunden-Rhythmus mit dem Tagesablauf besteht. Die Zeit des Sonnenaufgangs und des Sonnenuntergangs beeinflussen ganz wesentlich unsere innerkörperlichen Vorgänge und Tätigkeiten der Organe. Wir können generell einen „Tagbetrieb" mit Aktivität, Wachheit bei überwiegendem Energieverbrauch unterscheiden von einem „Nachtbetrieb" mit Passivität und intensiver Regeneration des ganzen Körpers. Die Zeitpunkte der jeweiligen Umstellung sind dabei Morgendämmerung, Mittag, Abenddämmerung und Mitternacht.

Tagesphase

Der von außen kommende Reiz des Sonnenlichts bestimmt aktiv die Stoffwechselvorgänge der vom Sympathikus beherrschten Tagesphase:

Die Reaktion tendiert zum Alkalischen (zur Alkalose), mit einem pH-Wert des Gewebes um 7,3. Der Körper ist eingestellt auf Leistung, Aktivität bei einem gesteigerten Energieverbrauch, erhöhtem Eiweiß-Fett-Stoffwechsel und überwiegendem Substanzabbau u. a.

Die Tagesphase geht in die vom Vagus (Parasympathikus) überwiegend bestimmte Nachtphase über, welche durch Reize hormoneller Natur vom eigenen Organismus ausgelöst und gesteuert wird. Die Stoffwechselvorgänge verlagern sich von der Peripherie zum Körperzentrum hin mit zunehmender Passivität, Speicherung, Erholung und Regeneration der Körpersubstanz, bei erhöhter Körperwärme, Blutdrucksteigerung und gesteigertem Zellaufbau. Der pH-Wert des Gewebes neigt zu einem Säuregrad (zur Acidose) um 6,9, mit der Folge einer erhöhten Reizungs- und Entzündungsneigung.

Unsere körperliche, seelische und geistige Leistungsfähigkeit steigt im Rahmen dieses Tagesrhythmus vom Morgen aus an und erreicht gegen 11 Uhr Vormittag ihren Höhepunkt. Dann sinkt sie stark ab, um danach wieder leicht anzusteigen bis zu einem zweiten, etwas niedrigeren Hochpunkt gegen 16 Uhr. Danach tritt ein Abfallen der Leistungsfähigkeit bis gegen 19 Uhr ein, um damit dann in die „Nachtphase" überzugehen bis gegen Mitternacht.

Nachtphase

Der Mensch im Zustand des Wachbewußtseins kann bei allen dem Bewußtsein nahen Lebensvorgängen, wie zum Beispiel dem Schlaf-Wach-Rhythmus, deren naturgegebenen Ablauf durchbrechen. Die tieferen, biotischen, vegetativen Rhythmen, wie zum Beispiel der Leber, der Galle, der Pankreas usw. können durch den Menschen nicht willentlich verändert werden. Die Lebensweise muß sich vielmehr auf sie einstellen, muß sie berücksichtigen, nicht umgekehrt.

Jedes unrhythmische Leben wirkt daher störend auf den inneren Rhythmus und damit auf die Gesundheit.

Dieser 24-Stunden-Organrhythmus hat innerhalb uns benachbarter Fachgebiete praktische Bedeutung in der Diätetik für die Wahl der Ernährungsweise und der Essenszeit, und in der Bäderbehandlung für die Zeitwahl der Anwendung.

Zeitmäßig folgt nach dem 24stündigen Tagesrhythmus ein zusammengehörender Komplex weiterer bestimmter biologischer (biotischer) Rhythmen, wie sie von Fließ neu entdeckt, von Teltscher und Hersey weiterentwickelt und insbesondere von Früh und Groß in Details ausgearbeitet worden sind unter dem Namen Biorhythmik.

Wir legen unseren Betrachtungen die psychische Erkenntnis zugrunde, daß in jedem Menschen männliche und weibliche Wesens- und Charakteranlagen vorgegeben sind. C. G. Jung nennt den weiblichen Seelenteil im Mann dessen anima, den männlichen Seelenteil der Frau deren animus. Selbstverständlich pflegen beim Mann die männlichen Wesenszüge zu überwiegen, bei der Frau die weiblichen; sie dominieren, sie herrschen über die jeweils andere Geschlechtsseele, die gleichzeitig unterschwellig, unbewußt, „rezessiv" vorhanden ist.

Aus diesen Darlegungen ergeben sich – nach Fließ – zunächst zwei Biorhythmen,
(1) die männliche (M-)Periode von 23 Tagen und
(2) die weibliche (W-)Periode von 28 Tagen Dauer.

Jeder dieser Rhythmen verläuft in einer wellenförmig darzustellenden Auf- und Abbewegung seiner Funktionen, die man bildhaft als Sinuskurve ausdrücken kann.

Die beiden zeitlichen Perioden überlagern und durchdringen einander in einem rhythmischen An- und Abschwellen:

Die männliche Substanzperiode durchläuft ihre Wellenbewegung in 23 Tagen, die weibliche, äußerlich auch ausgeprägtere, in 28 Tagen. Dabei bewegt sich die Kurve der M-Periode in den ersten 11 ½ Tagen in der Plus-Sphäre, danach bis zur Vollendung des 23. Tages im Minus-Bereich; der analoge Vorgang vollzieht sich beim W-Zyklus vom ersten bis zum vierzehnten Tag im Hoch, vom fünfzehnten bis zum vollendeten 28. Tag im Tief der bildhaft darzustellenden Sinus-Kurve.

Es bedeuten die Plustage des „Hoch-Betriebes" aktive Kraft- und Energieabgabe, die Minus-Zeiten eine Phase der notwendigen Kräftesammlung, der dominierenden, erforderlichen Regeneration und Erholungsbedürftigkeit.

M-Rhythmus Zu (1): Der männliche Rhythmus von 23 Tagen bestimmt die somatische (körperliche) Situation eines Menschen, und zwar insbesondere das zur Außenwelt hin (extravertiert) gerichtete Befinden: die Arbeitsenergie, Unternehmungsgeist, Angriffslust, Mut gegenüber der Welt, physische Kraft und Intensität, Durchsetzungsvermögen, Ausdauer und Widerstandskraft gegenüber äußeren Einflüssen. Der männliche Zyklus ist die Ära der Extraversion. Er umfaßt das Gebiet der Gliedmaßenmuskulatur, die unserem Willen unterworfen ist (quergestreifte Muskulatur). Während der Plus-Phase sind diese Eigenschaften und Tendenzen erhöht und gesteigert, in der Minus-Lage vermindert und passiviert:

+ -Phase Das heißt, in der Plus-Phase des M-Rhythmus besteht ein Maximum der aktivierenden Kräfte. Es ist die Zeit der Kraftentfaltung, der

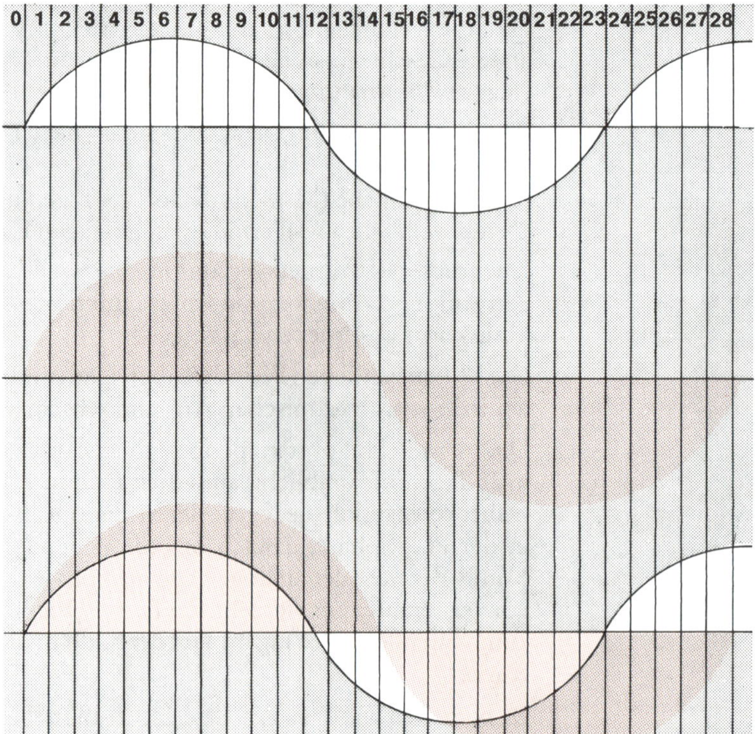

erhöhten körperlichen Leistungs- und Belastungsfähigkeit. Der Körper ist immun gegenüber Infektionen und ist besonders widerstandsfähig.

Die therapeutische Folgerung daraus ist: Chirurgische Operationen, abbauende medikamentöse oder physikalische Behandlungen (strenge Diät, Fasten, stark belastende Bäder, Bestrahlungen, Impfungen, bei denen man mit Komplikationen rechnen muß, Blutentnahme, kurz —) alle Maßnahmen, die den Körper und seine Konstitution beeinträchtigen und belasten, sollten in diese Hoch-Phase des M-Rhythmus verlegt werden. Denn der Körper ist ihnen während ihrer Dauer durch seine eigene Aktivität ohne Schwierigkeit gewachsen.

— -Phase In der Minus-Phase des M-Rhythmus überwiegt eine Passivität. Es ist die Zeit notwendiger Kräftesammlung, überwiegender Regenerationsnotwendigkeit und -bedürftigkeit.

Sowohl für die medizinische Therapie, wie für die biokosmetische Behandlung bedeutet diese Phase des Organismus eine besonders intensive Aufnahmefähigkeit auf beruhigende, stärkende, aufbauende Maßnahmen und Präparate.

W-Rhythmus Zu (2): Auch der weibliche W-Rhythmus von 28 Tagen, entsprechend der normalen fraulichen Periode, bestimmt die körperliche Situation, jedoch überwiegend das Vegetativum, das Innenleben, das Sympathicus-Vagus-System, welches die Lebenstätigkeit aller inneren Organe einschließlich der Drüsen und ihrer Funktionen steuert. Er beeinflußt daher überwiegend die Introversion: Gefühl und Stimmung, Selbstgefühl, Gemüt, Sexualität, Intuition, Meditation, die künstlerische, eigenschöpferische Tätigkeit.

+ -Phase In der Plus-Phase bedeutet dies erhöhte Lebensstimmung; Gefühl, Gemüt und Intuition sind stark betont und ansprechbar. Die Introversion ist stärker ausgeprägt und empfindsam. Man könnte von einer Sehnsucht nach einem in sich und sich selbst Leben und Leben-Wollen sprechen, einem sich selbst Darleben aus der eigenen Mitte heraus, unabhängig von Umwelt und Mitwelt.

— -Phase Diese Momente sind während der Minus-W-Phase vermindert; es überwiegt die Depression und Passivität. Es ist auch hier die Zeit für eine erneute Sammlung, Erholung und Regeneration der inneren Kräfte, die Phase der notwendigen schöpferischen Pause.

Die beiden M- und W-Rhythmen beziehen sich somit grundlegend auf das körperlich-unbewußt seelische Geschehen, das psychosomatische Befinden. —

Der Mensch ist aber über das Psychosomatische hinaus auch ein geistiges Wesen. Wir fragen uns daher, ob eventuell auch die intellektuellen Kräfte im Menschen wahrnehmbaren und nachweisbaren Rhythmen unterliegen. Teltscher, Hersey und Früh fanden durch systematische Untersuchungen geistiger Leistungsschwankungen in Reihenuntersuchungen den

I-Rhythmus

(3) Intellekt-Rhythmus (I-Rhythmus) von 33 Tagen.
Dieser Rhythmus steht mit den beiden anderen M- und W-Rhythmen, durch die Ganzheit und Geschlossenheit des menschlichen Organismus in gegenseitiger Verbindung und Abhängigkeit. Innerhalb dieses I-Zyklus' erhöhen und vermindern sich die Verstandesreaktionen, die Auffassungsgabe, die Assoziations- und Konzentrationsfähigkeit, die Geistesgegenwart u. a.

Aufgrund dieser von ihm beeinflußten Phänomene könnte man den dritten Zyklus auch „Bewußtseins-Rhythmus" nennen.

Überformung

Nach der Biorhythmus-Lehre verlaufen die Bewegungen der drei Zyklen im menschlichen Organismus in sich überlagernden und überformenden körperlichen, seelischen und intellektuellen Funktionsphasen:

(1) Der männliche M-Rhythmus von 23 Tagen, der primär die körperlichen Funktionen und Prozesse ausprägt;

(2) der weibliche W-Rhythmus von 28 Tagen, der vor allem das unbewußt Seelische ausdrückt, und

(3) der Intellekt (I-Rhythmus oder Bewußtseins-Rhythmus) von 33 Tagen mit seiner Darstellung des Bewußtseinszustandes.

Diese dreifache innere Biorhythmik gibt jedem einzelnen Tag eine ganz bestimmte individuelle Wert- und Zustandsstufe. Dies ist ein biotisches Gesetz, dem alle Lebewesen, insbesondere der Mensch unterworfen ist, jeweils innerhalb der Grenzen seiner Eigenart. Eindeutig verschieden ist die jeweilige Intensität der Zyklen in ihrer Auswirkung auf das menschliche Befinden, verschieden entsprechend der ganz persönlichen Sensibilität und Reagibilität, Konstitution und momentanen Konstellation.

Auswirkung

Die Biorhythmik spielt daher für die Reaktionslage Ihrer Klientinnen insofern eine praktische Rolle, als an den sogenannten Krisentagen zu Beginn, in der Mitte und am Ende einer Periode mit einer besonders ausgeprägten Hypersensibilität, einer von der üblichen Reaktion abweichenden Hyperergie, mit einer erhöhten Neigung zu

Effloreszenzen, einer gesteigerten Nervosität u. a. zu rechnen ist. Behandlungen und Präparate, die bisher eindeutig ausgezeichnet und hervorragend vertragen wurden, scheinen plötzlich unverträglich zu wirken. Auch der momentane Erfolg der Behandlung erscheint nicht so auffällig und positiv wie sonst.

In diesem Zusammenhang möchte ich noch darauf hinweisen, daß der innerlich bedingte und intern sich abspielende persönliche Biorhythmus durch äußere Einflüsse und Einwirkungen des Wetters, des Klimas, der Atmosphäre gefördert oder gehemmt werden kann. Allgemein bedeutet dies, daß der Biorhythmus von den Wirkungen der Bioklimatik auf den Organismus und seine physiologische Gesamtkonstellation beeinflußt wird: Ein Hoch der Klimalage stimuliert ein Hoch der eigenen Rhythmik zu Höchststimmungen bis zur Gefahr der Überleistung. Eine Tieflage der Biorhythmik wird durch ein Witterungs-Hoch in den Zustand mittleren, ausgeglichenen Wohlbefindens neutralisiert.

Ein Tief der Witterung hingegen kann ein eigenrhythmisches Hoch dämmen und abschwächen, während es bei einem zugleichen Tief der eigenen Zyklus-Phase in krisenhafte Depressionen lebensverneinender Stimmungen und zu völliger Apathie führen kann. –

7-Jahres-Rhythmus

Nun kommen wir noch zu einem eigenwilligen, jedoch aus anthropologischen, statistischen Untersuchungen grundsätzlich erwiesenen 7-Jahres-Rhythmus.

Er war in früheren Zeiten bereits bekannt – so schrieb Solon im alten Athen bereits eine Elegie, in welcher er den 7-Jahres-Rhythmus ausführlich und recht reizvoll bespricht – doch die Kenntnis über ihn ging lange Zeit offiziell verloren. Dennoch scheint man in unserem Kulturkreis um den 7-Jahres-Rhythmus intuitiv gewußt zu haben, als man den Schuleintritt in das 7., die Schulentlassung in das 14. und die Mündigkeitserklärung in das 21. Lebensjahr legte.

Burdach hat in seiner kleinen Schrift „Über die Zeitrechnung des menschlichen Lebens" und im dritten Bande seiner Physiologie Untersuchungen mitgeteilt, worin er die Entwicklung des menschlichen Organismus in zehn Perioden, jede zu sieben Jahren, 31 Wochen, sechs Tagen einteilt, bei einer menschlichen Lebenserwartung von 73 bis 78 Jahren.

Burdach erhielt diese Zahlen aus der Periodizität der menschlichen Entwicklungsgeschichte als annähernden, wenn auch individuell variierenden Wert.

Auch wenn wir die sieben Jahre, 31 Wochen und sechs Tage in 2 780 Tage — unter rechnerischer Berücksichtigung von zwei Schaltjahren — auflösen, so erscheint uns diese Zahl willkürlich, eigenwillig und vor allem unerklärlich. Dennoch aber bewahrheitet sie sich im Rahmen einer individuell variablen Grenze im Lebensablauf. Denn die Entfaltung des menschlichen Lebens verläuft tatsächlich in derartigen „Stufenjahren", die sich ineinander umwandeln und dabei trotzdem als voneinander charakteristisch unterschiedene Entwicklungsphasen des Menschen während seines Lebens festzustellen sind. Es ist das stufenweise In-Erscheinung-Treten des Menschen nach den Gesetzen seines Wesens.

Darum hat Carus in seinen „Vorlesungen über Psychologie" den Gedanken des 7-Jahres-Zyklus wieder aufgegriffen und seiner Entwicklung der menschlichen Seele diese Rhythmik und Periodik zugrunde gelegt. Hierbei gibt es wie bei allen biotischen, physischen und psychischen Metamorphosen (Wandlungen) im Laufe eines Lebens keine starren Grenzen, sondern immer nur betonte, hervorzuhebende, charakteristische Akzente.

So erfüllen nach Burdach die ersten drei Perioden die Zeit der Unreife, und zwar

Jugend

(1) das Säuglings- und Kindesalter („Milchzahnalter")
(2) das Knaben- oder Mädchenalter und
(3) das Pubertätsalter.

Diese ersten drei Perioden sind somit mit dem 23. Lebensjahr abgeschlossen.

In dem zweiten, größeren Teil der Lebenszeit wollen wir zum Teil nach Burdach, Carus, Hufeland, jedoch auch nach neueren Untersuchungen folgendermaßen einteilen:

Reife

Es folgen wiederum drei weitere Perioden, die vierte, die fünfte und sechste, die wir als die Zeit der R e i f e, etwa bis zum vollendeten 46. Lebensjahr, bezeichnen.

Diese dreifache Periode können wir mit Burdach als unsere „Lebenshöhe" bezeichnen. Es ist die Zeit, in der sich der Mensch mit der Welt, mit seiner Berufsfindung, mit dem Aufbau einer Familie befaßt; es ist die Periode der Lebensgestaltung, der Lebensbewältigung, des überwiegenden Weltbewußtseins.

Klimakterium

Die nächstfolgende, die siebte Periode erstreckt sich zwischen dem 46. und dem 53. Lebensjahr. Dies ist vor allem für die Frau die Lebensphase der „Wechseljahre", des Klimakteriums, die man als die „kritische" bezeichnen kann. Denn es ist ein Lebensabschnitt, der eine grundlegende Umstellung und Umstimmung im ganzen Organismus, vor allem im Hormonhaushalt hervorruft.

Seelisch sollte es ein Übergehen aus dem aktiven, nach draußen blikkenden Weltbewußtsein in eine über die Situationen des Weltgetriebes sich erhebende Selbstbewußtheit werden, durch die der Mensch seinen inneren Weg zu den ihm zeit seines Lebens meist unbewußt waltenden seelischen Mächten suchen sollte.

Altern Dies ist dann nach Überwindung der vorgenannten Krisis der Sinn und die Aufgabe der folgenden Lebensperioden bewußten und bejahten Alterns; ein Lebensabschnitt, der ganz individuell je nach Lebenskunst noch 1, 2, ja 3 und mehr 7-Jahres-Perioden andauern kann und den es gilt, bei möglichst wohlerhaltener Gesundheit in Bewußtsein zu erleben.

Es ist die Zeit, nach den Stürmen des Weltlebens mit ihren Gegensätzen, Widrigkeiten und Kämpfen, die oft häßlich, lieblos und unerbittlich waren oder uns zumindest so erschienen, sicheren Schrittes hineinzugehen und sich hineinzuleben in eine Welt des Schönen, der Güte und des Wahren.

Das frisch-fröhliche Gesicht der Jugend in seiner gelösten Unbekümmertheit, sollte übergehen in das gütige Antlitz abgeklärter Weisheit des Alters, ein jedes in seiner eigenen Schönheit und Wahrheit, wenn man es wagt, sich zu sich selbst zu bekennen und zu dem jeweiligen Wert seiner Lebenszeit.

Wenn wir die einzelnen Lebenszeiten überblicken, so erkennen wir für eine das Leben in seiner Fülle erfassende und betreuende Bio-Kosmetik, daß jede Lebensperiode wohl allgemeine, aber dennoch charakteristische Merkmale, Eigenschaften und Symptome aufzeigt. Diese geben uns wertvolle Hinweise auf die jeweiligen Grundstimmungen und Neigungen ihrer körperlichen und seelischen Lebensverfassung mit ihren manchmal abrupten, manchmal allmählichen Wechseln und damit auf die individuelle Art ihrer Behandlung und Betreuung. Denn die Bewältigung oder das Versagen vor der Aufgabe der jeweiligen Lebensperiode prägen die Reagibilität, die Sensibilität und damit die Erscheinung eines Menschen.

Denken wir dabei nur an die schwierige Problematik der Pubertät, an die Auseinandersetzungen in der Periode der Weltbewältigung, an die häufige Furcht vieler Menschen vor dem Altern.

So ergeben sich daraus ganz bestimmte Tendenzen, Neigungen, Reaktionen und Befindlichkeiten auch der Haut als Organ im Zusammenspiel des Organismus:

Kleinkind

In der ersten 7-Jahres-Periode, dem Säuglings- und Kleinkindalter, im Stadium des erst noch werdenden, sich bildenden und gestaltenden Organismus ist die Haut an sich ideal, wenn nicht wirkliche Krankheiten vorliegen. Das heißt, sie ist jugendlich straff, zart, gut durchblutet und durchfeuchtet. Allerdings ist sie oft empfindlich und neigt manchmal sogar eher zu einer leichten Trockenheit. Insofern tritt hier, vor allem beim Säugling, die Kinderpflege in den Vordergrund der Behandlung und auch beim kleineren Kind bereits der Beginn einer ganz leichten, vor allem vor den Unbilden der Witterung schützenden Gesichtspflege.

Zwischenstadium

Der zweite 7-Jahres-Abschnitt verläuft zwischen der Mitte des 7. bis etwa zum 15. Lebensjahr. Es ist eigentlich eine Übergangsperiode, je nach der individuellen Entwicklung, noch ein Nachhängen der Kindheit und ab der Mitte dieser Lebensphase bereits, bei jungen Mädchen, ein Hinübergehen in die dritte Periode der Reifung, der Pubertät, mit ihren meist hormonal bedingten Schwierigkeiten einer unreinen, oft zugleich auch überempfindlichen, in zunehmendem Maße sogar allergisch reagierenden Haut. Eine innere Unzufriedenheit mit sich selbst und mit seinem Aussehen quält häufig den jungen Menschen, der nicht mehr Kind, aber auch noch nicht Erwachsener ist, mit allen Problemen einer derartigen unsicheren, gärenden Interimszeit. Das junge Menschenkind findet meist nicht den Weg zu einer fachkosmetischen, vernünftigen Haut- und Körperpflege, wenn es nicht vor allem durch die Mutter dazu angehalten wird, und wählt daher meist aus nervöser Ungeduld den Weg der unsachgemäßen Selbstbehandlung seiner Hautunreinheiten mit dem Effekt einer Verschlimmerung des Zustandes und sehr häufig zurückbleibender, nicht immer noch einmal gutzumachender Narben.

Pubertät

Die dritte 7-Jahres-Periode vom 15. bis etwa 23. Lebensjahr ist die typische Zeit der Pubertät. Die biologische und physiologische Reifung vollendet sich; der junge Mensch bereitet sich vor, sich aus der Obhut der Eltern und der Alteren innerlich loszulösen, sich seelisch „abzunabeln". Dies ist die Periode der Seborrhoe, der Neigung zu Akne, generell einer erhöhten Tendenz zu Hautunreinheiten, manchmal auch verursacht durch eine nachlässige, gleichgültig erscheinende Hautpflege, die vor allem dekorativ interessiert ist, weniger pflegend.

Wir haben die vierte bis sechste 7-Jahres-Periode vom 23. bis etwa 46. Jahr zusammengefaßt in eine Gesamtphase der Reife, der Aktivität, des Existenzaufbaues, des Sich-Auseinandersetzen-Müssens mit der Umwelt und der Mitwelt, an sich als die „Höhe des Lebens" benannt.

„Lebenshöhe"

Wenn Sie die Menschen dieser Lebensjahre zusammenfassend betrachten, so werden Sie feststellen, daß schon in den Dreißigerjahren die Schwierigkeiten der Weltbewältigung sehr häufig, vor allem bei sensiblen Menschen, eine „Problem-Haut" bewirken. Psychosomatisch bedingt, zeigt sich häufig, als weitere Symptomgruppe, eine überempfindliche, hypersensible, gereizte, „nervös" reagierende, hyperergische Haut auf der Basis einer sogenannten „Mischhaut", eine neuro-vegetativ bedingte seborrhoische Zone bei einer trockenen, manchmal sogar trocken-schuppenden Peripherie.

Problemhaut

In der Mitte dieser Lebensphase beginnt aber bereits ein weiteres Problem, nämlich das der notwendig werdenden Vorbeugung, der Prophylaxe gegen ästhetisch störende und unerwünschte Erscheinungen des beginnenden Alterns der Haut.

Die siebte 7-Jahres-Periode, das „kritische" Stadium des Klimakteriums, der „Wechseljahre", verläuft zwischen dem 46. und 54. Lebensjahr. Die Umstellung im Hormonstoffwechsel, die Herz- und Kreislaufbeschwerden, die häufig zu Wallungen führen, bringen als Hauterscheinungen bei entsprechend dazu neigenden Menschen Teleangiektasien, eine Neigung sogar zu Rosacea hervor. Außerdem aber beginnen hier ganz eindeutig, insbesondere durch den Rückgang an genuinen Hormonen, die typischen Erscheinungen des Alterns der Haut:

„Wechseljahre"

Es tritt ein Schwund des subkutanen Fettgewebes ein, das Hautrelief vergröbert sich, die Hautoberfläche wird trockener, spröder, rauher. Es bilden sich Runzeln und Falten, fleckenförmige Hyperpigmentationen. Die Epidermis wird dünner, die periphere Verhornung intensiver, die verhornte Oberfläche der Haut ist wasserärmer usw. Die Vielfalt der physiologischen Hautveränderung mit zunehmendem Alter sind Ihnen ja bekannt.

Die „reife" Haut

Die nachfolgenden 8., 9., 10. usw. 7-Jahres-Perioden nach dem vollendeten 54. Lebensjahr zeigen die zunehmende Atrophierung der Haut mit all den vorgenannten Erscheinungen. Wollen wir sie die „reife" Haut, die „beanspruchte", „belastete" Haut nennen, so ergibt sich daraus das Mangeln, ja das Fehlen physiologisch notwendiger Substanzen, wie Fett, Phosphatide, Feuchtigkeit, Aminosäuren, Kol-

lagen, um einige zu nennen. Daher besteht die kosmetische Behandlung vor allem in einer Substitution, einer Ergänzung der fehlenden oder mangelnden Grundstoffe der Haut.
Sind also die Charakteristika der vorhergehenden Perioden vorwiegend die Vorbeugung, die Prophylaxe, mit entsprechenden Wirksubstanzen, ferner die Beruhigung, das Ausgleichen, so steht mit zunehmendem Altern die Substitution vor allem an Grundstoffen im Vordergrund der Bedeutung und pflegenden Notwendigkeit, verbunden mit einem Anregen, Beleben, eventuell sogar leichten Stimulieren der physiologischen Hautprozesse.
Wenn man das ganze Spektrum der rhythmischen Vorgänge im Menschen überblickt, so muß man erkennen, daß die Rhythmen mit zunehmender Periodendauer immer komplexer werden, indem immer mehr Teilfunktionen zu gemeinsamer Aktion zusammengefaßt werden:
Wir erkennen daraus, daß alle Lebensvorgänge gesetzmäßig spontanen Schwankungen unterliegen. Man spricht daher in der Rhythmusforschung von einer „Homöodynamik" als einem integrativ verbundenen und geordneten Zusammenspiel aller rhythmischen Vorgänge des Lebens und im Lebendigen.

„Homöodynamik"

Die Bedeutung der Erkenntnisse der Lebensrhythmen für die Bio-Kosmetik und selbstverständlich damit auch für jede naturverbundene Auffassung einer Behandlung oder Therapie besteht darin, zu versuchen
(1) die rhythmischen Abläufe im Organismus als lebensgesetzliche, unabdingbare Prozesse zu erkennen, sie anzuerkennen und, wenn möglich, in das diagnostische Urteil mit einzubeziehen;
(2) sie behandlungsmäßig zu berücksichtigen, auf der Grundlage einer dem Ästhetischen, dem Schönen, dem Harmonischen und damit dem Gesunden sich verpflichtenden Lebensauffassung und Lebenseinstellung.
So sind Symptome in unüblichen Lebensabschnitten diagnostische Hinweise. Denken wir zum Beispiel an die 40jährige Akne-Klientin; sie ist bestimmt ein medizinisches Problem, kein kosmetisches mehr; oder an die atrophisch aussehende Haut einer 20jährigen Kranken! Dies sind Diskrepanzen zwischen Erscheinungsbild und Lebensperiode, die nach tieferen, meist krankhaften Ursachen und Gründen fragen lassen.
Und wenn wir unser eigenes Leben betrachten, können wir nicht auch Lebensabschnitte und -einschnitte von Abschlüssen,

Umwandlungen oder Neuanfängen feststellen, die einer siebenjährigen Rhythmik unterliegen?

Biorhythmisches Kraftfeld

Aus diesen Ausführungen kann man ersehen, daß die verschiedensten Rhythmen sich im Menschen als ihrem gemeinsamen Kraftfeld vereinen, einander überlagern, sich integrieren, gegenseitig beeinflussen, so daß es schwierig ist, sie im ganzen zu erfassen und zu registrieren. Wohl kann man sie einzeln zu erfassen suchen und aufzeigen; für ein Gesamtbild aber sind vor allem zuviel verschiedene individuelle Faktoren (Imponderabilien) der persönlichen Sensibilität und Reagibilität maßgebend, als daß man eine eindeutig klare und exakte geometrische oder mathematisch darstellbare Formulierung und Ausdrucksform finden könnte.

Die Imponderabilien sind zu groß und nur ganz individuell zu entscheiden. Diese Tatsache scheint mir der Grund dafür zu sein, daß die Biorhythmik, ebenso wie die Bioklimatik, nur zögernd Eingang in die heutige überwiegend mathematisch und chemisch-physikalisch orientierte Schulwissenschaft gefunden haben. Dessen ungeachtet sind ihre Auswirkungen auf das menschliche und auch auf das pflanzliche und tierische Leben so eindeutige Tatsachen der Erfahrung, daß man sie guten Wissens und Gewissens auf keinen Fall negieren darf.

Das Leben und die Lehre vom Leben (Biologie und Bionomie) haben umfassendere Gesetze und Gesetzmäßigkeiten eigener, höherer Sphäre als nur die sogenannten exakten Wissenschaften der Mathematik, der Chemie und der Physik. Bios — das Leben — ist eine eigene Seins-Kategorie voll eigener Gesetzlichkeit und dazu gehört ganz eindeutig die von uns besprochene Biorhythmik!

Schlußbetrachtungen

Häufig lehnt man diesen gesetzmäßigen Kräfterhythmus mit der Begründung ab, man wolle von diesen Momenten in seiner freien Entscheidung nicht abhängig sein. Nun ist es aber so, daß jeder Mensch von seiner ganz persönlichen Rhythmik abhängt und ihr unterliegt, ob er sie bejaht oder verneint, ob er sich dessen bewußt ist oder ob er es ins Unbewußte verdrängt.

Wer um das sich Anbahnende, noch Unsichtbare weiß, was ihm möglicherweise von seiner inneren Rhythmik her bevorsteht, der kann die kommenden Ereignisse noch lenken, leiten und führen. Sind die Ereignisse jedoch dann einmal unverrückbar eingetreten, dann macht sie nichts mehr ungeschehen. Darum ist es für jeden Menschen in Wirklichkeit das Beste, die jeweiligen Vorteile jeder

Rhythmenphase in ihrer Tendenz und Disposition einzuschätzen und sich entsprechend zu verhalten. Denn in den Zyklen liegen Chancen, Möglichkeiten zu einer bewußten Lebensführung und Lebenshaltung der optimalen Aktivität und der für den Organismus vorteilhaften Passivität zur inneren Regeneration, die es jeweils zu berücksichtigen gilt.

Aus der Erfahrung eigener Beobachtungen aber ist festzustellen, daß die persönliche geistige Einstellung sowohl alle positiven Tendenzen der M- und W-Rhythmen zu beeinflussen und zu führen vermag, wie auch Depressionen durch eine Haltung zuversichtlicher Hoffnung und Hochstimmung frohgemuter Beherrschtheit zu lindern sind. Höchstleistungen körperlicher und geistiger Art sind daher nur durch bewußte Anpassung des Arbeits- und Erholungsprogrammes an den eigenen, individuell geregelten Kräfteablauf zu erzielen. Ja, die zeitlich richtig angesetzte Regenerationsphase und die schöpferische Pause ermöglichen sogar einen beständigen Zusatz an Lebenskraft, sowie geistig eine intensiv schöpferische Pause. Damit kann ein vorübergehendes Tief an Passivität in der danach beginnenden aufsteigenden Phase eine Fülle an Gedanken, Ideen und schöpferischen Einfällen schenken.

Mit der Wahrnehmung und Fühlung der eigenen inneren schöpferischen Kräfte und des eigenen psychosomatischen Zustandes ist es möglich, den eigenen Rhythmus und die eigenen inneren Kräfte höher zu schätzen als die äußeren uns umgebenden Umstände. Dadurch erst wird der Mensch wahrhaft innerlich frei und unabhängig, da er es wagt, sein eigenes Selbst, körperlich, seelisch und geistig darzuleben, sein Leben aus dem eigenen Inneren heraus — „aus der eigenen Seinsmitte" — zu gestalten und zu entfalten. Darin vor allem liegt die Chance der Biorhythmik als einer der möglichen Wege zur Selbstverwirklichung, auch im Rahmen der BioKosmetik. —

Bioklimatik und BioKosmetik

Wetter und Klima

Wetter und Klima beeinflussen den Menschen in seinem Gesundheitszustand, seiner seelischen Verfassung, seiner Leistungsfähigkeit, fördernd oder hemmend.

Dabei verstehen wir unter „Wetter" einen momentanen Zustand der Atmosphäre an einem Ort und zu einem Zeitpunkt, der dem Wechsel und der Veränderung unterworfen ist.

„Klima" können wir definieren als den für eine Gegend typischen Gesamtcharakter der geographisch bestimmten Wetterlage und deren sich im Prinzip ähnlich bleibenden Veränderungen und Wandlungen.

Auch den Begriff der „Bioklimatik" nach Curry wollen wir näher bestimmen; sie befaßt sich mit den Wirkungen und Einflüssen des Wetters und des Klimas auf den lebendigen Organismus und dessen Prozesse bei Pflanzen, Tieren, vor allem aber beim Menschen.

Nun wirken Wetter und Klima, insbesondere deren Wandlungen, auf die einzelnen Menschen verschieden ein, und zwar sowohl verschieden nach der individuell empfundenen Intensität, wie auch nach der Art und Weise der Reaktion. Besonders als junger Mensch meint man, überhaupt nicht wetterempfindlich oder auch nur wetterfühlig zu sein. Dies trifft jedoch nicht zu. Wir modernen Menschen haben nur die ursprüngliche Naturempfindung für die bewußte Beziehung zur Witterung und ihren Einflüssen mehr oder minder verloren.

Nehmen wir als Beispiele:

Wetterwirkungen

Wir sind müde und apathisch, niedergeschlagen, schlechter Stimmung, ohne sagen zu können warum; wir haben Kopfschmerzen, Gliederschmerzen, ohne krank zu sein. Wir sind schwer eingeschlafen, sind nachts mehrfach aufgewacht, hatten quälende Träume und haben keine richtige Erklärung dafür. All dies können Auswirkungen des Wetters und seiner Wandlungen sein.

Wenn wir die Natur beobachten, dann stellen wir fest, daß selbst Kleinlebewesen, wie Bakterien, Pflanzen, ferner die Tiere ebenso wie der Mensch in ihrem Befinden von Wetter, Klima und ihren Wandlungen beeinflußt, ja geradezu beherrscht werden. Wenn Regen erwartet wird, schließen die Seerosen, der Löwenzahn, die Wetterdistel und andere Pflanzen vorzeitig ihre Blüten. Die Klatschrose öffnet ihren Kelch überhaupt nur bei ganz trockener Luft. Bei Ankunft eines Tiefs duften viele Blumen besonders stark und intensiv. Ein Tannenzapfen öffnet bei Trockenheit seine Schuppen, er sieht gespreizt aus. Bei Feuchtigkeit legen sich die Schuppen an, und der Tannenzapfen sieht glatt und schlank aus. Ein Schlechtwetterzeichen bei den Tieren ist ferner das Tieffliegen der Schwalben, das Beißen der Fische. Beides hat seine Ursache im Tieffliegen der Insekten. Die Tiere zeigen eine erhöhte Unruhe, einen gesteigerten Taten- und Bewegungsdrang, während sie an anderen Tagen müde, träge und lustlos herumliegen. Eine ganz besonders für den Gesundheitszustand wichtige Veränderung geht mit den Bakterien vor sich. Als Zeichen gesteigerter Tätigkeit nimmt ihre Toxizität und damit ihre krankmachende Wirkung zu.

Wir sehen, die ganze Natur wird vom Wetter beeinflußt. Das sensibelste und damit wetterempfindlichste Wesen aber ist der Mensch!

Dualität der Wetterfühligkeit

Ein- und dieselbe Wetterveränderung ruft bei verschiedenen Menschen entgegengesetzte Reaktionen seelischer und körperlicher Wirkungen hervor: Der eine wird „müde und abgespannt", der andere hingegen „nervös und gereizt"! Es gibt somit negative, das Wohlbefinden störende Moment des Wetters, wie aber auch positive, leistungssteigernde Einflüsse. Man kann einen Dualismus von

(a) Wirkungen im Sinne einer Depression und
(b) Wirkungen von Stimulation
feststellen und beobachten.

Dabei müssen wir allerdings die sinnlich wahrnehmbaren Eindrücke des Wetters, wie Sonnenschein, Regen, Schnee, Wolkenhimmel usw. unterscheiden von deren körperlichen und seelischen Einflüssen und Auswirkungen: Ein strahlender Frühlingstag erfreut uns als Bild der erblühenden, ergrünenden Natur, durch seinen herrlich blauen Himmel, und dennoch können wir uns „frühjahrsmüde", depressiv und leistungsschwach fühlen. Der schöne, sinnenhaft positive Eindruck wird durch den störenden, psychisch negativen Einfluß verdrängt und unterdrückt.

Unabhängig vom biologischen und physiologischen Eigenrhythmus jedes Menschen verlaufen die seelischen und geistigen Veränderungen durch das Wetter. Es gibt Tage, an denen man das Gefühl hat, „Bäume ausreißen zu können", dem Leben und seinen wechselnden Situationen voll und ganz gewachsen zu sein. Die Welt erscheint lebens- und liebenswert; unsere geistige Aufnahme- und Lernfähigkeit ist erhöht. Durch einen plötzlichen Wetterumschwung können wir unvermittelt verstimmt werden. Unsere Alltagsprobleme erscheinen gefährlich und unlöslich. Manche Men-

Föhn

schen werden von einer Angst und Scheu ergriffen. Sie sind verärgert, mißgestimmt, leicht reizbar, überempfindlich, nervös. Solch eine Wirkung kann der Föhn zum Beispiel als warmer Südwind hervorrufen. Gegen ihn scheint sich der Körper vieler Menschen nicht wehren zu können. Eintretender Regen wirkt dann wie eine Erlösung.

Zu den körperlichen Einflüssen gehören vor allem das Auftreten erhöhter Schmerzen, im Kopf, an den Zähnen, in den Gelenken, Neuralgien und Rheumatismus. Außerdem ist der Kreislauf stark in Mitleidenschaft gezogen: Herzklopfen, erhöhte Temperaturen, heißer Kopf bei kalten Füßen als Phänomen einer ungleichen, ungesunden Blutverteilung! Bei beschleunigtem Puls tritt eine Kreislaufschwäche ein, die sich als schlechtes, blasses Aussehen, Ringen unter den Augen u. a., zeigt. Es tritt bereits bei geringer Anstrengung starke Transpiration auf, bei manchen, insbesondere dunkelhaarigen Menschen mit zugleichem intensivem Körpergeruch. Durch den gesteigerten Wasserverlust tritt erhöhter Durst ein; Mund und Lippen sind trocken. Silberne und goldene Ringe und Armbänder hinterlassen schwarze Streifen auf der Haut als Zeichen einer Säureerhöhung. Auch der Turgor der Haut ist wetterbeeinflußt. Bei kaltem Wetter und bei steigendem Barometer treten die Falten im Gesicht vorübergehend stärker hervor: man sieht älter aus. Dies ist ein Maßstab für den Wasserhaushalt der Haut!

„Hoch"

Auch die Hand ist ein natürliches Barometer: bei Hochdruck ist die Handfläche ziemlich gleichmäßig gefärbt; bei Anbruch eines Tiefs ist sie fleckig, „marmoriert". Dies rührt von lokalen Gefäßspasmen bzw. Gefäßerweiterungen her. Das Haar bei Mensch und Tier reagiert deutlich auf atmospärische Änderungen, insbesondere der Luftfeuchtigkeit:

Bei einem Hoch ist es glänzend und von schöner Farbe; vor und nach einem Tief unästhetisch, ungeordnet, leblos, strähnig, und die Frauen sagen, „die Frisur hält nicht".

Unsere Verdauungsorgane reagieren besonders stark auf Wetterveränderungen. So treten Appetitlosigkeit, unterbrochen von Heißhunger, unangenehmer Atem, belegte Zunge, Gastritis, Sodbrennen usw. häufig als Wetter- und Klimawirkungen auf. Auch die sexuelle Zu- oder Abneigung kann mit Wetterveränderungen sich wandeln; Herzlichkeit und Liebesbedürfnis kann manchmal schroff mit Gleichgültigkeit und Ablehnung wechseln usw. Es gibt noch unzählige weitere Veränderungen im menschlichen Organismus, insbesondere bei sensiblen und bei kranken Menschen, die durch langsame, noch mehr aber durch plötzliche Änderungen und Wandlungen der Witterung hervorgerufen werden.

Selbstverständlich möchte ich hinzufügen, daß diese witterungsbedingten Einflüsse in die jeweiligen individuellen Reaktions- und Rhythmuslagen hineinspielen. Hier gilt, wie bei Wellenbewegungen, die sich überlagern, daß eine biologisch-psychische Hochstimmung durch depressive Wettereinflüsse neutralisiert, durch anregende Einflüsse übersteigert werden kann, sowie eine Tiefstimmung durch negative Einflüsse des Klimas in Krisensituationen hineinzuführen vermag. —

Curry hat in seinen langjährigen Untersuchungen und Aufzeichnungen festgestellt, daß es notwendig ist, die Symptome, die durch „Wetterwechsel" entstehen, in verschiedene Gruppen zu trennen. Denn Menschen, Tiere und Pflanzen reagieren auf eine „Warmfront" vollkommen anders, meistens konträr, wie auf eine „Kaltfront".

Aufgrund der verschiedenen Reaktionen des Organismus kommt Curry zu drei Typen von Menschen:

W-
K-
WK-Typus

(1) den Warmfront-Empfindlichen (W-Typus),
(2) den Kaltfront-Empfindlichen (K-Typus) und
(3) den Warm- und Kaltfront-Empfindlichen (WK-Typus).

(Anmerkung: Curry nennt diesen zuletzt genannten WK-Typus „G"-Typus; das heißt „Gemischt". Diese Bezeichnung kann aber meiner Ansicht nach zu Mißverständnissen führen, so als würde es sich grundsätzlich um eine dritte, vollkommen anders geartete Kategorie handeln, was jedoch nicht zutrifft. Es handelt sich vielmehr, wie der von uns gewählte Name WK-Typus bezeichnet, um eine Doppelempfindlichkeit sowohl gegenüber Warmfront wie gegenüber Kaltfront, so daß die von uns gewählte Typisierung „WK" exakter zutrifft.)

Was ist eine Warmfront?

Man spricht vom Durchzug einer Warmfront, wenn die Temperatur ansteigt, dabei der Luftdruck jedoch abfällt („Tief"); Winde kommen meist aus West bis Südwest, verbunden mit Regen oder im Winter mit Schnee.

Die Wirkungen der Warmfront

Zunächst wollen wir die grundlegenden psychosomatischen Wirkungen in ihrem Prinzip nennen, um daraus dann die Einzelsymptome zu verstehen:

Eine Warmfront wirkt stimulierend, leistungssteigernd, erregend, anspannend, streßfördernd. Dementsprechend stellen sich bei warmfrontempfindlichen Menschen (W-Typen) als wetterbedingte Symptome: Herzklopfen, erhöhter Puls, Neigung zu erhöhter Temperatur (Fieber), gesteigerte Transpiration, erhöhter Appetit, Erhöhung des Grundumsatzes, sexuelle Erregbarkeit, gesteigerte Nervosität, Hypersensibilität, Hyperergie, erhöhte Neigung zu Allergien und zu entzündlichen Prozessen u. ä. Seelisch bewirkt die Warmfront eine gesteigerte Lebensbejahung. Die Menschen sind liebenswürdiger, zärtlicher, liebevoller. Denken wir als Bild an das Erlebnis einer warmen, klaren Mondnacht!

Grundsätzlich bewirkt die Warmfront im Rahmen des dualistischen vegetativen Nervensystems eine Reizung des Sympathicus und seiner Funktionen. Denn der Sympathicus beinhaltet im menschlichen Organismus die Aufgabe, die Entfaltung aktueller Energie zu fördern:

Erweiterung der Herzkranzgefäße und der peripheren Gefäße, dadurch
Erniedrigung des Blutdruckes,
Beschleunigung des Herzschlages (der Pulsfrequenz),
Herzklopfen,
Erhöhung der Temperatur,
Reiz der Schilddrüse (Jodgehalt erhöht),
Verschiebung des Säuren-Basen-Gleichgewichtes zur sauren Seite hin (Azidose);
die Haut erscheint elastisch, glatt, gespannt;
Erregung der Schweißdrüsentätigkeit (feuchte Hände, Füße), erhöhter Perspirationsgeruch,
Steigerung der Empfindlichkeit, der Erregbarkeit der Haut und aller entzündlichen Prozesse;
die Haare erscheinen strähnig, leblos, unelastisch. –

Was ist eine Kaltfront?

Wie ihr Name sagt, bringt sie einen starken Temperaturrückgang bei einem Luftdruckanstieg („Hoch"). Die Winde kommen meist aus Nord bis Ost mit zunehmendem Aufklaren zu einem sonnigen, aber kalten Wetter. –

Die Wirkungen der Kaltfront

Die Kaltfront vermindert im Gegensatz zur obengenannten Warmfront unsere Leistungsfähigkeit. Wir fühlen uns müde, apathisch, lustlos, geistig träge. Wachseinmüssen ist eine unangenehm empfundene Notwendigkeit; der Schlaf hingegen ist ruhig und tief, eigenartigerweise aber nicht erholsam. Psychisch wirkt sich die Kaltfront durch ihre Lähmung der Initiative so aus, daß die Menschen allgemein, besonders aber natürlich die kaltfrontempfindlichen (K-Typen) verärgert, schlecht gelaunt, depressiv, lieblos, „ekelhaft" sind. Man könnte mit einem Bonmot sagen, „eine Kaltfront macht die Menschen leiblich und seelisch kalt und alt". Dementsprechend ist auch das Aussehen bei Kaltfronteinfluß blasser, gealterter, faltiger als sonst. Die Peripherie des Körpers ist schlecht durchblutet, die Gefäße verkrampft, verengt, der Blutdruck dadurch erhöht.

Eine Kaltfront bewirkt im Wechselspiel des vegetativen Nervensystems somit eine Reizung all derjenigen Funktionen, die vom Parasympathicus (Vagus) gesteuert werden, nämlich die Restitution, die Regeneration und Erhaltung der potentiellen Leistungsfähigkeit. Der Parasympathicus sorgt für die notwendige Ergänzung und Erholung der durch die aktuelle Energie verbrauchten Materie.

Die Kaltfront bewirkt somit über die Vagusfunktion:

Eine Verengung der Herzkranzgefäße und der peripheren Gefäße, dadurch eine Erhöhung des Blutdruckes,
eine Verlangsamung des Herzschlages (der Pulsfrequenz),
Erniedrigung der Körpertemperatur (insbesondere stark verminderte Hauttemperatur),
blasses, schlechtes Aussehen,
kalte Extremitäten,
schlechte Durchblutung von Herz, Gehirn und Haut;
der Grundumsatz ist erniedrigt (Vorteil bei Schilddrüsenüberfunktion; Nachteil bei Unterfunktion);
Verschiebung des Säure-Basen-Gleichgewichtes nach der alkalischen Seite (Alkalose),
Appetitlosigkeit,
eine erhöhte Krampfbereitschaft (Muskel-, Wadenkrämpfe, Blutleere im Kopf) als besonders charakteristisches Symptom;
der Hautwiderstand ist erhöht, die Haut selbst erscheint faltig, unelastisch, trocken (sie sieht älter aus). –

Zusammenfassungen der Wirkungen

In den Warm- und Kaltfronterscheinungen erkennt man somit gegensätzliche Symptome, die durch das polare System der vegetativen Nerven mit seinen beiden Gegenspielern Sympathicus und Parasympathicus (Vagus) hervorgerufen werden.

Unter dem Begriff „vegetatives Nervensystem" verstehen wir bekanntlich die Gesamtheit aller Ganglienzellen und Nerven, die unabhängig vom Bewußtsein die gesamten vegetativen Prozesse im Körper regulieren und beherrschen, wie die Tätigkeit des Verdauungs- und Zirkulationssystems, die Drüsen mit innerer Sekretion, die Funktion des Urogenitalapparates, den Stoffwechsel u. a.

Man kann das Wechselspiel des vegetativen Nervensystems folgendermaßen formulieren:

Der Sympathicus hat die Aufgabe, die Entfaltung aktueller Energie zu fördern; der Parasympathicus hingegen die Restituierung und Erhaltung der potentiellen Leistungsfähigkeit.
Der Sympathicus sichert die aktuelle Funktionsbereitschaft der Zelle, der Parasympathicus sorgt für die Ergänzung des verbrauchten Materials.

Wenn man die Symptome feststellt, die durch die Wetterfronten hervorgerufen werden, dann kann man tatsächlich erkennen, daß im Prinzip die Warmfront den Sympathicus, die Kaltfront den Parasympathicus (Vagus) anspricht und reizt.

Bioklimatik und Kosmetik

Bei Warmfront ist allgemein die „Nervosität" aller Menschen erhöht. Sie müssen daher – insbesondere bei Föhn – damit rechnen, daß die Haut Ihrer Klientinnen empfindlicher reagiert als normal. Wenn Sie dies erkennen, meist schon bei der Reinigung des Teints, dann werden Sie Ihre Klientin an diesem Tag behandeln wie eine „empfindliche Haut", auch wenn sie sonst einen normalen, oder schon zu Atrophie neigenden Teint haben sollte. Damit wirken Sie der bioklimatisch bedingten Symphathicus-Stimulation für den Bereich Ihrer Behandlung – Gesicht, Hals, Nacken, Dekolleté – beruhigend, ausgleichend entgegen.

Anders ist es bei einem Kaltfronteinbruch! Die Empfindlichkeit ist vermindert, aber die Haut erscheint blasser, angestrengt, müde, welk, atrophisch. An solchen Tagen können Sie auch Ihrer jüngeren Klientin eine anregende, belebende, hautdurchblutende, eventuell sogar eine leicht stimulierende Behandlung angedeihen lassen. Denn bei Kaltfront ist wesentlich weniger mit Reizungen und Irritationen der Haut zu rechnen als normal oder gar bei Warmfronteinbruch. Das heißt, auf einen kurzen Nenner gebracht:

Bei Warmfront – die Haut beruhigen, ausgleichen, wegen der erhöhten Empfindlichkeit und Reizbarkeit;

bei Kaltfront – den Teint anregen, beleben, wegen der verminderten neurovegetativen Ansprechbarkeit und der verminderten, insbesonderen peripheren Kreislaufprozesse in der Haut! –

Wettereinflüsse und Körperfunktionen

Wodurch wird der Ablauf der Körperfunktionen wetterbedingt gesteuert?

(1) Die plötzliche Umstellung der Körperrhythmen durch einen Ortswechsel;

(2) die Periodik des Lichtes in Form von Tag und Nacht;

(3) der Luftdruck;

(4) die Temperatur;

(5) die Luftfeuchtigkeit; insbesondere die Kombination von hoher Temperatur und Feuchtigkeit, ein Zustand, den man als „Schwüle" oder „Treibhausklima" bezeichnet.

(6) Winde und vertikale Luftströmungen, die ihrerseits wieder vom Sonnenauf- und Sonnenuntergang bestimmt werden; ihre Stärke und ihre Richtung;

(7) elektrische Spannung der Luft (Spannungsgefälle) und elektromagnetische Störungen in der Atmosphäre. Diese beginnen mit Sonnenuntergang und hören auf bzw. werden wesentlich abgeschwächt mit Sonnenaufgang.

(8) Die Tatsache, daß man durch veränderte Nahrungsaufnahme oder Schlafbedingungen den naturgegebenen, biogenen Rhythmus des Körpers und des Organismus nicht verändern kann.

Ein eigenwilliges Problem in diesem Zusammenhang ist noch die günstige Auswirkung eines Klimawechsels. Es steht fest, daß ein Klimawechsel zugleich in den physiologischen Rhythmus des Organismus Einfluß nimmt. Es kommt dadurch zu einer physiologischen Umstimmung im Körper, da die Wirkungen von außen her in ihrem zeitlichen Auftreten im Vergleich zur bisherigen Einflußnahme variieren. Sie treffen unseren inneren Eigenrhythmus nicht am gleichen Punkt wie die früheren bisherigen. Der Organismus wird zu einer Re-Aktion angeregt, und daher spricht man sehr häufig von einem „Reizklima", wenn die atmosphärischen Verhältnisse des Urlaubsortes stark unterschieden sind von dem des gewöhnlichen Aufenthalts.

In diesem Sinne bedeutet dann eine Rückkehr in den Heimatort wiederum eine neue rhythmische Umstellung für den Organismus und damit eine nochmalige, allerdings maßvolle und in physiologischen Grenzen bleibende Stress-Situation.

Wettereinfluß und Blutverteilung

Eine der wichtigsten organischen Einflußsphären, neben dem vegetativen Nervensystem, ist der Blutkreislauf und die Blutverteilung im Organismus. Phasen einer vermehrten Blutkonzentration im Innern des Körpers, in den Magen-, Darmgefäßen, allgemein des Verdauungstraktes, wechseln rhythmisch mit Phasen einer dominierenden Blutverteilung in der Peripherie, in den Hautgefäßen, im Gehirn. Diese wechselnde Blutverteilung hat ihren physiologischen Sinn:

Während und nach dem Essen, wenn also der Verdauungstrakt in Aktion ist, strömt die Blutmenge überwiegend in das Innere des Körpers. Die äußeren Hirn-, Haut- und Akrengefäße werden während dieser Periode vernachlässigt. Das Ergebnis davon ist, daß man nach dem Essen müde ist; man friert leicht als Zeichen der verminderten Hautdurchblutung. Ist die Verdauung beendet, so strömt das Blut wieder vermehrt zur Haut, ins Gehirn, zur Peripherie zurück.

Durch den Wettereinfluß wird dieser natürliche, biologisch und physiologisch abgestimmte Rhythmus des inneren-äußeren Gleichgewichtes beeinträchtigt, eventuell sogar gestört:

Bei Warmfront verbleibt das Blut, auch während des Essens, in größeren Mengen in der Peripherie. Gehirn und Haut sind und bleiben gut durchblutet, der Turgor der Haut bleibt erhöht, sie ist selbst glatt und elastisch, rosig gut durchblutet. Der Blutdruck ist durch Erweiterung der Gefäße erniedrigt. Finger und Füße sind manchmal angeschwollen. –

Eine Kaltfront stört das Blutverteilungs-Gleichgewicht im umgekehrten Sinne: Die Blutversorgung der Peripherie wird hier gehemmt und vermindert. Die Gesichtsfarbe bleibt blaß, der Turgor bleibt vermindert, die Haut erscheint faltiger, welker, atrophischer als an sich normal. Subjektiv hat man ein Kältegefühl durch die Verengung, ja sogar oft durch die vorliegende Verkrampfung der peripheren Gefäße. Der Blutdruck wird dadurch erhöht. Man spricht von einer allgemeinen Krampfbereitschaft der Gefäße, der Muskeln, von einer Agglutinationstendenz des Plasmas in den Geweben. –

Bioklimatische Bedeutung der Ozone

Ozon ist ein Molekül aus 3 Atomen ringförmig gebundenen Sauerstoffs. Diese – als Schema vorgestellte – Ringbildung der Sauerstoffatome O_3 ist labiler, loser als beim zweiatomigen üblichen Sauerstoffmolekül O_2. Die chemische Haupteigenschaft des Ozons besteht darin, sehr leicht und intensiv andere Stoffe zu oxydieren.

Wir haben in der Überschrift von „Ozonen" gesprochen, da man vermutet, daß es außer 3-atomigen, auch mehr-atomige Ozone, O_4, O_5, O_6 usw., eventuell sogar ein polyatomiges Ozon O_x gibt.

In der Natur bildet sich Ozon

(a) durch UV-Strahlung, welche Sauerstoff O_2 zu Ozon O_3 bindet.

(b) Eine zweite Möglichkeit der Ozonbildung vermutet man in den Korpuskularstrahlen, welche den gewöhnlichen Sauerstoff zunächst in Einzelatome aufspalten, die sich dann zum 3-atomigen Ozon unter Energieaufnahme verbinden.

(c) Die wichtigste Energiequelle für die Ozonbildung ist jedoch die elektrische Entladung, wie zum Beispiel bei den Blitzen des Gewitters.

Es gibt aber auch sogenannte „stille Entladungen" als eine wichtige Quelle für die Bildung von Ozon in Erdnähe.
Diese stillen Entladungen sind vor allem bei der Kaltfront als eine wichtige und bedeutsame Ozonquelle anzusehen. Wenn die luftelektrischen Entladungen fehlen, wie zum Beispiel beim Föhn, so tritt ein Mangel an Ozon ein und damit eine Situation wie bei Warmfront, dessen Extrem eben der Föhn darstellt.
Das Vorbild der Natur hat man in der kosmetischen Behandlung nachgeahmt, indem man durch Einwirkung von UV-Licht (Quarzlampe) auf fein versprühten Wasserdampf Ozon bildet.

Wirksamkeit des Ozons auf das Befinden

Ozonmangel

Bei Versuchen in einer Klimakammer mit ozonfreier, gefilterter Luft zeigten sich ausnahmslos die Symptome, wie sie bei Einbruch einer Warmfront, speziell auch bei Föhn, anzutreffen sind:
Eine gesteigerte Leistungsfähigkeit; das Einschlafen ist erschwert, es erfolgt ein wiederholtes Aufwachen bei aufregenden Träumen. Als Beschwerden stellen sich Nervosität, Kopfschmerzen, Nackenschmerzen, Juckreiz, Transpiration und depressive Stimmungslage ein.

Wirkung erhöhten Ozons

In der Klimakammer mit erhöhtem Ozongehalt stellten sich unmittelbar nach dem Betreten eine ausgesprochene Müdigkeit ein, Magenbeschwerden, Appetitmangel, Auftreten von plötzlichen, stechenden Schmerzen (Zahnschmerzen) usw., alles Symptome, die man bei Kaltfronteinbruch feststellt. Das heißt, die Wirkung des Ozons, insbesondere in erhöhter Dosierung entspricht eindeutig den Symptomen der Kaltfront.

Ein Vergleich zwischen dem Ozongehalt der Luft und dem jeweiligen meteorologischen Geschehen bestätigt eindeutig:

(1) Föhn bringt ganz niedrige Ozonwerte, und zwar bereits lange vor seinem Eintreffen mit einem außerordentlich tiefen Niveau. Hieraus läßt sich die starke Wirksamkeit des sogenannten Vorföhns erklären.

(2) Nordwind (Kaltfront) erhöht im Augenblick seines Eintreffens die Ozonwerte sehr stark;

(3) die Veränderungen des Ozongehaltes der Luft treten einige Stunden vor den Veränderungen des Luftdruckes ein. Auch bei Gewittern erfolgt oft Stunden vorher ein auffallender Ozonanstieg. Grundlegend kann sowohl ein Fehlen oder ein zu niedriger Ozongehalt der Luft (Warmfrontsituation) sich ebenso nachteilig auf das Gesundheitsbefinden auswirken, wie erhöhte Ozonwerte (Kaltfrontsituation).

Man kann die Konstitutionseinteilung nach Curry dahingehend präzisieren, daß

(a) die W-Typen auf niedere Ozonwerte,

(b) die K-Typen auf hohe Ozonwerte und

(c) die WK-Typen auf beide Extreme gesundheitlich negativ reagieren. –

Zur Bionomie allgemein

Statik der Symptome

Dynamik der Prozesse

Wenn wir die Haut in ihren Erscheinungen betrachten, und auf ihrer Grundlage die Diagnose stellen, so fragen wir uns stets: Woher kommen sie und wie sind sie entstanden? Zugleich mit dem Gedanken: Wie kann man sie ihrem Entstehungsgrunde entsprechend beeinflussen? Das heißt, die Symptome nur zu nennen und zu beschreiben genügt allein nicht, wir wollen und müssen ihre Ursachen ergründen, die Erscheinungen und ihre Phänomene als das Ergebnis von lebendigen Prozessen und Wirkungen erfassen. Die scheinbar ruhenden, statischen Symptome werden aufgelöst in die bewegten, dynamischen Vorgänge ihres Werdens und Entstehens.

Ich möchte dazu ein Wort von Carl Gustav Carus anführen, der anläßlich des I. Kongresses der Gesellschaft deutscher Naturforscher und Ärzte sinngemäß folgendes sagte: „Es ist klar, daß zweierlei der Wissenschaft obliegt, nämlich einerseits ein umfassendes, exaktes Beobachten der Natur, wie sie sich unseren Sinnen, unserer Erfahrung darstellt. Andererseits aber wird gefordert, daß wir uns nach der anderen, der inneren Seite unserer Existenz hinwenden; das heißt, daß wir mit der Vernunft nach einer Erforschung der Gesetze streben, welche sich zu den Erscheinungen der Natur entfalten."

Kausalkette

Diese zweifache Art der Naturbetrachtung und der Naturerkenntnis kommt daher, daß wir Menschen bei unserer Eigenart sinnenhaften Empfindenmüssens stets von den uns sich gebenden Erscheinungen ausgehen müssen. Dann erst können wir versuchen, Schritt für Schritt, die Phänomene aus ihren Ursachen abzuleiten. Wir müssen uns von Erscheinung zu Erscheinung zurücktasten, um eine lückenlose Kette der Ursachen zu finden und aneinander zu reihen. Der Weg unserer menschlichen Erkenntnismöglichkeit führt also notwendig von den sinnenhaften „äußeren" Erscheinungen zu deren „inneren" Ursachen!

Genetische Wirkfolge

Die Natur aber geht in ihrer Entwicklung und Entfaltung genau den umgekehrten Weg: Eine Ursache treibt die nächste aus sich hervor, immer von innen nach außen schaffend und wirkend. Die Phänomene, die unserer menschlichen Sinnesempfindung als erstes begegnen, sind in Wirklichkeit die letzten Ergebnisse des Wirkens der Natur und des Lebens: Aus der befruchteten Eizelle wird der Zellverband, aus ihm durch Differenziation die einzelnen Organe und damit schließlich unter vielfacher Umwandlung und Umformung der Organismus, der Körper als Erscheinung.

Wenn wir die sich ständig abspielenden, lebendigen Vorgänge in der Praxis behandelnd beeinflussen wollen, dann wählen wir in der Diagnose den Weg von den Erscheinungen zu ihren Ursachen. Wir steuern aber andererseits durch unsere Behandlung und durch die von uns ausgewählten Wirkstoffe ein Geschehen, das als Ursache anfängt, mit dem bewußten Ziele, bestimmter und gewünschter Phänomene, die als Gesundung der Haut, als Schönheit, als Harmonie dann erscheinen sollen.

„Finalbehandlung"

Aus dieser prozessualen Betrachtung des lebendigen Geschehens her ist es verständlich und notwendig, die Gesetze der Lebensvorgänge zu erfassen zu suchen, die Gesetzmäßigkeiten organischen Sichvollziehens des Werdens, des Seins und des Vergehens zu finden. Die Erkenntnis der Grundprinzipien und der Gesetze des Lebens ist Bionomie. So ist Bionomie mehr als Biologie, welche lediglich die Lebensformen, die Lebenserscheinungen und die Lebensvorgänge beschreibt; denn die Bionomie will die Lebensgesetze und die Gesetzmäßigkeiten beim Ablauf lebensgebundener Geschehnisse in ihrer konsequenten Prozessualität wesenhaft erfassen und schöpferisch nachgestalten. –

Bionomie

Grundlegende bionome Prozesse

In allem biologischen und physiologischen Geschehen greifen als Grundlage stets zwei Prozeßphasen ineinander,

Aufbauphase – Abbauphase

(1) der Aufbau, bei welchem aus der Nahrung Eiweißstoffe, Fette, Kohlehydrate, Mineralstoffe und Wasser als Körpersubstanz zu Zellen, Zellgewebe, Gefäßen, Organen, dem gesamten Organismus aufgebaut werden (Assimilation) und

(2) der Abbau, bei welchem die Nahrungsstoffe und auch bereits abgelagerte Körpersubstanz abgebaut und verbraucht werden (Dissimilation).

Dabei wird aus den Substanzen Energie in Form von Muskelkraft, Körperwärme u. a. frei.

Aufbau und Abbau bedingen einander und ergänzen sich gegenseitig. Denn aus dem Substanzabbau wird diejenige Energie frei, welche notwendig ist, um Materie neu aufzunehmen, abzulagern, und die Organe funktionstüchtig zu erhalten. Andererseits bestünde ohne assimilierte Substanz keine Möglichkeit, Energie innerorganisch freizusetzen.

Der Aufbau und Abbau laufen jedoch nicht gleichmäßig, sondern in Intervallen, in einer Rhythmik gegenseitig wechselnder Intensität. So ist z. B. während des Schlafes der aufbauende, substanzgebende Stoffwechsel stärker ausgeprägt; während des Tages und während der Arbeit hingegen überwiegt der substanzabbauende Prozeß der Dissimilation.

Physiologisches Gleichgewicht

Wenn diese beiden Prozeßphasen miteinander in einem wohl ausgewogenen Gleichgewicht verlaufen, dann ist der Organismus innerlich gesund und in seiner Erscheinung harmonisch. Man spricht von einem „dynamischen Prinzip des physiologischen Gleichgewichtes", welches man auf das Vermögen des Organismus zur Sensibilität und Reagibilität zurückführen kann; das heißt, auf die Fähigkeit, Reize zu empfinden und auf diese Empfindungen hin entsprechend sinngemäß zu re-agieren, zu antworten. Heute nennt man es auch „System physiologischer (neuraler) Rückkoppelung".

Der Ablauf der physiologischen Prozesse zeitigt als Ergebnis den Aufbau und die Gestaltung des Körpers und seiner Organe. Aus der Diagnose der äußeren Erscheinungen ist es daher möglich, auf die Art der physiologischen Prozesse rückzuschließen, welche jene gebildet und hervorgerufen haben.

Grundsätzlich kann man dabei folgende drei Stadien des Energie- und Stoffwechselzustandes unterscheiden:

Normergie Die Normalfunktion oder *Normergie*

Hierbei sind die aufbauenden und die abbauenden Prozesse im Organismus miteinander in einem optimalen gegenseitigen Gleichgewicht. Ihr Ergebnis ist der gesunde Organismus, ist die gesunde, normale Haut.

Hyp-ergie Die Unterfunktion oder *Hyp-ergie.*

Hierbei verlaufen die Energie- und Stoffwechselprozesse entweder überhaupt allgemein oder partiell innerhalb einzelner, bestimmter Funktionen und Faktoren vermindert, geschwächt. Alle Erscheinungen, die man auf irgendwelche physiologischen Unterfunktionen zurückführt, kann man unter dem Begriff der Atrophie zusammenfassen.

Hyper-ergie Die Überfunktion oder *Hyper-ergie.*

Hierbei sind physiologische Prozesse über das durchschnittlich übliche Maß hinaus gesteigert, wie zum Beispiel, eine vermehrte Produktion an Hauttalg, eine übermäßige, verfrühte Verhornung, eine überstarke Reizempfindung oder -reaktion u. a.

Normal-Status

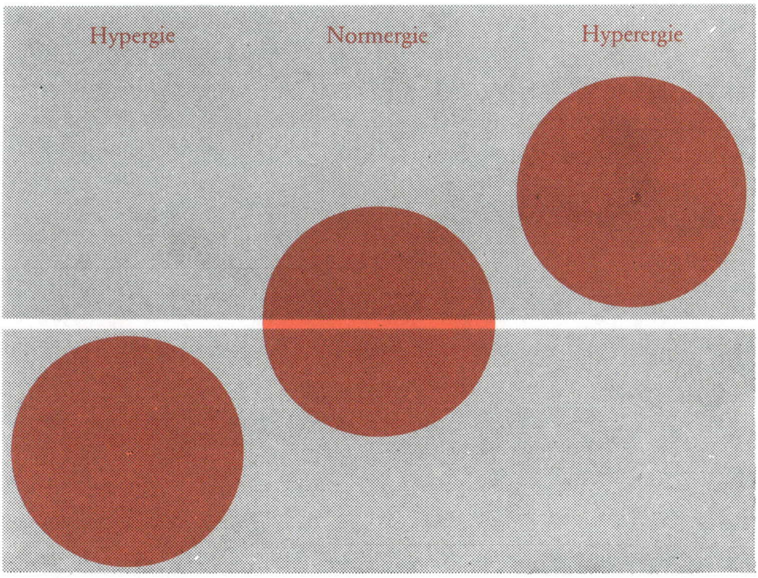

Wenn man diese einfache schematische Einteilung der möglichen Stoffwechselstadien für die Diagnose zugrunde legt, so kommt man zu folgenden physiologisch bedingten Hautbildern:

normale Haut (1) Normergie wirkt das Erscheinungsbild der normalen Haut;

„reife" Haut (2) Hyp-ergie führt zur atrophierenden, alternden, „reiferen" Haut;

(3) Hyper-ergie bewirkt physiologisch den seborrhoischen Zustand (Status seborrhoicus).

Ölige Seborrhoe (a) als übersteigerte Talgproduktion, die ölige Seborrhoe (Seborrhoea oleosa) und/oder

Trockene Seborrhoe (b) als vermehrte Verhornung (lokale Hyperkeratose an der Follikelmündung als trockene Seborrhoe – Seborrhoea sicca); oder aber

Überempfindlichkeit neural eine Überempfindlichkeit, gesteigerte Reizreaktion und eine erhöhte Disposition zu Irritationen der Haut.

Wir fassen diese verschiedenen Stoffwechselstadien in einer Übersicht zusammen:

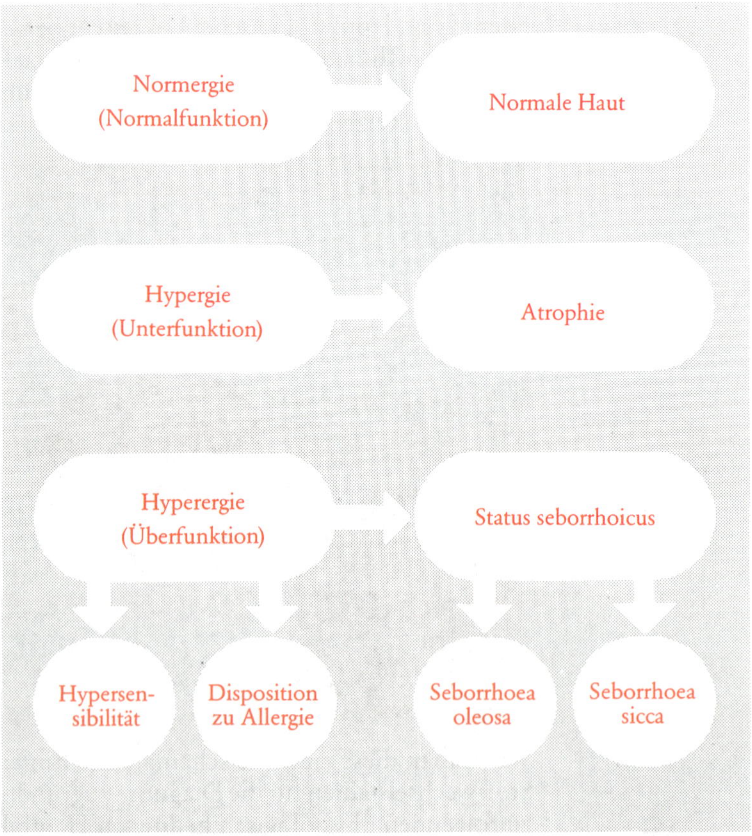

Wir können diese drei möglichen physiologischen Stoffwechselzustände auf die Art und Weise der Behandlung übertragen und damit deren Modus, den Eigenschaften der Haut entsprechend begründen:

Tendenzen der Behandlungen

Bei einer Normergie wollen wir den vorhandenen gesunden Status der Haut erhalten und zugleich möglichen Tendenzen zu Unter- oder Überfunktionen vorbeugen.

Bei der Hypergie müssen wir versuchen, die verminderten Energie- und Stoffwechselvorgänge in natürlicher, physiologischer Weise anzuregen und zu beleben.

Liegt eine Hyperergie zugrunde, dann wollen wir die Haut beruhigen, ausgleichen, normalisieren, und zwar jeweils sowohl durch die Wahl der Wirkstoffe, ihrer Anwendungsformen, wie auch durch die ganze Art und Weise der biokosmetischen Behandlung in praxi.

Durchschnitt und Norm

Wir sprechen von einer „Normalkonstitution", aber wir hören auch sehr häufig von „Durchschnittswerten". Beide Begriffe Norm und Durchschnitt müssen wir exakt unterscheiden!

Durchschnitt ist das Ergebnis einer statistischen Erfassung von Gegebenheiten. Ein Durchschnitt muß in keiner Weise gesund sein, sondern kann sogar pathologisch sein; zum Beispiel, wenn man bei zahnmedizinischen Erhebungen feststellt, daß der Durchschnitt aller Menschen, vor allem in hochzivilisierten Ländern zahnkrank ist. Der Durchschnitt ist also überall in den statistischen Maßen greifbar, erfahrbar und registrierbar.

Die Norm aber eines Menschen ist seine biologische Potenzfülle, ist der ideale Mensch im Vollbesitz seiner körperlichen, seelischen und geistigen Kräfte. Mit diesem Begriff der Norm sind wir im Prinzip bereits auf dem Gebiete der Metaphysik. Denn es handelt sich hierbei um ein Idealbild, um eine „erstrebenswerte transzendentale Idee", die an sich in der realen Welt nicht unbedingt und unmittelbar faßbar sein muß, sondern als eine Forderung der Lebensführung, der Lebenshaltung und Lebenseinstellung erstrebbar, erwünschbar ist.

Zur Erklärung einiger Begriffe

Biokatalysator,Biostimulans, Biosedativum

Wenn wir das physiologische Hautgeschehen behandelnd beeinflussen, so wollen wir entweder anregen, beleben, stimulieren oder in anderen Fällen beruhigen, ausgleichen, normalisieren.

Dabei gibt es folgende Möglichkeiten:

(1) Man kann die Stoffwechselprozesse unmittelbar dadurch beeinflussen, daß man physiologische Substanzen gibt, die selbst im normalen Stoffwechsel als notwendig vorkommen, zum Beispiel Aminosäuren, im Sinne einer Substitution.

(2) Es gibt aber auch Stoffe, welche in ganz geringen Mengen in der Lage sind, physiologische Vorgänge im Organismus spontan hervorzurufen oder bereits vorhandene zu beschleunigen, ohne daß sie selbst dabei verändert werden.

Einen derartigen Stoff, welcher Stoffwechselprozesse vermittelt, ohne selbst dabei umgewandelt zu werden, nennt man im lebendigen Geschehen einen Biokatalysator. Hierher gehören vor allem Enzyme, Vitamine und Hormone.

(3) Mancher Stoff wirkt jedoch nicht als Substanz direkt, sondern mittelbar über ein Nervensystem (das autonome, vegetative Sympathicus-Parasympathicus-System, Zentralnervensystem) auf die Stoff- und Energiewechselprozesse im Organismus, in den Organen, speziell für uns der Haut, ein, und zwar entweder anregend, belebend, stimulierend als Biostimulans oder aber beruhigend, ausgleichend und neutralisierend als Biosedativum. –

Biologische Wertigkeit

Wohl bezieht sich der Begriff der biologischen Wertigkeit vor allem auf die Nahrung. Aber man kann in der BioKosmetik für die Wirkstoffe, wie auch für alle Grundstoffe der Präparate von einer biologischen Wertigkeit der verwendeten Substanzen sprechen. Es handelt sich dabei vor allem um die Anwendung von biologisch wertvollen, lebensnotwendigen und lebenswichtigen Substanzen, wie essentielle Aminosäuren, essentielle Fettsäuren, Mineralstoffe, Vitamine und Fermente. Vor allem im Sinne einer substituierenden, kompensativen Behandlung ist es notwendig, daß wir nur physiologisch identische oder biologisch verwandte Grund- und Wirkstoffe geben, um damit bei ästhetischen Mangelerscheinungen helfen und unterstützen zu können.

Arndt-Schulzsche Regel

Man nennt die Arndt-Schulzsche Regel auch häufig ein biologisches Grundgesetz. Es betrifft die physiologische und biologische Wirksamkeit von Substanzen und besagt: „Kleine Reize fachen die Lebenstätigkeit an, mittlere fördern sie, starke hemmen sie und stärkste heben sie auf." Diese Gesetzmäßigkeit hatte Virchow bereits in seiner Reizlehre angedeutet, ohne jedoch sie als biologische Regel auszusprechen.

Prophylaxe und Substitution

Wir haben in der Einleitung davon gesprochen, daß die BioKosmetik

(a) eine vorbeugende (präventive oder prophylaktische) Gesundheitspflege und

(b) eine ergänzende, vervollkommnende (kompensative oder substituierende) Körperpflege ist.

Sind diese beiden Momente gleichartig oder worin unterscheiden sie sich in der Art der Anwendung und Behandlung?

Zu (a):

Als vorbeugende Gesundheitspflege wollen wir erreichen, daß bei einer Neigung zu Seborrhoe und Hautunreinheiten, bei einer Tendenz zu vorzeitigen Alters- und Degenerationserscheinungen, bei einer Anfälligkeit und Überempfindlichkeit für Reizungen, Rötungen, Irritationen, ja einer erhöhten Disposition zu Allergie der Körper in seiner Gesamtheit und die Haut im speziellen vorsorglich so behandelt werden, daß die genannten Symptome und Syndrome nicht oder nur in leichtem, vorübergehendem Maße auftreten.

Bei einem atrophierenden Teint regen wir den peripheren Stoff- und Energiewechsel der Haut durch eine belebende, leicht durchblutende, revitalisierende Behandlung an, u. ä. Das heißt, prophylaktisch suchen wir stets physiologisch die Vorgänge und Prozesse an und in der Haut zu beeinflussen.

Zu (b):

Wenn wir ergänzend, fehlende Substanzen ersetzend behandeln wollen, dann müssen wir vorher wissen, was der betreffenden Haut an materiellen Stoffen und Stoffkomplexen fehlt, um diese dann epikutan und endoderm zu geben. So fehlt der trockenen Haut sowohl Fett (als „fett-arme"), wie der natürliche Feuchtigkeitsfaktor (als „feuchtigkeits-arme" Haut), und es ergibt sich daraus die substituierende Behandlung, indem wir dem Teint physiologisch und biologisch, dem natürlichen Hautfett möglichst verwandte Fette und Öle in Emulsionsform zuführen und außerdem den NM-Faktor geben. Daraus folgt, daß die substituierende Behandlung stets mit Substanzen arbeitet, die ersetzt und ergänzt werden sollen; sie wirkt also primär substantiell, weniger funktionell wie die oben genannte vorbeugende Methodik. –

Die Haut –
Status und Physiologie

Die Aufgaben der Haut

Die Haut ist ein weit – 20 000 bis 22 000 cm^2 – ausgedehntes, vielfältiges Organ, welches im Rahmen des gesamten Organismus gewertet werden muß. Denn es bestehen enge Verbindungen zwischen der Haut und den inneren Organen des Körpers.

Im Zusammenhang mit den Körperfunktionen hat die Haut folgende Aufgaben:

Schutzorgan

Sie ist gegen mechanische, physikalische oder chemische Einflüsse und Reize von außen ein Schutzorgan:

Die Hornschicht schützt gegen Verletzungen durch Druck und Reibung. Ihr Fettgehalt, der aus fettartigen Stoffen des Hauttalges und bei der Verhornung frei werdendem Hornfett besteht, schirmt chemische und physikalische Reize ab.

Durch die Einlagerung des Hautpigmentes in die Basalschicht und durch die reiche Ausbildung des oberflächlichen Gefäßnetzes wird ein zu starkes Eindringen von Licht und Wärme verhindert.

Freie Fettsäuren und die bei der Verdunstung zurückbleibenden Säurerestbestände des Schweißes bilden den sogenannten „Säureschutzmantel" der Haut (Marchionini). Er ist eine körpereigene Bakterienschranke zur Abwehr von Infektionen.

Die Haut besitzt peripher eine körpereigene und körperspezifische Bakterienflora, welche Fremdkeime als natürlicher antibiotischer Bakterienschutz in ihrem Wachstum zu hemmen vermag.

Die Schutzfunktionen der Haut sind somit

(a) die Hornschicht,
(b) das Pigment,
(c) das Haut- und Hornfett,
(d) der Säuremantel und
(e) die antibiotisch wirkende hauteigene Bakterienflora.

Speicherorgan

Die Haut ist zugleich Speicherorgan: Im Fettgewebe der Subkutis (Panniculus adiposus) kann der Mensch neben Flüssigkeit und Salzen 10 bis 15 kg Fett speichern. Dieses Fett schützt den Körper gegen mechanische und physikalische Schädigungen und ist zugleich ein Fettdepot. Außerdem speichert die Haut Zucker und vor allem Kochsalz.

Wärmeregler

Als Wärmeregler zieht sich die Haut in der Kälte zusammen (Gänsehaut), dabei wird Talg ausgepreßt. Beide Funktionen, Kontraktion und Einfettung, verhindern einen Verlust an Wärme. Bei einer erhöhten Wärmeeinwirkung hingegen dehnt sich die Haut aus, die

Gefäße erweitern sich und die Schweißdrüsen werden tätig. Die Verdunstungskühle des Schweißes vermindert die äußere Körpertemperatur und ist ein notwendiger Ausgleich gegen eine Überhitzung des Körpers.

Absonderungsorgan

Die Ausscheidung des Schweißes entlastet die Tätigkeit der Nieren und viele körperfremde Stoffe werden durch den Schweiß ausgeschieden. Darauf beruht die vorbeugende und heilende Wirkung schweißfördernder Behandlungen. Man unterscheidet die „Perspiratio sensibilis" als bewußte bzw. äußerlich unmittelbar als kleine Schweißtröpfchen zu erkennende Ausscheidung von der „Perspiratio insensibilis", wobei aus den Gefäßen ständig Wasser dampfförmig und daher unsicher abgegeben wird.

Schweiß

Talg

Den zweiten Absonderprozeß der Haut tätigen die Talgdrüsen. Der von ihnen gebildete Hauttalg fettet die Oberhaut ein, macht sie geschmeidig und schützt sie vor Austrocknung. Außerdem scheidet die Haut ungefähr 4 bis 5 % Kohlendioxyd perkutan aus.

CO_2

Aufnahmeorgan

Die Haut ist zugleich ein Aufnahmeorgan. Hierbei muß man die Konstitution der jeweiligen Stoffe unterscheiden, die eine verschiedene Fähigkeit haben, durch die Haut hindurch zu permeieren, von der Haut aufgenommen oder auch abgewiesen zu werden. Lipidlösliche (fettlösliche) Stoffe durchdringen in Emulsionsform die Oberhaut leicht, ebenso gasförmige Substanzen. Darauf beruht die Möglichkeit, kosmetologisch intrakutan Wirkungen in der Haut und im Unterhautzellgewebe hervorzurufen. Wasser läßt die Haut jedoch nur oberflächlich quellen. Allerdings nimmt die Haut auch etwa 1 % des gesamten Sauerstoffbedarfes des Organismus auf. Dadurch sind speziell die Zellen der Epidermis von einer Sauerstoffzufuhr über die Gefäße von innen her zum Teil unabhängig.

Quellung

O_2

Stoffwechselorgan

Die Haut steht in einer ständigen Stoffwechselbeziehung mit dem ganzen Körper. Ihr Stoffwechsel und ihre Reaktionslage werden daher grundlegend und maßgeblich vom altersbedingten Aufbau der Haut, von der Ernährung, den enzymatischen und hormonalen Funktionen und vom vegetativen Nervensystem her beeinflußt. Eine gesunde, eine krankhafte oder eine atrophisch usw. erscheinende Haut läßt somit Rückschlüsse auf den Gesundheitszustand des gesamten Organismus zu.

Bildungsort von Antikörpern

Ausschlaggebend für die Entstehung von Allergien ist die Fähigkeit der Haut, spezifische Antikörper zu bilden. Wenn man einen sensibilisierend wirkenden Stoff, ein Allergen, auf oder in die Haut bringt, so entsteht ein Reaktionsprozeß zwischen dieser Substanz und den Eiweißkörpern der Haut unter Bildung von Antikörpern („Gegen-Körpern"). –

Empfindungsorgan

Die Haut ist reichlich mit Nervenelementen des zentralen und autonomen Nervensystems durchzogen. Dabei werden Reize von ihnen entsprechenden, das heißt, auf sie abgestimmten Reizempfängern (Rezeptoren) aufgenommen. Jene können von außen auf die Haut treffen oder auch in der Haut selbst entstehen. Sie werden zentripetal zum Hirn weitergeleitet und dort wahrgenommen. Diese Reizübermittlung vollzieht sich impulsartig als elektrische Erregungswellen. Elektrophysiologisch ist jede Erregung der Nerven eine Störung des Ruhepotentials, welches durch die Erregungsausbreitung wieder hergestellt und aufrechterhalten wird. Natrium- und Kalium-Ionen strömen wechselseitig ein und aus, bis das elektrophysiologische Gleichgewicht wieder hergestellt ist, wie vor der Erregung.

Rezeptoren

Als Rezeptoren kommen in der Haut strukturierte Endorgane vor, aber auch frei endigende Nervenfasern. Dabei vermitteln die freien Endigungen (nach Head und Rivers) nur Sinnesempfindungen, die einfache primitive Wahrnehmung betreffen; die strukturierten Rezeptoren hingegen besitzen ein höher empfindliches und besser differenzierendes Unterscheidungsvermögen für jeweils ganz bestimmte Reize.

Berührungsreiz

So kann man die einzelnen nervösen Strukturen der Haut entsprechend ihrer Sinnesqualitäten aufgliedern:
Die Nervengeflechte um die Haarbalgkapseln sind die taktilen Rezeptoren in der behaarten Haut. Dieselbe Funktion für die Empfindung von Berührungsreizen haben die Meissnerschen Tastkörperchen und – in den oberen Schichten des Korium – die Merkelschen Körperchen oder Tastscheiben. Die Pacinischen Corpuskeln oder die Golgi-Mazzonischen Körperchen nehmen Druckempfindungen auf.

Deformation

Diese Endorgane werden dadurch gereizt, daß bei Berührung oder Druck die Haut deformiert wird. Darum löst ein gleichbleibender Druck flächenhafter Art keine Empfindung mehr aus.
Ein Reiz wird jedoch um so stärker empfunden, je schneller die physikalische Deformation der Haut erfolgt; das heißt, Schnelligkeit der Deformation und Reizintensität sind einander proportional.
Allerdings ist die Druckempfindlichkeit in verschiedenen Hautregionen unterschiedlich. Die gleiche Berührung des Augenlides

wird zum Beispiel wesentlich intensiver empfunden, als dieselbe an der Stirn oder am Körper.

Kälte und Wärme

Kältereize empfinden die sogenannten Krauseschen Endkörperchen, während die Wärmeempfindung durch die Ruffinischen Körperchen übertragen werden. Aber es muß auch noch darüber hinaus ganz spezielle und spezifische Thermorezeptoren geben. Die Thermorezeptoren der Haut sind mit der physiologischen Wärmeregulation verknüpft. Innerhalb einer Minute wird der Grundumsatz veränderten Temperaturen angeglichen.Je nach Empfindung als Wärme- oder Kältezufuhr wird die Durchblutung und die Transpiration entsprechend geregelt, erhöht oder vermindert.

Schmerz

Man kann nicht mit Sicherheit sagen, ob spezifische Schmerzrezeptoren für sich existieren. Viele Autoren sind der Ansicht, daß die Schmerzempfindung lediglich eine Modifikation der Berührungs- oder Temperaturrezeption sei. Wenn Reize auf diese Empfindungsorgane besonders stark wirken, dann soll dies ein Schmerzgefühl hervorrufen.

Wenn auch nach dieser Auffassung die Schmerzempfindung nicht an eine besondere Struktur des Hautnervensystems gebunden ist, so spricht man dennoch von sog. „Schmerzpunkten" auf der Haut (durchschnittlich 175 pro cm^2, ungleichmäßig verteilt).

Juckreiz

Anatomisch und physiologisch stimmen die Schmerzpunkte und die sogenannten Juck-Sinnespunkte gut überein. Wenn nämlich die Schmerzleitung unterbrochen wird, so ist gleichfalls keine Empfindung eines Juckreizes gegeben. Diese Zusammenhänge gehen auch daraus hervor, daß sich ein künstlich erzeugter Juckreiz in den benachbarten, selbst nicht gereizten Hautpartien einer Schmerzempfindung feststellen läßt. Juckempfindung und Schmerzqualität können sich kombinieren, und zwar sich verstärkend oder sich neutralisierend. Daraus erklärt sich das Überspielen eines Juckreizes durch die Schmerzempfindung beim Kratzen.

So sind Juckreiz und Schmerzgefühl häufig eng miteinander verknüpft. Allerdings gibt es auch Differenzierungen. Durch eine Gefäßverengung wird der Juckreiz gehemmt, der Schmerz hingegen bleibt davon unbeeinflußt. Umgekehrt kann eine Gefäßerweiterung auslösendes Moment für einen Juckreiz sein, ohne daß dabei die Schmerzempfindung bzw. deren Empfindungsfähigkeit beeinflußt wird.

Daraus kann man ableiten, daß der Juckreiz als eine spezifische Hautempfindung mit einer Veränderung der Hautdurchblutung – Gefäßerweiterung oder -verengung – in Zusammenhang steht. So erzeugen vor allem solche Substanzen einen Juckreiz, welche neben einer Erregung von Sinnesempfindungen zugleich die Hautdurchblutung verändern.

Haut und Nerven

Daß die Beziehungen zwischen Haut und vegetativem Nervensystem so vielseitig und intensiv sind, kann man darauf zurückführen, daß Haut und peripheres Nervensystem aus ein und demselben Keimblatt, dem Ektoderm hervorgehen. Man hat daher stets versucht, aus der besonderen Lokalisation von Hautsymptomen auf den Zusammenhang mit neuralen Vorgängen zu schließen. So können durch Störungen von Nervenfunktionen, wie der Schweißdrüsen- oder Gefäß-Innervation, Umstimmungen der Oberflächenverhältnisse auf der Haut hervorgerufen werden, übermäßige Quellung oder Feuchtigkeitsmangel, Hyperhidrosis, Hyperämie u. a. Ein weiteres Beispiel für die Beziehungen zwischen Haut und Nervensystem ist das „schmetterlingsförmige" Auftreten von vasomotorischer Dauerrötung, von Teleangiektasien und Rosacea (nach Blaich und Engelhardt). –

Zur Anatomie der Haut

Die Haut ist ein Organ, welches aus verschiedenen Geweben besteht:

Epidermis (a) die Oberhaut oder die Epidermis, als epithelialer Teil,

Korium (Cutis) (b) darunter die Lederhaut oder das Korium, als der bindegewebige Anteil und

Subcutis (c) die Subkutis als vorwiegendes Fettgewebe.

Den jeweils charakterisierenden Gewebeanteil hervorhebend, kann man von

(a) der epithelialen Epidermis,

(b) der bindegewebigen Kutis und

(c) der fettgewebigen Subkutis

sprechen.

Über die Subkutis

Die Subkutis oder das Unterhautzellgewebe (subkutanes Fettgewebe) verbindet die Haut mit den unter ihr liegenden Organen. In der Hauptsache enthält die Subkutis reichlich Fettläppchen (Fettgewebe), welche durch Bindegewebszüge umgeben sind. Das eigentliche Fettgewebe der Subkutis faßt man unter dem Begriff „Panniculus adiposus" zusammen. *(Panniculus adiposus)* Dieses subkutane Fettgewebe ist ein Kälteschutz für den Organismus und bestimmt als Unterpolsterung der übrigen Hautschichten maßgebend die äußere Körperform. Die Subkutis ist reich von Gefäßen und Nerven durchzogen.

Über die Lederhaut (Cutis oder Korium)

Die Lederhaut besteht in der Hauptsache aus Bindegewebe, und zwar

Kollagene Fasern (1) in der oberen, feinfaserigen, maschenartigen Schicht, dem Stratum papillare, überwiegend aus kollagenen („leimgebenden") Fasern.

Sie verlaufen örtlich verschieden, meist aber senkrecht zur Hautoberfläche. *(Stratum papillare)* Diese obere Schicht bildet, wie ihr Name Stratum papillare besagt, Papillen aus; das sind dicht stehende, kuppelförmige Ausstülpungen, durch deren große Oberfläche die gefäßlose Epidermis reichlich ernährt werden kann und aus ihr Stoffwechselprodukte weggeführt werden können. Die einzelnen Papillen selbst enthalten in ihrem Inneren feinmaschige Kapillargefäße, mit umgebenden Lymphräumen, Nervenfasern und teilweise auch Nervenendorgane.

Elastische Fasern (2) Um die kollagenen Fasern vor einer Überdehnung oder Zerreißung zu schützen, umfaßt das zweite Fasersystem der Kutis, die elastischen Fasern, netzartig die kollagenen Bündel.

Glatte Muskelfasern

Daneben enthält sie auch glatte Muskelfasern, die an manchen Stellen schichtenweise angeordnet sind, an den Haaren als „Haarbalgmuskeln" in Form länglicher Bündel.

Stratum reticulare

(3) Unterhalb der papillären Schicht erstreckt sich noch eine weitere Zone der Lederhaut, das Stratum reticulare. In ihr verlaufen dickere, dicht aneinander gelagerte Bindegewebsbalken, in Wellen parallel zur Hautoberfläche. Sie bildet ein ausgeprägtes, festgefügtes Gewebsnetz. —

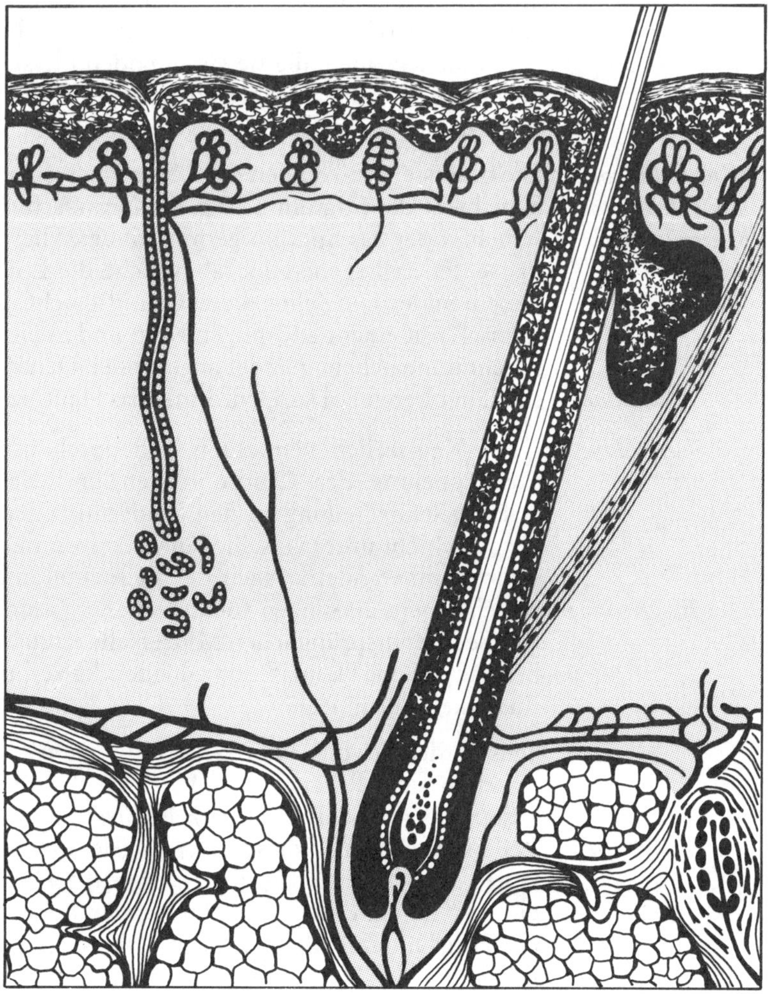

Bildeprozeß der Epidermis

Zum Aufbau der Epidermis

Die äußerste Schicht der gesamten Haut ist die Oberhaut oder Epidermis. Sie ist gefäßlos und besteht aus mehreren, voneinander deutlich zu unterscheidenden epithelialen Zellschichten. Eine bindegewebige Membran, die Basalmembran, verbindet die Epidermis mit der Lederhaut, dem Corium.

Wenn wir die Haut von außen her mit Vitaminen, Fermenten und anderen biogenen Wirkstoffen behandeln, um sie in ihrem Erscheinungsbild zu gestalten, so ist uns dies dadurch möglich, daß sich in ihr lebendige Bildungsprozesse ständiger Regeneration vollziehen. Denn wir wollen mit diesen Wirkstoffen die den Symptomen zugrundeliegenden, die sie gestaltenden physiologischen Prozesse beeinflussen. Wir betrachten daher die Epidermis in ihrem steten Vorgang des Werdens und Vergehens.

Zur Entstehung der Zellschichten
Keimzellenschicht

Die unterste, den Papillen der Lederhaut wellenförmig aufsitzende Schicht ist das Stratum basale, die Grundschicht, die Keimzellenschicht, oder das Stratum germinativum. Hier spielt sich die erste Phase der Zellregeneration ab, welche die Epidermis ständig von neuem bildet. Die Zellen dieser Grundschicht sind zylindrisch oder kubisch mit einem eiförmigen Kern und in einer Reihe ohne Zwischenräume nebeneinander angeordnet. Den Zellen dieser Schicht sitzt am oberen Pol kappenförmig das Hautpigment, Melanin, auf.

Melanin

Zellneubildung

Diese Keimzellen vermehren sich durch innere Reduplikation (Verdoppelung der Chromosomen und Zellbestandteile) und anschließende Teilung zu den Epidermiszellen, die dann von der Grundschicht unter verschiedenen Umwandlungen bis zur Hornschicht hin wandern. Nach der Zellneubildung in der Keimzellschicht lagern die jungen Tochterzellen Substanz an, bis sie etwa die Größe ihrer ursprünglichen Mutterzelle erreicht haben. Sie verbleiben durch feine Plasmafäden miteinander verbunden; Interzellularflüssigkeit umspült sie.

Tochterzellen

Teils werden sie von neuen nachkommenden Zellen geschoben, teils wandern sie selbständig zur Hornschicht hin und rücken dabei auseinander, so daß die Interzellularräume erweitert werden. Die Zellen verstärken bei diesem Vorgang deutlich ihre Protoplasmaausläufer, die sich mit den Epithelfasern von der Basalmembran her vereinigen. Durch diese Ausläufer werden die einzelnen Zellen „stachelartig" miteinander verbunden, was dazu führte, dieser Epidermisschicht den Namen Stachelzellenschicht, Stratum spinosum, zu

Stachelzellenschicht

geben. Diese Stachelzellenschicht ist die mächtigste Epidermisschicht; sie besteht aus vier bis acht Lagen vieleckiger Zellen.

Gegen die obere Grenze hin platten sich die Zellen mehr und mehr ab, die Interzellularräume verengen sich wieder, bis die Zellen einander berühren.

Keratohyalin *Körnerschicht*

Als erstes Degenerationszeichen bilden sich nun im Protoplasma kleine Körnchen von Keratohyalin, einer Vorstufe des Keratins. Das Auftreten dieser lichtbrechenden Granula hat dieser Schicht den Namen Körnerschicht oder Stratum granulosum gegeben.

Keratin

Als weitere Degenerationserscheinung verdichtet sich das Plasma unter Wasseraustritt mehr und mehr zu Hornsubstanz. Die leichtlöslichen Aminosäuren des Plasmas werden an die umgebende Interzellularflüssigkeit abgegeben, während die schwerer löslichen Eiweißbausteine vermehrt zurückbleiben. Das Keratin entsteht somit als molekulare Zusammenlagerung des Zelleiweißes unter Wasseraustritt:

Umfang

Die Zelle nimmt an Umfang ab, sie wird flach zusammengepreßt; der Zellkern wird kleiner, schrumpft ein und löst sich schließlich vollkommen auf, während die ursprünglich lose verbundenen Einzelzellen mit- und ineinander zu Hornschollen verzahnen.

Glanzschicht

Als Zwischenschicht von der Körner- zur Hornschicht kann man – besonders in den Handflächen und an den Fußsohlen – noch eine besonders lichtbrechende Glanzschicht oder Stratum lucidum unterscheiden. Diese Eigenart rührt von einem Stoff, Eleidin, her, welcher mit Glykogen verwandt ist.

„Kittsubstanz" *Hornschicht*

Die abgestorbene Hautzelle ist nun vollkommen verhornt, abgeflacht, mit anderen Hornzellen ineinander verzahnt und durch die „Kittsubstanz", eine Zellausscheidung, zu einem Hornzellen-Konglomerat verbunden. Damit hat die Hautzelle die letzte und oberste Schicht, die Hornschicht oder das Stratum corneum, erreicht. Man kann diese Hornschicht noch weiter unterteilen, indem man die untere, mit der Haut noch fester verbundene Schicht, das Stratum (corneum) conjunctum, von der obersten, lockeren Lage, dem Stratum (corneum) disjunctum, unterscheidet. Von dieser letzten Schicht schilfern die keratinisierten toten Hautzellen ständig und normalerweise unsichtbar ab.

Beobachtungen

Aufgrund von Beobachtungen und annähernden Berechnungen wird pro Tag eine Schicht kernloser Epidermiszellen von der Horn-

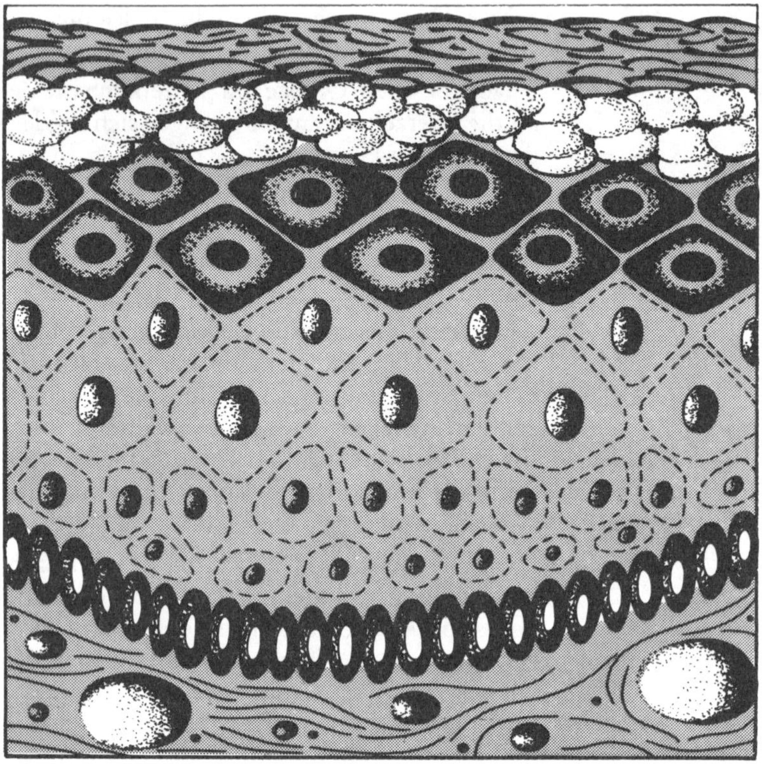

schicht abgestoßen. Danach regeneriert sich die Epidermis normalerweise innerhalb von etwa 30 Tagen.

Rhythmik der Zellneubildung

Die Zellregeneration verläuft beim Menschen in einem 24-Stunden-Rhythmus: Während des Schlafes in der Nacht ist die Anzahl der Zellteilungen am größten, untertags, insbesondere während einer Tätigkeit, am geringsten. Diese Beobachtung führt zu der Vorstellung, daß während der Nacht Substanzverteilung und Energiegewinnung vorwiegend für Regenerationsprozesse, insbesondere zur Zellneubildung, benötigt werden, während tagsüber die Nährstoffe und Substrate vor allem für eine energetische Verwertung in organischen Tätigkeiten verwendet werden. Damit im Zusammenhang und in Wechselwirkung steht die rhythmische Steuerung der verschieden intensiven Blutverteilung im Organismus bei Tag und bei Nacht, sowie die humorale Zufuhr der Körpersäfte mit den zur Regeneration bzw. zum Energiewechsel benötigten Substrate.

Nachts: Regeneration

Tags: Tätigkeit

Zur Keratinisierung

Die Verhornung der Epidermiszellen kann bis zu den Endstufen der Keratinbildung verlaufen; sie kann aber auch auf Vorstufen oder auf anomalen Seitenwegen stehen bleiben. Normalerweise stößt sich die Hornschicht nach vollkommener Keratinisation von selbst ab.

Orthokeratose

Verläuft die Keratinisierung vollkommen normal bis zum Endstadium der Hornzellen, dann ist dies eine Orthokeratose.

Hyperkeratosen Retentions-Hyperkeratose

Wenn die Abstoßung der Hornzellen fehlt oder wesentlich vermindert ist, dann spricht man von einer Retentionshyperkeratose (z. B. Ichthyosis).

Proliferation-Hyperkeratose

Werden jedoch die Epidermiszellen von der Keimzellenschicht her vermehrt nachgeschoben und verhornen überstürzt, dann nennt man dies eine Proliferations-Hyperkeratose.

Bei der Orthokeratose verändert sich sowohl die Einzelzelle wie auch der ganze Zellverband strukturell und biochemisch. In der Körnerschicht entwickeln sich bei einem zugleichen Kernzerfall die Keratohyalinkörner. Die Hautzellen der Hornschicht sind kernlos; dies trifft auch bei den oben genannten Hyperkeratosen zu.

Parakeratose

Bei der Parakeratose hingegen bleiben – als Charakteristikum – die Zellkerne bis in die Hornschicht hinein erhalten. Es fehlen hingegen die Keratohyalinkörner im Stratum corneum.

Daraus könnte man ableiten, daß sich die Keratohyalinsubstanz aus dem Zellkern durch Umwandlung als Zwischenprodukt bildet.

Im Zuge dieser komplexen Umwandlungsprozesse in den Epidermiszellen erscheint die Parakeratose als eine Disharmonie, als ein Auseinanderfallen der normalerweise miteinander verbundenen und aufeinander abgestimmten Vorgänge des Kernabbaues und des Verhornungsvorganges. So verläuft bei der Parakeratose die Verhornung mit einer bis zum 30fachen des Normalen überstürzten und übersteigerten Vehemenz, während der Kernabbau stark verzögert ist, ja sogar vollkommen unterbunden sein kann.

Abstoßung der Hornzellen (quantitativ)

Die übliche Abstoßung der Hornlamellen von der Hornschicht beträgt normal 0,05 bis 0,5 g pro Tag, bei der Psoriasis ist sie auf 8,9 bis 13,3 g erhöht, während sie sich bei einer ledrigen Atrophie um 0,05 g und darunter bewegt.

Mit diesem Abstoßen der Hornlamellen gehen der Haut aber nicht nur die Keratinkörper verloren, sondern auch Ausscheidungsprodukte, welche wohl Abbausubstanzen der Epidermiszellen darstellen, die aber von den Hautschichten als notwendig und unentbehrlich wieder rückresorbiert werden.

Stoffliche Veränderungen

Hand in Hand damit gehen Verschiebungen innerhalb der verschiedenen Aminosäuren und ihres prozentualen Anteiles einher, eine Erhöhung oder Verminderung der Wasserbindung, der Säurezahl, der Fermente und der Fermentaktivität. Diese stofflichen Verschiebungen und Umwandlungen sind aber nicht nur in der Epidermis und ihren Zellen feststellbar. Sie werden bereits durch analoge Veränderungen im Ionen- und Molekularhaushalt des Serums, in den Geweben, in der Lymphe und im Kapillargebiet mitbedingt.
Die Praxis der BioKosmetik führt daher zu der Notwendigkeit, diese stofflichen Verschiebungen und Veränderungen entweder
(a) stofflich ergänzend auszugleichen oder
(b) physiologisch in normalen, gesunden Relationen zu erhalten.
Der ergänzende Ausgleich nach (a) ist durch die Anwendung von Präparaten möglich, deren Grundsubstanzen der natürlichen, stofflichen Zusammensetzung der Epidermis verwandt und adäquat sind: Das heißt, sie müssen Emulsionen darstellen, deren Lipide, mit Polypeptiden, Aminosäuren und den wasserlöslichen Hautstoffen so inkorporiert sind, daß ihre biophysikalischen und physiologisch-chemischen Daten weitestgehend mit den natürlichen Hautbedingungen übereinstimmen.

Biologische Wirkstoffe

Die Aufrechterhaltung des natürlichen Gleichgewichtes des Hautstoff- und Energiewechsels nach (b) läßt sich durch die Applikation von spezifischen, organischen Wirkstoffen erzielen, wie sie die Vitamine, Fermente und andere Biokatalysatoren darstellen, die aus dem Pflanzenreich und aus der Tierwelt gewonnen werden.

„Fließ-Gleichgewicht"

Eine natürliche Normalisierung des stofflichen „Fließ-Gleichgewichtes" der Hautprozesse läßt sich durch eine biologische Schälung erreichen. Durch das Abtragen der peripheren Hornschichten tritt infolge des physiologischen Ausgleichsbestrebens häufig eine Gesundung des nachfolgenden natürlichen Regenerationsprozesses der Epidermiszellen ein. –

Keratosen

Xerodermie Eine ausgeprägte Trockenheit der Haut, eine Xerodermie, die man auch als Ichthyosis simplex bezeichnet, besteht lediglich in einer trockenen Haut mit geringer pulverförmiger Schuppung bzw. in leicht ausgeprägter Hyperkeratose. Trockenheit und Schuppung liegen stets gemeinsam vor, wobei außerdem zugleich die Talg- und Schweißsekretion vermindert ist. Manchmal sind auch die Nägel spröde und brüchig. –

Pityriasis Den leichtesten Grad einer beginnenden Hyperkeratose (einer übernormalen Hornbildung) nennt man Pityriasis simplex.
Dabei werden kleieartige, feine Hornschüppchen von der Haut abgestoßen, ohne daß sich irgendwelche Entzündungen oder sonstige Veränderungen zeigen. Die Haut sieht wie unregelmäßig gepudert aus; dies kommt bei Kindern und Jugendlichen mit einer zarten Haut sogar recht häufig vor. Die Pityriasis zeigt sich vornehmlich an den Wangen, um den Mund und an der Stirn, begleitet von einer manchmal leicht rötlichen Färbung.

Sklerose Sklerose ist eine Verhärtung der Haut mit einer zugleichen Verdichtung bei schwerer Faltbarkeit; sie kann später in eine ledrige Atrophie übergehen.

Milium Das Milium oder „Hirsekorn" ist ein etwa stecknadelkopfgroßes, weißes, grießkornähnliches Gebilde in der Epidermis oder in der Kutis. Es entwickelt sich meist aus erweiterten Schweißdrüsengängen oder Haarfollikeln, vor allem in der oberen Gesichtshälfte.
Das harte, weiße Kügelchen des Miliums besteht aus zwiebelschalenartig geschichteten Hornlamellen und Kalk, ist also kein Talg.
Zur Behandlung aller Keratosen haben sich Vitamin A, Vitamin E und essentielle Fettsäuren äußerlich intrakutan und zugleich innerlich diätetisch, am besten bewährt.

Die Talgdrüsen

Haarbalgdrüsen

Die Talgdrüsen, Glandulae sebaceae, sind große Drüsen, die üblicherweise mit zum Haar gehören, weshalb man sie auch „Haarbalgdrüsen" nennt. Sie entstehen im allgemeinen durch eine seitliche Aussprossung aus der Haarbalganlage, gruppieren sich meist zu drei bis fünf Drüsen rosettenartig um das Haar und münden, gemeinsam mit dem Haar, in den Follikel ein.

„Freie" Talgdrüsen

An der Mund- und Lippenschleimhaut kommen allerdings auch sogenannte „freie" Talgdrüsen ohne Haar vor.

Verteilung der Talgdrüsen

Seborrhoische Zonen

Talgdrüsen sind über den ganzen Körper verteilt, mit Ausnahme der Handteller, der Fußsohlen und einiger anderer Körperteile. Besonders große Talgdrüsen findet man im Gesicht, auf der Stirne, auf den Nasen- und Lippenfalten (Nasolabialgegend), auf der Brust und auf dem Rücken. Dies sind die sogenannten „seborrhoischen Zonen", bei denen sich eine Störung der Talgdrüsenfunktion als Seborrhoe oder als Sebostase besonders auffällig zeigt.

Zur Entstehung des Hauttalges

Fettige Degeneration

Die Talgdrüse hat an ihrer Basis, ebenso wie die Epidermis, eine Keimzellenschicht, die sogenannten Mutterzellen. Diese verdoppeln und teilen sich zunächst zu vollkommen normal ausgebildeten „Tochterzellen". Im Rahmen ihrer übergeordneten Organfunktion jedoch nehmen die Tochterzellen in vermehrtem Maße Fett in sich auf. Sie können die Lipide auch selbst synthetisieren und geben dafür Zellflüssigkeit ab. Die Fetteinlagerung geschieht zuerst in kleinen Fettröpfchen, die größer werdend, zu einer massiven Fettkugel verfließen. Diese drückt den Zellkern mehr und mehr an die Zellmembran, so daß er schließlich abstirbt und mit ihm die ganze Zelle. Danach löst sich die Zellmembran auf und der amorphe Hauttalg wird durch die Adstriktion des Haarmuskels auf die Oberhaut gedrückt. Der Hauttalg macht die Oberhaut geschmeidig und schützt sie vor Austrocknung.

Holokrin — ekkrin

Talgmenge

Da sich bei den Talgdrüsen die Absonderung durch einen Zerfall von Zellen bildet, nennt man sie holokrin; im Gegensatz zu den ekkrinen Schweißdrüsen, welche ihr Sekret ausscheiden. Normalerweise enthält 1 cm^2 Stirnhaut etwa 0,1 bis 0,21 mg Talg. In der Pubertät sind diese Werte bei den meisten Menschen erhöht; sie neigen daher während dieser Zeit besonders zu Seborrhoe und Akne. Mit zunehmendem Alter nimmt die Talgproduktion ab. —

Die Menge der Talgsekretion hängt von der Zahl, der Größe, dem Lumen der Talgdrüsen, sowie von dem vom Organismus

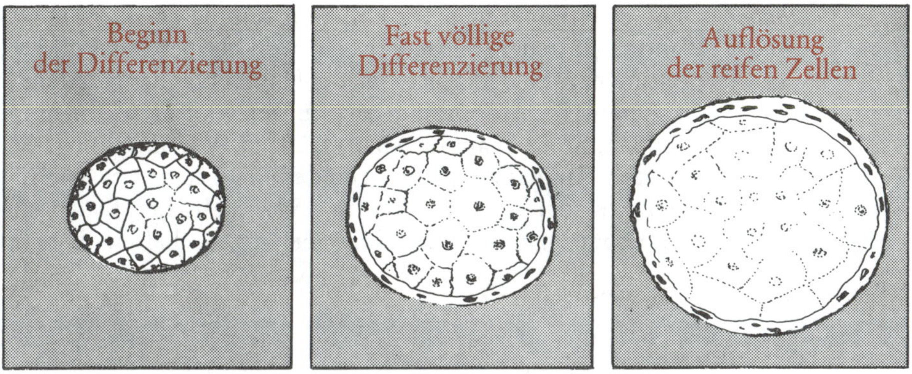

dargebotenen Fett ab. Für die Fettproduktion selbst ist die Häufigkeit der Zellvermehrung des Talgdrüsenepithels verantwortlich. Sie unterliegen einer hormonalen Steuerung durch männliches und weibliches Keimdrüsenhormon.

Nach der Menge des Gesamthautfettes unterscheidet Keining zwei verschiedene Hauttypen und zwar

Status seborrhoicus
Status sebostaticus

den Status seborrhoicus, als einen übersteigerten Fettgehalt und den Status sebostaticus, als einen verminderten Fettgehalt der Haut.

Diesen beiden Hautkonstitutionen ist zur Ergänzung der Typisierung noch die

Intermediärer (Normal-) Typus

normale oder normal-fette Haut als intermediärer Typus hinzuzufügen.

Das Gesamt-Hautfett stammt, seiner Herkunft nach, aus

Herkunft

Talgdrüsenfett und
epidermalem Fett.

Zusammensetzung

Es besteht hauptsächlich aus Phospholipoiden, Sterinen, Provitamin D_3, Cholesterin, freien und veresterten Fettsäuren und einem unverseifbaren Anteil.

Die Hautfette sind auf der Oberfläche der Epidermis gespreitet, aber auch in den Follikeln und in den Kapillaren aufgespeichert, wobei das Fett schwammartig aufgesogen ist. Auch die Hornschicht besitzt diese Fähigkeit der Fettbindung. Sie ist ein selbständiger Faktor, unabhängig von der eigentlichen Fettbildung und vom Fettdepot der Follikel. Die „Barriere" bindet gleichfalls Fette, wobei ihre Funktion mit der Entwicklung elektrischer Potentiale gekoppelt ist.

Substitution

Diese Fettbindung in den Follikeln, Kapillaren, in der Hornschicht und sogar in der „Barriere" ist ein ausschlaggebendes und wichtiges Moment für die Möglichkeit, der Haut fehlendes Fett durch äußere kosmetische Anwendung zuzuführen und es so im Sinne einer Substitutionsbehandlung zu ergänzen. Voraussetzung hierfür ist jedoch, daß das zugeführte Fett dem natürlichen möglichst weitgehend in seinen chemischen und physikalischen Daten entspricht und mit ihm in den physiologischen Eigenschaften übereinstimmt.

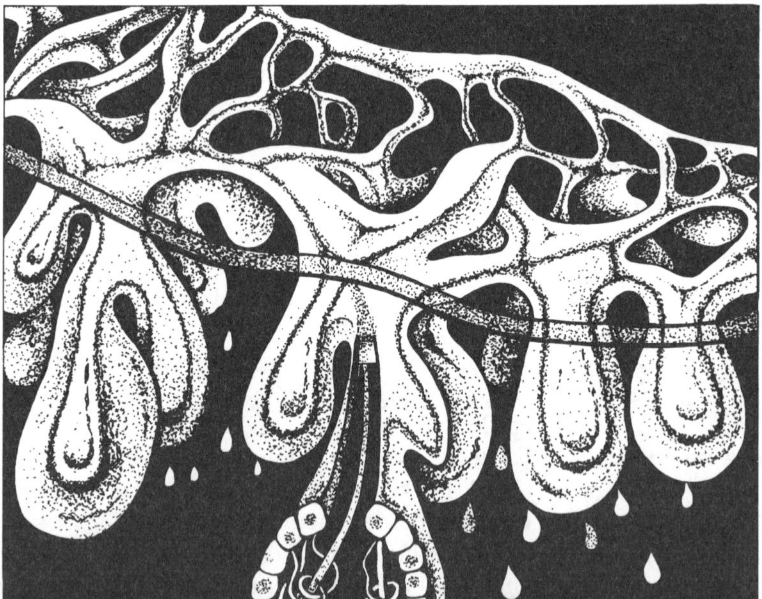

Über den Hauttalg

Talg ist das reine Sekret der Talgdrüsen. Das Hautoberflächenfett, Sebum, besteht aus diesem Sekret, außerdem aus Hornschichtfett, Barrierelipiden und Schweißrückständen.

Chemische Zusammensetzung des Sebums

Die neuen, mit verfeinerten Methoden der Gaschromatographie durchgeführten Untersuchungen des Hauttalges bestätigten die früheren grundsätzlichen Werte in der Verteilung der einzelnen Lipidgruppen:

Phosphorlipid-Anteil	bis höchstens 1 %
Gesamtcholesterin	ca. 2—4 % (davon etwa ⅓ verestert)
Wachsalkohole	ca. 12 %
Gesamt-Unverseifbares	ca. 28—29 %
(davon Squalen)	ca. 9—10 % der Gesamtlipide
Gesamt-Fettsäuren	ca. 50—60 %

Diese Lipoide enthalten verschiedene C-Ketten von 7 bis 22 Kohlenstoffatomen, in Form gesättigter, einfach und mehrfach ungesättigter Fettsäuren.

Physikalische Daten des Sebums:

Spezifisches Gewicht	0,911
Schmelzpunkt	zwischen 25 bis 26°C
Erstarrungspunkt	zwischen 15 bis 17°C
Säurezahl	zwischen 26 bis 60 (Mittel 44 ± 10)
Jodzahl der Fettsäuren	etwa 61 bis 83
Rhodanzahl	zwischen 55 bis 74

Der Vergleich zwischen Jod- und Rhodanzahl beweist, daß Anteile mehrfach ungesättigter Fettsäuren im Sebum enthalten sind.

Bildung des Sebumfilmes

Wenn man die Haut entfettet, so lassen sich bei der nachfolgenden Talgausscheidung drei ineinander übergehende Phasen differenzieren:

(1) Während der ersten 25 Minuten kann man Talg nur an den Talgdrüsenöffnungen feststellen;

(2) nach etwa einer Stunde füllen sich die feinen Rillen und Furchen der Haut und die ursprünglich aufgetretenen isolierten Punkte verbinden sich zu einem Netz.

(3) Nach zwei und mehr Stunden schreitet die Auffüllung der Rillen fort, bis die Haut schließlich mit einem zusammenhängenden Talgfilm überzogen ist.

Diese Abbremsung des Talgflusses, wenn der individuelle Talgspiegel erreicht ist, ist als physiologische Regulation zu werten, und zwar als „vegetatives Rückkoppelungssystem".

Es kann jedoch auch der Fall eintreten, daß bei einer Verhinderung der Ausscheidung der neugebildete Talg vermehrt in den Ausführungsgängen liegenbleibt und bei einer Auflösung der Blockierung spontan eine vermehrte Ausscheidung eintritt.

Aufgrund von Untersuchungen an normalfetter und an seborrhoischer Haut kann man funktional schließen, daß mit dem Erreichen des individuellen Sebumspiegels bei normaler Haut eine Verminderung der Talgproduktion als vegetativ gesteuertes Regulationsphänomen eintritt. Bei der seborrhoischen Haut hingegen scheint diese physiologische Rückkoppelung zwischen optimalem Totalspiegel und Neuproduktion gestört zu sein und dadurch kommt es zu den bekannten Talgretentionen und zur Komedobildung.

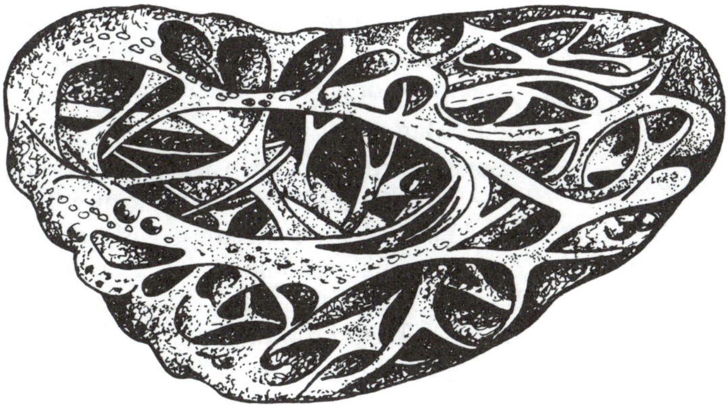

Die menschliche Zelle

Quantitative Unterschiede des Talgfilmes

Abhängigkeit von der Körperregion

Die Menge des ausgeschiedenen Hauttalges ist abhängig von der Aktivität und von der Dichte der Talgdrüsen pro Hautfläche.
Wenn man die einzelnen Körperregionen je nach Talgmenge in ein Schema abnehmender Quantität bringt, so ergibt sich:

Kopfhaut und Stirn	0,2 –0,38 mg/cm²
Gesicht (Wangen, Nase)	0,18–0,25 mg/cm²
Rücken und Brust (casual-level) im Mittel	0,18 mg/cm²

Achselhöhle, Hals, Abdomen, Außenseite der Glieder und Unterarm (total-level) im Durchschnitt

bei Männern	0,034 mg/cm²
bei Frauen im Mittel	0,0864 mg/cm²
Bein, Handrücken und Knöchel (casual-level)	0,043 mg/cm²

Handflächen und Fußsohlen zeigen keinen Talg. –

Auf der Stirn beträgt die Dicke des Gesamtlipidfilmes zwischen 3–10 my. Durchschnittlich bewegt sich die Dicke des Lipidfilmes zwischen 4,4–5,5 my. Durch Untersuchungen kann man feststellen, daß eine Talgschicht ab 3,7 my Dicke den Wasserverlust perkutan deutlich senkt. Daraus ist es verständlich, daß Fettarmut der Haut stets mit einem zugleichen Feuchtigkeitsmangel der Haut verbunden ist.

Abhängigkeit von Alter und Geschlecht

Wenn auch die Sebummenge individuell sehr stark variiert, so kann man dennoch bei einer entsprechend großen Vergleichszahl eine Abhängigkeit der Talgproduktion und Talgausscheidung von Geschlecht und Alter feststellen.

Beim Manne:

Vom 8. bis zum 17. Lebensjahr steigt die Talgmenge stark an, die sich bis etwa zum 25. Lebensjahr leicht erhöhend fortsetzt. Anschließend bereits kann man eine gewisse, aber nicht sehr auffällige Minderung der Talgproduktion bis etwa zum 40. Lebensjahr feststellen. Bis zum 50. bis 60. Lebensjahr tritt eine stark auffallende Verminderung der Talgproduktion ein, bis zu einem individuell verschiedenen, aber bestimmten Tiefstand, der bei noch höherem Alter nicht mehr unterschritten wird. –

Bei der Frau:

Bis zum 25. Lebensjahr verläuft die Talgproduktion analog wie beim Manne, dann allerdings tritt im 35. bis 40. Jahr ein sehr intensiver Abfall an Talgproduktion ein, der einen tieferen Betrag erreicht als beim Manne und der sich bis zum 50. bis 65. Jahr weiterhin vermindernd fortsetzt. Im Gegensatz zum Mann senkt sich der Lipidwert in den höchsten Altersklassen zwischen 66 und 80 Jahren noch einmal intensiv ab, bis zu extremen Tiefstwerten, die sich jedoch nicht — wie beim Manne — ausgleichen oder einpendeln.

Funktionen des Hauttalges

Die biologische und physiologische Zusammensetzung des Hauttalges spielt für die Wasseraufnahmefähigkeit und die Wasserdurchlässigkeit der Haut eine bedeutsame Rolle.

Einerseits vermeidet der Hauttalg eine zu starke Durchfeuchtung der Haut und schützt sie dadurch vor atmosphärischen Schädigungen. Andererseits verhindert er eine Eintrocknung der Haut, indem er die Abdunstung aus der Haut, die Perspiration, hemmt. Ohne den Talgfilm verlöre die Haut das Hornwasser viel leichter und schneller. So bewahrt die Talgschicht die Haut vor zu starker Quellung wie auch vor zu intensivem Wasserentzug und verhindert damit, daß sie spröde wird; der Hauttalg erhält dadurch die Elastizität und die Geschmeidigkeit der Epidermis. Ohne ihn würde sie trocken, schuppig oder erythematös (Pseudoanhydrosis) aussehen.

An der Regelung des peripheren Wasserhaushaltes der Haut sind neben dem Hauttalg auch die Hornschichtlipide beteiligt. Die Masse dieser Hornschichtlipide finden wir in der Barriere, anders als der Talg zusammengesetzt. Sie bewahren die Hornschicht vor einer Auslaugung, vor allem der hygroskopischen wasserlöslichen Bestandteile, welche für die Erhaltung eines optimalen, bestimmten Wassergehaltes der Hornschicht ausschlaggebend beteiligt sind. Der Hauttalg schützt die Haut außerdem vor wasserlöslichen, von außen an sie heranlangenden Stoffen. So ist die Widerstandsfähigkeit gegen Alkali (Alkaliresistenz) auf einer sebumhaltigen Hautstelle deutlich erhöht.

Das Sebum kann bei der Aufnahme von Stoffen durch die Haut auch eine Mittlerrolle spielen, zum Teil direkt durch unmittelbare Verteilung und Auflösung in ihm; zum Teil indirekt durch seinen Gehalt an emulgierend wirkenden Stoffen, wie Cholesterin, Cholesterinestern und fettsauren Salzen. Dadurch kann die Emulgation wasserabstoßender (hydrophober) Stoffe mit Wasser bzw. mit der Hautfeuchtigkeit gefördert werden.

Sebum und Wasser

Es gibt eine Emulsionstheorie des Hauttalges, die besagt:
Die Schutzfunktion des Hautfettes im Rahmen des peripheren Wasserhaushaltes beruhe auf der Fähigkeit der Hornschichtlipide,

mit Wasser Emulsionen zu bilden. Bei reichlichem Wassergehalt entstehe eine Öl-in-Wasser-Emulsion, die nach einer Abdunstung von Wasser in eine Wasser-in-Öl-Emulsion übergehen könne. Das natürliche Hautfett hätte somit die Fähigkeit eines „Umschlag-Emulgators". Die Emulgationsfähigkeit umfaßt das gesamte Hautoberflächenfett einschließlich der Hornschichtlipide und der wasserlöslichen Inhaltsstoffe aus dem Schweiß als einem Gesamtsystem. —

Die ekkrinen Schweißdrüsen

Die Schweißdrüsen (Glandulae sudoriferae) haben eine schlauchförmige Gestalt; sie liegen zwischen Kutis und Subkutis. Der den Schweiß absondernde untere Teil ist zu einem Knäuel aufgerollt und setzt sich als Schweißdrüsengang senkrecht nach oben zur Epidermis fort. Dort mündet er in eine eigene Öffnung, den Ausführungsgang oder die Schweißpore. Die Schweißdrüsen sind über den ganzen Körper verteilt, und zwar an haarlosen Stellen besonders zahlreich, z. B. an der Handfläche und an den Fußsohlen u. a. Man rechnet mit etwa 100 Schweißdrüsen auf 1 qcm der menschlichen Haut. Die Zellen dieser kleinen Schweißdrüsen geben ihr Sekret in das Lumen des Ausführungsganges, von dort wird es durch kontraktile Zellen ausgepreßt, welche die Drüse korkartig umgeben. Daher nennt man die Schweißdrüsen ekkrin.

Der Schweiß, die Ausscheidung der Schweißdrüsen, reagiert normalerweise sauer. Neben dem Hauptbestandteil Wasser enthält er etwa 1 % feste Bestandteile, und zwar vor allem anorganische Salze, flüchtige Fettsäuren, Aminosäuren, Harnstoff, Harnsäure, aber auch körperfremde Stoffe, welche zur Entlastung der Nieren über die Haut ausgeschieden werden. In dieser Ausscheidungsfunktion von körperfremden und Giftstoffen liegt die gesundheitlich vorteilhafte Wirkung des Schwitzens.

Die Transpiration selbst ist von einer Erregung der Nerven abhängig und diese wird wiederum durch verschiedene Einflüsse gesteuert, wie z. B. die Körperwärme, den Wassergehalt des Blutes, die Füllung der Blutgefäße, seelische Einflüsse und selbstverständlich die Transpiration steigernde oder hemmende Arzneimittel. Der Reiz zur Schweißsekretion geht über die Fasern des sympathischen Nervensystems. Dabei verlaufen die Reizimpulse in Rhythmen, die ein größeres Schweißdrüsenarsenal gleichzeitig erfassen.

Die Schweißsekretion ist ein physiologisch energieverbrauchender Vorgang, wobei der jeweilige Salzgehalt des Schweißes ein besonderer Hinweis auf die Sekretionsleistung der Zelle ist. In besonderen Fällen kann es sogar vorkommen, daß z. B. Natrium nach der zunächst erfolgenden Sekretion in das Drüsenlumen zurückresorbiert wird. Diese Tatsache einer Rückresorption ist insbesondere notwendig und von Bedeutung für die Frage der perkutanen Absorption von Wirkstoffen. Es handelt sich dabei also nicht nur um passive physikalische Vorgänge, sondern um ein physiologisch aktives Aufnehmen und Aufsaugen. Dieser Vorgang der Schweißdrüsensekretion und der Rückresorption zeigt Ähnlichkeiten mit dem ihm analogen Vorgang der Niere.

Die Schweißdrüsensekretion beeinflußt die Konsistenz der Epidermis, und zwar wird diese durch eine erhöhte Transpiration erweicht; bei einer Akne kann eine überstarke Transpiration den Hautzustand verschlechtern und Reizungserscheinungen hervorrufen.

Die apokrinen Schweißdrüsen

Neben den kleinen ekkrinen Schweißdrüsen besitzt der Mensch noch die großen Schweißdrüsen, die man auch als „Duftdrüsen" bezeichnet. Diese apokrinen Drüsen entwickeln sich aus dem Epithel der Haarfollikel. Sie kommen mit den ekkrinen Drüsen gemischt vor. Ihr Ausführungsgang mündet jedoch nicht an der Oberfläche der Haut, sondern oberhalb der Talgdrüse in den Haarfollikel. Die physiologische Aufgabe der apokrinen Schweißdrüsen scheint in phylogenetischer Betrachtung mit den Sexualdrüsen der Säugetiere in Verbindung zu stehen, beim Menschen allerdings in rudimentärer Form.

Für die Kosmetik haben hauptsächlich die großen Schweißdrüsen in den Achselhöhlen im Zusammenhang mit der Desodoration Bedeutung. Diese entwickeln sich in der Pubertät und ihre Tätigkeit wird von den Geschlechtsdrüsen wesentlich beeinflußt. Sie sind neben den großen Talgdrüsen für den Hautgeruch verantwortlich. Denn sie enthalten in ihrer Absonderung Duftstoffe, welche für Geschlecht, Rasse und Individuum charakteristisch sind. Bei der Sekretion der apokrinen Schweißdrüsen handelt es sich sowohl um die Abgabe einer Flüssigkeit, wie auch um das Ausstoßen von Zellmaterial. Während der ekkrine Schweiß klar ist, ist das Sekret der apokrinen Drüsen weißlich-grau, manchmal gelblich mit fluoreszierenden Substanzen.

Der frisch sezernierte apokrine Schweiß könnte als steril angesehen werden; viele Autoren sind der Ansicht, daß er auch zumeist geruchlos sei und sich erst nach bakterieller Zersetzung ein typischer, meist unangenehmer Geruch entwickele.

Die verschiedenen, insbesondere individuellen Duftqualitäten lassen sich aber nicht nur als Folge einer bakteriellen Zersetzung ableiten, sondern sind auf flüchtige Fettsäuren zurückzuführen, welche im Sekret bereits von Anfang an vorhanden sind.

Zur Funktion der apokrinen Schweißdrüsen ist zu sagen, daß ihre Sekretion normalerweise langsam und kontinuierlich erfolgt. Wenn eine plötzliche Schweißausscheidung eintritt, so entsteht danach eine längere Ruheperiode. Dies spricht dafür, daß der apokrine Schweiß, der vom Epithel sezerniert wird, im Lumen des Drüsenkörpers und des Ausführungsganges gespeichert wird, bis er durch eine Kontraktion, vornehmlich der glatten Muskulatur, ausgepreßt wird. –

Anomale Schweißabsonderung

Abweichungen von der normalen Schweißabsonderung sind eine verminderte (Hypohidrosis) oder eine erhöhte Schweißabsonderung (Hyperhidrosis).

Eine verminderte Absonderung kommt meistens bei einer trockenen Haut vor, bei Xerodermie, bei einer Altershaut und atrophischen Erscheinungen allgemein. Eine vermehrte Schweißabsonderung tritt physiologisch bei starker Hitze, bei übermäßigem Fettansatz ein, ferner bei Schwächezuständen und durch psychische Erregungen. Wenn die Schweißabsonderung jedoch dauernd erfolgt, dann führt dies zu einem Aufweichen der Haut, ändert häufig auch den pH-Wert der Haut und ist damit die Vorbedingung für die Möglichkeit von Infektionen oder für Pilzerkrankungen.

Dyshidrosis

Außerdem gibt es noch die Dyshidrosis als eine vom Normalen biochemisch abweichenden Schweißdrüsen-Tätigkeit: (a) die Osmidrosis als geruchliche Veränderung des Schweißes mit ihrer pathologischen Variation der Bromhidrosis und (b) die Abweichungen im pH-Wert.

Osmidrosis

Bei der Osmidrosis ist der Schweiß geruchlich meist unangenehm verändert. Dies kann durch innere Stoffwechselprozesse, wie auch durch fermentative Spaltung auf der Haut verursacht sein. Sie kann durch bestimmte intensiv riechende Lebensmittel, wie Zwiebeln, Knoblauch, Gewürze, durch Medikamente u. a. im Schweiß direkt erzeugt werden oder aber durch eine bakterielle Zersetzung eiweißhaltiger Hautausscheidungen. Die kosmetische Behandlung gegen diese Erscheinungen ist die Desodoration.

Desodoration

Bestimmte Krankheiten, wie Diabetes, Gicht, Tbc, Typhus, Masern, Magen- und Darmstörungen sind von einer ganz bestimmten, eigenartigen, sogar charakteristischen Ausdünstung begleitet — die Bromhidrosis — so daß ein erfahrener Arzt aus der Geruchsbildung im Krankenzimmer manchmal eine zutreffende Vordiagnose zu stellen vermag.

Bromhidrosis

pH-Wert

Normalerweise ist der pH-Wert des Schweißes der ekkrinen Drüsen sauer, zwischen 3,8 und 5,6. In Regionen überwiegend apokrinen Schweißes kann der pH-Wert bis zu 8,3 ins Alkalische ansteigen, vor allem dann, wenn die Abdunstung behindert ist. Dadurch verbleibt der Schweiß länger als üblich auf der Haut, er wird konzentrierter und durch Bakterienfermente kann er vor allem im alkalischen Milieu leichter zersetzt werden („alkalische Dyshidrosis"). Kosmetisch kann man hier die betreffenden Hautstellen desinfizieren. —

Desinfektion

Der periphere Feuchtigkeitsgehalt der Haut

Periphere Hautfeuchtigkeit

Der Feuchtigkeitsgehalt der epidermalen Hornschicht ist von grundlegender Bedeutung dafür, daß die Elastizität und die Unversehrtheit der Hautoberfläche gewährleistet sind. Feuchtigkeitsaufnahme der Haut aus der umgebenden Atmosphäre und aus der eigenen Perspiration sowie der Feuchtigkeitsverlust durch ständiges Abdunsten bestimmen den Grad des Hydratationszustandes.

Neben dem Keratin der Hornzellen und den Lipiden enthält die Hornschicht
wasserlösliche hygroskopische und
oberflächenaktive Substanzen.

Wohl ist auch der Hauttalg selbst hygroskopisch, jedoch sind die wasserlöslichen Substanzen in der Hauptsache für das Feuchtigkeitshalte- und Wasserabsorptionsvermögen verantwortlich.

NM-bzw. NF-Faktor

Diese Substanzen nannte ihr Entdecker Jacobi NM-Faktor („Natural moisturizing faktor") oder in deutscher Sprache ausgedrückt NF-Faktor, d. h. „natürlicher Feuchthaltefaktor" der Haut.

Der NM-Faktor in der Hornschicht erfüllt eine dreifache Funktion, nämlich
(a) durch seine hygroskopische Eigenschaft nimmt er Feuchtigkeit in sich auf;
(b) er verringert dadurch die Oberflächenspannung der Haut und
(c) reguliert das normale Wasserabstoßungsvermögen des Keratins.

Herkunft

Der Herkunft nach stammt nur ein geringer Teil des natürlichen Feuchthaltefaktors aus dem Schweiß, 20 % „sudorigen", die Masse aus dem Keratinisierungsprozeß, aus den Zellsubstanzen, nämlich 80 % „epidermogen".

Spier und Pascher veröffentlichten in „Hautarzt" 7, 2/1956, eine Analyse der chemischen Zusammensetzung des Feuchthaltefaktors der Haut, die heute noch gilt (s. umseitiges Schema).

Wir ersehen daraus die komplexe Zusammensetzung auch dieses Feuchthaltefaktors, der neben den eigentlichen hygroskopischen Substanzen auch Pufferstoffe enthält, welche den pH-Wert der Haut garantieren.

Wirkung bei Verminderung

Wenn man bei der Reinigung oder durch das Bad den NM- bzw. NF-Faktor entfernt, so verliert die Haut das Vermögen, flüssiges Wasser zu binden und auch die Speicherung von Wasserdampf durch das Keratin wird beeinträchtigt. Das verhornte

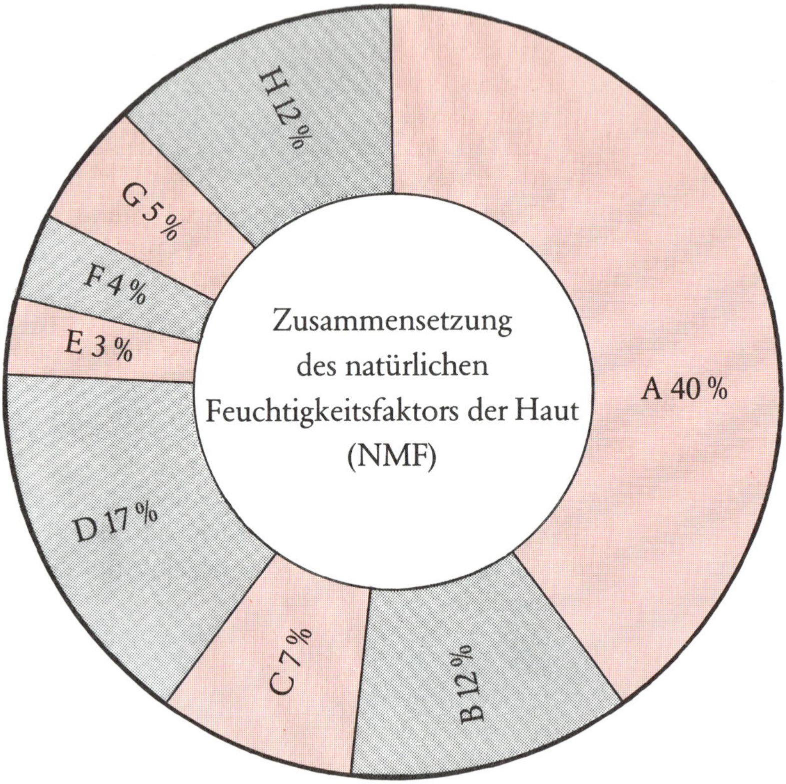

A 40 %	Freie Aminosäuren
B 12 %	Pyrrolidon-Carbonsäuren
C 7 %	Harnstoff
D 17 %	Ammoniak, Harnsäure, Glukosamin
	Kreatinin u. a. organ. Substanzen
E 3 %	Magnesium und Calcium (je 1,5 %)
F 4 %	Kalium
G 5 %	Natrium
H 12 %	Laktate, Chloride, Phosphate,
	Zitrate, Formiate.

Epithel wird hydrophob. Denn das Wasserbindevermögen der Hornschicht ist abhängig von dem Gehalt an NMF. Das Trocken-, Spröde- und Rissigwerden der Haut ist daher nicht nur abhängig von einem Mangel an Hauttalg, sondern zumindest im gleichen Maße von einem Mangel an Feuchthaltefaktoren. Auch das Austrocknen der atrophierenden Haut scheint auf eine Verminderung des NM-Faktors zurückzuführen zu sein. Ferner ist das Ausmaß des normalen Abschuppens der Haut von ihrem Wassergehalt abhängig und damit wiederum von der Menge der hygroskopischen und oberflächenaktiven Substanzen.

Abgesehen von der rein mechanischen und physikalischen Entfernung der Talg- und NF-Schicht der Haut, welche zu einem Trockenwerden der Haut führt, bewirkt die Atmosphäre im Winter infolge ihrer geringen Luftfeuchtigkeit ebenso wie eine zu intensive Sonnenbestrahlung eine „wassertrockene", unelastische, lederartig verdickte Haut. Man kann gewissermaßen von einer „rauhen Winterhaut" und einer „ausgelaugten Sommerhaut" sprechen, wobei in beiden Fällen der verminderte Feuchtigkeitsgehalt die Grundursache darstellt.

Rehydratisierung

Um den normalen und notwendigen Wassergehalt der Oberhaut wieder herzustellen, um ihr ihre optimale Funktionstüchtigkeit wieder zu geben, genügt es nicht, ihr lediglich Fett zuzuführen, auch nicht in Form einer Emulsion, sondern man muß ihr den NM-Faktor als Substanz in wässerigem Medium zuführen. Erst dadurch erreicht man eine Rehydratisierung trockener und spröder Haut. Durch diese Substitutionsbehandlung wird der Wasserhaushalt der Haut wiederum normalisiert, sie verringert die Oberflächenspannung der Epidermis auf das normale Maß und ermöglicht dadurch wiederum ihre Benetzungsfähigkeit durch Wasser. Auf diese Weise ist es möglich, nicht nur durch eine entsprechende Wirkstoffbeeinflussung einer vorzeitigen Atrophierung der Haut vorzubeugen, sondern mit der Applikation des NM-Faktors zugleich auch physikalisch und physiologisch-chemisch zu normalisieren. —

Fett- und Feuchtigkeitsregulation

Für den Fett- und Feuchtigkeitsgehalt der Haut spielen ihre Ausscheidungen insgesamt eine grundlegende Rolle.

Hauttalg und Schweiß

Die Bestandteile des Hauttalges und die Bestandteile des Schweißes wirken unmittelbar miteinander. Die Komponenten der veresterten und freien Fettsäuren, der Wachse und Sterine, der emulgierenden, hygroskopischen und benetzungsfördernden Stoffe, zusammen mit den Salzen, dem Harnstoff, der Harnsäure, dem Allantoin und den Aminosäuren, müssen harmonisch aufeinander abgestimmt sein. Gemeinsam sind sie ausschlaggebend für den Fettgehalt und den Feuchtigkeitsgrad der Haut, für die Wasseraufnahme und die Wasserabgabe, für die Permeation, Adsorption und Resorption von Wirkstoffen.

Die relative Zusammensetzung dieses „Lipid-Wasser-Systems" und der jeweilige Mengenanteil der einzelnen Komponenten beeinflußt den individuellen Emulsionstypus der Haut:

W/O-Typus

Beim W/O-Typus (Wasser-in-Öl) verhindert ein übernormaler Fettanteil die Verdunstung und führt damit zur feuchtfettglänzenden Seborrhoea oleosa (ölige Seborrhoe).

O/W-Typus

Beim O/W-Typus (Öl-in-Wasser) ist der Fettanteil und insbesondere auch der Anteil an feuchtigkeitshaltenden Substanzen vermindert; die Feuchtigkeit der Perspiration dunstet daher vermehrt ab und führt so zur spröd-trockenen, schuppenden Haut (Seborrhoea sicca, trockene Seborrhoe).

Spreitung

Außerdem ist die Verteilung des Talgs (die Spreitung) abhängig von dem Gehalt an emulgierenden und benetzungsfördernden Stoffen, wie auch von der Intensität der Feuchtigkeitszufuhr durch die Schweißsekretion (Perspiratio insensibilis und sensibilis). Die beiden Vorgänge der Talgsekretion und der Schweißsekretion verlaufen daher parallel zueinander. Beide Funktionen sind quantitativ durch neuro-vegetative Faktoren, ihre qualitative Zusammensetzung hingegen durch innersekretorische Substanzen bedingt. –

Kosmetologisch hat man daher folgende Möglichkeiten, um den Fett-Feuchtigkeitsgehalt und seine Relationen zu beeinflussen:

(a) Anwendung von hautverwandten Fetten mit natürlichen W/O-Emulgatoren, wie Cholesterin und Cholesterinestern;

(b) Zuführung von Feuchtigkeit in Form von O/W-Emulsionen und

(c) Darreichung des NM- bzw. NF-Faktors zur Normalisierung und Intensivierung der peripheren Feuchtigkeitsbindung, sowie

(d) die Applikation von Wirkstoffen, welche die Talgproduktion vermindern oder sie fördern. –

Spezielle Funktionen der Hautoberfläche

Die Hautoberfläche enthält im Bereich des Stratum granulosum ein Depot an wasserlöslichen Substanzen, aus dem sich ständig die Summe dieser Substanzen auf der Hornschicht regeneriert. Durch diesen interepidermalen Vorrat ist es zu erklären, daß sich der Spiegel an wasserlöslichen Substanzen schneller wiederherstellt, wenn man die Hautoberfläche auswäscht, als sich die Lipide nach einer Entfettung der Haut regenerieren. Zum anderen erweist sich das Wasserlösliche stärker an die Strukturen der Haut gebunden, als das Fett.

Das Herauslösen dieser Substanzen aus der Haut ist das tägliche Problem der Hautreinigung. Dabei werden die verschiedenen Komponenten der Hautoberfläche in ihrem physiologischen Gleichgewicht durch die verschiedene Löslichkeit und chemisch-physikalische Beeinflußbarkeit gestört.

Denn die biologische Reagibilität der Haut hängt von der Relation aller Komponenten auf ihrer Oberfläche ab,
dem Fettgehalt
den wasserlöslichen Substanzen
dem Feuchtigkeitsgrad und
dem pH-Wert.

Während bei einer normalen, gesunden Haut die Oberfläche sauer reagiert, ist sie bei einer trockenen, spröden Haut häufig neutral. Bei einer übersteigerten Transpiration und bei Seborrhoe hingegen kann man sogar eine Neigung zur alkalischen Reaktion hin feststellen. Auf dem Boden einer erhöhten Alkalisierung wird die Haut wesentlich leichter und schneller sensibilisiert als bei neutraler oder gar bei saurer Reaktion. Denn die zu feuchte Haut lockert schon die Hornschicht zu Quellung und Mazeration auf, die durch die alkalische Reaktion nochmals erhöht wird, so daß die Permeation hautreizender Substanzen sich leichter und schneller vollzieht. Es kommt daher bei diesen Fällen eher und stärker zu Irritationen und Hautreizungen als bei einer sauren Reaktion, welche der Haut eine erhöhte Widerstandskraft verleiht. –

Die natürliche Keimflora der Haut

Im Mutterleib hat das werdende Menschenwesen eine sterile Hautoberfläche. Mit dem Moment der Geburt wird die Säuglingshaut durch Kontakt mikrobiell kontaminiert, und zwar vor allem mit Laktobazillen und Staphylococcus aureus. Bereits der Säugling entwickelt innerhalb kurzer Zeit eine typische Hautkeimflora, die im Prinzip bis ins hohe Alter hinein verhältnismäßig konstant und unverändert bleibt.

Biotop

Die gesamte Hautoberfläche ist ein Biotop.

Biozönose

Ein Biotop ist ein bestimmter charakteristischer Lebensraum, in welchem eine Mehrzahl verschiedener Organismen eine ausgewogene, harmonische Lebensgemeinschaft, eine Biozönose, darstellen. In wechselseitiger Wirkung und Gegenwirkung, in sich begegnender Anpassung der Einzelwesen und der Arten entstehen sie und erhalten sich in gegenseitiger selbstregulierender Aktion und Reaktion. So gehört auch die Biozönose der Keime auf der Haut, der mikrobische Biotop, zu den biologischen, lebensnotwendigen und lebensfördernden Systemen, die bei Umweltstörungen von außen oder physiologisch von innen her immer wieder danach streben, einen optimalen Gleichgewichtszustand durch Selbstregulation herzustellen.

„Wohnkeime"
„Anflugkeime"

Man muß unterscheiden zwischen normalerweise hautansässigen und hautfremden Mikroben. Wir können dies anschaulich dadurch zum Ausdruck bringen, daß wir von hauteigenen „residenten Keimen" oder „Wohnkeimen" und von fremden, „transitorischen" oder „Anflugkeimen" sprechen. So kann eine mikrobische Biozönose der Haut von Mensch zu Mensch, ja sogar bei ein und demselben Menschen je nach Umweltbedingung und momentaner Eigenkonstitution wandelbar und individuell variabel sein.

Normalerweise verteilen sich die Keime zahlenmäßig auf der menschlichen Haut, wie folgt:

Keimzahlen

Auf dem Rücken kann man etwa im Durchschnitt 50—1400 Keime pro cm^2 nachweisen, am Vorderarm bis zu 19000 Keime, auf der Kopfhaut und unter den Achseln bis über 14000000 pro cm^2. Die Keimzahl der gesunden menschlichen Haut hängt von den Eigenschaften der Haut individuell ab und verständlicherweise auch von den Gewohnheiten der Körperpflege.

Die Ausscheidungsstoffe der Haut spielen für die Biozönose der Mikroben auf der Haut eine wichtige Rolle, denn sie können den

Mikroben erlauben, zusammen zu leben und weiter zu existieren (Symbiose) oder aber die Koexistenz bestimmter Arten auf der Haut verhindern (Antibiose).

Die auf der Hautoberfläche normalerweise vorkommenden hauteigenen Mikroorganismen haben bei einem pH-Wert über 5,4 die günstigsten Lebensbedingungen, unter denen sie sich vermehren können. Sie produzieren das fettspaltende Enzym Lipase. Eine erhöhte Lipaseaktivität führt aus den Fettverbindungen der Haut zu freien Fettsäuren, die sich als Ursache für Seborrhoe und Akne auswirken können. Dies tritt vor allem dann ein, wenn die Lipaseaktivität ungehemmt anhält und der Gehalt an freien Fettsäuren eine bestimmte Norm überschreitet. Andererseits aber stellen die freien Fettsäuren einen Hautschutz vor Pilzbefall dar; sie besitzen somit eine fungistatische Wirkung.

Bei diesen Vorgängen besteht jedoch eine Art Rückkoppelungssystem darin, daß die niederen Fettsäuren den pH-Wert der Hautoberfläche ins saure Medium herabsetzen und damit die Lipaseaktivität und das Bazillenwachstum wiederum hemmen und damit in Grenzen halten.

Zur mikrobiellen Ökologie der Hautoberfläche

Wenn man die gesamte mikrobielle Hautflora betrachtet, so erhebt sich die Frage:
Welche Keimarten gehören zur normalen Hautflora, sind also auf der Haut physiologisch fest angesiedelt, sind residente Keime, und welche gehören zu den sogenannten transitorischen oder Anflugkeimen, die mit dem Schmutz und Staub der Umwelt auf die Haut gelangen, ohne daß sie zur in sich harmonischen physiologischen Flora der menschlichen Haut gehören.

An erster Stelle der residenten Keime stehen die Hautstaphylokokken — Staphylococcus epidermidis bzw. albus. Außerdem findet man regelmäßig Sarcinen, sowie in den Talgdrüsen in erheblicher Menge auch Anaerobier (Bakterien, welche ohne Sauerstoff existieren können), bzw. diphteroide Stäbchen.

Zur Aufrechterhaltung der normalen Hautflora gehören folgende Faktoren:

Der Säuremantel der Haut

Der Säuremantel der Haut stellt für die meisten Anflugkeime ein ungünstiges Milieu dar, so daß sie auf der Haut nicht zur Vermehrung bzw. Ansiedlung kommen; sie sterben sogar innerhalb kürzester Zeit ab.

Die saure Reaktion der Hautoberfläche stammt einmal von den Hautfettsäuren, welche normalerweise ausgeschieden werden, bzw. die aus den Hautfetten durch Bakterien freigesetzt werden. Ferner befinden sich normalerweise auf der Haut Bakterien, welche im Rahmen des Kohlehydratstoffwechsels, der sogenannten Glykolyse, Säuren bilden.

antibakterielle Wirkung

Außerdem haben bestimmte Fettsäuren, wie die Oleinsäure, eine unmittelbare antibakterielle Wirkung. Die Haut scheidet normalerweise ein Ferment aus, welches antibakteriell wirksam ist, das Lysozym. Dieses Ferment kann auch von bestimmten Bakterien gebildet werden.

antibiotische Wirkung

Ein Teil der normalen Hautflora besitzt antibiotische Wirkungen gegenüber Fremdkeimen. So verhindert das normale Vorhandensein residenter weißer Staphylokokken die Haftung und Ansiedlung des Micrococcus pyogenes, welcher umschriebene Eiterungen, wie Pusteln bei Akne, Furunkel, Karbunkel usw., hervorruft.
Für die Aufrechterhaltung der normalen Hautflora sind also folgende Faktoren verantwortlich:

(a) Der Säuremantel der Haut durch bakterielle Säureproduktion und die Fettsäuren der Haut;

(b) die antibakterielle Wirkung bestimmter Fettsäuren, z. B. Oleinsäure;

(c) die Lysozymausscheidung der Haut und

(d) die antibiotische Wirkung der normalen physiologischen Hautflora gegen Fremdkeime durch Bildung eines staphylolytischen Faktors, einer Amidase.

Wenn die Hautflora durch diese endogenen Faktoren erstaunlich stabil gehalten wird, dann fragt man sich, wie es zu Veränderungen in der Zusammensetzung dieser Flora kommen kann bzw. in welchen Fällen eine künstliche Beeinflussung der mikrobiellen Ökologie, gewollt und ungewollt, stattfinden kann.

Veränderungen der Faktoren

Einmal wird eine Veränderung der Faktoren, welche das normale ökologische Gleichgewicht aufrechterhalten, zwangsläufig zu einer Veränderung in der Zusammensetzung dieser bakteriellen Flora führen. Außerdem wird jede Veränderung der Umweltbedingungen die Existenzvoraussetzungen für die eine Keimart verschlechtern, für eine andere verbessern. Es ist daher möglich, daß Bakterien, die bei einer normalen, harmonischen, ausgeglichenen mikrobiellen Öko-

logie nicht gedeihen konnten, bei einer Veränderung oder Störung dieses Gleichgewichtes die Oberhand gewinnen.
Über die Möglichkeiten der Beeinflussung der Hautflora können wir eine kleine Übersicht bringen:

endogen

(1) Endogene Faktoren:
Veränderungen des Säureschutzmantels der Haut durch
Veränderungen der Zusammensetzung des Schweißes,
Veränderungen der Lysozymausscheidung.

exogen

(2) Exogene Faktoren:
Feuchtigkeit und Temperatur
Störung des Säuremantels durch eine Alkalisierung
der Hautoberfläche (alkalische Seifen);
Desinfektion der Hautoberfläche
Desodorierung mit antibakteriellen Stoffen
Antibiotikabehandlung – lokal und allgemein.

Wechselwirkungen

Dabei scheinen sich die einzelnen Faktoren gegenseitig zu bedingen. Eine Veränderung des Säuremantels der Haut kann die Ursache für Verschiebungen in der bakteriellen Besiedelung sein oder, umgekehrt, Verschiebungen und Veränderungen der mikrobakteriellen Ökologie stellen die Ursache für pH-Änderungen der Haut dar. Die lebendigen, normalen oder pathologischen Stoffwechselvorgänge der Haut sind die Ursache für Keimverschiebungen. Eine pathologisch veränderte Konstitution und Konstellation des Organismus beeinträchtigt auch die antibakterielle Wirksamkeit der Hautoberfläche. Die veränderte Gesamtkonstitution bewirkt somit eine Veränderung der Hautfaktoren.

Einfluß des Waschens

Sehr wichtig sind die Verschiebungen in der Hautflora, die durch äußere Einwirkungen entstehen, wozu insbesondere auch das Waschen, speziell das Waschen mit alkalischer Seife, gehört. Bei der Beseitigung von Schmutz und Staub, sowie der Ausscheidungen der Haut, Schweiß und Talg, wird aber auch zugleich ein wesentlicher Anteil der Anflugkeime beim Waschen mit abgespült. Andererseits aber verändern insbesondere alkalische Seifen den pH-Wert der Hautoberfläche und diese pH-Verschiebungen zeigen Rückwirkungen auf die natürliche Hautflora, die normalerweise schnell wieder durch den Hautstoffwechsel und die residente Hautflora ausgeglichen werden. Als Folgen eines zu häufigen Waschens zeigen sich Veränderungen der bakteriellen Flora, insbesondere der Hände, so daß in einer so vorgeschädigten Haut die Ansiedlung von Fremdkeimen stark begünstigt wird.

Die normale Bakterienflora siedelt vor allem in den oberen drei bis vier Keratinlagen der Epidermis. Dabei sind die Bakterien vorwiegend an Epithelfragmente, also an kleinste Hautschüppchen, gebunden; diese werden normalerweise durch die Hautfette auf der Hautoberfläche festgehalten. Beim Baden, vor allem durch den Gebrauch von Seife, wird die Haut oberflächlich entfettet und die Folge davon ist, daß die Epithelpartikel einschließlich der daran haftenden Keime vermehrt abschilfern. Damit aber wird die natürliche Keimflora vermindert. Fremdkeime hingegen können sich zumindest in der Zwischenzeit bis zur Wiederherstellung des normalen physiologischen Keimgleichgewichtes vermehrt auf der Hautoberfläche festsetzen und auf sie einwirken.

Desinfektion

Insbesondere aber bedeuten die heute so sehr verbreiteten Maßnahmen zur Desinfektion des Körpers, auch die Desodorierung und die Behandlung mit Antibiotika, Eingriffe gegen die eigene natürliche notwendige Bakterienflora der Haut. Es ist physiologisch nicht ratsam, ohne zwingenden Grund die natürliche Bakterienflora der Haut zu zerstören. Denn durch diese Applikationen wird das normale Abwehrsystem des Organismus weitgehend ausgeschaltet, was dahin führt, daß sogar neutrale apathogene Keime aus bisher noch unerklärlichen Gründen zu heftigen Infektionen führen können. Es ist verständlich, wenn die Normalflora reduziert und geschädigt wird, daß dann in diese bakteriologische Lücke Fremdkeime eindringen.

Schutzfunktion

Abschließend möchte ich noch einmal auf die für die Gesundheit der Haut unbedingt notwendige hauteigene Bakterienflora hinweisen, welche eine wesentliche Schutzfunktion gegenüber Infektionen durch Fremdkeime darstellt. Es können allerdings Veränderungen in der mikrobiellen Ökologie der Hautoberfläche eintreten, wenn die normalerweise stabilisierend wirkenden, aufeinander harmonisch sich abstimmenden Faktoren endogen oder exogen verändert werden. Die natürliche, antibiotische Abwehrkraft der hauteigenen Bakterienflora zu mobilisieren, wäre somit der neue Weg für eine biologische und physiologische Auffassung der Kosmetik und der Kosmetologie, das gesunde, harmonisch aufeinander sich abstimmende Zusammenspiel ihrer naturgegebenen Faktoren und Funktionen zu erhalten, wenn möglich auf physiologische Weise zu steigern. –

Zur stofflichen Zusammensetzung der Epidermis

Die normale Hornschicht

Stofflich setzt sich die normale Hornschicht aus folgenden Substanzen zusammen:
50 % Eiweißstoffe, und zwar sogenannte „Skleroproteine",
23 % wasserlösliche Stoffe,
20 % Lipide (Fette und fettähnliche Stoffe) und
7 % Wasser.

Die Keratineiweiße, die man unter dem Sammelbegriff der Skleroproteine zusammenfaßt, zeigen nicht nur in ihrer stofflichen Zusammensetzung und Konfiguration erhebliche Unterschiede, sondern zeigen auch physikalisch und chemisch gegensätzliche Eigenschaften: So ist ein Teil wasserlöslich bei schwach alkalischer Reaktion (pH 7,1), ein Teil jedoch nicht. Von dem unlöslichen Rückstand löst sich das sog. Skleroprotein B bei einem hohen alkalischen pH-Wert (10—13) auf, während die Zellmembran selbst auch hier resistent bleibt.

Wasserextraktion

Man kann diese verschiedenen Fraktionen auch quantitativ festlegen:
Dabei geht man davon aus, daß man die Epidermis oberflächlich abschabt und aus diesen Hornschichtlamellen alle wasserlöslichen Inhaltsstoffe und Lipide extrahiert. Es bleibt dann das Rohkeratin zurück. Wenn man nun eine sog. Phosphat-Pufferlösung (pH 7,1) auf dieses Rohkeratin einwirken läßt, so lösen sich darin 14,4 % der Skleroproteine. Es handelt sich dabei vor allem um freie Aminosäuren und leicht lösbare Di-, Tri- und Polypeptide.

Alkalilöslichkeit

Aus dem Rückstand lösen sich 55,2 % bis 63,5 % in Alkali. Wiederum verbleibt ein Rückstand, der jedoch zu etwa 9—10 % durch Trypsin

Pankreatin

und Pankreatin verdaubar ist. Ein Teil der von Trypsin und Pankreatin unauflösbaren Skleroproteine wird von Pepsin verdaut; dies sind jedoch lediglich ca. 2,5 % des Rückstandes.

Diese quantitativen Bestimmungen des Struktureiweißes der Hornschicht haben praktische Bedeutung bei einer biologischen Hautschälung durch physiologisch lösende und verdauende Substanzen. Sie muß folgende Bedingungen erfüllen:
(a) Mit Wasser angeteigt oder in Wasser gelöst, muß sie einen pH-Wert zwischen 7,1 bis höchstens 8,5 haben;
(b) die Lösung oder Aufschwemmung der Schälmasse muß einen sog. Phosphat-Puffer darstellen und
(c) als physiologische Wirkstoffe die Eiweiß-verdauenden Fermente Papain, Erepsin, Trypsin und bzw. oder Pankreatin enthalten.

Aminosäuren, Eiweiß, Glykogen

Aminosäuren sind die einfachsten Bausteine der Eiweißkörper; es handelt sich bei ihnen um organische Carbonsäuren, welche eine Aminogruppe — NH_2 enthalten.

Die Aminosäuren binden sich miteinander zu Molekülen mit zwei Aminosäuren zum Dipeptid, mit drei zum Tripeptid; bis zu 10 Aminosäuren bilden sie Oligopeptide, mehr als 10 Polypeptide und über 100 Aminosäuren mit- und ineinander gebunden Proteine. —

essentiell

exogen

Im menschlichen Körper sind etwa 25 natürliche oder physiologische Aminosäuren bekannt. Davon sind 10 essentiell; das heißt, sie sind lebensnotwendig und müssen dem menschlichen Körper von außen her zugeführt werden (exogene Aminosäuren): Valin, Leucin, Isoleucin, Methionin, Threonin, Phenylallanin, Tryptophan, Histidin, Arginin und Lysin.

endogen

Ein Aminosäurenmangel kann — für die Haut betrachtet - zu Hauterkrankungen, einem Stillstand des Nagelwachstums und zu Haarausfall führen. Dabei haben vor allem für den Eiweißstoffwechsel der Haut und ihre ständige Regeneration von der Keimzellenschicht her die schwefelhaltigen Aminosäuren — Cystein, Cystin und Methionin — eine besondere essentielle Bedeutung. Sie können ihren Schwefel während der Stoffwechselprozesse abgeben und dadurch dem Körper die Möglichkeit geben, eigene Aminosäuren, endogene Aminosäuren, aufzubauen. Daher bevorzugt man in der Dermatologie und in der Kosmetologie schwefelhaltige Aminosäuren zur Behandlung der Haut, insbesondere der Haare. So wirkt Cystein ausgleichend auf die trockene Seborrhoe ein, während Methionin die Talgdrüsenüberfunktion bei der fetten Seborrhoe normalisiert.

Für die Wirksamkeit ist ausschlaggebend, daß Aminosäuren gut von der Haut absorbiert und in das Haarkeratin eingebaut werden. Dadurch wirken sie regenerierend auf das Haarkeratin ein und im Sinne einer ergänzenden Substratbehandlung auf den seborrhoischen Zustand der Haut und der Kopfhaut.

Bedeutung der Relationen

Analysen der Haut haben ergeben, daß in den Extrakten der menschlichen Haut bzw. der Epidermis alle uns bekannten Aminosäuren nachgewiesen werden können. Für den gesunden, normalen Aufbau der Haut ist es dabei von Bedeutung, in welchem Verhältnis zueinander Eiweißstoffe, Polypeptide und Aminosäuren vorkommen. Denn ihre Relationen sind der Ausdruck für einen normalen oder anomal veränderten Ablauf der Stoffwechselprozesse in der

Haut. So sind z. B. bei Psoriasis die wasserlöslichen Polypeptide wesentlich erhöht, während der Prozentsatz freier Aminosäuren gegenüber der gesunden Haut stark vermindert ist.

Die Proteine der Haut sind allerdings keine statischen Verbindungen, sondern sie befinden sich in einer steten dynamischen Entwicklung und Umwandlung. Ein jeweils genügendes Angebot der dazu notwendigen essentiellen Aminosäuren ist jedoch Voraussetzung.

Rückresorption

Aus den Vorgängen der Rückresorption während des Keratinisierungsprozesses kann man feststellen, daß der Organismus Aminosäuren aus den verhornenden, absterbenden Epidermiszellen in seinen Stoffwechsel zurücknimmt, um eventuellen Mangelerscheinungen vorzubeugen.

Es ist daher eine kosmetologisch wichtige Frage, ob und inwieweit es möglich ist, perkutan auf die Relationen der Eiweißstoffe zu den Peptiden und zu den Aminosäuren Einfluß zu nehmen. Die Anwendung von biologisch abgebautem Milcheiweiß, von Hautextrakten, von Zell- und Organpräparaten, welche Eiweißstoffe, Polypeptide und freie Aminosäuren in einem physiologischen Verhältnis enthalten, können normalisierend und ausgleichend auf die epidermalen Verhältnisse einwirken. Es ist sehr wahrscheinlich, daß analog wie bei der Rückresorption, sich auch hierbei aktive Resorptionsprozesse abspielen. Dabei werden jeweils diejenigen Aminosäuren aufgrund des Selektivvermögens resorbiert, welche von der Haut benötigt werden. –

Kohlehydrate der Epidermis

Glykogen findet man intrazellulär, vor allem in den mittleren Epidermisschichten. Die Haut ist selbst fähig, in ihren Zellen Glykogen aufzubauen und abzubauen.

Glukose (Traubenzucker) kommt in der Epidermis in gebundener und in freier Form vor. Dabei kann man physiologisch feststellen, daß der aus den Kapillaren in die Epidermis diffundierende Traubenzucker intrazellulär gebunden (metabolisiert) wird. Anscheinend kann er aber auch interzellulär gespeichert werden, um, bei Bedarf, in die Zellen zu permeieren.

Molekularbiologische Gedanken

Wenn man die einzelnen Eiweißbausteine gleicher Art aus verschiedenen Organismen untersucht, dann ergibt sich aus ihrer überraschenden Gleichartigkeit der sicherste Beweis dafür, daß alle Lebewesen von sehr wenigen, eventuell sogar nur von einer einzigen Urart gemeinsam abstammen. Das heißt, daß alle Lebewesen aus ihrem Ursprung heraus miteinander verwandt sind oder aber, daß sie alle nach den gleichen, zumindest gleichartigen Lebensstrukturen und Existenzprinzipien aufgebaut und gestaltet sind.

Kernproteine

So enthalten alle mit einem Zellkern ausgerüsteten Organismen die gleichen oder ähnliche typische Kernproteine, die Histone. So verschieden die Organismen auch sein mögen, aus denen man sie isoliert, so ähnlich sind sie einander in ihrem chemischen Aufbau; ja, sie gleichen sich nahezu vollständig. Als ein aufschlußreiches Beispiel aus der Pflanzenwelt und dem Tierreich wollen wir die Histone IV aus Erbsenkeimen und Kalbsthymus erwähnen, welche eine nahezu identische Aminosäuren-Folge (Sequenz) haben.

Darin zeigen sich zwei charakteristische Grundprinzipien des Lebendigen,

Invarianz

(a) aus der Übereinstimmung der Histone zeigt sich die Unveränderlichkeit der ursprünglichen Erbfaktoren (ihre Invarianz); das ist das strikte Bewahren der stofflichen Struktur im Prozeß der Fortpflanzung; und andererseits aber

Teleonomie

(b) das Vorkommen in so heute weit voneinander verschiedenen Lebewesen, die Möglichkeit einer zweckmäßigen Veränderbarkeit (einer Teleonomie) als zielgerichtete Veränderung (Mutation) der Lebewesen in Anpassung an ihre jeweiligen Lebensbedingungen.

Das erste ursprüngliche lebendige Grundsystem muß aus der Verbindung von Nukleinsäuren und Proteinen entstanden sein. In ihrer lebendigen, ineinander verwobenen Verbindung (Integration) zeigte sich ein bisher nicht dagewesenes Moment, das Leben, als eine neue Dimension mit Eigenschaften und Gesetzmäßigkeiten, welche über das bisherige Physikalische und Chemische hinausgingen.

Lebende Organismen bauen sich selbst aus funktionell aufeinander abgestimmten Einheiten auf. Deren ganz bestimmte Gesamtfunktion und Gesamtaufgabe im Rahmen des Organes und des Organismus weist darauf hin, daß die Einzelprozesse und Einzelaktivitäten zu einer übergeordneten gemeinsamen Ganzheit zusammengefaßt erscheinen. Dabei haben alle Lebewesen die Fähigkeit – in kleinerem oder größerem Rahmen allerdings –, sich aus sich selbst heraus nach ihrem eigenen, immanenten Strukturgefüge zu regenerieren. Dieser natürliche Regenerationsvorgang verläuft ja ständig als Zellreduplikation und nachfolgende Zellteilung während der ganzen Lebenszeit der Organismen. Diesen Strukturgefügen liegt ein „Bauplan" zugrunde, den man auch als die „Mater" bezeichnet für die jeweilige Neubildung von Proteinen. Die in diesen sogenannten Strukturproteinen niedergelegte und ausgeprägte Information wird auf die jeweilige Neugestaltung und die Fähigkeiten des sich neu bildenden, lebendigen Systems übertragen. Die einzelnen Aminosäuren formieren sich nach dem Schema der Strukturproteine als ihrer „Prägeform".

Daß die in den Strukturproteinen niedergelegten Informationen direkt oder indirekt in die physiologische Struktur und Funktion umgesetzt werden, wie dies ja bei allen lebendigen Prozessen und Vorgängen der Fall ist, dafür sind die Enzyme (oder Fermente) die grundlegenden, aktiven Substanzen.

Enzyme als Biokatalysatoren

Die Enzyme als Biokatalysatoren sind besonders wirksame Proteine, welche folgende charakteristische Eigenschaften haben:

(1) Ihre tatsächliche Wirksamkeit („Effizienz") bedeutet, daß sie innerhalb einer bestimmten Zeit eine ganz bestimmte Anzahl von Molekülen umzuwandeln vermögen.

(2) Sie haben eine ganz ausgeprägte Spezifität; das heißt, daß jede ganz bestimmte Enzymverbindung nur auf sehr wenige, spezifische Eiweißverbindungen einzuwirken vermag. Jedes Enzym hat gewissermaßen eine Art „Gedächtnisbild" in seinem Substrat.

(3) Dennoch haben die Enzyme auch die Möglichkeit der physiologischen Regulierbarkeit.

Dies bedeutet, daß solche Enzyme, welche im Stoffwechsel eine übergeordnete, zentrale Position einnehmen, die Wirksamkeit für ihr bisheriges, ihnen zugeordnetes Substrat ä n d e r n können. So vermögen Enzyme auf Konzentrationsänderungen ihres Substrates durch eigene Strukturumwandlung zu reagieren. Man kann daraus den Schluß ziehen, daß diese Fermente die Änderung der Konzentration ihres Substrates „spüren".

Man kann hier von einer bis ins mikrobiologische Gebiet hineingehenden Selbstkontrolle und Selbstregulation des lebenden Organismus sprechen. Dieser zusammenhängende bionome Prozeß aber ist das wesentliche Kennzeichen für das Leben überhaupt. Seine höchste Stufe ist die Fähigkeit jedes lebendigen Organismus zu selbstgleicher Reproduktion und Regeneration. Sie ist das eigentliche Ziel der Existenz jedes lebendigen Organismus überhaupt.

Dieses Zusammenspiel von Strukturproteinen der Nukleinsäuren (Kernsäuren der Zelle) und der Proteine (Eiweißstoffe) zwischen dem ursprünglichen und dem neu sich bildenden Zell- oder Organsystem nennt man genetischen Code.

genetischer Code

Damit aber bei der steten Reproduktion und Regeneration der Zellen und der Zellsysteme die jeweils ursprüngliche Information, die in den Strukturproteinen vorgegeben ist, auf die neu zu bildenden Zellen und Zellbestandteile übertragen wird, setzt bestimmte biotische Gesetzmäßigkeiten voraus, und zwar:

Gesetz der Entsprechung

(a) Das Gesetz der gegenseitigen Entsprechung; es besagt, daß die räumlichen Strukturen der Neubildung den ursprünglichen Konfigurationen und Konstellationen (räumliches Bild und Gefüge) gleich sind und welcher Impuls aus dem ursprünglichen System dem Impuls im Neusystem entspricht usw.

„Fühligkeit"

(b) Das Lebendige muß als eine ganz neue und spezifische Eigenschaft und Fähigkeit die „Fühligkeit" oder „Empfindungsfähigkeit" besitzen, die Entsprechung nach (a) zu „kennen" und „sinngerecht" zu vollziehen.

Wer aber „kennt" den genetischen Code im funktionierenden, lebendigen Organsystem? Die moderne Molekularbiologie legt diese Eigenschaft wiederum Enzymen, das heißt also speziellen Proteinen bei, welche an der „Gestalt" vergleichend „erspüren" können, was einander entspricht. Aus dieser konsequenten Weitergabe der ursprünglichen Eigenschaften und Formationen an die nächste Generation ergibt sich das zuerst genannte Gesetz der „Invarianz", und aus ihm wiederum die Exaktheit der Übereinstimmung zwischen ursprünglichem und neu gebildetem Gefüge.

Mutationen

Nun gibt es aber auch Änderungen in den Erbstrukturen, die sogenannten Mutationen. Strukturveränderungen aber der „Matern" bedeuten eine Veränderung der lebendigen Wechselbeziehungen zwischen Katalysator und seinem ursprünglichen Substrat. Die neuartige Struktur wird dann in Zukunft weiterhin unverändert weitergegeben: Ein Fortschritt wird jetzt zur Tradition! Daraus ergibt sich, daß die Entwicklungsbahn sich wohl auf ein Ursache-Wirkungs-Verhältnis der einzelnen Phasen zurückführen läßt, aber der nächste Schritt der Evolution läßt sich nicht voraussehen, auch nicht vorausberechnen. Hier herrscht spontane Freiheit der selbsttätigen Änderungen aus sich selbst heraus oder in Reaktion auf Umweltbedingungen!

Daher läßt sich die Entwicklung, die Evolution und Epigenese der physischen und ideellen Struktur stets nur vom Gegenwärtigen zum Vergangenen erfassen und erklären, vom Höheren her das Untere – nie umgekehrt! So gilt in der Verbindung des Gewesenen zum Neugewordenen die Kategorie der Kausalität, im Ausblick vom Gegenwärtigen aber zum möglich Zukünftigen Freiheit der Entfaltung und Entwicklung. –

Kausalität und Freiheit

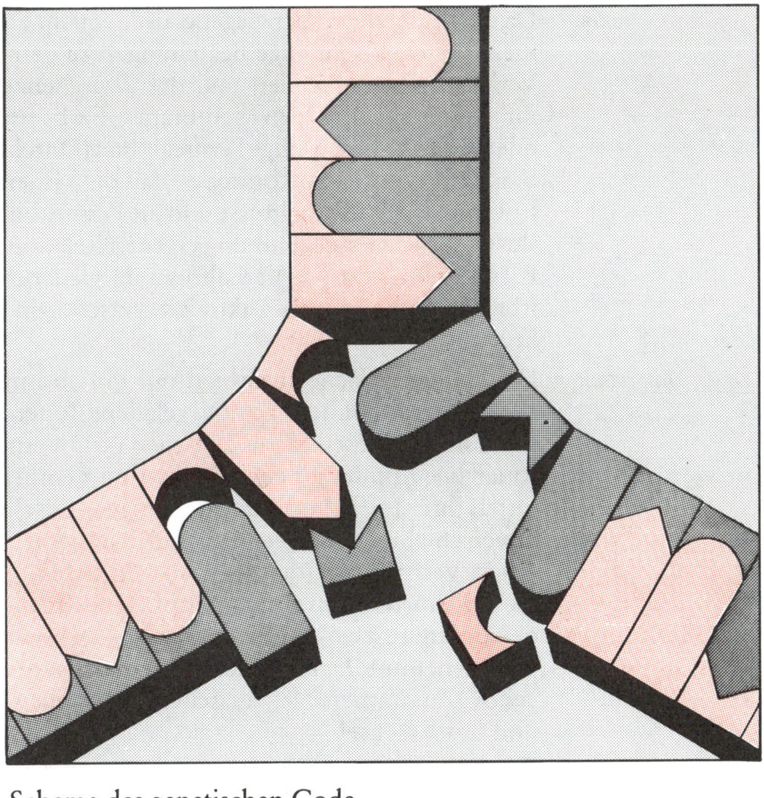

Schema des genetischen Code

Zum Mineralgehalt der Haut

Die Mineralien spielen im Stoffwechsel der Haut eine entscheidende Rolle, und zwar

für den osmotischen Druck,
für die Wasserstoffionenkonzentration (pH-Wert),
den Quellungszustand der Kolloide,
für die (elektrische) Potentialbildung an Membranen,
als Aktivatoren des Fermentstoffwechsels und
als Bausteine der Gerüstsubstanzen des Körpers allgemein.

Der Mineralhaushalt ist mit den Flüssigkeitsverhältnissen eng und unmittelbar verbunden. Beide werden durch Hormone der Nebennierenrinde gesteuert.

Kalium, Calcium und Magnesium sind vornehmlich innerhalb der Zellen zu finden, Natrium und Chlor hingegen überwiegend in den Zwischenzellräumen.

Ionen Da die Mineralien überwiegend als Ionen im Stoffwechsel vorkommen, bestehen sehr enge Beziehungen zu den elektrobiologischen Verhältnissen der Zellen und der Zwischenzellräume, jeweils an ihren Grenzflächen, den Membranen. Sie beeinflussen damit direkt oder indirekt die jeweilige Permeabilität (Durchlässigkeit) der Membranen für Stoffe. So kommt es, daß die Mineralien selbst die elektrobiologischen Verhältnisse und die Permeabilität der Zellen beeinflussen, sowie umgekehrt ihre eigenen Relationen untereinander (z. B. Na/K- oder Ca/Mg-Verhältnis u. a.) wiederum durch äußere elektrogalvanische Einflüsse aktiviert, verschoben oder gestört werden können.

Adsorption Die Hautoberfläche absorbiert mit ihrer normalerweise negativen Ladung insbesondere positiv geladene Ionen, negative hingegen stößt sie ab. Diesen Status zwischen positiv und negativ geladenen Ionen beeinflußt die Schweißsekretion ziemlich intensiv, indem sie durch ihre stofflichen Ausscheidungen oft sehr ausgeprägte Mineralverschiebungen hervorruft; zugleich ändert sie die elektrobiologischen Verhältnisse (der sogenannten „Membranpotentiale"). Mit diesen Umstimmungen im peripheren Mineralhaushalt wird auch der äußere Enzym- und Fermentstoffwechsel katalytisch gefördert oder gehemmt. Daraus erkennt man das untrennbare, sich bedingende Zusammenspiel zwischen Mineralien, Elektrolythaushalt und Stoffwechsel.

Zu einzelnen Mineralien:

Chlor Chlor findet sich im Organismus fast ausschließlich ionisiert, meist in Verbindung mit Natrium, in geringem Maße auch mit Kalium. Das Chlor kommt vor allem in den Zwischenzellräumen vor und ist dort überhaupt das am häufigsten vorkommende Anion. In den Zellen selbst ist Chlor weniger vertreten, dort herrschen Carbonate, Phosphate und Sulfate vor.

Natrium Natrium ist in den Gewebsflüssigkeiten der Haut quantitativ das überwiegende Kation. Dabei ist der Natriumgehalt der Haut abhängig von dem jeweiligen Wassergehalt; die Schwankung ist beträchtlich, und zwar zwischen 118 bis 408 mg/%.

Kalium Kalium ist insbesondere in den Zellen selbst angereichert. Wohl findet man auch in der extrazellulären Flüssigkeit Kalium; aber der Gehalt ist nur etwa ¼ so hoch wie in den Zellen. Wenn im Bereiche der Zwischenzellräume eine Erhöhung des Kaliums festgestellt werden kann, so läßt dies stets auf einen stärkeren Zellverfall oder auf eine Schädigung der Zellmembran schließen. Im Hautstoffwechsel wirkt Kalium insbesondere katalytisch auf Enzyme und Fermente, sowie pharmakologisch potenzierend auf Substrate und Substanzen des physiologischen Geschehens. Auf die Reizbarkeit der Haut wirkt Kalium steigernd, also sensibilisierend.

Magnesium Magnesium kommt ebenso wie Kalium und Calcium insbesondere intrazellulär vor. In frischen Narben, bei Psoriasis und Neurodermitis ist es erhöht. Es verzögert die Koagulation des Blutes und wirkt – pharmakologisch – neurosedativ, beruhigend, ausgleichend. Auch spielt Magnesium eine Rolle als Biokatalysator im Stoffwechsel der Glukose.

Calcium Calcium findet man in den Zellen und in den Gewebsflüssigkeiten als Ion, wie gebunden.

Mit zunehmendem Alter erhöht sich der Calciumgehalt der Haut. In ihren Schichten ist es verschieden verteilt: Der Calciumgehalt nimmt von innen nach außen zu und ist daher in der Hornschicht am größten. Im Durchschnitt liegt er um 5 mg/%.

Kosmetologisch wirkt Calcium dämpfend und beruhigend auf die Reizbarkeit der Haut, im Gegensatz zu Kalium. Außerdem setzt es die Kapillarpermeabilität herab.

Phosphor Die physiologisch wichtigsten sind die organischen Phosphorverbindungen. Dabei spielen besonders die energiereichen Phosphorsäureverbindungen eine grundlegende, unentbehrliche Rolle, welche als Energiespender bei sogenannten „Phosphorilierungen" den gesamten Stoffwechsel beherrschend in Fluß halten. Als die wichtigsten möchte ich die Adenosintri-, -di- und -monophosphorsäure nennen.

Schwefel

Die wichtigsten Schwefelverbindungen sind die sog. SH-(Schwefel-Wasserstoff)-Gruppen der Epidermis. Man nennt sie wegen ihrer großen Bedeutung für die Haut „Haut-Sulfhydryle". Sie können als wasserlösliche niedermolekulare Verbindung in schwefelhaltigen Aminosäuren vorkommen (Cystein, Glutathion u. a.) oder an Eiweißstoffe gebunden, welche dann vor allem Fermentcharakter tragen.
Diese Sulfhydryl-Gruppe ist bei der Keratinbildung beteiligt, wobei sie in sog. Disulfide mit doppelten Schwefelbrücken (-S-S-) übergeht. Dies kann man daran feststellen, daß in den Grundschichten der Epidermis der Gehalt an SH-Gruppen höher ist als in der Hornschicht, während der absolute Schwefelgehalt in den Epidermisschichten etwa gleich bleibt.
Der Schwefelgehalt der Epidermis ist bei der Schwefelbehandlung von Bedeutung. Dabei müssen wir jedoch zwischen zwei verschiedenartigen Wirkungen unterscheiden:
(a) Geringe Schwefeldosen, äußerlich aufgetragen, wirken verhornend, keratoplastisch.
Durch den Säuregehalt der Haut, durch Reduktion und durch Fermente, wird der Schwefel in Schwefelwasserstoff übergeführt, der – resorbiert – in den Vorgang der Keratinisierung physiologisch eingebaut werden kann und so zu einer Intensivierung der normalen oder verminderten Keratose führt.
(b) Schwefel in hoher Dosierung jedoch auf die Haut gebracht, wirkt vorwiegend äußerlich physikalisch-chemisch; insbesondere wenn er in schwach alkalischen Medien zur Anwendung kommt oder an schwach alkalischen Hautstellen, zum Beispiel in den Achselhöhlen, wohl ebenfalls zu Sulfiden reduziert wird, aber nun äußerlich keratin- und hornschichtlösend, also keratolytisch, zu wirken vermag.

Variationen des Mineralgehaltes

Der Mineralgehalt, insbesondere an Natriumchlorid, nimmt dann zu, wenn irgendeine Irritation der Haut vorliegt, die zur Ödembildung führen kann. Dabei strömt vermehrt Gewebsflüssigkeit aus der Umgebung in die betreffende Hautregion ein. Es kann aber auch die Permeabilität der Zellmembranen gestört sein, so daß Zellflüssigkeit in die Interzellularräume ausfließt.
Wenn man den Mineralgehalt und die quantitativen Beziehungen der Mineralien untereinander vergleicht, dann stellt man fest, daß

die absoluten, wie die relativen Werte zeitlich schwanken. Physiologisch wichtig ist so z. B. die intensive Natriumverarmung bei der Transpiration, weil durch den Kontakt mit Textilien, durch das Abtropfen des Schweißes bzw. das Abwaschen oder Abbaden der Haut, ständig Mineralien verloren gehen. –

Metalle In der Haut sind vor allem Eisen und Kupfer von biologisch funktioneller Bedeutung.

Diese Metalle wirken als Katalysatoren, insbesondere bei Oxydationsvorgängen, wie z. B. Kupfer für die Pigmentation.

Eisen Eisen ist das Zentralatom des Blutfarbstoffes, des Warburgschen Atmungsfermentes und anderer Enzyme. Es ist das Sauerstoff übertragende Element im Zellstoffwechsel der lebenden Zelle und daher unbedingt lebensnotwendig. Eisenmangelzustände gehören zu den häufigsten Mangelkrankheiten des Menschen. Sie können während der Schwangerschaft und des Stillens, bei verstärkter Menstruation und chronischen Blutverlusten entstehen.

Wenn dem Organismus Eisen fehlt, dann zeigt sich dies auch auf der Haut: Sie wird trocken, die Nägel werden brüchig, zeigen Längs- und Querrillen und auch die Haare werden unelastisch. Eisen lagert sich auch in der Haut als sogenannte „hämoglobinogene" Hyperpigmentierungen ab. Dadurch wird jedoch als Folgereaktion die Melaninsynthese in der Epidermis aktiviert.

Kupfer Kupfer ist notwendig für die Blutbildung, und zwar als Katalysator beim Aufbau des Blutfarbstoffes. Es ist Bestandteil einiger Fermente und unterstützt insbesondere auch die Bildung des Pigmentes Melanin.

Kobalt Auch Kobalt wirkt im Rahmen der Blutbildung, es fördert den Aufbau der roten Blutkörperchen und des Blutfarbstoffes. Bei Dermatosen hat sich eine Behandlung mit Kobaltnitrat gut bewährt, da es auf säurefeste Bakterien abtötend wirkt.

Mangan Mangan ist wichtig als Katalysator für den Phosphor-, den Kohlehydrat- und den Vitamin-B-Stoffwechsel. Zusammen mit Eisen und Kupfer bewirkt es den Aufbau von Haemoglobin.

Jod Die hauptsächliche Bedeutung für Jod liegt darin, daß es wirksamer Bestandteil der Schilddrüsenhormone ist. Außerdem enthält die Haut eine Jodreserve, die sich auffällig bei Reizungen und Rötungen erhöht.

Spurenelemente Es gibt außerdem noch eine Vielzahl von Spurenelementen, die einzeln oder komplex, vornehmlich als Katalysatoren, physiologische Wirkungen hervorbringen.

Zum pH-Wert der Haut

Allgemeiner pH-Wert

Den sauren oder basischen Charakter einer Lösung mißt man mit dem sogenannten pH-Wert.
Man legt eine Skala von 1 bis 14 zugrunde. Diese Zahlen bedeuten rechnerisch den negativen Logarithmus der in der Lösung jeweils vorhandenen Wasserstoff-Ionenkonzentration.
Der Neutralpunkt ist mit 7 die Mitte zwischen einer stark sauren Reaktion, beginnend mit einem pH-Wert 1, bis hinüber zu einem stark alkalischen (basischen) pH-Wert von 14. Das heißt, ein pH-Wert, der kleiner ist als 7, bezeichnet eine saure Reaktion, ein pH-Wert, der größer ist als 7, stets eine basische Reaktion chemischer und physiologischer Lösungen. –

pH-Wert der Haut

Die Ausscheidungen der Transpiration und des Hauttalges bedingen den pH-Wert der Hautoberfläche.
Der Schweiß enthält selbst Milchsäure und er löst außerdem organische Säuren aus der Haut heraus. Die Summe aller säurebildenden Substanzen bewirkt einen bestimmten Säurewert, den Marchionini den „Säureschutzmantel" der Haut genannt hat.
Der Säurewert auf der Hautoberfläche ist aber nicht überall gleich, sondern er variiert lokal:
Bei einer direkten Gewinnung aus den schweißführenden Gängen hat der Schweiß einen pH-Wert von 5,5 bis 6,75. Durch die fermentative Auflösung der ausgeschiedenen Substanzen an der Hautoberfläche gewinnt er einen stärker sauren Charakter, bis zu einem Extremwert von pH 4.
Im Bereich der ekkrinen Schweißdrüsen sind die Werte um 5,5, während in Hautregionen mit apokrinen Drüsen eine neutrale, sogar eine leicht alkalische Reaktion vorliegen kann.
So kann man sagen, daß der Säurewert der Hautoberfläche beim gesunden Menschen zwischen pH 4 und pH 7 schwankt, wobei das durchschnittliche Maximum zwischen 5 bis 6 verläuft. –

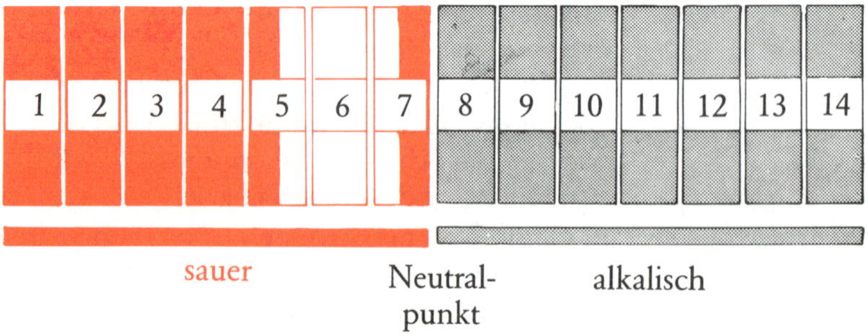

Die mechanischen Eigenschaften der Haut

Die Haut ist ein aus mehreren Schichten bestehender Körper. Die einzelnen Schichten sind in bezug auf ihre mechanische Beanspruchbarkeit verschieden qualifiziert, und zwar spielt dabei der variable Aggregatszustand der jeweils in ihnen enthaltenen dominierenden Stoffe und Strukturen eine Rolle. Es gibt feste Bestandteile, wie die Hornschicht, die Membranen, Fasern und Gefäßwände. Die flüssigen Anteile sind kolloidale Lösungen in einem variierenden Gel- oder Solzustand, wobei in den weitverzweigten Systemen der Interzellularräume, der Lymph- und Blutgefäße auch Hohlräume entstehen können. Bei diesen verschiedenen Möglichkeiten ist die physikalische Elastizität von dem Verhältnis der festen Stoffe zu den festumschlossenen Flüssigkeitsvolumina abhängig.

Elastizität

Unter Elastizität versteht man im allgemein physikalischen Sinne die Eigenschaft von festen Körpern, erlittene Deformationen durch die Einwirkung von äußeren Kräften nach deren Aufhören wieder auszugleichen. Eine Deformation der Haut als eine Verdrängung von Flüssigkeit ist eine zeitlich begrenzte hydromechanische Erscheinung.

Turgor

Damit im Zusammenhang steht die Erscheinung des Turgors der Zellen. Allgemein versteht man darunter die Spannung des Innendruckes bei elastischen Hohlkörpern, wie sie ja auch die Zellen darstellen. Als ein „Gewebsinnendruck" ist er rückführbar auf osmotische Kräfte der im Zellplasma gelösten Salze und auf onkotische Kräfte, welche durch Kolloide und deren Quellungszustand hervorgerufen werden.

Der Hautturgor in seiner Gesamtheit wird auch noch durch die (passive) Auffüllung des Gefäßsystemes bedingt. So können Störungen der Kolloidalität unter Freisetzen von Wasser bei einer Verminderung des Turgors zum Ödem führen.

Ausschlaggebend für die mechanischen Eigenschaften der Haut sind daher

ihre physikalische Elastizität,
ihre natürliche Dehnung bzw. Spannung,
ihr Turgor und
ihr Gehalt an Flüssigkeit.

Zug-Elastizität

Die mechanischen Eigenschaften der Haut spielen insbesondere eine Rolle in der Kosmetik bei der Massage. Sie sind im speziellen aus der Feinstruktur der Haut zu verstehen. Die hohe Zugelastizität der Epidermis ist durch die enge Verkittung der Zellmembran mit den intrazellulären Tonofibrillen der Epithelien bedingt. Insbesondere hängen die elastischen Eigenschaften der Haut von dem raumhaften Geflecht der kollagenen und elastischen Fasern im Corium ab. Wenn man die Haut dehnt, so werden zuerst die elastischen Fasern beansprucht. Aufgrund ihrer hohen Elastizität geben sie zunächst gummiartig nach. Gleichzeitig werden dabei aber auch die kollagenen Fasern aus ihrer ursprünglichen Spiralform in die Länge gestreckt und verhindern dadurch eine Überdehnung der elastischen Fasern. Hierbei ist die natürliche Elastizität somit aus dem Zusammen- und Gegenspiel der kollagenen und elastischen Fasern gegeben.

Wassergehalt

Von der Kutis aus reichen nun wohl auch bindegewebige Stränge bis in die Subkutis. Diese besitzt aber vor allem in ihrem Fettgewebe ein hohes Speicherungsvermögen für Wasser. Jede Hautspannung oder -dehnung wirkt sich daher in ihr als Schwankung des Wassergehaltes aus. Die Hautspannung ist daher in der Subkutis abhängig von der Intensität der Wasserspeicherung.

Normalerweise ist die gesunde Haut in einem ständigen Spannungszustand. Mit zunehmendem Alter aber vermindert sich der Wassergehalt der Haut und damit vermindert sich ebenso die mögliche Hautdehnung. Auch bei bestimmten Hautsymptomen, wie Akne, Psoriasis und Ekzemen, leidet zugleich die Elastizität der Haut.

Elastizitäts-Minderung

Die Abnahme von Hautspannung und -elastizität im Alter ist auch darin begründet, daß die elastischen Fasern schwinden. Zusammen mit der Abnahme von Wassergehalt, Turgor und Hautschichtdicke ergibt sich somit das Bild der welken und schlaffen Altershaut, der Atrophie. Durch eine Zunahme des inneren Wassergehaltes kann man allerdings den Eindruck einer kosmetischen Besserung atrophischer Haut hervorrufen. Wenn man daher die Symptome einer alternden Haut kosmetisch ausgleichen will, so muß man nicht allein die Epidermis, sondern vorwiegend die gefäßführende Kutis beeinflussen. —

Zur „Resonanz-Frequenz"

Wir wollen uns nur ganz kurz mit einer Meßmethodik befassen, mit der es möglich ist, ohne Verletzung der Haut, Einblick in die Elastizitäts- und Turgorverhältnisse der Haut zu erzielen. Man nennt dieses Verfahren „Messung der Frequenzleitfähigkeit".

Man versetzt eine Hautpartie in eine ganz bestimmte, durch Messung festgehaltene Schwingung. Nachdem diese Schwingung durch das Hautgewebe hindurchgegangen ist, nimmt man sie in einem gewissen Abstand wieder auf. Der Ausschlag der Schwingung kann größer oder kleiner sein als zuvor, und man spricht dann von einer erhöhten oder verminderten Amplitude.

Aus diesen Untersuchungen und Messungen kann man feststellen:
Ist die Konsistenz der Haut starr, so nimmt die Amplitude zu;
bei einer mehr wasserhaltigen oder gar ödematösen Haut nimmt die Amplitude hingegen ab.

Das ausschlaggebende und wesentliche Moment ist die sogenannte „Resonanz-Frequenz" der Haut. Dabei kann man allgemein feststellen, daß

(a) eine Erhöhung der Resonanz-Frequenz eine Abnahme an Wassergehalt, Turgor und damit an Elastizität anzeigt,

(b) eine Erniedrigung der Resonanz-Frequenz in der Haut hingegen eine Zunahme an Wassergehalt, Turgor usw.

Man kann aufgrund dieser objektiven, quantitativen Messungen auch Rückschlüsse ziehen auf das physiologische Verständnis zwischen strukturierter, also fester, zu flüssiger Substanz in der Haut insgesamt, und zwar:

(a) Erhöhte Resonanz bedeutet einen erhöhten Anteil strukturierter Substanz;

(b) eine verminderte Resonanz bedeutet einen erhöhten Anteil an flüssiger Substanz. –

Diese Messungen und Untersuchungen spielen vor allem eine Rolle als Methoden, um kosmetische Wirkungen von Präparaten auf der Haut objektiv und quantitativ zu bestimmen. –

Zum Blutkreislauf der Haut

Grundzüge der Hautdurchblutung

Die geraden Hautarterien und zwei arterielle Gefäßnetze bewirken die arterielle Durchblutung der Haut. Drei bzw. vier venöse Gefäßnetze und die geraden Hautvenen bewirken den venösen Abfluß. Beide Systeme sind durch das Hautkapillargebiet miteinander verbunden.

Arteriennetz

Aus den tiefer liegenden Organen und Muskeln, die von den großen und mittleren Arterien versorgt werden, fließt das Blut durch viele kleine Hautarterien in das erste Arteriennetz der Haut, welches vielfältig Anastomosen ausgebildet hat, im untersten Teil des Coriums. Von diesem ersten tiefen Arteriennetz aus ziehen sich teils gestreckte, teils gewundene Gefäße nach oben zur Haut hin und bilden schließlich ein sich daraus formendes oberflächliches (zweites) Netz von Arterien (subpapillärer Plexus). In diesem zweiten Netz fließt das Blut parallel zur Hautoberfläche. Von ihm führen dann schließlich

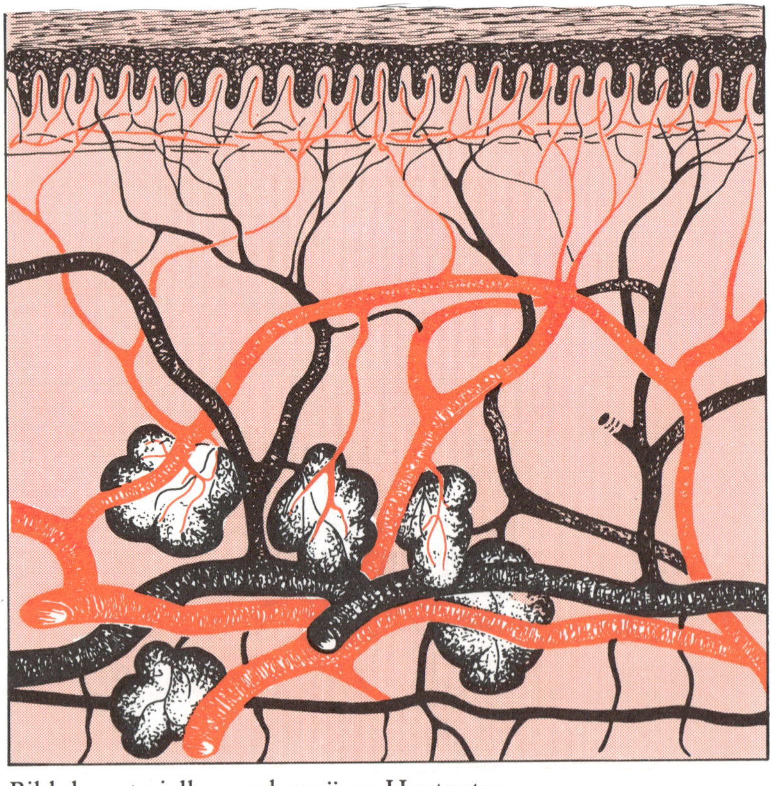

Bild der arteriellen und venösen Hautnetze

noch kleinere Endarterien zu den schlingenförmigen Kapillargefäßen der Papillen, welche Corium und Epidermis miteinander verbinden. Die beiden arteriellen Netze der Haut haben Arteriolencharakter. Sie sind der eigentliche Ursprung des oberflächlichen Subpapillarnetzes und daher funktionell von besonderer Bedeutung.

Venennetz

Das aus den Stromkapillaren des Haargefäßbettes kommende Blut fließt zunächst in das venöse subpapilläre Gefäßnetz ab. Dessen untere Schicht liegt etwa in Höhe des subpapillären Arteriennetzes. Von diesem subpapillären Gefäßnetz führen größere Venen zu einem weiteren, dem tiefsten venösen Gefäßnetz, dem kutanen Venenplexus. Von ihm aus führen in die Subkutis überleitende gerade Hautvenen, die wiederum mit den Venen der tiefer liegenden Gewebsbereiche verbunden sind. Mit diesen Blutgefäßen der Haut steht das Lymphgefäßsystem in inniger Verbindung. —
Der äußerste Gefäßbereich, die Endstrombahn reguliert die Grenzfläche zwischen Blut und Gewebe entsprechend dem Stoffaustausch. Gleichzeitig unterstützt sie die Aufgabe der Haut als Grenzorgan zwischen Organismus und Umwelt durch das spezielle Verhalten der Hautkapillaren.

Zum Blutkreislauf der Haut

Die Durchblutung der menschlichen Haut dient der Ernährung, aber noch mehr zur Thermoregulation (Wärmeregelung). Mit ihren etagenartig angelegten Gefäßnetzen ist die Haut ein wichtiger Blutspeicher. Man sieht das Blut durch die Haut hindurchschimmern, wobei die Intensität der Farbtönung vom Blutreichtum der in den Papillen verlaufenden Kapillaren abhängt.
Die Epidermis selbst wird durch den Säftestrom aus den Kapillaren und feinen Venolen versorgt und ernährt, die als Kapillarschleifen in die Papillarkörper münden. Von dort fließt das venöse Blut über das (venöse) subpapilläre Netz, das cutane Venennetz in die größeren abführenden Gefäße ab. —

Die Regulation der Durchblutung der Haut

Die Bewegung der Gefäße, die Vasomotorik, wird myogen (vom Muskel ausgehend) und neurogen (vom Nerv beeinflußt) gesteuert. Sie ist von dem Zusammenwirken physiologisch-chemischer, humoraler und zentral-nervöser Faktoren abhängig.

Gefäßkonstriktion (Vasokonstriktion)

Das Zentrum für Tonus und Weite der Gefäße ist der Hypothalamus. Von hier gehen — unabhängig vom Großhirn — ständig gefäßverengende Impulse in rhythmischen Intervallen zwischen 1 bis 10 sec. zur Haut hin.

Gefäßerweiterung (Vasodilatation)

Gefäßerweiterung und Transpiration hängen miteinander variabel zusammen; beide Vorgänge werden häufig durch bestimmte Überträgerstoffe hervorgerufen, sowie durch psychische Stimulationen, Temperaturreize oder andere Erregungen.

Fasern aus sensiblen Rückenmarksteilen vermitteln zur Peripherie hinziehende dilatatorische Impulse, welche mit den oben erwähnten konstriktorischen Impulsen ein polares Wechselspiel von Gefäßerweiterung und Gefäßverengung ergeben.

Die Gefäßerweiterung hat jedoch ihre physische Grenze und zwar ist sie durch die Elastizitätsgrenze der Gefäßwand gegeben. Dabei ist zu berücksichtigen, daß in bezug auf die Beanspruchung der Elastizität das venöse Gefäßsystem wesentlich stärkeren passiven Durchströmungseinflüssen ausgesetzt ist, als das arterielle System. Strömungsdruck und eigene elastische Widerstandsfähigkeit bewirken daher als Hauptmomente die jeweilige Weite des Durchmessers venöser Gefäße. So kann die Entstehung von Teleangiektasien auf einen überhöhten Strömungsdruck und bzw. oder auf einen verminderten, mangelnden Strömungswiderstand zurückzuführen sein.

Teleangiektasien

Durch konstriktorisch wirkende Substanzen, wie z. B. Adrenalin, kann man jedoch den Gefäßtonus von (muskelhaltigen) Venen erhöhen und damit das Blutvolumen in ihnen herabsetzen. Eine andere Möglichkeit der Einflußnahme besteht darin, den Gefäßwiderstand, z. B. durch Rutin (Vitamin P) zu verstärken, ohne damit die Strömungsverhältnisse selbst negativ zu beeinflussen.

Innendruck

Wenn nach der Peripherie zu der Durchmesser der Blutgefäße wohl mehr und mehr abnimmt, die Anzahl der Blutgefäße hingegen durch Verzweigungen und Verästelungen zunimmt, dann sinkt dadurch der Blutdruck wesentlich ab. Dieser Abfall des Blutdruckes beginnt entscheidend in den Arteriolen, d. h., in dem arteriellen Gefäßsystem, welches den Endauszweigungen des Gefäßsystems vorgeschaltet ist. In ihm spielt sich der eigentliche periphere Widerstand ab. Wenn sich die Gefäße dieses terminalen Systems verengen, dann führt dies zum sog. „weißen" Hochdruck.

Der „rote" Hochdruck hingegen ist vornehmlich auf eine Funktion der größeren Gefäße und auf die erhöhte Menge des vom Herzen geförderten Blutvolumens zurückzuführen.

Die Höhe des Blutdruckes wird grundsätzlich zentral, periphernervös und bzw. oder durch humorale, d. h. in den Körperflüssigkeiten gelöste Wirksubstanzen reguliert.

Blutverteilung

Für die Blutverteilung gibt es noch eine Regulation durch Kurzschlüsse zwischen kleinen Arterien und Arteriolen, sowie zwischen kleinen Venen und Venolen („arterio-venöse Anastomosen").
Werden diese Gefäßbrücken und -übergänge geöffnet, z. B. durch eine Kälteeinwirkung, dann wird der Zufluß in die Kapillaren hinein abgedrosselt und vermindert. Zugleich wird dadurch arterielles, sauerstoffreiches Blut in das rückfließende, sauerstoffarme venöse Blut geleitet, welches somit an Sauerstoff angereichert wird.
Wenn man durch Druck – wie bei der Massage – die arteriellen Gefäße im Bereiche der Akren (z. B. Nase, Kinn, Augenbrauen- und Jochbogen, Hände, Füße u. a.) vorübergehend drosselt, dann erzielt man als Reaktion eine Hautrötung, eine sog. reaktive Hyperämie; dabei steigt der Venen- und Kapillardruck durch Öffnen der arteriovenösen Anastomosen an.

Kapillarkreislauf

Folgende Faktoren beeinflussen den Kapillarkreislauf:
Die Rhythmik der konstriktorischen und dilatatorischen Impulse der größeren Gefäße als Fernsteuerung;
gefäßaktive Substanzen aus dem Blut oder aus dem Gewebe und die selbsttätige, autonome Reaktionsfähigkeit der Kapillargefäße auf physikalische (Druck und Dehnung, Wärme und Kälte u. a.) und chemische Reize.

Tonus

Ihrer eigenen Elastizität zufolge, besitzen die Kapillaren einen eigenen Tonus. Dieser bestimmt zusammen mit
(a) dem inneren (schwankenden) Blutdruck,
(b) der inneren, zellulären Elastizität und
(c) dem umgebenden Gewebedruck
das jeweilige Lumen der Kapillaren und damit die Menge und Intensität der kapillaren Durchblutung.

Strömungsgeschwindigkeit

Durchschnittlich beträgt die Strömungsgeschwindigkeit in den Kapillargefäßen, gemessen am Nagelwall, ca. 1,5 mm/sec., wobei bis zu 60 rote Blutkörperchen (Erythrozyten) passieren.
Der durch diese Faktoren beeinflußte Kapillardruck selbst schwankt zwischen 1,5 und 71 mm/Hg (Quecksilbersäule):

In den arteriellen Schenkeln	12 bis 45 mm/Hg
im venösen Kapillarteil	10 bis 20 mm/Hg

(entsprechend der arteriellen Durchblutung, jedoch stets im Vergleich zu ihr vermindert).

Bei Erythemen bis zu	71 mm/Hg

Hypertonie

Bei einem überhöhten Druck tritt zur Regulation und zum Ausgleich Blutplasma aus den arteriellen Teilen der Kapillaren aus, welches vom venösen Schenkel wieder rückresorbiert werden kann. Ist jedoch die Rückresorption vermindert oder gestört, so tritt das Phänomen eines Ödems auf.

Andererseits kann aber auch bei unveränderter arterieller Zufuhr und einem verminderten Abfluß im venösen Teil ein so großer Kapillardruck entstehen, daß es bei einer Überschreitung der Belastbarkeit der Kapillarwand (der „Kapillarresistenz") zu einer Zerreißung der Kapillaren („Kapillarfragilität") und zu Netzhautblutungen kommt (Petechien).

Beobachtung der Blutbewegung

Die Blutbewegung in den Kapillaren kann man mikroskopisch direkt betrachten und aus der Form der Kapillarschleifen kann man den arteriellen und venösen Teil annähernd festlegen, auch, wenn die jeweiligen Übergänge fließend sind.

Die kapillare Durchströmung unterliegt einem dauernden Wechsel, die u. a. von der Hauttemperatur abhängt. Bei einer kalten Haut kann eine langdauernde Stagnation in den Kapillaren vorliegen. Die

Hautfarbe

Strömungsgeschwindigkeit beeinflußt dabei die Hautfarbe: Bei rascher Strömung ist sie hellrot, bei langsamer rötlich-blau bis stahlblau bei völliger Stagnation.

Selbst bei einer normalen Haut sind jedoch die Kapillaren nicht alle

Füllungsbild

gleichmäßig durchströmt; das Füllungsbild wandelt sich, wobei alle Variationen möglich sind, verengte oder erweiterte arterielle bzw. venöse Schenkel, in glatten oder geknäuelten Schleifen. So gibt es ballartige Auftreibungen der Schlingen (bei Psoriasis), birnenförmige Erweiterungen, schlechtgefüllte, atonische Kapillaren, dünne, deformierte Schlingen (bei Atrophie und Sklerodermie), isolierte Ausstülpungen (bei Teleangiektasien) usw. –

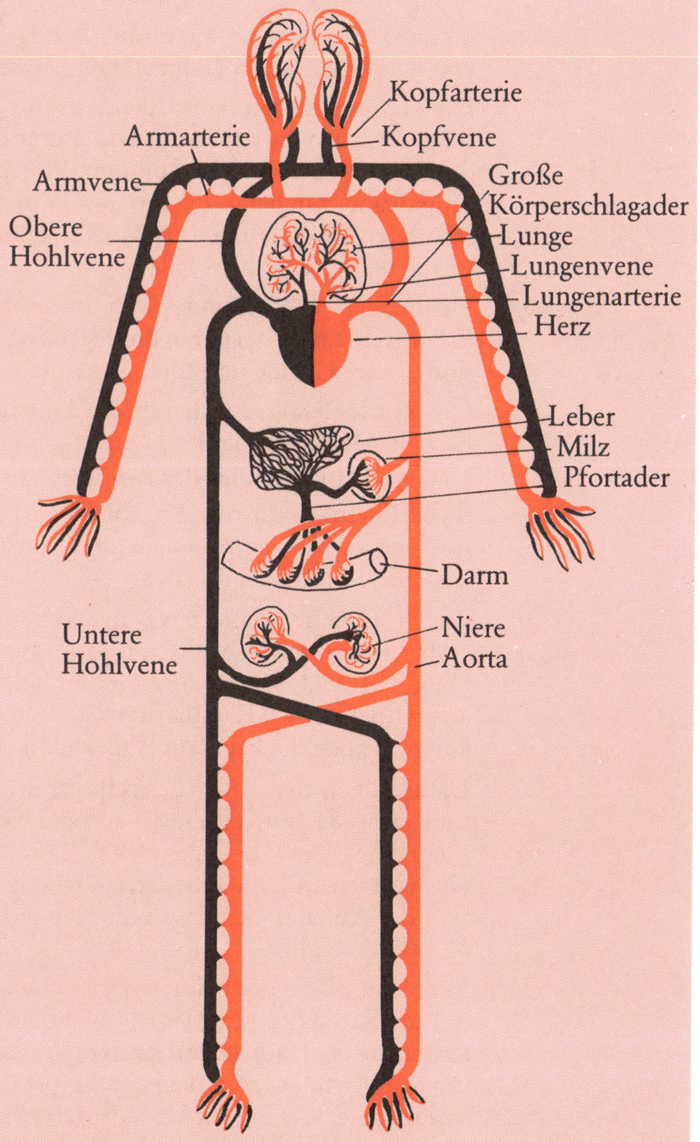

Schematische Darstellung der Herztätigkeit und des Blutkreislaufes

Hautdurchblutung und ihre Messung

Hautdurchblutung und periphere Durchblutung sind keine gleichsinnigen, einander entsprechenden Begriffe. Die Peripherie im Rahmen des allgemeinen organismischen Kreislaufes ist größer als der von den eigentlichen Hautgefäßen versorgte Raum.

Die Hautdurchblutung ist identisch mit der arteriolen Durchblutung. Wenn man daher Untersuchungen der Hautdurchblutung durchführt, so prüft man damit im Prinzip die Arteriolendurchblutung. Dabei fungieren die Arteriolen und die ihnen zentralvorgeschalteten Prä-Arteriolen als „Vorflutgefäße", die Venolen und Postvenolen als „Nachflutgefäße".

Vorgang

Der sich dabei abspielende physiologische Vorgang ist außerordentlich interessant in bezug auf die vegetative Regulation (Selbstregulation) dieser Gefäße und ihrer Systeme:

Die Vorflutgefäße regulieren die Durchströmung der kapillaren Gewebe, indem sie das in ihnen aufgefangene Blut

(a) bei Bedarf vermehrt der Peripherie zuleiten oder aber

(b) bei Nichtbedarf, trotz Angebotes, auf dem Kurzweg über die arterio-venösen Anastomosen in die „Nachflutgefäße" des venösen Systems unmittelbar ableiten.

Kapillarmikroskopie

Zur Prüfung des Kapillarsystems gibt es die Kapillarmikroskopie, wobei man durch eine Differenzierung von Farbveränderungen der Haut Rückschlüsse auf die Hautdurchblutung ziehen kann. Ferner ist es möglich, den Kapillardruck, die kapillare Gewebsdurchlässigkeit und auch die kapillare Widerstandsfähigkeit zu bestimmen.

Dabei zeigt es sich, daß in den Kapillaren das Blut sehr langsam fließt und entweder nur eine geringe oder überhaupt keine Pulsation mehr zeigt. Die Diaskopie mittels eines Glasspatels ist im übrigen eine einfache, auch kosmetisch mögliche Methode zur Demonstration des Anteiles, den das in die Kapillaren strömende Blut an der Hautfarbe besitzt.

Röte und Blässe der Haut gestatten daher wohl einen Rückschluß auf die Kapillarfüllung, jedoch nicht auf die Intensität der Durchströmung der Haut. Damit kann man auch keinen Rückschluß von der Kapillarfüllung auf die Hauttemperatur ziehen, wenn auch eine vorhandene Rötung der Haut durch eine gleichzeitige Erweiterung der Arteriolen verstärkt wird.

Die Durchströmungsrate, die Durchblutungsgröße ist abhängig von der Weite der Arterien, der Arteriolen und Venolen, dagegen nicht von der Weite der Kapillaren: Die Haut kann daher warm, aber gleichzeitig blaß, das heißt vermehrt durchblutet sein, ohne eine sichtbare Hyperämie. Andererseits aber kann eine Haut auch kalt und trotzdem gerötet sein (vgl. zum Beispiel die Haut in kalter Winterluft).

Hautfarbe

Diagnostisch von Bedeutung ist für die Hautfarbe bei zunehmender Kapillarfüllung der Grad der Sauerstoffsättigung des Blutes. Ein hoher Sauerstoffgehalt bewirkt eine lebhafte Rötung des Blutes, ein geringer Sauerstoffgehalt hingegen bläulich-rötliche (zyanotische) Farbnuancen.

Der Hautdurchblutung kommt im Gesamtkreislauf eine wichtige, vielseitige Aufgabe zu, die sich ausdrückt in dem notwendigen Zusammenwirken der arteriellen Blutverteilung, der kapillaren Stromausbreitung und schließlich der venösen Stromgrößenregulierung und der Rückführung in das Gesamtblutpotential.

Eine verstärkte Hautdurchblutung bedeutet eine erhöhte Wärmestrahlung und damit Wärmeabgabe; eine Verengung der Hautgefäße, verbunden mit einer Verminderung der Durchblutung, vermindert zugleich die Wärmeabgabe.

Diese Änderungen der Hautdurchblutung erfolgen durch eine Veränderung der Weite der Gefäße und des Tonus der Arteriolen. Die Gefäßbewegung wird dabei durch ein komplexes Zusammenspiel physiologischer Faktoren gesteuert.

Die Intensität der peripheren Hautdurchblutung kann man durch Messungen unmittelbar feststellen. Dabei möchte ich zwei Verfahren erwähnen,

Thermographie

(1) die Thermographie, wobei die Wiedererwärmung nach einem Kältereiz gemessen wird und

Wärmeleitmessung

(2) die Wärmeleitmessung, bei der man die Kühlung einer erwärmten Sonde durch das vorbeiströmende Blut mißt.

Wann und warum macht man derartige Messungen der Hautdurchblutung? Man stellt in Versuchs- und Testserien die Wirkung von Substanzen fest, welche lokal hyperämisieren, die periphere Hautdurchblutung steigern und intensivieren sollen. Zum anderen kann man bei besonderen Hauterscheinungen feststellen, ob sie auf Störungen der Hautdurchblutung zurückzuführen sind oder unabhängig davon entstehen. Außerdem kann man durch eine Messung auch den Einfluß von Klimafaktoren bei kosmetischen, manuellen oder apparativen Applikationen vor und nach der Behandlung testen und vergleichen.

Das wollen wir an einigen Erscheinungsbildern darlegen:

Rosacea

Die Rosacea zeigt als Erscheinungsbild eine Gesichtsröte; Stirnmitte, Nasolabialgegend und Kinn zeigen oft ein bläulich schimmerndes Erythem; außerdem treten meist die Teleangiektasien verstärkt hervor. Subjektiv erwähnen die Klienten stets ein Prickeln der Haut und sogenannte „Hitzewallungen". Bei den Hautmessungen stellte sich heraus, daß tatsächlich bei Rosacea die periphere Durchblutung aufgrund der vorliegenden Gefäßspasmen bis auf ein Drittel gegenüber gesunden Menschen vermindert ist.

Akne

Bei Menschen mit seborrhoischer Haut und Neigung zu Hautunreinheiten ist auffallend, daß sie einen blassen, anämisch wirkenden Farbton des Teints zeigen. Dies ist rein visuell bereits ein Befund, der auf eine verminderte Durchblutung hinweist. Bei den entsprechenden Untersuchungen zeigte sich auch tatsächlich eine wesentliche Verminderung der Durchblutungsintensität. Es handelt sich hier wahrscheinlich um eine funktionell bedingte Einschränkung der Blutversorgung. Dies ist für die Behandlung notwendig und wichtig zu wissen. Denn physiologisch handelt es sich ja bei Seborrhoe und Akne im Prinzip um übersteigerte Teilfunktionen der Haut als lokale Hyperkeratose und der Talgdrüsen als übersteigerte Produktion. Demgegenüber steht, durch die Meßergebnisse eindeutig bestätigt, eine zugleich vorliegende periphere Verminderung der Hautdurchblutung.

Diese beiden sich in ihrer Genese widersprechenden Erscheinungsbilder müssen wir daher in der biokosmetischen Behandlung berücksichtigen; indem wir die verminderte Durchblutung leicht anregen und anschließend die dadurch gegebene Belebung durch die nachfolgende ausgleichende Beruhigung wegen der vorliegenden vegetativen Überfunktionen neutralisieren. –

Zur Elektrobiologie der Haut

Membran-Wirkung

In allen biologischen Systemen treten elektrische Ströme, Spannungen und Spannungsunterschiede auf, wenn Membranen, also Grenzflächen, den ungehinderten Weg sperren, wie sie z. B. die Zellwand, die Kapillarwand zum umgebenden Interzellularraum oder zu den anderen Zellen darstellen. Dabei muß als Voraussetzung ein Austausch von elektrischen Ladungen und von Ionen, d. h., von elektrisch geladenen Atomen und Molekülen, stattfinden.

Weil die Haut in Schichten aufgebaut ist, finden wir hier eine Vielzahl von Grenzmembranen und Membransystemen. Dies ist der Grund dafür, daß sich in der Haut besonders ausgeprägt elektrobiologische Phänomene entwickeln. Dabei kann man je nach Ursache und Herkunft folgende Arten unterscheiden:

Aktive Phänomene

(1) Die aktiven elektrischen Phänomene an und in Geweben aus sich selbst heraus (autogen) und in Verbindung zur unmittelbaren Umgebung, ohne daß von außen her ein Fremdstrom zugeführt wird;

Passive Erscheinungen

(2) die passiven elektrischen Erscheinungen, welche entstehen, wenn man von außen her einen Fremdstrom zuführt und

Neural-Erregung

(3) elektrische Ströme (aktiver und passiver Art) bei lokalen neuralen Erregungen, die stets in Verbindung mit strukturellen Änderungen oder chemischen Reaktionen vorkommen.

Die aktiven elektrischen Erscheinungen

Wenn in den Hautzellen Ionen wandern und sich dabei gegenseitig verschieben, dann treten aktive elektrische Erscheinungen auf. Im Zellinnern ist nun der Kaliumgehalt 30mal höher als in den Extrazellulärräumen, in welchen das Natrium überwiegt. Eine solche Differenz verschiedenartiger Ionen, verschiedene und wechselnde Wanderungsgeschwindigkeiten der Ionen durch die Zellwand sowie durch die Kapillarwände, bewirken ständige elektromotorische Vorgänge in der Haut, wie im gesamten Organismus. Während einer Erregung von Nervenzellen treten diese Vorgänge besonders intensiv auf. Bei diesen elektrophysiologischen Prozessen kommt es zu Spannungsdifferenzen. Es entwickeln sich daraus an allen Grenzflächen (Membranen) meßbare Differenzen der Elektrizitätsmenge, der elektrischen Kapazität als sogenannte „Membran-Potentiale".

Normales Hautpotential „negativ"

So besitzt die intakte Haut auf ihrer Oberfläche ein negatives elektrisches Potential, welches jedoch nicht überall einheitlich gleich ist. Man findet die höchsten Werte jeweils an den Enden der Extremitäten, an den Fingerspitzen, an den Zehen und an der Fußsohle. Diese negative Ladung der Hautoberfläche bewirkt, daß die Haut für negativ geladene Ionen schwerer durchlässig ist als für positiv geladene Ionen. Denn gleichnamige Ladungen stoßen sich nach dem elektrogalvanischen Gesetz bekanntlich gegenseitig ab.

Wenn man die Haut mit alkalisch reagierenden Agentien behandelt, kann man ihre Oberfläche noch stärker negativ aufladen. Umgekehrt ist es möglich, die Hautoberfläche mittels sauer reagierenden Lösungen zu neutralisieren, zu entladen.

In diesem Zusammenhang möchte ich auf ein hauteigenes, eigenartiges Phänomen hinweisen, welches mit den allgemeinen physikalischen Erfahrungen in Widerspruch steht:

Neutralpunkt der Haut

Bei einem pH-Wert von 3,7 bis 4,1 reagiert die Haut bereits elektrisch neutral – nicht also erst bei pH 7, dem allgemein chemischen Neutralpunkt –, da sie bei diesem Status gleichviel positive und negative Ladungen adsorbiert. Man bezeichnet daher diesen pH-Wert als isoelektrischen Neutralpunkt der Haut.

Da dieser Neutralpunkt bei einem pH-Wert von 4 liegt, so kommt es, daß die Haut zwischen 4 bis 7 wohl chemisch sauer reagiert, jedoch elektro-negativ geladen ist. In einem physikalisch-chemischen System hingegen sind die für die saure Reaktion verantwortlichen Wasserstoffionen selbst elektro-positiv (H^{*}) geladen.

Die passiven elektrischen Erscheinungen

Elektro-physiologisch gesehen ist die Haut ein gemischtes System, teils von Flüssigkeiten, welche den elektrischen Strom leiten, und teils von Substanzen, welche Isolatoren darstellen.

Wenn man von außen her Gleichstromelektroden auflegt, dann entsteht in der Haut eine Polarisation: Die positiven Ladungen richten sich zum negativen Pol hin und die negativen Ladungen zum positiven Pol. Unter dem äußeren Einfluß des Gleichstromes entwickelt sich eine innere elektromotorische Gegenkraft, die als ein momentaner starker, innerorganischer Widerstand auftritt. Er ist 10mal höher als die tatsächliche Stärke des außen angelegten Gleichstromes. Dies bedeutet, daß jedes Anlegen von Gleichstrom auf die Haut im ersten Moment einen eindeutigen Elektroschock für das betroffene physiologische System darstellt. Wirkt der Gleichstrom länger ein, dann nimmt der innere Widerstand ab und es erhöht sich dadurch die Durchlässigkeit der Haut für den Strom.

Wenn man Gleichstrom an die Haut anlegt, dann vollziehen sich zwei verschiedene elektrodynamische Vorgänge, und zwar

Iontophorese (1) die Iontophorese und

Elektro-Osmose (2) die Elektro-Osmose.

Anorganische und zum Teil auch organische Salze haben die Eigenschaft, daß sie in wäßriger Lösung „dissoziieren"; das heißt, daß sie in positiv geladene Kationen und negativ geladene Anionen aufspalten.
Wenn man durch eine derartige Lösung von Ionen einen galvanischen Strom sendet, dann wandern die positiv geladenen Kationen zum negativ geladenen Elektrizitätspol, der Kathode. Die negativ geladenen Teilchen, die Anionen, wandern hingegen zum positiven Pol der Stromquelle, zur Anode.
Die Behandlung mittels Iontophorese besteht darin, daß man dissoziierbare Lösungen mittels Elektrode in die Haut einschleust. Nach dem Einstellen des Stromes findet die oben genannte „Ionen-Wanderung" durch die Haut hindurch statt.

Ionen-Wanderung

Dadurch kann man Wirkstoffe in einer relativ hohen Konzentration in die Haut einschleusen. Dabei hängt die Frage der in die Haut permeierenden Dosis von der Konzentration der Lösung, von der angewandten Stromstärke und von der Dauer der Anwendung ab.
Mit der Iontophorese treten drei, miteinander kausal zusammenhängende Vorgänge ein, die man in ihrer jeweiligen Eigenart voneinander unterscheiden und differenzieren kann:
(a) die elektro-physikalische,
(b) die elektro-chemische und
(c) die kosmetologische Wirkung der angewandten Substanzen.

Physikalische Wirkung

Die elektro-physikalische Wirkung besteht in der Ionen-Wanderung und Ionen-Konzentration jeweils in der Umgebung der aufgelegten Elektroden entsprechend deren positiver oder negativer Ladung.

Chemische Wirkung

Mit dieser Verteilung und Konzentrierung der Ionen bei ihrer Wanderung tritt eine Verschiebung im Säuren-Basen-Gleichgewicht der Interzellularflüssigkeit, der Lymphe und zum Teil auch des Blutes ein.
Durch die Iontophorese ist es möglich, Stoffe, welche die Haut nicht oder nur gering durchdringen, auch in erhöhtem Maße einzuschleusen.

Physiologische Wirkung

Damit können auch innerorganische Wirkungen der angewandten Stoffe auftreten, die in der BioKosmetik im Prinzip unerwünscht sind. In der Kosmetologie ist es daher unbedingt notwendig, daß die Auswahl der anzuwendenden Wirkstoffe vor der Iontophorese bereits differenziert erfolgt. Denn in der BioKosmetik wollen wir eine auf Epidermis, Cutis und Subcutis begrenzte Wirkung, keine

Fernwirkung von Stoffen auf andere Organe, oder gar auf den ganzen Organismus haben.

Den Vorzügen einer iontophoretischen Anwendung stehen somit mögliche Nachteile entgegen, weil eventuelle Fernwirkungen der einmal eingeschleusten Substanzen nicht mehr steuerbar und nicht mehr zu beeinflussen sind. Außerdem kann bei einer zu langen Einwirkungsdauer unter der Anode eine Nekrose, an der Kathode eine Quaddel bis zur leukozytären Entzündung entstehen.

Es ist daher notwendig,

(a) die Wirkstoffe so auszuwählen, daß überhaupt keine Fernwirkungen entstehen können, ferner

(b) daß die Stromstärke, die sich als momentaner, wenn auch unterschwelliger Elektroschock physiologisch auswirkt, nicht zu hoch gewählt wird (möglichst unter 0,5 mA/cm^2) und

(c) außerdem die Zeit der Anwendung des elektrischen Stromes begrenzt wird (normalerweise genügen insgesamt 6 Minuten, bei Umpolung 3 + 3 Minuten). –

Elektro-Osmose Die Elektro-Osmose bewirkt den Transport von Flüssigkeit in den kapillaren Poren. Der bewegliche Teil ist bei diesem Vorgang somit das Wasser, nicht die darin gelösten Ionen wie bei der Iontophorese. *Delle* Dabei tritt im Bereich der Anode eine Entquellung unter Dellenbildung ein; die Flüssigkeit verschiebt sich in Richtung der Kathode, so *Quaddel* daß sich an ihr die oben erwähnte Quaddel vorwölbt. In diesem morphologischen Spiegelbild zeigt sich die Flüssigkeitsverschiebung äußerlich an.

Beim Inkrafttreten des elektrischen Stromes tritt neben dieser Flüssigkeitsbewegung von der Anode zur Kathode eine elektro-chemische Reaktion ein: Auf der Seite der Anode (+ Pol) erfolgt eine *Säuerung* Säuerung und auf der Seite der Kathode (– Pol) eine Alkalisierung *Alkalisierung* der Gewebsflüssigkeit mit einer entsprechenden Beeinflussung und Umkehr der physiologischen Prozesse.

Die Elektro-Osmose verläuft meistens in umgekehrter Richtung wie die Iontophorese; denn beide Systeme haben eine unterschiedliche Verteilung der Ladung:

Molekül-Wanderung Die Elektro-Osmose beschränkt sich auf eine Wanderung von undissoziierten Flüssigkeitsmolekülen und in ihnen gelösten, gleichfalls undissoziierten Stoffmolekülen (z. B. Traubenzucker).

Das Ausmaß und die Geschwindigkeit der Hautoberflächenfettung hängt von der Leistung der einzelnen Talgdrüsen und von deren Dichte in der Haut ab.

„Casual-level"

Der Casual-level bezeichnet die auf einer untersuchten Hautstelle gerade zufällig vorhandene Fettmenge. Er gibt also eine ganz bestimmte, momentan während des Tests gegebene Situation wieder.

„Total-level"

Total-level ist der Gesamt-Talgspiegel, welcher sich innerhalb einer bestimmten Zeit auf einer begrenzten Hautfläche zu bilden vermag. –

Nach einer Entfettung benötigt die Haut zur Wiederherstellung des ursprünglichen Fettgrades eine Bildungszeit von mindestens drei Stunden. Dann ist meist ein individuell bestimmter Sättigungsgrad erreicht; er beträgt zwischen 0,2–0,5 mg pro cm^2 an der Stirne. Am Unterarm zum Beispiel kann der Sättigungsgrad bereits bei 0,03 mg pro cm^2 Lipid erreicht sein. Das heißt, daß nicht nur zwischen verschiedenen Personen sehr große Unterschiede bestehen (Seborrhoiker – Sebostatiker), sondern auch lokal am Körper ein und desselben Menschen.

Rekuperation des Sebums

Die Untersuchungen über die Regeneration des entfernbaren, ursprünglichen Fettfilmes (i. e. Rekuperation) und über die dazu notwendige Zeitspanne bestätigten, daß die Talgbildung in den ersten Stunden nach der Entfettung rascher zunimmt als später. Die Werte variieren dabei allerdings individuell ziemlich stark. In den meisten Fällen ist die ursprüngliche Menge in etwa 3 bis 6 Stunden regeneriert.

Als durchschnittliche Regenerationswerte ergeben sich

nach 1 Stunde	22 %
nach 2 Stunden um	40 % und
nach 3 Stunden mindestens	50 %.

Die Versuche über die Regeneration des Fettspiegels der Haut lassen eindeutig erkennen, daß die Talgbildung in den ersten 3 Stunden zunächst deutlich und intensiv ansteigt, danach aber langsamer einem individuellen Endwert zustrebt. Dies bestätigt den Befund, daß bei einem ganz bestimmten individuell charakteristischen Totalspiegel des Sebums die Ausscheidung des Hauttalges verebbt und damit die Talgproduktion stagniert.

Dipol-Bildung

Es kommt dabei zu einer innermolekularen Dipolbildung, wobei positive und negative Ladung im gleichen Molekül verbunden bleiben.

Nicht nur ionisierende und dissoziierende Stoffe können durch den elektrischen Strom perkutan eingeschleust werden, sondern auch andere, welche nicht in Ionen aufspalten. Solche Substanzen zeigen innerhalb des geschlossenen Molekularverbandes eine „Ausrichtung" ihres innermolekularen (+)- und (−)-Potentials. Dabei drehen sich die positiven Molekülteile zum negativen, die negativen zum positiven Pol hin, ähnlich wie Eisenfeilspäne im Magnetfeld. Diese innermolekulare Ausrichtung nennt man „Dipol-Bildung".

Auch derartige Dipol-bildende Moleküle können bei entsprechender Kleinheit und Konfiguration durch den elektrischen Strom in das Haut- und Unterhautzellgewebe eingeschleust werden. Hierher gehören als Beispiele Vitamine, Pflanzenwirkstoffe, Fruchtzucker, Eiweißbausteine, speziell Aminosäuren, Polyamide u. a.

Das heißt, Wirkstoffe müssen nicht unbedingt in Ionen dissoziieren, um in und durch die Haut geleitet zu werden. Es genügt eine innermolekulare Strukturierung der Molekülbestandteile, soweit sie die Fähigkeit haben, elektrisch aufzuladen.

Aus den vorgenannten Erscheinungen und Vorgängen ist zu ersehen, daß die Anwendung elektrischen Stromes auf die Haut eine vielseitige, sowohl physikalisch wie physiologisch tiefgreifende Wirkung ausübt. Das normale Gleichgewicht wird eindeutig gestört, so daß der Organismus danach erst einige Zeit benötigt, um das notwendige „Fließgleichgewicht" wieder herzustellen. Darin liegt bei einer begrenzten Applikation der Vorteil im Sinne einer unspezifischen, allgemeinen Stimulation; jedoch bei Überschreitung des physiologischen Maßes die Gefahr von Haut- und Gewebeschädigungen. —

Wechselstrom

Wenn man in die Haut hingegen Wechselstrom einleitet, dann entsteht ein vom Gleichstrom grundsätzlich anderes Phänomen: Aufgrund der ständigen Umkehrung der Stromrichtung („Wechsel"-Strom) wandern die Ionen weder zur Kathode, noch zur Anode, sondern sie werden in Schwingung versetzt. Dieser Schwingungsvorgang bewirkt als physiologischen Effekt eine Wärmeentwicklung, eine Hyperämie, eine Intensivierung der Durchblutung bis zur möglichen Erythembildung und Irritation. —

Elektrobiologische Wirkung der Hand-Massage

Bereits durch die Massage von Hand wird eine lokale galvanische Reaktion hervorgerufen (nach Ebbecke).

Wichtig für die Auswirkung der manuellen Behandlung, insbesondere der Massage im Sinne einer lokalen galvanischen Reaktion ist das Phänomen, daß durch mechanische Reize das elektronegative Potential der Haut vermindert wird. Der Stromdurchfluß verändert sich durch Ionenverschiebungen innerhalb der Membranen.

Nach Keller (1953) beeinflußt ein Druck auf die Haut die elektrische Durchströmung und zwar tritt grundsätzlich an der Anode eine Verminderung der Stromstärke ein und an der Kathode eine Erhöhung. So ergibt sich, daß bei jedem Druck auf die Haut, wie bei der Massage, schon physiologisch ein natürlicher, elektrischer Strom entsteht, der aus der Haut selbst ableitbar ist. Er steht mit den in ihr endenden Nervenorganen und ihren Reaktionen in Verbindung. Das heißt, die Massage von Hand allein bewirkt elektrogalvanische Änderungen des Hautpotentials und damit stimulierende elektrische Ströme, die den großen Vorteil haben, daß sie stets im physiologisch bestverträglichen, individuell feinst abgestimmten Maße verlaufen. –

Einige physikalische Vorgänge zum Verständnis der physiologischen

Molekülbewegung Die Moleküle der Stoffe sind in steter Bewegung, in Gasen sehr lebhaft, in Flüssigkeiten langsamer und in festen Stoffen sehr langsam.

Man nennt diese ständige irrisierende Bewegung der einzelnen Stoffteilchen Molekularbewegung oder Brownsche Bewegung.

Diffusion Aufgrund der vorgenannten Molekülbewegung durchdringen und vermischen sich Gase, echte (kristalloide) Lösungen, ja sogar feste Stoffe selbständig gegenseitig. Diese Durchmischung aufgrund der Molekularbewegung nennt man Diffusion. Sie findet innerhalb der Stoffe unmittelbar statt.

Osmose Wenn sich die Durchdringung und Vermischung von Stoffen durch eine halbdurchlässige (semipermeable) Scheidewand oder Membran hindurch vollzieht, dann ist dies eine Osmose.

Ihr Charakteristikum besteht darin, daß die trennende Membran wohl die lösenden Flüssigkeitsmoleküle hinein- und hinausdiffundieren läßt, jedoch nicht die Moleküle der gelösten Stoffe.

Eine derartige semipermeable Membran ist z. B. das Plasma der lebenden Zellen als Gel, und zwar sowohl gegenüber ihrem eigenen Solzustand, wie auch gegenüber den sie umspülenden Nährlösungen, z. B. Blut, Lymphe oder Interzellularflüssigkeit.

Die gelösten Stoffteilchen üben bei der Osmose einen Druck auf die Scheidewand aus, den sog. „osmotischen Druck". In einer allseits umschließenden Membran äußert sich dieser osmotische Druck als *Turgor* Turgor, wie der „Zellturgor".

Ein osmotischer Druck tritt nur in echten, kristalloiden Lösungen auf. Vergleicht man den osmotischen Druck von mehreren echten Lösungen, so gibt es folgende Möglichkeiten:

Isotonisch Besitzen sie den gleichen osmotischen Druck, so sind sie isotonisch.

Hypotonisch *Hypertonisch* Ist der osmotische Druck geringer als der andere, so ist er hypotonisch; ist er höher, dann nennt man ihn hypertonisch. –

Dialyse Wenn man aus einem Lösungsgemisch von Kristalloiden und Kolloiden die kristalloid gelösten Moleküle und Ionen herauslösen, trennen will, ohne die kolloide Lösung selbst zu zerstören, so gibt man die Gesamtlösung vor eine semipermeable Membran, welche wohl die kristalloid gelösten Moleküle und Ionen hindurch passieren läßt, nicht aber die kolloid gelöste Substanz.

Diesen Vorgang einer Trennung kristalloid gelöster Stoffe von kolloid gelösten, nennt man Dialyse.

Echte und kolloide Lösungen

Echte (kristalloide) Lösungen

Echte und kristalloide Lösungen erhält man, wenn man z. B. Zucker oder Salz in Wasser auflöst. Dabei löst sich Zucker bis in die einzelnen Moleküle auf (molekulare Lösung).

Ionen

Salze, Säuren und Basen (Alkalien) spalten meist noch in Ionen auf; es tritt zu der molekularen Lösung zusätzlich eine Ionisation oder elektrolytische Dissoziation ein. Das heißt, wenn man z. B. Kochsalz (NaCl) in Wasser löst, dann enthalten diese Lösungen nicht nur NaCl-Moleküle, sondern außerdem

(a) elektro-positiv geladene Na^+-Ionen und

(b) elektro-negativ geladene Cl^--Ionen.

Man bezeichnet die Ionen mit ihrer jeweiligen Ladung, also Na^+Cl^- oder auch mit Na˙ Cl' im Gegensatz zu den gewöhnlichen Molekülen und Atomen Na und Cl.

Kolloide oder kolloidale Lösungen

Wenn man Leim, Gelatine, Stärke und andere Substanzen in Wasser gibt, so lösen sie sich darin kolloid.

Der Unterschied zwischen einer kristalloiden und einer kolloiden Lösung besteht

(a) in der Größe der gelösten Teilchen:
Sie beträgt in kristalloiden Lösungen 0,1 bis 1 $\mu\mu$.
(1 $\mu\mu$ ist 1 millionstel Millimeter)
In kolloiden Lösungen 1 $\mu\mu$ bis 0,2 μ.
(1 μ ist 1 tausendstel Millimeter)
Ferner liegt der Unterschied meist — aber nicht immer — darin, daß

(b) bei kristalloiden Lösungen die Moleküle und Ionen im Lösungsmittel (Wasser, Alkohol usw.) verteilt sind, während in kolloiden Lösungen die Substanz, z. B. das Eiweiß, sich im Lösungsmittel selbst nicht verteilt, sondern vielmehr das Lösungsmittel in sich durch Aufquellung absorbiert.

Man könnte somit die kristalloide Lösung als
Substanz-in-Wasser-Lösung
charakterisieren und die kolloide Lösung als
Wasser-in-Substanz-Absorption.

Suspension und Emulsions-Typen

Wenn sich feste oder flüssige Substanzen in einem bestimmten Lösungsmittel weder auflösen noch dieses in sich durch Quellung aufzunehmen vermögen und man vermengt sie miteinander, so gibt es

Suspension

eine Suspension, eine Aufschwemmung.

Dies trifft zu, wenn man Schwefel in Wasser oder in Alkohol gibt: Die feste Substanz wird in der flüssigen lediglich aufgeschwemmt, ohne sich in ihr zu lösen. Bei einem Umschütteln schweben die festen Moleküle eine kürzere oder längere Zeit in der Flüssigkeit.

Emulsion

Sind die Schwebeteilchen ebenfalls flüssig, wie z. B. bei Öl in Wasser, dann ergibt dies eine Emulsion.

Es gibt verschiedene Typen von Emulsionen:

O/W-Emulsion

Bei einer Öl-in-Wasser-Emulsion (O/W-Emulsion) schwebt das Öl als innere Phase in dem Wasser als der äußeren.

W/O-Emulsion

Bei der Wasser-in-Öl-Emulsion (W/O-Emulsion) ist das Verhältnis der beiden Phasen umgekehrt: Das Wasser als Innenphase ist vom Öl oder Fett als äußerem Mantel umschlossen.

Aus diesen beiden Grundtypen ergeben sich in der Natur, speziell auch im menschlichen Organismus Möglichkeiten von Mischtypen:

Misch-Emulsionen

O/W/O-Mischemulsion und
W/O/W-Mischemulsion.

Wenn in einer einzigen Lösung Kristalloide (Salze, Säuren, Basen, Zucker u. a.) gelöst sind und diese echte Lösung als Ganzes noch einmal kolloidal, dann liegt hier das analoge Prinzip vor, wie bei den Mischemulsionen. Eine derartige kristalloid-kolloide Lösung ist das Plasma der Zellen.

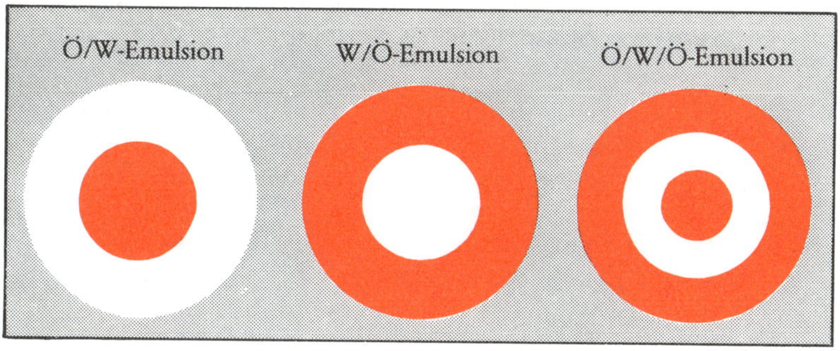

Zum Lösungscharakter des menschlichen Plasmas

Das menschliche Plasma verkörpert alle nur irgendmöglichen Lösungsformen in sich: Salze, Säuren, Basen, Zucker, wasserlösliche Aminosäuren, Vitamine, niedrigmolekulare organische Alkohole usw. sind echt in ihm gelöst, die Eiweißstoffe, höhermolekulare Kohlehydrate usw. kolloid. Mit den Fetten, den fettlöslichen Vitaminen und den Lipiden bildet das Plasma Emulsionen, und alle unlöslich ausgeschiedenen Stoffe sind in ihr suspendiert.

Echte und kolloide Lösung
Emulsion
Suspension

Aus dieser Vielfalt von Lösungs- und Emulsionssystemen ergibt sich eine schaumartige Wabenstruktur des Plasmas. Es gestaltet sich dadurch zu einer optimal ausgedehnten Oberfläche, welche eine größtmögliche Berührung, Durchdringung und Reagibilität zwischen den physiologischen Stoffen und Substanzgemischen gewährt.

Wabenstruktur

Denn je größer die Oberfläche ist, um so intensiver und quantitativ größer kann die Osmose und die Dialyse sein, als Voraussetzung für eine möglichst hohe Intensität der sich dabei abspielenden physiologischen Prozesse. –

Trotz der Vielfalt herrscht im Aufbau des Plasmas eine meist sphärisch ausgebildete Ordnung in der Verteilung der Gelgerüste und der von Sol erfüllten kreis-, ei-, ellipsoidförmigen Zwischenräume („Waben"). Gleichfalls herrscht eine ganz bestimmte Ordnung in der jeweils physiologisch optimalen Konzentration der Stoffe und Substanzen, in der Art ihrer Lösung, Emulsion oder Suspension, sowie in ihrer lokalen Verteilung.

Aus der physikalischen Molekularbewegung ergibt sich zunächst eine gleichmäßige Verteilung der jeweiligen Stoffe; hinzu tritt als eine übergeordnete biologische Lenkung

Selektiv-Vermögen

(a) das qualitativ steuernde Selektivvermögen und

Gleichgewichtsbestreben

(b) das quantitativ bestimmende Gleichgewichtsbestreben im Sinne regulativer Prinzipien.

Biopharmazie

Zur Problematik der intrakutanen Sorption

Immer wieder ist der Vorgang der Stoffaufnahme von außen nach innen durch die Epidermis ein schwieriges und umstrittenes Problem.

Es unterliegt keinem Zweifel, daß man vom quantitativen Standpunkt aus die Haut mehr als ein Ausscheidungsorgan ansprechen kann als ein Organ der perkutanen Aufnahme. Wir brauchen dabei nur an die nach außen gerichteten Sekretionsleistungen der Hautdrüsen denken, an die unbewußte und bewußte Perspiration, an die Bildungsprozesse der Epidermis bis zur Abstoßung nach außen als Hornlamellen und an die elektrophysiologische Struktur der Hautschichten. Stets verläuft die überwiegende Richtung der dabei sich abspielenden Prozesse von innen nach außen.

Zur Problematik der intrakutanen Sorption

Es ist daher verständlich, daß man in der Organologie die Haut bisher vorwiegend im Sinne ihrer von innen nach außen gerichteten Bildungskapazitäten betrachtet hat, weniger unter dem Aspekt einer von außen nach innen erfolgenden Resorption.

Ein neues, spezielles Arbeitsgebiet kommt heute unseren kosmetologischen Aufgaben besonders entgegen, die Biopharmazie.

Es handelt sich bei ihr um einen Forschungsbereich, welcher sich unter anderem mit Sorptionsprozessen befaßt; das heißt, mit der Verteilung, der Freigabe, der Aufnahme, dem Metabolismus, dem Verweilen und der Ausscheidung von Wirkstoffen.

In der Kosmetologie und in der praktischen BioKosmetik interessieren uns dabei vor allem die Vorgänge, welche sich bei der Aufnahme von Wirkstoffen in die Haut (intrakutan) abspielen, und zwar wechselseitig zwischen Präparat und Organismus.

Der gesamte, umfassende Vorgang, den wir betrachten, ist die intra- und perkutane Sorption. Das heißt, wir sprechen über die Aufnahme von Substanzen in und durch die Haut hindurch. Dabei spielen sich mehrere physikalische und chemische Teilprozesse ab:

Penetration

(1) Zunächst die Penetration: Dabei dringen die angewandten Präparate und Substanzen in die Schichten der Epidermis ein. Penetration ist also ein physikalisches, oberflächliches Eindringen mit epidermaler Wirkung.

epidermal

Permeation

(2) die Permeation: Sie ist praktisch die Fortsetzung der vorausgegangenen Penetration, wobei die angewandten Wirkstoffe die Epidermis durchdringen und entweder

(a) durch die Hautzellen selbst hindurch (intra- oder transzellulär);
(b) über die Interzellularen (interzellulär);
(c) durch die Schweißdrüsenkanälchen (glandulär) oder
(d) über die Haarfollikel (transfollikulär)
bis in die Cutis vordringen.

endoderm Die Permeation ist die Voraussetzung für eine endoderme Wirkungsmöglichkeit.

Während dieses Eindringens und Durchdringens der äußerlich applizierten Substanzen in und durch die Haut können folgende möglichen funktionalen Vorgänge eintreten:

(3) Die eingedrungenen Wirkstoffe spreiten auf und in der Epidermis, lagern sich an die Kittsubstanzen, die Zellmembranen, die Eiweiß-, Fett- und Ausscheidungsstoffe an, vermengen und vermi-

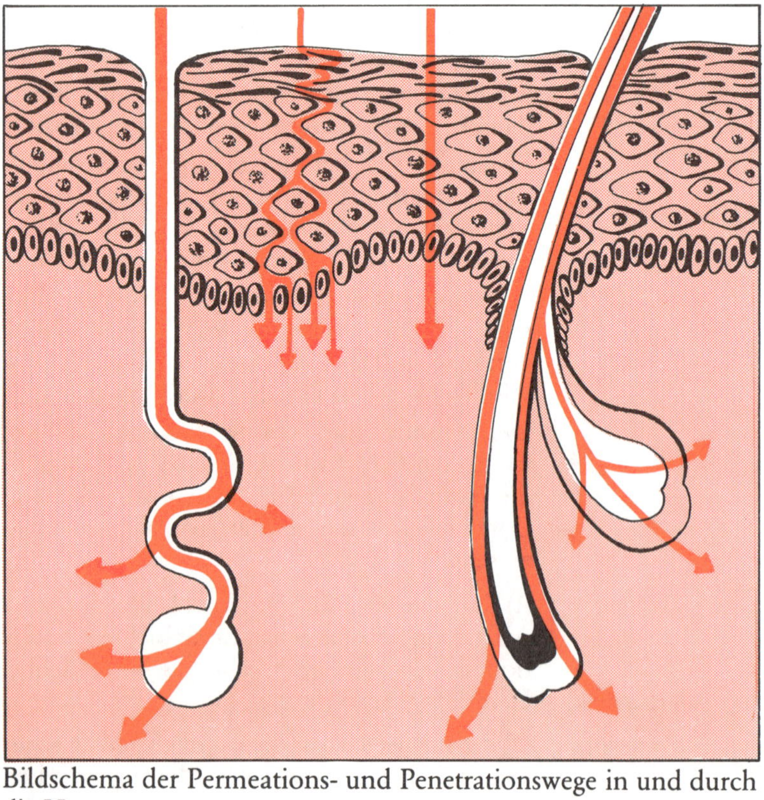

Bildschema der Permeations- und Penetrationswege in und durch die Haut schen sich, ohne selbst mit diesen chemisch zu reagieren. Dieses lediglich physikalische Sichanlagern und Anhaften der epikutan

Adsorption

applizierten Stoffe an Körpersubstanzen ist Adsorption.

(4) Wird der angewandte Grund- oder Wirkstoff auf seinem Wege in und durch die Haut jedoch physiologisch-chemisch von den Körpersubstanzen gebunden, gespalten oder auf irgendeine Weise in den Hautstoff- und Energiewechsel chemisch miteinbezogen, so

Absorption

spricht man von einer Absorption. Sie ist also über die noch rein physikalische Adsorption hinaus bereits ein physiologisch-chemischer Vorgang unter Metabolisierung (Stoffumwandlung).

Und schließlich

Resorption

(5) die Resorption: Sie ist dann gegeben, wenn die durch die Haut hindurch eingedrungenen oder eingeschleusten Wirksubstanzen im Bereich der Cutis in das Blut- und Lymphgefäßsystem aufgenommen werden und dadurch – in den gesamten Körperhaushalt einbezogen – ihre Wirkung im ganzen Organismus zu entfalten vermögen.

Bei der Durchwanderung der Haut können die Wirkstoffe frei diffundieren, wobei sich die Haut passiv verhält; darüber hinaus aber ist

Aktiver Transport

ein aktiver, von der Haut als Organ vegetativ gesteuerter Transport der Stoffe anzunehmen, da er sogar gegen das physikalisch-chemische Konzentrationsgefälle verlaufen kann.

Das heißt, die Haut als lebendiges Organ ist als fähig anzuerkennen, physiologisch notwendige Substanzen aktiv aufzunehmen, selbst dann, wenn die Konzentration der applizierten Lösung geringer ist als der eigene Gehalt. Dies trifft allerdings nur dann zu, wenn der Gehalt dieser bestimmten Substanz geringer ist als der optimale organische Bedarf. Man kann von einem physiologischen Selektivvermögen des lebendigen Hautorganes sprechen als einem regulativen Prinzip, das sich als ein ständiger gezielter Stoffaustausch zwischen den Hautzellen und den sie umgebenden Interzellularräumen als Grundlage ihrer Existenz und Ernährung abspielt.

Es hängt also nicht nur von physikalisch-chemischen Gesetzmäßigkeiten ab, ob und wie stark eine bestimmte Substanz zu permeieren vermag, bzw. sorbiert wird, sondern in sehr ausschlaggebendem Maße von der Aktivität oder Passivität der Haut, von ihrer biotisch-vegetativen Kapazität, die sich als physiologische Reagibilität zeigt. Dazu sagt Schaefer: „Aktive Transportmechanismen sind nur sinnvoll, wenn sie biologisch nutzbar sind; das heißt, für biochemische Substrate, welche die Haut als Organ braucht." Diese Auffassung spräche grundsätzlich für die Anwendung nur hautverwandter, organ-identischer Grund- und Wirksubstanzen in der BioKosmetik. In diesem Zusammenhang sei auf die Ausführungen von Stüttgen hingewiesen, über die Rückresorption organeigener Substanzen, insbesondere von Ribonukleinsäure (RNS), Desoxiribonukleinsäure (DNS) und Aminosäuren in der Haut.

In diesen Zusammenhängen spielen — von der Substanz her gesehen — vor allem folgende Kriterien eine ausschlaggebende, bedingende Rolle:

(1) Die angewandte Konzentration des Wirkstoffes,

(2) seine Permeabilitätsfähigkeit oder -möglichkeit physikalisch und chemisch; insbesondere die Lipidlöslichkeit (Fettlöslichkeit) und bzw. oder Wasserlöslichkeit;

(3) die Art und Weise der Applikation, das System der Trägersubstanzen als Lösung, O/W-, W/O-Emulsion, als Gel, Paste, Schüttelmixtur o. ä.;

(4) die Größe und die Konstitution des Moleküls (sterische Konfiguration);

(5) die Anwesenheit von permeationshemmenden oder -fördernden Stoffen;

(6) die elektrische Ladung des jeweiligen Stoffes.

Molekülgröße und Interzellular-Abstand

Aus diesen verschiedenen, eben genannten Kriterien möchte ich eines besonders herausgreifen, nämlich die Relation zwischen Molekülgröße und Interzellular-Abstand.

Der Atom- bzw. der Ionenradius überschreitet bei Gasen, Flüssigkeiten und festen Stoffen in der Regel niemals 5 Angström, das sind 5/10-millionstel mm. Die Weite der Spalten in der Hornschicht und der Abstand der Zellen, also die Interzellularen, ist dagegen etwa 100 Angström, also 20mal größer als der übliche Radius der zu permeierenden Stoffe.

Spaltgröße der Interzellularen

Außerdem variiert die Größe der Spalten in den Interzellularräumen, auch der Epidermis, sehr stark. Die Spaltgröße als dynamische Funktion in bezug auf das Eindringen von Stoffen ist wesentlich größer als im ruhenden Zustande. —

„Hautsieb"

Die Elektronenmikroskopie, mit ihrem enormen Auflösungsvermögen, hat gezeigt, daß die Haut kein ununterbrochenes, absolut geschlossenes Gebilde darstellt, sondern ein „Hautgerüst", gewissermaßen ein „Hautsieb", wobei die Interzellularporen wie „Sieblöcher" die stoffliche Kontinuität unterbrechen.

Das heißt, daß im Grunde die Molekülgröße – allerdings unter Ausschluß aller hochmolekularen Substanzen – für die Penetration und Permeation durch die menschliche Haut hindurch eine wesentlich geringere Rolle spielt als man früher immer allgemein angenommen hat.

Chemischer Charakter

Der chemische Charakter einer Substanz hingegen vermag einen wesentlich größeren Einfluß auf das Permeationsvermögen und auf die Penetrationsgeschwindigkeit auszuüben als die bloße Molekulargröße.

Räumliche Konfiguration

Nun erkennt man allerdings heute, daß die höhermolekularen Substanzen in ihrer chemischen Struktur nicht starre Zusammenballungen darstellen, sondern elastische Gebilde spiraliger, gewundener oder sich überlagernder Konfiguration, die darüber hinaus noch plastisch verformbar sind. Diese Tatsache erhöht wiederum die Möglichkeit einer perkutanen Penetration. Dabei weist die Veränderlichkeit und Verformbarkeit der Substanzen auf eine Aktivität von Kräften hin, die – an sich nicht erfaßbar – sich dennoch chemisch, physikalisch oder physiologisch auszuwirken vermögen. So üben innerhalb des lebendigen Hautfiligrans auch die Kraftfelder der festsitzenden und der freien elektrischen Ladungen eine abstoßende oder anziehende Wirkung auf permeierende Stoffe aus. Auch damit wird die ursprüngliche starre und statische Vorstellung einer passiven Transformation ergänzt – nicht etwa ersetzt! – durch das Geschehen einer aktiven Permeations-Dynamik.

Elektrische Kraftfelder

Widerstände der Permeation

Diesen Vorgängen der perkutanen Sorption stehen – außer dem Barrierensystem in der Epidermis, der Szagallschen und Reinschen Barriere – die natürlichen Funktionen der Haut als einem überwiegenden Ausscheidungsorgan entgegen. Denn ihre dominierenden physiologischen Prozesse verlaufen in ihrer Hauptrichtung von innen nach außen hin als Gegenstrom:

(a) Die stete Zellerneuerung der Epidermis;
(b) die Tätigkeit der Schweißdrüsen und
(c) die Funktion und Ausscheidung der Talgdrüsen.

Ferner sind die Hautoberfläche mit ihrem Hautfettfilm, das Stratum disjunctum und das Stratum conjunctum der Hornschicht, als die hauptsächliche „Barriere", dann

die lebenden Zellschichten der Epidermis
das verhältnismäßig festgefügte Stratum spinosum und
die lockerer zusammenhängende Schicht des Stratum basale;

die epidermale Grenzmembran zum Corium,
die Gefäßwände des Blut- und Lymphsystems als differenziert permeable Scheidewände zu überwinden.

Die Funktion der Barriere beruht darauf, daß in ihr lipophile und hydrophile Schichten abwechseln. Dadurch wird der Übergang von der einen zur anderen Schicht entsprechend der jeweiligen Löslichkeit der betreffenden Wirksubstanzen einmal gefördert, in der anderen erschwert. Es entsteht zeitmäßig wie mengenmäßig eine von Substanz zu Substanz stark variierende Veränderung der Penetration.

Begriff der Barriere

Die Barriere als Penetrationshindernis bildet sich praktisch während des Vorganges der Keratinisierung und hängt mit den sich dabei abspielenden Strukturänderungen der Epidermiszellen zusammen. Das heißt, der Begriff der Barriere bezieht sich vornehmlich auf eine ganz bestimmte Funktion, die sich auch histologisch zeigt:

Elektronen-mikroskopisch kann man im Bereich der Barriere auffällig faltenreiche Hornzellmembranen feststellen, deren Grenzen zueinander durch sogenannte „Kittsubstanzen" verbunden sind. Außerdem zeigen sich netz- und schlauchartige Strukturen, so daß selbst die Barriere keine absolut durchgängige, zusammenhängende Schicht darstellt, sondern „Siebstruktur" besitzt, in deren Zwischenräume sich andere (extrahierbare) Substanzen zwischenlagern.

So kann die Hornschicht von lipidlöslichen Substanzen durchwandert werden; selbst das sogenannte harte Keratin der Nägel absorbiert von außen applizierte Wirkstoffe. Das heißt grundsätzlich, daß die Hornschicht keinen vollkommen verhindernden Faktor für die Permeation und die Penetration darstellt, sondern lediglich ein die Geschwindigkeit verzögerndes Moment.

Nun hat man aufgrund von quantitativ vergleichenden Untersuchungen feststellen können, daß die perkutan sorbierenden Substanzen und die ihr entgegengesetzt gerichteten natürlichen Hautfunktionen mit ihren Ausscheidungsstoffen sich gegenseitig in einen dynamischen Gleichgewichtszustand einpendeln, in ein „Steady State". Das heißt, schon wenn man – wie üblicherweise in der Dermatologie und in der Kosmetik – ein anzuwendendes Präparat nur auf die Haut aufträgt, es einstreicht und dann – ohne besondere weitere Applikationsmethodik – selbsttätig einziehen läßt, kommt es zu dem eben genannten Gleichgewichtszustand.

„Steady State"

Wenn durch die Hornschicht – als Faustregel nach Schaefer – 30 % der angewandten Wirksubstanz aufgenommen werden, aber nur 1 %

in die tieferen Schichten der Epidermis penetrieren, so ergibt sich daraus die Eigenschaft eines Reservoirs. Diese Reservoirfunktion der Hornschicht kommt durch die in den oberen Lagen vorhandenen Hohlräume und Spalten zustande, in welche die angewandten Präparate eindringen können. Die Substanzen verbleiben dort zunächst eine gewisse Zeit und stellen ein neugeschaffenes Phasensystem zwischen Präparat und Haut dar. Sukzessive wird eine kleine Menge (1 : 30) in die tieferen Epidermisschichten abgegeben.

Reservoir

So vereint die Hornschicht zwei Eigenschaften,
Barrierefunktion und
Reservoirfunktion.

Beide Momente der Haut bedingen einander, denn ohne Barriere entstünde kein Reservoir, ebenso wie die Barriere nicht zu erkennen wäre, wenn nicht die Stauung als Reservoir aufträte. –

Elektrische Aufladung

Im Bereiche des Stratum conjunctum ist insbesondere noch die elektrische Aufladung der Barriere zu erwähnen, die sich wie eine Isolationsmembran verhält. Eine dünne Schicht fest aneinander haftender Hornlamellen besonderer Struktur ist nach außen mit sauren und elektronegativen Ionen und nach innen, zu den epidermalen Zellschichten hin, mit alkalischen und elektropositiven Ionen besetzt.

Möglichkeiten zur Aktivierung der Permeation

Aufgrund der experimentellen Erfahrungen ergibt sich, daß die normal fette, intakte und physiologisch normal reagierende Haut eine perkutane Permeation wohl nicht vollkommen verhindert, jedoch wesentlich verzögert.

Nun kann man die Permeationsfähigkeit bedeutend erhöhen, indem man

Entfettung
(1) die Hautoberfläche entfettet;

Abdecken
(2) die Haut vorübergehend abdeckt, so daß es zu einer Feuchtigkeitsstauung und damit stärkeren Quellung der oberen Hautschichten kommt;

Entfernen der Hornschicht
(3) die oberflächlichen Hornschichten, insbesondere einschließlich der sogenannten „Barriere" entfernt;

Reizung
(4) die Haut reizt;
(5) die kosmetische Hand-Massage durchführt.

Die dazu möglichen Verfahren sind kosmetisch bekannt: Man kann (1) die Hautoberfläche durch eine Reinigung mit fettfreien Präparaten intensiv entfetten; (2) die Haut durch eine feuchtwarme Kompresse, Packung oder Maske abdecken; (3) die oberflächlichen Hornschichten durch eine Biologische Schälung entfernen und (4) durch Infrarot, UV-Bestrahlung oder Stimulantia reizen und leicht irritieren.

Zur Wirkung der kosmetischen Massage von Hand ist zu sagen:

Anreicherung in den Poren und Follikeln

In der Praxis zeigt sich unter dem Mikroskop folgendes Bild: Die Verteilung jedes aufgetragenen Präparates ist auf der Haut ungleichmäßig. Die zwischen den Hautfurchen erhabenen, hügelförmig erscheinenden Epidermisflächen sind nur ganz wenig bedeckt und benetzt. Durch die Spreitwirkung sammelt sich ein größerer Teil des angewandten, auf der Haut verflüssigenden Präparates in den Furchen der Oberhautfelderung. Vor allem aber reichern sich in deutlich sichtbar erhöhtem Maße Präparat und Wirkstoffe in den Öffnungen der Schweißdrüsenkanälchen an – mit einem Lumen von ca. 20 my – insbesondere aber ganz intensiv und stark in den trichterförmig nach außen geöffneten Haarfollikeln – den Infundibula – mit einem Lumen von über 200 my.

Bei den Haarfollikeln sind in bezug auf die Aufnahme von Wirkstoffen zwei voneinander verschiedene Aktionsbereiche zu unterscheiden:

(a) Von der äußeren Hornschicht ausgehend, entlang dem Haarfollikel nach innen bis zur Einmündung der Talg- und der apokrinen Schweißdrüsen und

(b) unterhalb dieser Drüseneinmündungen bis hinunter zur Haarwurzel.

Im oberen Bereich (a) muß die Permeation und Penetration entgegen der nach außen gerichteten Bewegung des natürlichen Hauttalges und des Schweißes erfolgen. Im tieferen Follikelbereich (b) hingegen liegt keine Gegenströmung und keine substantielle Gegenbewegung mehr vor. Da im Haarfollikel keine Barriere wie in der epidermalen Hornschicht vorliegt, so stehen hier einer Absorption und Resorption perkutan zugeführter Wirkstoffe keine Hindernisse mehr im Wege.

Präparate und ihre Wirkstoffe bis in diese hindernisfreien Tiefenbereiche der Follikel einzuschleusen – neben dem Eindringen in die Epidermis und in die Schweißdrüsenkanälchen – darin liegt die eminente Bedeutung der manuellen kosmetischen Massage!

Durch sie tritt ein neues, die Wirkung außerordentlich verstärkendes Moment ein, nämlich die druckmechanische Einschleusung des jeweils angewandten Präparates mit seinen Wirksubstanzen.

Persorption

Diesen erhöhten Permeations- und Penetrationsvorgang durch die kosmetische Massage hat man daher – nach Volkheimer – durch den spezifischen Begriff einer Persorption hervorgehoben.

Durch die kosmetische Massage kann man sogar eine Permeation von Substanzen durch die Hornschicht hindurch erzwingen, sowie ein optimales, tiefes Einschleusen in die Haarfollikel und in die Schweißdrüsenporen erreichen. Dieses intrakutane Eindringen von Wirkstoffen ist heute mit Hilfe von lichtbrechenden Substanzen im Interferenzmikroskop qualitativ und quantitativ zu erfassen (Wolter, Schaefer, Frömming, Stüttgen 1972). Dabei ergab sich, daß die größtmögliche Sorption durch eine Permeation und Penetration über die Haarfollikel erfolgt. Durch eine intensive Massage ist es möglich, die Permeation bis zum hundertfachen Wert der einfachen Stoffaufnahme in die Haut zu erhöhen. Die Untersuchungen dazu allerdings mußten mit Substanzen vorgenommen werden, welche vollkommen resorbiert werden und durch Blutspiegelwerte und Körperausscheidungen quantitativ nachgewiesen werden konnten. (Vergleiche hierzu die Tabellen als Unterlagen für die Auswertung und quantitative Beweisführung im Anhang.).

Aus diesen Untersuchungen ergibt sich, daß die Massage im Rahmen der kosmetischen Fachbehandlung das wichtigste Moment darstellt für eine optimale Permeation und Penetration, indem sie ein intensives druckmechanisches Einschleusen der angewandten Präparate mit ihren Wirkstoffen bewirkt und zum anderen, daß die Permeation und Penetration über die Haarfollikel und die Schweißdrüsenkanälchen von wesentlich größerer Bedeutung für die perkutane Sorption sind, als dies bisher angenommen wurde.

„Wirkstoff-Massage"

Die Permeation ist umso größer, je intensiver die zu applizierenden Wirkstoffe durch die kosmetische Massage eingeschleust werden. Daraus erklärt sich die schon seit Jahren aus der Praxis heraus entwickelte Erkenntnis, eine „Wirkstoff-Massage" durchzuführen. In ihrem Sinne sollten Sie zur Massage stets nur Präparate mit spezifischen Wirkstoffen anwenden, die auf die individuelle Hautkonstitution abgestimmt sind. Dabei spielen die angewandten Grundsubstanzen der Cremes und Emulsionen eine ebenso wichtige und ausschlaggebende Rolle für die bestmögliche Freigabe der Wirksubstanzen an und in die Haut. Das beste hierfür sind biologische und physiologische mit den körpereigenen Substanzen identische oder verwandte Fette, Proteine und Kohlehydrate.

Durchblutung

In diesem Zusammenhang möchte ich noch auf zwei weitere Momente hinweisen, welche für die universelle und vielfältige Bedeutung der manuellen Massage sprechen. Durch sie wird die Durchblutung und der Lymphstrom in den behandelten Hautregionen wesentlich erhöht und beschleunigt. Dadurch wird vor allem die Absorption und die Resorption durch den Abtransport der permeierten Wirkstoffe gesteigert.

Zum anderen aber fließen bei der Massage von Hand ständig elektrobiologische Ströme in Milliampere-Stärke. Die im Ruhezustand negativ geladene Hautoberfläche wird durch das Darüberstreichen bei der Massage neutralisiert. Diese periphere Entladung wirkt sich auch auf die Barriere aus — die ja wie ein Kondensator wirkt — im Sinne einer Umkehr ihrer Ladungen. Auch diese Umpolung der elektrobiologischen Ladungen auf der Hautoberfläche und in der Barriere wirkt sorptionsfördernd, und zwar jeweils auf die entgegengesetzt geladenen Ionen. —

Lymphdrainage

Die Lymphdrainage nun als eine ganz spezifische, besonders biologisch-physiologische Auffassung und Durchführung einer einfühlenden Massage, vergrößert — im Prinzip wie die üblichen, normalen Methoden der Massage — die epiderme Spreitung und gleichmäßige Verteilung der angewandten Präparate und der in ihnen enthaltenen Wirkstoffe auf der Haut;

sie erhöht die endoderme Permeation und Penetration in die Hornschichtzwischenlagen, in die Follikel, in die Schweißdrüsenkanälchen.

Vor allem aber — und darin liegt ihre Hauptbedeutung — beschleunigt und intensiviert sie die Freigabe der Wirkstoffe aus dem Reservoir der Barriere und aus dem Depot in den Follikeln intrakutan.

Die spezifische und charakteristische Wirkung der Lymphdrainage auf das Barriere-Reservoir und deren „Steady State", sowie auf die Depots in den Follikeln, besteht in folgendem sich während der Lymphdrainage ständig wiederholenden Vorgang:

Durch die Erhöhung des Blut- und des Lymphdurchflusses wird der Abfluß der an permeierter Substanz gesättigten Lymphe gesteigert. In gleichem Maße fließt neue, noch ungesättigte und daher wieder aufnahmefähige Lymphe nach. Sie sättigt sich erneut aus dem Reservoir bzw. dem Depot durch Freigabe der gespeicherten Wirkstoffe infolge des physikalischen und physiologischen Konzentrationsgefälles. Unter dem weiteren Einfluß der Lymphdrainage erfolgt wiederum ein beschleunigter Abtransport der erneut gesättigten

Lymphe usw. Das heißt, das physiologische „Fließgleichgewicht", dieses „Steady State" zwischen Barriere-Reservoir und Interstitialflüssigkeit, wird durch die Lymphdrainage stetig beeinflußt. Denn durch die erhöhte Blut- und Lymphströmung werden immer wieder neue Moleküle aus dem Reservoir herausgelöst, in die Zwischengewebeflüssigkeit abgegeben und auf dem Lymphwege in das Innere des Organismus transportiert.

Wirkung Sorption

Somit ergibt sich als typische Wirkung der Lymphdrainage für den Vorgang der Sorption

(1) eine durchgängige Auflösung und erneute Wiedereinstellung des dynamischen „Fließgleichgewichtes", des „Steady State" zwischen Reservoir, Depotsystem und umgebender Flüssigkeit. Die flüssigkeitsbefördernden Pumpbewegungen der Lymphdrainage bewirken einen beschleunigten Abtransport der mit den Wirkstoffen gesättigten Lymphe und lassen neue, wieder aufnahmefähige Lymphe nachströmen. Die schonende Erneuerung der Lymphe erlaubt somit das ständige Nach- und Einfließen neuer Wirkstoffmoleküle aus dem Reservoir und den Follikeln.

Durch diese strömungsbeschleunigende Wirkung der Lymphdrainage nach Vodder auf die ab- und zuführenden Lymphwege wird eine stetige Entleerung und Nachfüllung der Gefäße hervorgerufen und durch die fortlaufende Auflösung des Reservoirs wird die perkutane Sorptionsgeschwindigkeit wesentlich erhöht.

(2) Dadurch wird die Diffusionsfähigkeit im Bindegewebe im Sinne einer organgerechten Resorption gefördert. Das heißt, daß durch das physiologische Gleichgewichtsbestreben im Sinne einer biologischen Auslese vor allem diejenigen Substanzen bevorzugt sorbiert werden, welche den natürlichen Organsubstanzen gleich sind oder ihnen zumindest entsprechen.

(3) Außerdem ist die Wirkung der pumpenden Lymphdrainage auf den Lymphabfluß durch periodische, stufenlos gleitende Druckzu- und -abnahmen als „Durchmischung" der Molekülgruppierung und der Molekül-Ionen-Anordnungen der permeierten Wirksubstanzen mit den im Organismus vorgegebenen physiologischen Stoffen und Stoffgruppen zu betrachten. Man spricht daher bei der Lymphdrainage auch von einer „Molekularmassage".

„Molekularmassage"

Durch quantitative Untersuchungen ist festzustellen, daß die Lymphdrainage die Aufnahme von Wirksubstanzen je nach Löslichkeit und Eindringungsvermögen in ihrer Menge zu erhöhen, vor

allem aber die Resorptionszeit bis auf ein Zehntel zu verkürzen vermag, im Vergleich zum bloßen Auftragen der Präparate, selbst auf etwa ein Drittel der Zeit im Vergleich zu einer normalen Massage.
Das Auffüllen des Reservoirs, welches bis zu 100 Minuten dauert, ist durch eine kräftige Streich- und Klopfmassage bis auf etwa 10 Minuten zu verkürzen. Die Lymphdrainage wirkt nicht ganz so vehement; aber auch bei ihr ist die Penetrationszeit gegenüber einem bloßen Auftragen bis auf etwa 30 Minuten — also ein Drittel der normalen Dauer — zu reduzieren.
Dies kann man durch einen Vergleich
(a) der lokalen Eindringtiefe in die verschiedenen Schichten der Epidermis mittels Abrißmethode mit
(b) der Resorptionsquote durch quantitative Serum-, Harn- und Stuhlanalysen feststellen, zum Beispiel mit radioaktivem Kohlenstoff, Wasserstoff, Schwefel oder insbesondere beim Schilddrüsentest mit Jod.
Aus dieser Tatsache, daß die Lymphdrainage die Aufnahme von Wirkstoffen in den gesamten Organismus fördert, ergibt sich die Folgerung, daß es sich in allen Fällen einer Intensivierung der Wirkstoffaufnahme mittels der Lymphdrainage um eine perkutane Sorption in den Organismus handelt. Mit dieser diadermen Inkorporierung von Substanzen ist allerdings unmittelbar eine erhöhte Möglichkeit von Fernwirkungen auf den Stoff- und Energiewechsel des Gesamtorganismus verbunden, nicht nur auf den der Haut. Daraus erklärt sich auch die vielseitige positive Wirkung der Lymphdrainage auf das Gesamtbefinden des Körpers, insbesondere wenn man sie unter Verwendung entsprechender Wirksubstanzen durchführt.
Für die Kosmetik ergibt sich daraus wiederum die Voraussetzung und Forderung, daß die zarte und einfühlende Lymphdrainage ein ganz besonders erfolgreiches Behandlungsverfahren für die Aufnahme von Wirkstoffen in die Haut darstellt, wenn sie ausschließlich physiologisch identische, verwandte oder in körpereigene Stoffe umwandelbare Wirksubstanzen dazu anwendet. Dies ist eine Forderung, die wir auch an anderer Stelle im Zusammenhang mit Iontophorese schon erwähnt und betont haben.
Somit ist die Lymphdrainage ein besonders wertvolles Behandlungsmoment im Rahmen einer biologischen und physiologischen Kosmetik mit einer ganz eigenen, charakteristischen Wirksamkeit auf das an sich schwer zugängliche Reservoir an Wirkstoffen in der Barriere und in den Follikeln, indem sie jenes quantitativ optimal freizusetzen vermag, bei einer zeitlich stark verkürzten Dauer.

Zusammenfassung der bei der Sorption beteiligten Prozesse und Vorgänge

Wenn wir die vorgenannten Daten der intra- und perkutanen Sorption von Wirkstoffen betrachten, so stellen wir fest, daß dieser gesamte Prozeß außerordentlich komplex, ja kompliziert ist und vor allem von einer Vielfalt verschiedener Faktoren abhängig ist, und zwar:

Eigenschaften der Haut

(1) von den Eigenschaften der Haut:

(a) Grundsätzlich spielt der Hauttyp (ob Seborrhoiker oder Sebostatiker) eine grundlegende Rolle;

(b) der Hautzustand, ob verletzt oder unverletzt, ist maßgeblich;

(c) die Hautdicke beeinflußt die größere oder geringere Möglichkeit zur Penetration, Permeation und damit Sorption der Wirkstoffe.

(d) Die unterschiedliche Dichte der einzelnen Epidermisschichten und damit die individuellen anatomischen Gegebenheiten der Hautstruktur,

(e) ihre bioelektrischen Eigenschaften und die entsprechenden Ladungsverhältnisse auf und in der Epidermis, ferner

(f) der pH-Wert bestimmt den sogenannten „Säureschutzmantel" der Haut und damit den Ionisationsgrad organischer Säuren und Basen.

(g) Die periphere Feuchtigkeit bewirkt eine entsprechende Hydratation, damit eine Quellung der Haut und somit eine mehr oder weniger intensive Diffusion und Dialyse insbesondere wasserlöslicher und ionisierter Stoffe;

(h) der Lipoid-Wasser-Verteilungskoeffizient bewirkt eine verschiedene Permeabilität für lipophile bzw. für hydrophile Substanzen. Das heißt, je nach Relation werden entweder die lipidlöslichen oder vorwiegend die wasserlöslichen Stoffe bevorzugt absorbiert.

Zubereitung des Biokosmetikums

(2) Von der Wirkungsweise und der stofflichen Zubereitungsart des BioKosmetikums:

(a) Die Größe des Moleküls des jeweiligen Wirkstoffes und der Grundsubstanzen spielt eine Rolle bei der Möglichkeit einer Penetration, Permeation und damit für die Möglichkeit, physikalisch zu diffundieren oder physiologisch absorbiert zu werden.

(b) Die Zusammensetzung des Präparates insgesamt, wobei lipophile Lösungsmittel als „Gleitschiene" für die in ihnen gelösten Wirkstoffe dienen können; zum Beispiel das ätherische Kamillenöl für das allein nicht permeierende Azulen.

(c) Der Grad der Ionisation ist ausschlaggebend für die Vorphasen der Sorption: Ionisierte Stoffe, insbesondere elektropositiv geladene werden von der elektro-negativ geladenen Haut wohl leicht absorbiert und damit festgebunden, aber schwerer freigegeben. Wirkstoffe im nicht-ionisierten Zustande werden bei einer größeren Lipophilie leichter sorbiert.

(d) Zusatzstoffe, wie sogenannte Sorptionsvermittler setzen die Oberflächenspannung der Haut herab, erhöhen dadurch deren Benetzung und intensivieren durch eine Lösung oder durch ein Löslichmachen der angewandten Wirkstoffe deren Sorption.

(e) Ein Abschluß (Konklusion oder Okklusion) der Haut durch eine Maske, eine dick aufgetragene Creme- oder Emulsions-Pakkung, vor allem unter Infrarot-Bestrahlung, bewirken eine Temperaturerhöhung der Haut, welche die Penetration und Permeation der Wirkstoffe und der verwendeten Grundsubstanzen wesentlich intensiviert.

Bei einem hermetischen Abschluß der Haut (Folien-Packung) kann die durch die Perspiration ausgeschiedene Feuchtigkeit nicht verdunsten und erhöht daher peripher die Hautfeuchtigkeit.

Komplex der Wirkmomente

Jeder dieser Momente ist ein in sich abgeschlossener Vorgang, der jedoch nicht isoliert für sich allein verläuft, sondern in steter Verbindung mit den anderen zusammen. Die Variation oder die Modifikation einer einzigen Phase verändert den Wert des gesamten Prozesses. Untersuchungsmäßig haben wir jeweils immer nur die Möglichkeit, einen Aspekt herauszuholen und für sich zu betrachten. Aber es handelt sich dabei immer nur um ein Teilgebiet des gesamten physiologischen Komplexes, der sich zwischen dem Organ Haut und dem angewandten BioKosmetikum vollzieht.

Aufgrund dieser Differenziertheit der Veränderlichkeit sowohl der einzelnen Momente, wie damit des gesamten Prozesses ist es nicht möglich, Analogieschlüsse von einem Untersuchungsergebnis auf das andere zu machen. Man darf keine Ergebnisse verallgemeinernd auf andere übertragen, ohne die einzelnen Phasen in ihrer Verschiebung der Werte zu berücksichtigen. —

Anmerkungen zur Sorption in der Kosmetik

Nun ergibt sich für die BioKosmetik prinzipiell die Frage:
Wollen wir bei der Anwendung von biokosmetischen Wirkstoffpräparaten überhaupt eine vollkommene Resorption durch die Haut hindurch, also perkutan bzw. diaderm; oder wollen wir vielmehr

(a) eine zunächst und primär epiderme Wirkung und evtl. noch
(b) eine endoderme (intrakutane) Beeinflussung?

BioKosmetik ist eine Pflege zur Schön- und Gesunderhaltung der Haut und ihrer Anhangsgebilde als ihrer Ein- und Ausstülpungen, wie Haare, Talgdrüsen, Schweißdrüsen, Nägel. Dazu ist eine epiderme und eine endoderme Einwirkung als Penetration mit nachfolgender Permeation als zunächst physikalisch-physiologischen Vorgängen genügend. Dabei tritt ja bereits eine oberflächliche Adsorption, vor allem in den Schichten der Epidermis ein und bei weiterer Permeation eine Absorption im Sinne eines Einbegriffenwerdens der zugeführten Wirkstoffe und biotisch wirkenden Substanzen in den Stoff- und Energiewechselprozeß der Haut.

Eine ausgesprochene Resorption in die Blutbahn und in das Lymphgefäßsytem mit Nachwirkungen auf den gesamten Organismus sind für unsere Behandlungsmöglichkeiten in der BioKosmetik nicht notwendig, im Grunde sogar als sogenannte „Fernwirkungen" unerwünscht.

Daß wir uns trotzdem mit dem ganzen Fragen- und Problemkomplex der Sorption immer wieder eingehend befassen müssen, hat seinen Grund darin, um ganz deutlich wie in der Dermatologie, beweisen zu können, daß eine gesund aufgebaute, physiologisch wirksame BioKosmetik tatsächlich berechtigte und nachweisbare Erfolge erzielen kann, wobei sie sich trotzdem ganz bewußt in ihren Grenzen zu halten gewillt ist.

Nun kann man dazu einwenden: Wenn aber dennoch kosmetisch angewandte Wirksubstanzen resorbiert werden und damit die Möglichkeit zu Fernwirkungen nicht auszuschließen sind, die dann ja im Prinzip über den Rahmen des Kosmetischen allgemein hinausgehen, was dann? Dieser berechtigte Einwand ist der Grund dafür, daß in einer physiologisch abgestimmten BioKosmetik überhaupt nur solche Grund- und Wirksubstanzen angewandt werden, welche selbst bei einer eventuellen Resorption keine medizinischen und keine pharmakologischen Wirkungen hervorrufen könnten. —

Nachweismethoden für Permeation und Resorption

Wie kann man experimentell, objektiv eine intra- und perkutane Permeation, Penetration und Resorption nachweisen?

Dabei verfolgt man den Weg der angewandten Wirksubstanzen in und durch die Haut mittels kombinierter Methoden:

(a) Man beobachtet zunächst das Verschwinden des angewandten Präparates von der Hautoberfläche;

(b) nach einer bestimmten Zeit bzw. in bestimmten logarithmischen Zeitintervallen (nach 10, 30, 100, 300 und 1000 Minuten) mißt man die Mengen in der Haut und in den einzelnen Schichten der Epidermis durch Filmabrisse oder Flachschnitte.

(c) Man untersucht, ob und welche Menge der angewandten Wirksubstanz im Serum des Blutes festzustellen ist und

(d) ob die angewandte Wirksubstanz oder deren markierte Spaltprodukte im Harn oder Stuhl auftauchen, um sie dann innerhalb von 24 bzw. 48 Stunden quantitativ zu bestimmen.

Wir kommen so zu den chemischen, biologischen und physiologischen Nachweismethoden der Sorption.

Chemische Methoden

Ob und wieviel eines bestimmten Wirkstoffes zunächst rein physikalisch in die Haut einzudringen vermag, kann man histologisch nachweisen. Dies ist dann einfach, wenn diese Stoffe selbst eine intensive Eigenfarbe besitzen oder durch entsprechende histochemische Methoden als Farbeffekte sichtbar gemacht werden können. Hierzu gehört vor allem die Markierung mit fluoreszierenden Substanzen, die in ultraviolettem Licht aufleuchten.

Die modernste Nachweismethode ist die Markierung der entsprechenden Wirkstoffe mit radioaktiven Atomen, sog. Isotopen, und zwar vor allem mit Kohlenstoff, Schwefel oder Jod.
Dabei ist die einfachste Art, eine perkutane Absorption festzustellen, wenn man die angewandte radioaktive Substanz in den Körperflüssigkeiten, in der Lymphe oder im Blut, chemisch identifiziert. Darüber hinaus kann man durch horizontale Flachschnitte der Haut den Permeationsweg sukzessive als Intensität der jeweiligen Strahlung in den verschiedenen Schichttiefen feststellen.

Man kann aber auch umgekehrt die Intensität der Permeation durch den Strahlungsverlust messen, welcher auftritt, je mehr und je tiefer die zu prüfenden Wirkstoffe in die Haut eindringen.

Die exakteste und sicherste Methode ist heute die qualitativ chemische Identifizierung der Substanz bei einer zugleichen quantitativen Messung der Radioaktivität: die Autoradiographie. Das Verfahren dieser Methodik beruht darauf, daß man eine Mehrzahl histologischer Schnitte der Haut anfertigt und diese auf einen Film auflegt. Die radioaktiven Substanzen stellen sich dann auf diesem Film durch Schwärzung dar, die man genau quantitativ messen und auswerten kann.

Biologische Nachweismethoden

Die biologische Nachweismethodik ist im Prinzip ein logischer Schluß, indem man aus funktionellen Veränderungen, insbesondere im Bereiche der Hautgefäße auf eine erfolgte Permeation des bestimmten Wirkstoffes schließt. Das heißt, man nimmt eine Resorption an, wenn zum Beispiel Blutgefäße und Nervenendigungen auf einen ganz bestimmten Wirkstoff von entsprechendem pharmakodynamischen Charakter reagieren.

Dabei wendet man oft die gegenseitige Reaktion von Agonist — Antagonist (Spieler und Gegenspieler) an, indem man die Haut mit Wirkstoffen vorbehandelt, welche Irritationen zu hemmen und zu verhindern vermögen. Der Grad der Hemmung eines physikalisch oder chemisch gesetzten Reizes, ist dann der Maßstab für die Menge der erfolgten Aufnahme des vorher angewandten Hemmstoffes. Als Beispiel gibt man äußerlich auf die Haut ein Antihistaminpräparat, und danach in verschiedenen Zeitabständen Histamin-Injektionen. Die Stärke der Hautirritation nimmt dabei mehr und mehr ab, je stärker die Permeation des reizhemmenden Stoffes erfolgt ist.
Auf eine ähnliche Art wird auch das Azulen geprüft, indem man hier Lichterytheme setzt, die durch eine entsprechende Dosierung von Azulen vorher gemildert und verhindert bzw. nachträglich geheilt werden sollen.

Eine besonders empfindliche physiologische Nachweismethode besteht ferner darin, daß man solche Stoffe zur Prüfung verwendet, welche als Allergene zu wirken imstande sind. Wird eine allergische Reaktion durch die Anwendung eines solchen Stoffes ausgelöst, so ist damit der Nachweis einer perkutanen Permeation erbracht. —

Zusammenfassend können wir feststellen, daß die Tatsache einer intra- und perkutanen Sorption heute eindeutig nachweisbar ist. Aber sie erfolgt nicht ungehemmt, sondern in den Grenzen der stofflichen Eigenschaften und entsprechend der Konstitution und Struktur der Haut als einem passiven und aktiven Organ, welches in seiner Barriere zu hemmen oder lebendig organhaft zu beschleunigen vermag, je nach der individuellen Reaktionslage und den Bedürfnissen des physiologischen Stoff- und Energiewechsels.

Grundsätzlich ist zu all diesen Vorgängen zu sagen, daß die Haut ein lebendes und damit biotisch aktives Organ ist. Dies geht auch daraus hervor, daß eine Vielzahl angewandter Wirksubstanzen bereits in der Haut durch Enzyme ab- und umgebaut, zum Teil auch neu aufgebaut – metabolisiert – werden kann. Die meisten Substanzen werden bei ihrer Permeation und Penetration physiologisch-chemisch im Sinne einer Inaktivierung verändert. Diese biochemische Tatsache ist für die BioKosmetik positiv zu werten, denn sie will, wenn überhaupt möglich, eine Einflußnahme auf die Epidermis, höchstens noch auf die Cutis erreichen, nicht auf den gesamten Organismus.

Intra- und perkutane Sorption ist somit ein Faktum, welches jedoch individuell und spezifisch von Fall zu Fall ein stets zu differenzierendes Problem bleibt!

Subjektive Beurteilung und objektive Wirkungsprüfungen in der BioKosmetik

„An den Anfang des Erfolges in der Kosmetik hat auch Venus, die Göttin der Schönheit, das rechte Urteil gesetzt."

Diagnose

Dieses beschwingte Wort des rechten Urteils im Ästhetischen nennen wir heute in unserer prosaischen Zeit (nüchterner) Diagnose oder in noch umfassenderem Sinne: Diagnostik eines Menschen in seinem Erscheinungsbild, in der Gesamtheit seiner ästhetischen Phänomene.

Subjektives Urteil

Die Beurteilung eines Menschen beginnt stets bei der ersten Begegnung, sei es auf der Straße, sei es im kosmetischen Institut; allüberall und immer wieder beurteilen wir Menschen uns beim ersten Gegenübertreten intuitiv aus dem Unbewußten aufsteigend, als sympathisch oder unsympathisch. Dies ist ein vollkommen subjektives Urteil, das nur uns ganz allein und selbst betrifft, das in keiner Weise eine objektive Aussage oder Wertbeurteilung über den betreffenden Menschen zu sein braucht. Und dennoch wissen wir aus dem eigenen Leben, daß dieses intuitive subjektive Urteil eine so ausschlaggebende Rolle in unser aller Schicksal und in unseren Lebensentscheidungen spielt. Es ist bedeutsam, für den eigenen Erfolg, sogar für den Erfolg bei anderen Menschen, sei es in der Pädagogik, in der Psychologie, in der Medizin oder auch in unserer Sphäre der Ästhetik und Kosmetik. Dies ist der Grund, warum wir zum Schluß unserer jetzigen Ausführungen über objektive Diagnosemethoden noch einmal auf die unabdingbare Wichtigkeit individueller subjektiver Beurteilung und Urteilsentscheidungen zurückkommen. Denn über alle noch so exakt gefundenen objektiven Daten gibt das subjektive Empfinden und Befinden das abschließende, zusammenfassende, übergeordnete Urteil über Erfolg oder Mißerfolg ab; allerdings immer für sich selbst, nicht von allgemeiner Gültigkeit! Darin aber liegt die Problematik in der Ästhetik und damit in der praktischen Kosmetik, wie in der wissenschaftlich sie fundieren wollenden Kosmetologie: Jeder Mensch beurteilt den Erfolg kosmetischer Präparate und Behandlungen von seinem subjektiven Empfinden und Befinden aus, von seiner sogenannten „Befindlichkeit" – vor, während und nach einer Behandlung zum Beispiel.

Subjektives Befinden

Aber dieses Urteil gilt nur für ihn ganz persönlich und individuell. Die allgemeinen Wirkungen von Substanzen, Präparaten und Behandlungsmethoden aber sollen für eine möglichst große Zahl von Menschen gleicher oder ähnlicher Konstitution zur Geltung kommen können; dazu bedarf es allgemein gültiger, nach der großen Zahl statistisch auswertbarer, quantitativ feststellbarer Beurteilungsdaten, um als Grundlage für die erfolgversprechende Anwendung auch bei anderen Menschen dienen zu können.

Dieses verallgemeinernde Prinzip führen Sie selbst in Ihrer Praxis jeden Tag durch, wenn Sie

(a) Ihrer Klientin eine Hautbeurteilung geben und die gefundenen einzelnen Symptome in ihre Diagnosekarte eintragen,

(b) aus diesen einzelnen Befunden dann den überwiegenden Charakter des betreffenden Hautbildes herausarbeiten, und

(c) schließlich aufgrund der dominierenden Hautkonstitution die hierfür spezifischen und bestimmt (gezielt) wirkenden Präparate und Behandlungsmethoden auswählen.

Die wissenschaftlichen Vorarbeiten an Analysen und Untersuchungen der Haut, ihrer Funktionen und ihrer Reaktionen auf bestimmte Wirkstoffe, auf kosmetische Präparateformen und Behandlungsmethoden ist die notwendige Voraussetzung dafür, daß Sie in Ihrer Praxis sofort und unmittelbar aufgrund ihrer subjektiven Diagnose damit erfolgversprechend arbeiten können. Denn damit Sie sich für bestimmte Präparate und Behandlungsmöglichkeiten entscheiden können, müssen Sie wissen, wie diese durch die Art und Weise ihrer Zusammensetzung allgemein und objektiv zu wirken vermögen.

Objektive Testung

Dazu bedarf es der sachlichen (objektiven) wissenschaftlichen Untersuchungen und Testungen, und zwar so, daß generelle Zahlenwerte entstehen, die man messen, aufzeigen und ablesen kann, sei es unmittelbar oder über entsprechende registrierende Geräte und Apparate. Im Grunde ist somit die wissenschaftliche Darlegung von Analysedaten eine verfeinerte, quantitativ erfassende Vorbedingung Ihrer Hautbeurteilung und Behandlung in der Praxis. Daher kommen in beiden Auffassungen subjektiver Beurteilung und objektiver Prüfung die gleichen Symptome und Symptomgruppen vor. Wir können daher definieren:

„Die wissenschaftliche Untersuchung und Testung von Wirkstoffen, Präparaten und Behandlungsmethoden ist die objektivierende Voraussetzung und quantitative Präzisierung der subjektiven Hautdiagnose in der Praxis, mit dem Ziele einer allgemeinen, generellen erfolgssicheren Anwendbarkeit."

Wie geschieht das?

Es handelt sich hierbei um folgende, ineinander übergehende und voneinander abhängige Fragen und Probleme:

(1) Die Feststellung der Hautfunktionen in ihren zahlenmäßig zu erfassenden (quantitativen) Werten;

(a) individuell in ihrer tageszeitlich verschiedenen Rhythmik und

(b) generell in ihren allgemein gültigen (durchschnittlichen) sog. „Norm"-Werten.

„Norm"-Werte

(2) Wir wollen die Wirkung von Grundstoffen, Wirksubstanzen, Präparateformen und Anwendungsmethoden auf die einzelnen Hautfunktionen und deren Erscheinungsbilder erkennen und dabei

(3) untersuchen, ob und welche der vorgenannten Substanzen, Zubereitungen und Anwendungsweisen gut vertragen werden, ob sie eventuell Irritationen, Sensibilisierung oder Allergien hervorzurufen vermögen.

Bei den beiden letzten Fragen der Wirkung und der Hautverträglichkeit spielt die Problematik der Aufnahme von Stoffen an, in und durch die intakte Haut hindurch, die Sorption oder Resorption, eine ausschlaggebende Rolle. Wir haben sie bereits mehrfach ausführlich besprochen und wollen sie daher hier nur als wichtige Tatsache erwähnen, ohne sie auszuführen.

Grundsätzlich gibt es zwei Möglichkeiten, um Untersuchungsreihen aufzustellen, und zwar:

(1) Wir führen bei jeweils nur e i n e r einzigen Klientin eine systematische Untersuchungsreihe durch, in stets gleicher Versuchsanordnung, zu ganz bestimmten, gleichmäßig rhythmischen Zeiten des Tages; zum Beispiel jede Stunde oder alle zwei Stunden und dies mehrere Tage hintereinander.

Individual-Testung

Wir kommen damit zu einer biologischen und physiologischen „Individual-" oder „Rhythmus-Testung", insbesondere wenn wir die Ergebnisse der einzelnen Tage zur jeweils gleichen Tageszeit und den Gesamtverlauf während eines Tages miteinander vergleichen. Das Ergebnis sind Testkurven, die meist einander ähnlich sind.

Hierbei wollen wir die individuelle Rhythmik einzelner Hautfunktionen und ihre Auswirkungen auf die Erscheinung der Haut im Laufe eines Tages, im Verlauf einer Periode, in Abhängigkeit von den Jahreszeiten u. a. untersuchen.

Diese Methodik ist gewissermaßen der Übergang von den subjektiven Möglichkeiten für die Diagnose und Hautbeurteilung hinüber zu den unpersönlichen „Kollektiv-" oder „Statistischen Testungen":

Kollektiv-Testung

(2) Hierbei wird ein und dieselbe gleichartige Untersuchung an einem Kollektiv möglichst vieler Probanden, zu gleicher Zeit, bei gleicher Anordnung durchgeführt. Wir erhalten dabei eine Vielzahl von Einzeldaten gleicher qualitativer Aussage, jedoch verschiedener quantitativer Größe. Diese Ergebnisse werden statistisch ausgewertet, und wir bekommen dadurch – innerhalb der Regeln der Statistik – generelle, zu verallgemeinernde Aussagen über die bestimmte Versuchsanordnung in Prozenten und Werten des Erfolges.
Die Art der ersten Individualmethodik ist eigentlich die für die Kosmetik als Ästhetik primäre Ausgangsbasis. Ihr Sinn besteht darin, in ihrer generellen Wirkung bereits bekannte Formen der Anwendungsmöglichkeiten und inkorporierter Wirkstoffe dem individuellen Status der ganz bestimmten Klientin anzugleichen, ihre Reaktionen zu untersuchen und sie in ihrem Erfolg zu erproben. Damit erhalten wir ein individuelles, zeitlich zusammenhängendes, graphisch darstellbares Rhythmogramm für jede der einzelnen Hautfunktionen und ihrer Folgeerscheinungen während eines Tages, während bestimmter, festzulegender Perioden, welche für die Beobachtung und Betrachtung bedeutungsvoll sind; wie zum Beispiel für einen Behandlungsverlauf, in der Dermatologie einen Krankheitsverlauf u. ä. Das heißt, wir erfahren bei diesen Tests nach (1) die persönliche Rhythmik der einzelnen physiologischen Funktionen der Haut, um sie durch eine entsprechend abgestufte variierende Behandlung zu berücksichtigen. Auf dieser Basis beruht zum Beispiel die Anwendung von reichlicher fetthaltiger Wasser-in-Öl-Emulsionen am Abend und fettarme, eventuell sogar – freie, aber feuchtigkeitsreichere Öl-in-Wasser-Emulsionen für den Tag u. a. Daß diese Abstimmung auf die individuellen Daten aber möglich ist, dafür liefern uns die Kollektiv-Untersuchungen nach (2) die Unterlagen. Der Sinn der zweiten Kollektiv-Methodik besteht vor allem darin, die (noch unbekannte) generelle Wirkung von Grundsubstanzen und Wirkstoffen für bestimmte Indikationsbereiche zu präzisieren. Wir erhalten dabei quantitativ faßbare Zahlen als statistischen Durchschnitt, als sogenannte „Norm". Diese können als Vergleichszahlen für die Untersuchungen der Individualtestung dienen, um deren eventuelle Abweichungen von dieser „Norm" zu erkennen. Die Beurteilung der Abweichungen jedoch ist wiederum eine individuell zu wertende Entscheidung, da ja das Zusammenspiel aller Hautfunktionen in gegenseitiger, ausgewogener Abstimmung das Gesamtbild der Haut bestimmen.

Meßmethoden Die Meßmethoden selbst sind bei beiden Tests identisch. Der Unterschied liegt im Prinzip darin, daß bei den Individualtests eine ganz bestimmte Person im Mittelpunkt der Einzeluntersuchung steht, deren Befunde rhythmisch nacheinander jeweils mit den eigenen Daten verglichen und verbunden werden. Beim Kollektivtest hingegen steht im Vordergrund die möglichst große Zahl verschiedener Probanden bei zugleichem Testzeitpunkt.

Wenn die wissenschaftlichen Tests und Untersuchungen eine präzisierende Fortsetzung der Hautdiagnose mit quantitativen Methoden ist, dann ergibt sich aus der Aufstellung der bedeutsamen Hautsymptome die Liste der zu untersuchenden, physiologischen Hautfunktionen. Es ist dies:

(1) die Oberflächenstruktur der Epidermis;
(2) die Hautfarbe und damit im Zusammenhang die Hautdurchblutung;
(3) die Hauttemperatur;
(4) Fettgehalt, qualitative Zusammensetzung und physiologische Eigenschaften des Hautfettes;
(5) der periphere Feuchtigkeitsgrad;
(6) der intrazelluläre Flüssigkeitsgehalt;
(7) der Säurewert (pH-Wert);
(8) die Elastizität der Haut und
(9) Erfassung und Untersuchung des sogenannten „Wasserlöslichen" der Hautausscheidungen.

Das Prinzip dieser objektiven physiologischen Hautuntersuchungen besteht darin, durch entsprechende Geräte und Apparate die Intensität der jeweiligen Hautfunktionen oder ihrer Erscheinungen in physikalisch meßbare, zahlenmäßig erfaßbare Daten überzuführen und damit in Werten auszudrücken.

Oberfläche So macht man bei der Registrierung der Oberflächen-Struktur der Haut Reibe- und Glanzmessungen vor und nach der Anwendung von Präparaten, um die Rauhigkeit bzw. Glätte festzustellen. Falten mißt man mittels eines Plastikabdruckes.

Um die Hautfarbe zu messen, bestrahlt man die Haut und registriert das je nach Farbintensität von der Haut zurückgeworfene Licht über verschiedene Filter — grün, rot und blau — in einer Fotozelle.

Durchblutung Um die Intensität oder die Schwäche der Hautdurchblutung festzustellen, mißt man entweder die Wiedererwärmung nach einer Kälteeinwirkung (Thermographie) oder aber man bestimmt den sogenannten Wärmeleitwert, wobei man die Kühlung einer erwärmten Sonde durch das vorbeifließende Blut mißt (Calorimetrie). Dieselbe Anordnung wählt man auch zur Untersuchung der Hauttemperatur, um Aussagen über die Wärmeabgabe und die Wärmeregulation des Körpers durch und über die Haut machen zu können.

Für die Feststellung des Fettgehaltes der Haut gibt es eine Mehrzahl von Verfahren. Man löst die Hautlipide durch ein Lösungsmittel ab und bestimmt den Fettgehalt durch Wägen, durch Anfärben und Messen der Farbintensität, dann durch Lichtmessung, und als modernste sowohl chemisch-qualitative wie quantitative Methode, die Gaschromatographie.

„Säureschutz"

Die Analyse des Säurewertes (pH-Wertes) im Sinne des „Säureschutzes" der Haut geschieht mittels zweier Elektroden, deren eine auf die Haut aufgesetzt wird, um durch eine vergleichende Messung genaue und exakte Werte zu erhalten.

Feuchtigkeitsgrad

Der periphere Feuchtigkeitsgrad der Haut ist abhängig von der Wasserdampfabgabe als Perspiratio insensibilis und sensibilis und der Fähigkeit der Hautausscheidungen, diese Feuchtigkeit festzuhalten. Diesen peripheren Feuchtigkeitsspiegel mißt man mit Hilfe einer hermetisch abschließenden Kapsel, die man auf die Haut aufsetzt und welche je nach der relativen Luftfeuchtigkeit in ihr elektrisch gesteuerte Werte anzeigt.

Flüssigkeitsstatus

Resonanz-Frequenz

Davon grundsätzlich zu unterscheiden ist der Flüssigkeitsgehalt bzw. der Flüssigkeitsstatus im Gewebe, welcher die Quellung oder Austrocknung der Haut bewirkt. Um diesen Zustand exakt zu messen, verwendet man die Resonanz-Frequenz, wobei man auf die Haut eine bestimmte Schwingung überträgt. Eine Erhöhung der Frequenz (Schwingung) zeigt einen verminderten Flüssigkeitsstatus an (Tendenz zur Austrocknung), eine Verminderung der Schwingung hingegen bedeutet einen erhöhten Quellungszustand. Auch die Elastizität der Haut kann man quantitativ feststellen, wenn man einen möglichst kleinen Hautausschnitt mittels Unterdruck in einen Meßeinsatz hineinsaugt und dann diese Strecke elektrisch mißt.

„Wasserlösliches"

Die Untersuchung des sogenannten „Wasserlöslichen" der Hautausscheidungen ist eine komplizierte physikalische und chemische Methodik. Denn man muß zunächst die Haut peripher extrahieren, die Fettanteile abtrennen und anschließend durch Dünnschicht- oder Gaschromatographie die einzelnen Bestandteile voneinander trennen und durch vorausgehende Vergleichsuntersuchungen chemisch analysieren und dann quantitativ durch Lichttastverfahren (Scintigraphie) bestimmen.

Wir ersehen aus dieser Zusammenstellung, daß es eine Vielzahl verschiedenartiger Untersuchungsmethoden und Versuchsanordnungen gibt, um die physiologischen Funktionen und den Zustand der Haut, sowie die Wirkungen von Präparaten und Behandlungen auf sie exakt durch objektive Meßmethoden festzuhalten und zahlenmäßig zu bewerten.

Selbst wenn wir aber diese vielfältigen physikalisch-chemischen Einzeldaten zu einem mosaikartigen Bild aneinanderfügen, erhalten wir wohl eine Summe von Teilaspekten über die Haut, aber kein ästhetisches, irgendwie erlebbares Gesamtbild, das wir zu empfinden vermöchten.

Es muß daher zu allen diesen Untersuchungen und Tests ein erlebbares ästhetisches Phänomen hinzutreten bzw. vorangehen. Denn dieses Moment ist für die tägliche Praxis im Grunde das ausschlaggebende, für die Zufriedenheit oder Unzufriedenheit des einzelnen Menschen mit sich und seinem Aussehen: Es ist das Sich-selbst-Empfinden, eine als Seinszustand zu erlebende Befindlichkeit, die wir mit keinerlei Meßmethoden zu erfassen vermögen: Es ist das subjektive „Hautgefühl", als die persönliche Empfindung des eigenen Hautzustandes.

„Hautgefühl"

Warum ist dieses Moment so bedeutungsvoll? Ein mehr oder weniger unzufriedenes Selbstempfinden des eigenen Hautzustandes ist das bewußte oder unbewußte Motiv vieler Menschen, ihre Haut pflegen zu wollen, ja sich gezwungen zu fühlen, es zu müssen.

Gerade in der Ästhetik in ihrem beiderlei Sinn — einmal als die Summe der Sinnesempfindungen, zum anderen als die Empfindung des Schönen an sich — und damit in der Kosmetik, spielen für die Beurteilung des Erfolges die persönlichen, subjektiven Auffassungen und damit auch die entsprechenden Reaktionen seelischer und körperlicher Genese eine tragende Rolle, die alle von der individuellen Persönlichkeit und ihrer Selbstempfindung abhängen.

Wenn wir daher auch noch so objektivierbare und objektivierende Tests und Untersuchungen vornehmen, so besteht das subjektive Hautgefühl als ein machtvolles, unterbewußtes Moment der eigenen Befindlichkeit unbeirrt. Alles, was wir an differenzierenden

Tests unternehmen, ist daher im letzten Grunde immer wieder auf diese primäre Hautempfindung und Hautempfindlichkeit zurückzuführen, im positiven wie im negativen Sinne.

Wir können aber das individuelle Hautgefühl nicht zahlenmäßig feststellen und dadurch auch nicht verallgemeinern und normieren. Es ist ein ganz persönlicher Gefühls- und Empfindungswert, der jedoch gleichfalls im Verlaufe systematischer, individuell abgestimmter Behandlungen erfaßt und beurteilt werden kann.

Man geht dabei (am besten) von Empfindungsgegensätzen aus, die in der überwiegenden Mehrzahl zunächst negativ erlebt werden und die durch die Behandlung unmittelbar in einen positiven Empfindungszustand übergeführt werden sollen und können:

Die ursprünglich rauhe Haut will und wird als glatt, die spröde als weich, die gespannte als gelöst, die trockene als durchfettet und durchfeuchtet empfunden werden. Die gerötete Haut soll abblassen, die nervöse ruhig, die überempfindliche ausgeglichen werden usw.

Das Kriterium der Beurteilung ist somit einmal die persönliche Aussage über die Besserung des ursprünglichen, negativen Hautgefühles in das entsprechende positive Empfinden, sowie in vielen Fällen selbstverständlich die unmittelbare, sinnenhafte Beobachtung und Diagnosestellung durch die Behandelnde. Die Zufriedenheit mit ihrem Hautempfinden während und nach der Behandlung ist ja in der Praxis ausschlaggebend dafür, ob der Wunsch nach einer kosmetischen Weiterbehandlung bestehen bleibt oder nicht, unabhängig von allen zahlenmäßigen Daten.

Daraus ergibt sich, daß die Beobachtung und Berücksichtigung des subjektiven Hautempfindens, des sogenannten Hautgefühles, vor, während und nach einer Behandlung ebenso bedeutungsvoll ist, wie die unbedingt notwendigen wissenschaftlichen Darlegungen zahlenmäßig zu erfassender Funktions- und Zustandsdaten der Haut. Beide Auffassungen gehören zusammen, zumindest in allen Fragen, die sich mit dem ästhetischen Erleben des Schönen und der Schönheit des menschlichen Gesichtes und Körpers befassen. Beide Wege, die objektive Testung und die subjektive Empfindung, bedingen und ergänzen einander für die Bewertung kosmetischen Erfolges: „Denn objektive Sinnesseite und subjektive Konzeption zusammen erst, ergeben die geordnete Welt", ergeben einen Kosmos im Großen wie im Kleinen! (Lersch, Aufbau der Person, S. 11).

Physiologische Stoffe der Haut, Rückresorption und kosmetische Wirkstoffwahl

Die folgenden Ausführungen sind von zwei Grundgedanken getragen:

(1) Die statische, nur symptomhafte Betrachtung der Haut ist durch eine biogenetische, physiologische Auffassung der im Stoffwechsel sich abspielenden, lebendigen Prozesse zu ergänzen;

(2) die in der BioKosmetik anzuwendenden Präparate und ihre Wirkstoffe müssen in ihrer Zusammensetzung stets so gestaltet und aufgebaut werden, daß sie den natürlichen Gegebenheiten der gesunden Haut möglichst weitgehend entsprechen.

Aus der Gesamtheit aller Einzelvorgänge greifen wir hierzu den Prozeß der epidermalen Keratinisierung heraus. Denn in seinem Rahmen spielen sich die wesentlichen, für unser Thema bedeutungsvollen Vorgänge ab.

Zur Biochemie

Die Hornschicht der Epidermis, mit einem Durchmesser von etwa 10–40 my, ist das Differenzierungsprodukt des Zellepithels, welches sich während des ganzen Lebens hindurch andauernd regeneriert.

Während dieses Verhornungsprozesses spielen sich u. a. folgende physiologische Einzelvorgänge ab:

Mitochondrien

(1) Die funktionstüchtigen Mitochondrien, das sind die aus Eiweiß und Lipiden zusammengesetzten, strangförmig gestalteten Fäden in der Zelle, welche Fermente des Stoffwechsels (des Zitronensäurezyklusses) enthalten, verschwinden;

Keratohyalin-Körner

(2) die auffälligen, imponierenden Keratohyalinkörner des Stratum granulosum lösen sich auf;

Dehydratation

(3) es setzt ein spontaner, plötzlicher, starker Wasserverlust der Zellen — eine Dehydratation — ein. Dabei ballt sich das ursprünglich noch nicht sichtbar strukturierte Eiweiß unter Wasseraustritt zusammen, konzentriert sich in bestimmter Richtung, lagert sich zu Faserbündeln zusammen und bildet Skleroproteine, während die lebendige Zelle selbst zugrundegeht.

Schließlich enthält die Hornschicht nur noch etwa 10 % Wasser und ist damit die an Flüssigkeit ärmste Struktur des ganzen Körpers.

Orthokeratose

Für die normale Verhornung (Orthokeratose) ist aber vor allem charakteristisch, daß

(4) unvermittelt ein Schwund des Zellkernes einsetzt, der in der Keratohyalinschicht noch vollständig und unversehrt vorhanden ist.

Auflösung von Zellkern und Zellplasma

Kernstruktur und Kernsubstanz, die Desoxiribonukleinsäure (DNS), lösen sich in der keratogenen Zone spurlos auf, so daß man in den oberen Lagen einer normalverhornten Schicht nur noch die Umrisse des ursprünglichen Zellkernraumes erkennen kann.

Ebenso wird die Substanz des Zellplasmas, die Ribonukleinsäure (RNS), vollständig und ohne Rückstand aus den verhornenden Zellen herausgelöst und in den epidermalen Stoffwechselzyklus rückresorbiert.

Während all dieser Vorgänge verändert sich der Säurewert (pH-Wert) des Gewebes in der keratogenen Zone von etwas über 7 auf 4—5. Dadurch entsteht aus dem ursprünglich ganz schwach alkalischen bis neutralen ein saures Medium, welches in Wechselwirkung mit der Kondensation und Dehydratation auf die Entquellung des Eiweißes, wie auf die Vollständigkeit und die spezifische Richtung der fermentativen Prozesse einwirkt.

Skleroproteine

Dabei gehen biochemisch und strukturmäßig die Tonofibrillen, das heißt, das faserartige Gerüst des Zellplasmas, durch Kohäsion in Skleroproteine über und gleichfalls wird die Zellsubstanz über das Zwischenprodukt des Keratohyalins in Skleroproteine umgewandelt.

Stoffe der Rückresorption

Dabei ist für unsere vorliegende Ausführung von besonderer Bedeutung die Rückresorption der bei dem Aufbau des Zellkernes und des Zellplasmas entstehenden Stoffe:

insbesondere die Purine als die Bausteine der aufgelösten Desoxiribonucleinsäure des Zellkernes und der Ribonucleinsäure des Zellplasmas;

ferner Harnstoff und Aminosäuren, insbesondere Cystin, Cystein, Methionin, Glyzin u. a.

Lipide und Cholesterin, auch Lecithin und Mineralien, wie Natrium, Kalium, Calcium, Magnesium, Spurenelemente.

Diese Rückresorption erfolgt stets, sowohl bei gesunder wie bei anomaler Keratinisierung. Der jeweilige Unterschied ist quantitativ graduell: Synthese und Rückresorption sind bei normaler Verhornung

Parakeratose

(Orthokeratose) ausgeglichen. Bei der Parakeratose ist der Substanzabbau vermindert, die Möglichkeit zur Resorption erhöht und die tatsächliche Substanzabstoßung wesentlich gesteigert (9—13,3 gr. Hornsubstanz pro Tag gegenüber 0,05—0,5 bei der normalen Haut). Diese gesteigerte Abstoßung (Desquamation) bei der Parakeratose mit ihren noch vollständigen Zellkernen und Zellplasmen bedeutet einen einschneidenden Substanzverlust, insbesondere an den wertvollen Desoxiribonukleinsäure (DNS) und Ribonukleinsäure (RNS). Er muß durch eine entsprechend erhöhte Biosynthese ausgeglichen werden, soweit der Organismus dazu überhaupt noch in der Lage ist.

Bei einer Atrophie, insbesondere der ledrigen Atrophie, ist sowohl die Rückresorption vermindert, wie auch die Abstoßung der Hornlamellen. Der graduelle Unterschied betrifft somit den Substanzabbau, die Intensität der Rückresorption und die Substanzsynthese. Von besonderer Bedeutung ist dabei, daß die Vorgänge der Rückresorption auch gegen das physikalisch-chemische Konzentrationsgefälle erfolgen können. Das heißt, die oben genannten Stoffe, welche während des Keratinisierungsprozesses frei werden, werden von den noch intakten Zellen aus den Interzellularräumen auch dann aufgenommen, „aufgesogen", wenn die eigene innere Konzentration an ihnen größer ist als die von den verhornenden Zellen freigegebene Menge an Substanz. Dies geschieht allerdings nur dann, wenn das physiologisch notwendige Optimum noch nicht erreicht ist; das heißt, wenn in bezug auf ein unbewußt vegetatives Funktions- und Substanzoptimum ein Mangel empfunden wird.

„Aktiver Transport"

Man muß daraus auf einen „aktiven Transport" der rückzuresorbierenden Stoffe schließen und, darauf basierend, ein „regulatives Prinzip aktiver Sorption" postulieren, als einer selbsttätigen Befähigung der Zellen und des Gewebes zur Auswahl bestimmter physiologisch notwendiger Substanzen. –

Vorgänge bei der Rückresorption

Aus den Untersuchungen über die Bildung und Rückresorption von eigenen Stoffwechselprodukten der Haut, welche während des Prozesses der Verhornung freigeworden sind, hat sich im einzelnen folgendes ergeben:

(1) Mineralien, Aminosäuren, Purine und Lipide, welche bei der cytoplasmatischen Veränderung und dem Kernabbau freigesetzt werden, unterliegen einer (autogenen) Rückresorption, unter der Voraussetzung, daß sie in wasser- oder fettlöslicher Form vorliegen.

Parakeratose

(2) Bei der Parakeratose ist durch die Beeinträchtigung der Barrierefunktion die Permeation und allgemein die Sorption wesentlich gesteigert, und zwar insbesondere derjenigen Substanzen, welche aus dem Nucleinsäurestoffwechsel stammen.

Stoffbilanz (3) Die Bilanz aus der Bildung und aus der Rückresorption der hauteigenen Substanzen ist von endogenen und exogenen Umständen abhängig und daher stark variabel. Sie kann quantitativ dadurch gestört sein, daß bei einer Rückresorption zugleich die Möglichkeit einer sich wiederholenden, erneuten Ausscheidung gegeben ist. Es kann sich dann ein Pendeln der Substanz im Bereiche der Hautschichten ergeben, wenn sie, einmal ausgeschieden, von der Hautoberfläche nicht entfernt wird und von den Strukturen der Haut wiederholt rückresorbiert wird.

Rückwirkungen (4) Die rückresorbierten Substanzen können zu funktionellen Veränderungen, insbesondere im Bereiche der Hautgefäße, führen, und zwar durch ein direktes oder indirektes Eingreifen in die Regulation der Gefäßweite, der Gefäßpermeabilität und so sogar Änderungen der Zellstruktur bewirken.

Neusynthese (5) Die rückresorbierten Substanzen können auch wiederum in die Synthese und in den Neuaufbau der Epidermiszellen einbezogen werden.

„Rückkoppelung" Aus diesen Vorgängen der Rückresorption ergibt sich der Rückschluß auf die Möglichkeit einer Rückwirkung zwischen Epidermis, Kutis und Subkutis im Sinne einer „Rückkoppelung", die vornehmlich von den normalen oder den pathologischen Permeabilitätsverhältnissen im Bereich der Barriere gesteuert wird.

Zur Kosmetologie Das kosmetologische Problem besteht daher darin, ob und inwieweit es möglich ist, bei einem Mangel an rückresorbierbaren Stoffen, diese im Sinne einer Substitutionsbehandlung perkutan zuzuführen;

bei einem Überschuß an zum Teil löslichen, zum Teil aber auch nicht rückresorbierbaren Substanzen, den normalen, natürlichen Prozeß wieder herzustellen; und bzw. oder

die quantitativ verschobenen Relationen der Substanzen zueinander, wie das Verhältnis Eiweiß : Peptiden : Aminosäuren, peripher konsequent dadurch zu beseitigen, daß man sämtliche ausgeschiedenen Substanzen durch eine biologische Schälung möglichst restlos entfernt und damit eine reine Basis für die angestrebte Orthokeratose schafft. –

Wenn wir die dazu notwendigen und möglichen Behandlungen betrachten, die sich im Rahmen der praktischen BioKosmetik ergeben, so finden wir:

Mangel an rückresorbierbaren Stoffen

Die fehlenden Substanzen werden durch die unmittelbare Anwendung von Hautgeweben und Hautlysaten im Sinne einer äußerlich angewandten Organbehandlung gegeben;

oder durch Aminosäure-Sole, aus Milcheiweiß oder aus tierischen Häuten extrahiert, ersetzt (substituiert).

Während die erste Form der unmittelbaren Anwendung — zeitlich begrenzt — als sog. „Packung" erfolgt, ist es möglich, die zweite Art der Applikation als Sole dadurch länger dauernd einwirken zu lassen, daß man sie auf die Haut aufträgt und in die Haut einziehen läßt.

Ungenügender Abbau

Um die nicht aufgelösten und daher nicht rückresorbierten Substanzen peripher abzubauen, besteht die Möglichkeit einer äußeren Behandlung mit hautspezifischen Proteasen, eiweißspaltenden Fermenten, wie Kathepsinen, Dermoproteasen, aber auch Trypsin und Pankreatin. Bei dieser peripheren Enzymbehandlung verbleiben die Substrate der Haut, die äußerlich angewandten Fermente und die aus der gegenseitigen Reaktion hervorgehenden Spaltprodukte auf der Haut, um eine eventuelle Rückresorption zu ermöglichen.

Störung des Substanzgleichgewichtes

Grundsätzlich verschieden davon ist die Wirkung bei Anwendung einer Biologischen Schälung:

Hierbei will man durch eine intensive, konzentrierte enzymatische Behandlung die anomalen Hautsubstrate möglichst vollständig entfernen. Man schält die Haut mit eiweißlösenden Fermenten pflanzlicher (Papain) oder tierischer (Pankreatin) Herkunft, wobei man die Hornzellen möglichst tief ablösen will.

Diese Ablösung ist zwar ein momentaner, relativ massiver Substanzentzug, aber sie schafft die Voraussetzung für die Möglichkeit einer nachfolgenden Orthokeratose, insbesondere dann, wenn man danach eine substituierende Behandlung durchführt. Dazu trägt man — wie oben aufgeführt — gesundes Hautgewebe in Substanz, als Lysat oder als Sol auf und läßt sie jeweils auf und in die Haut einwirken.

Wenn wir die Ausführungen kurz zusammenfassen, so ergibt sich, daß die von der Epidermis während des Verhornungsprozesses ausgeschiedenen Stoffe keineswegs nur Abfallprodukte sind, sondern — durch die Tatsache der Rückresorption — nach wie vor notwendige, physiologisch wertvolle Bausteine:

(a) Bei ihrem Fehlen ist die komplexe Anwendung identischer oder zumindest adäquater Substanzen im Sinne einer Substitutionsbehandlung möglich;

(b) bei einem gestörten Abbau der Epidermiszellen kann deren periphere enzymatische Auflösung als Voraussetzung für die mögliche Rückresorption der dadurch freigewordenen Substanzen dienen oder

(c) die fermentative Entfernung der anomalen Hornzellen durch eine enzymatische Hautschälung ist Voraussetzung dafür, daß auf dieser „tabula rasa" eine Substitutionsbehandlung nach (a) optimal wirksam angewandt werden kann. –

Zellplasma- und
Zellkern-Abbau

Mineralien	Harnstoff	Purine (Harnsäure- Verbindungen)	Cholesterin
	Aminosäuren	Nucleotide (Zellkern- substanzen)	Lipide (Fette und Fettverwandte)
	davon werden nachweisbar rückresorbiert:		
Natrium Kalium Calcium Chlor Sulfat Phosphat Schwefel	Cystin Cystein Methionin Glycin (Harnstoff)	Nuclein- säuren	Laurinsäure Linolensäure Cholesterin Lecithin

Substanzen der Hautoberfläche, welche im Verlaufe der Verhornung von der Haut zur nachfolgenden Synthese rückresorbiert werden.

Grundsubstanz und Form in ihrer Bedeutung für die biokosmetische Wirkung

Einfluß von Grundstoffen

Heute kann man als allgemein bekannt voraussetzen, daß der Erfolg eines Präparates nicht nur von der chemischen Struktur und Konstitution des jeweiligen Wirkstoffes allein abhängt, sondern in gleichem Maße von den Trägerstoffen, ihrer kosmetologischen Zubereitung und ihrer Form.

Wenn man den Einfluß von Grundstoffen auf die Wirksamkeit von bestimmten Wirkstoffen systematisch feststellen will, so wird die Durchführung der Untersuchungen und ihre Ergebnisse dadurch kompliziert, daß sich für Mischungen eines Stoffes mit anderen grundsätzlich neue und andere Daten ergeben als für den reinen Stoff allein. Das heißt, nicht nur die Trägersubstanzen selbst, nicht nur deren verschiedene Form – als W/O-, als O/W-Emulsion, als Lipogel, als Paste usw. – beeinflussen die Wirkung. Auch jede Kombination mit anderen Wirkstoffen zusammen, ob positiv oder negativ, ob steigernd oder hemmend, ist für die Art der Wirkung ausschlaggebend.

Liberation

Um die bestmögliche und höchste Wirksamkeit perkutan anzuwendender Wirkstoffe zu erzielen, ist es zunächst notwendige Voraussetzung, die rein physikalische Freigabe des jeweiligen Wirkstoffes aus der Grundsubstanz festzustellen. Sie kann von einer optimal vollkommenen Freigabe bis zur vollkommen unwirksamen Umhüllung und Bindung reichen. Dabei zeigen die experimentellen Untersuchungen und Tests, daß die Grundsubstanzen biokosmetischer Präparate bis zu 50 % für die Wirksamkeit verantwortlich sind, allerdings auch für eventuelle Nebenwirkungen. Es genügt also nicht, den Wirkstoff oder die Wirkstoffkombination allein zu untersuchen, sondern immer im Zusammenhang mit der jeweiligen variierbaren Trägersubstanz.

Träger für die Wirkstoffe ist die jeweilige Grundsubstanz eines Präparates. Sie bewirkt mehr oder weniger eine flächige Ausbreitung (Spreitung) und ein Anhaften (Adsorption) der Wirksubstanzen an der Haut. Die beste Voraussetzung dafür ist, wenn die Cremegrundlage bei Hauttemperatur schmilzt und so als flüssige Emulsion sowohl zeitmäßig wie mengenmäßig optimal spreitet und in die Epidermis eindringt. Durch eine Verminderung der Oberflächenspannung wird außerdem die Penetration in die Haut gefördert. Das Einfetten setzt – zumindest zunächst – die Wasserabgabe herab. Dadurch wird die Hornschicht für die permeierenden Substanzen aufgelockert. Allerdings ist die Aufnahme von Fett an bereits von

Natur aus fettreichen Hautpartien erheblich verringert gegenüber solchen, die fettarm sind. Daraus ergibt sich, daß verschiedene Hautregionen schon von vorneherein eine unterschiedliche Permeationsmöglichkeit zeigen.

Löslichkeit und Permeation

Permeationsuntersuchungen gleichen Wirkstoffes in verschiedenen Trägersubstanzen haben ergeben, daß die Permeationsrate in die Haut um so größer ist, je geringer die Löslichkeit und je geringer die Affinität des Wirkstoffes zur tragenden Emulsionsbasis ist.

Liberation

Ein wesentlicher Einfluß auf die Liberation (Abgaberate) aus einem Präparat wird daher durch die relative Löslichkeit der beiden Phasen „Grundsubstanz" und „Hornschicht der Haut" ausgeübt: Ein in der Cremegrundlage schwerer als im Hauttalg löslicher Wirkstoff wird schneller und intensiver an die Haut freigegeben. Denn seine Affinität zum natürlichen Hautfett ist in diesem Falle größer als zur angewandten Cremegrundlage!

Für die Wirksamkeit spielt daher auch die Konzentration des jeweils angewandten Wirkstoffes in der Präparategrundlage eine Rolle:

Je höher die Konzentration, um so höher die mögliche Penetration im Sinne eines physiologischen Konzentrationsgefälles. Daher penetrieren kosmetologisch weniger aktive Substanzen in einer höheren Konzentration besser und leichter als hochwirksame in niedriger Konzentration. Denn während des Penetrationsvorganges wird ja laufend und stetig Substanz nachgelöst.

Hinzu tritt noch der Einfluß der Trägersubstanz insofern, als sie beherrschend für die Größe des Reservoirs in der Hornschicht und für die Intensität der Barriere sein kann, insbesondere wenn sie im Sinne einer Auflockerung, Aufquellung und damit Erhöhung der Permeabilität wirken kann.

In diesem komplizierten Gefüge müssen wir daher grundlegend bei allen biokosmetischen und kosmetologischen Untersuchungen unterscheiden:

(1) Die kosmetologische Wirkung des reinen Wirkstoffes für sich allein;

(2) die kosmetologische Wirkung in Kombination mit anderen Agenzien, welche hemmen oder fördern;

(3) den Einfluß der Präparategrundlage auf den jeweiligen Wirkstoff allein und dessen Kombinationen mit anderen, und zwar

(a) für sich selbst als in sich geschlossenes BioKosmetikum und

(b) ihre physikalischen Eigenschaften in bezug auf die Freigabe, Hemmung oder Förderung der Sorption.

„Indifferenz"

Wenn wir zu den jeweiligen Wirkstoffen zusätzlich Wirkstoffträger, Stabilisierungsfaktoren, Lösungsmittel, Emulgatoren, Konservierungsmittel, Antioxydantien u. a. als sog. „Hilfsstoffe" geben müssen, so verlangt man bekanntlich von ihnen, daß sie „indifferent" oder „inert" sein müssen.

Der Begriff der Indifferenz ist jedoch praktisch nicht eindeutig und präzis zu definieren und abzugrenzen. Denn eine Substanz kann indifferent sein gegenüber dem Wirkstoff, gegenüber den Hilfsstoffen oder aber – insbesondere – gegenüber der Haut.

Indifferent bedeutet deshalb mehr als nur reizlos oder hautverträglich. Es müßte und sollte bedeuten, daß die Substanzen, von denen wir eine Indifferenz behaupten, überhaupt in keiner Weise in das Verhältnis Wirkstoff – menschlicher Organismus positiv oder negativ eingreifen.

Nun gibt es aber die Möglichkeit, daß die einzelne Grundsubstanz für sich selbst „indifferent" sein kann. Als Medium jedoch hat sie notwendigerweise entweder eine positive oder eine negative Einflußnahme auf die Liberation des Wirkstoffes, so daß es, exakt definiert, überhaupt keinen Stoff geben kann, von dem man eine absolute Indifferenz behaupten dürfte. Es ist daher ausschließlich möglich, von Medien zu sprechen, welche „reizlos" von der Haut und von der Schleimhaut vertragen werden. Das heißt, der Begriff der Indifferenz wäre kosmetologisch gleichzusetzen mit dem alten medizinischen Grundsatz des „nil nocere", das heißt, daß das Medium wenigstens nicht schaden dürfe.

Wir in der Kosmetologie und damit in der praktischen BioKosmetik fordern jedoch darüber hinaus, daß die Grundsubstanzen wohl ebenfalls nicht schaden dürfen, aber sie sollen die Wirkung der applizierten Stoffe synergisch, wirkmäßig unterstützen, verstärken und intensivieren, wenn dies irgend möglich ist.

Wahl der Präparate-Form

So hat sich bei Untersuchungen erwiesen, daß die Grundsubstanz und die bestimmte Form des BioKosmetikums die Bedeutung des Wirkstoffes in ihr übertreffen kann:

Akute Erscheinungen

Bei akuten Hautsymptomen ist die richtige Auswahl der Grundsubstanzen oft wichtiger als die Spezifität der jeweils angewandten Wirkstoffe selbst.

Chronische Symptome

Bei chronischen Symptomen hingegen ist der angewandte Wirkstoff dominierend und ausschlaggebend für den Erfolg der Behandlung, während hier die Grundlagen zurücktreten.

In diesem Zusammenhang sei auch noch auf die Grundregeln hingewiesen, die sich dabei ergeben, daß man eine akute Affektion mild und unspezifisch, chronische Erscheinungen „aggressiv" und gezielt behandeln sollte.

Akut/mild Chronisch/ „aggressiv"

Das heißt aber, daß für die Erfolgswirkung neben

(a) dem Wirkstoff selbst und

(b) den Trägersubstanzen
insbesondere

(c) die Art der Hautsymptome,
ihre Entstehungsursachen,
die individuelle Konstitution der Haut
und ihre spezifische Reagibilität
gemeinsam eine ausschlaggebende Rolle spielen.

Gibt es hier eine Möglichkeit zu einer vereinfachenden Lösung für die Praxis?

Durch die Wahl der präparativen Form, entsprechend dem Sekretionszustand der Haut:

Sekretions-Typen

(1) dem seborrhoischen,
(2) dem sebostatischen und bzw. oder
(3) dem intermediären Typus.

Seborrhoe

Die Seborrhoiker mit ihrer vorwiegend öligen Seborrhoe reagieren am besten auf möglichst fettarme Öl-in-Wasser-Emulsionen, wäßrige oder alkoholische Lösungen und Gele schwach saurer Reaktion. Lipogele, Wasser-in-Öl-Emulsionen und Pasten werden hingegen wegen ihrer sekretstauenden Wirkung in diesen Fällen oft schlecht vertragen.

Sebostase

Beim Sebostatiker hingegen sind sogenannte „fette" Cremes oder Präparate am besten geeignet. Denn sie wirken durch ihre möglichst dem natürlichen Hautfett entsprechenden Eigenschaften und Werte im Sinne einer „Substitutionstherapie".

Aber die sebostatische Haut braucht nicht nur Fett, sondern peripher auch Feuchtigkeit. Die Behandlung mit abdeckenden Präparaten (W/O-Emulsionen, Lipogelen u. a.) kann man daher als Wasser- bzw. Perspirationsstauung anwenden, unabhängig von der Applikation feuchtigkeits-erhaltender Wirkstoffe (wie z. B. des NM-Faktors).

Bedeutung der Hauttemperatur

Dabei tritt ein weiteres Phänomen in Erscheinung, daß stärker abschließende und abdeckend wirkende Präparate die Feuchtigkeitsabgabe von der Haut verhindern oder vermindern („Wasserstauung"), außerdem aber die Hauttemperatur erhöhen. Diese Erhöhung der Hauttemperatur wirkt sich wiederum auf die Penetration und Absorption von Stoffen intensivierend aus, und insofern positiv. Andererseits aber erhöht sie die Neigung zu Irritationen, zu Teleangiektasien und bei entsprechender Veranlagung zu Rosacea u. a.

Jede hermetisch die Haut abschließende Behandlung — Maske oder Okklusivverband — ist daher bei einer Hypersensibilität, einer Hyperergie der Haut, bei Teleangiektasien oder einer Neigung zu Rosacea nicht ratsam. —

Klassifizierung der Präparateformen

Vergleicht man die verschiedenen Emulsionssysteme in ihrer physiologischen Wirkung miteinander und bezieht sie auf die Sekretionstypen — seborrhoisch oder sebostatisch — so ergibt sich ein Übersichtsschema, welches grundlegend ist für die Wahl der jeweiligen Präparateform.

In bezug auf den Grad der Tiefenwirkung, die Strömungsrichtung des perkutanen Austausches und für die Wirkung der Grundbasen ergibt sich folgende allgemeine Klassifizierung:

Präparateform mit geringer Tiefenwirkung	physiologische Wirkung	Sekretionstypus
Puder Schüttelmixtur offener, feuchter Umschlag (poröse Packung) wäßrige oder alkoholische Lösung	entquellend kühlend oberflächenhaft entzündungshemmend	ölig-seborrhoisch
Präparateform mit (relativ) guter Tiefenwirkung		
O/W-Emulsion flüssig O/W-Emulsion Gel O/W-Emulsion		

Präparateform mit (relativ) guter Tiefenwirkung	physiologische Wirkung	Sekretions-typus
Creme W/O-Emulsion Gel W/O-Emulsion Creme Lipogel (Salbe, Paste)	quellend penetrierend	trocken-seborrhoisch
Okklusivverband (Paraffin-, Wachs-, Kunststoff-Maske)	entzündungs-steigernd	sebostatisch

Auch wenn man die gefundenen Untersuchungsergebnisse nicht verallgemeinern und verabsolutieren kann, so bieten sie dennoch eine wertvolle Grundlage für die Praxis. Selbstverständlich wird man unabhängig davon stets die individuelle Konstitution der Haut berücksichtigen und außerdem immer bedenken, daß es hier wie bei allen biologischen und physiologischen Prozessen fließende Übergänge von Fall zu Fall gibt.

Aus diesen Darlegungen und Erkenntnissen ergibt sich die Notwendigkeit einer Differenzierung der Präparateform bei gleichem Wirkstoff. Wir nehmen als Erklärung das Beispiel des Azulens:

Gleich und unverändert bleibt der Wirkstoff Azulen; aber

bei einer ölig-seborrhoischen Haut müssen wir es als Lotion oder als O/W-Emulsion anwenden;

bei trockener, sebostatischer Haut als W/O-Emulsion oder Lipogel; zur granulierenden, verschorfenden Behandlung von Hautunreinheiten als Paste oder als Puder.

Durch die Spezifität der Hautkonstitution und ihrer verschiedenen Reaktionsmöglichkeiten erklärt sich die notwendig und für den Erfolg vorteilhaft zu variierende Wahl der Grundsubstanzen und ihrer Form, wenn wir eine bestmögliche und individuell abgestimmte Behandlung der Haut vornehmen wollen. —

Kosmetische Diagnose und Behandlungen

Kosmetische Haut-Diagnostik

„Am Anfang aller erfolgreichen Behandlung steht die richtige Diagnose!"

Am Anfang jeder Hautdiagnose ist es aber zunächst nur möglich, das grundlegende Bild und die dominierende Konstitution herauszufinden. Auch auf der Basis objektiv feststellbarer Symptome und Meßwerte, wie zum Beispiel pH-Wert, elektrische Leitfähigkeit usw., muß man in der Praxis immer wieder folgende zwei Momente beachten und berücksichtigen:

(1) Selbst wenn ein Hautbild mit einem anderen in den äußeren Phänomenen übereinzustimmen scheint, so sind sie dennoch infolge der individuellen Sensibilität und Reagibilität der Haut nicht einander gleichzusetzen. Äußerlich gleichartig erscheinende Konstitutionen können daher auf die gleiche Behandlung, auf die gleichen Präparate und Wirkstoffe verschieden reagieren.

(2) Diese Verschiedenheit der Sensibilität und Reagibilität bei scheinbar gleichem Hautbild kann sogar bei ein und demselben Menschen auftreten. Je nach äußeren (Witterung, Klima, Arzneimittel, Ernährung usw.) oder inneren (Krankheiten, Organstörungen, Depressionen u. a.) Einflüssen und Einwirkungen vorübergehender Art, ist der Reaktionsstatus möglicherweise temporär von Behandlung zu Behandlung verschieden. Dies kann für die Praxis bedeuten, daß eine Klientin an einem Tage eine Behandlung gut verträgt, auf welche sie an einem anderen Tag mit Irritationen antwortet.

(3) Eine kosmetische Hautdiagnose greift, bei aller Bemühung nach Exaktheit, nur einen ganz bestimmten Aspekt heraus, nämlich bevorzugt das Organ Haut, und ist somit naturgemäß in ihren Aussagen und Bestimmungen begrenzt.

Wenn wir die Vielfalt der kosmetischen Erscheinungen betrachten, die sich bei der Beurteilung der Haut zeigen können, so erkennen wir, wie notwendig es für die Praxis ist, eine klare, übersichtliche Einteilung zu treffen.

Jede Klientin stellt Sie in der kosmetischen Praxis immer wieder vor die Lösung zweier grundlegender Fragen:

(1) Aus den äußeren Erscheinungen und Eigenschaften die Charakteristik des Hautbildes zu finden und

(2) aufgrund dieses Hautbildes die jeweils individuell bestgeeigneten Wirkstoffe und Behandlungen anzuwenden, welche die Haut als Organ braucht, um gesund und schön zu sein und zu bleiben. –

Um Ihnen die Hautdiagnose von vornherein zu erleichtern, ist es von Vorteil, daß Sie Ihre Klientin bereits zu beurteilen beginnen, wenn sie Ihr Institut betritt. Aus der ganzen Art, wie Ihre Klientin hereinkommt, aus ihrer Gestik und Mimik können Sie schon auf ihre Eigenart und ihr Temperament rückschließen und damit auch auf das wahrscheinliche Hautbild. Denn alle äußerlich erscheinenden Eigenschaften des Körpers und damit auch der Haut sind ja im Grunde nichts anderes als die Ausprägung der individuellen Persönlichkeit. –

Dabei ist die Haut für sich selbst, wie auch für den gesamten Organismus ein wichtiges, unmittelbar zugängliches Diagnostikum. Denn jeder innere organische Prozeß zeigt sein „Ebenbild" auf der Haut durch die Färbung, die Art der Oberflächenstruktur, durch die Intensität der Spannung, durch die Art der Effloreszenzen („Aus-Schlag") u. a. Darum sollte man für eine optimale biokosmetische Behandlung auch nie allein bei einer Betrachtung der Haut stehen bleiben, sondern die gesamte Erscheinung, den allgemeinen Gesundheitszustand unserer Klienten insgesamt zu erfahren suchen.

Für eine derartige Ganzheits-Diagnose der allgemeinen Konstitution und des grundlegenden Gesundheitszustandes eines Menschen gibt es zwei Möglichkeiten, und zwar einmal im Sinne einer Vordiagnostik

(1) die Charakteristik des Typus nach Kretschmer und

(2) die Art der Hautfarbe nach der humoral-diagnostischen Methodik von Mayr.

Vordiagnose

Nehmen Sie bitte die Diagnosekarte zur Hand!

Typus

Dort finden Sie zunächst die Frage nach dem Typus bzw. nach der individuellen Konstitution. Dabei ist Typus oder Konstitution die charakteristische Gesamtheit der Körpererscheinung und Körperbeschaffenheit eines Menschen, welche sich im Wechselspiel seiner Erbanlagen mit der Umwelt ausprägt. Konstitution ist somit Phänotypus.

Vorderseite der Diagnose-Karte

Dr.R.A. Eckstein BioKosmetik

Name ______ Vorname ______ geb. ______

Wohnort ______ Straße ______ Tel. ______

Beruf ______

Anamnese (Vorgeschichte) ______

DIAGNOSE

TYPUS: 1. schlank (leptosom) **2. sportlich** (athletisch) **3. vollschlank** (pyknisch)

DIFFERENZIERUNG DER HAUTKONSTITUTION

	Normale (ausgeglichene) Funktion	**Unterfunktion atrophisch sebostatisch**	**Überfunktionen seborrhoisch**	**überempfindlich**
Fettgehalt	leichter Fettglanz	trocken	ölig-seborrhoisch	
Feuchtigkeit	normalfeucht	spröd	schmierig	
Verhornung	normal verhornt	pergamentartig schuppig	lamellenförmig	
Follikel	normal	feinporig	groß	
Dicke	normal ausgebildet	dünn	ausgeprägtes Relief	
Spannung	straff	verminderter Tonus und Turgor		Spannungsgefühl
Empfindlichkeit	normal empfindend	unempfindlich		hypersensibel hyperergisch
Durchblutung	gut durchblutet	blaß		gerötet
Besondere Erscheinungen	Komedonen Talgzysten Milien Pusteln Teleangiektasien Rosacea	Sommersprossen Pigmentflecken Vitiligo	Narben Keloide	Hyperhidrosis Hypertrichosis

Rückseite der Diagnose-Karte

BIOKOSMETISCHE BEHANDLUNG

am	Reinigung	Massage mit	Packung	Nach-behandlung	Heim-behandlung	Bemerkungen

Wie man in der Psychologie von der körperlichen Erscheinung auf Charaktereigenschaften schließt, so in der BioKosmetik vom Typus auf das ihm wahrscheinlich entsprechende Hautbild. Denn wenn wir die Gesamtkonstitution eines zu behandelnden Menschen für die biokosmetische Diagnose der Haut mit heranziehen, so ist dies, innerhalb der statistischen Wahrscheinlichkeit, ein Analogieschluß. Wir folgern vom Ganzen auf dessen Teile unter der Arbeitshypothese, daß ein und dieselben charakteristischen genetischen Wirkmomente die Ganzheit des menschlichen Körpers in seinem Erscheinungsbild ebenso gleichartig prägen wie das seiner einzelnen Organe.

Dabei gehen wir von der Gestaltlehre Kretschmers aus, wählen jedoch für die BioKosmetik Begriffe, welche der fraulichen Erscheinung besser entsprechen, und zwar

anstelle von leptosom „schlank",

statt athletisch „sportlich" und

für pyknisch „vollschlank":

Schlank

Die Haut schlanker Menschen neigt meist dazu, dünn, trocken, ledrig, blaß zu sein und bald kleine Fältchen zu zeigen. Die Haut zeigt früher als bei anderen Menschen vorzeitig Erscheinungen des Alterns und ist außerdem oft reizempfindlich und nervös. Wenn Seborrhoe oder eine Neigung zu Akne vorliegen, dann überwiegt meist die trockene Seborrhoe (Seborrhoea sicca). Die Haut bräunt oft schlecht, verbrennt leicht und schilfert dann schnell ab.

Vergleich (nach Sheldon): Haut wie eine Zwiebelschale; dünn, trokken, pergamentartig!

Sportlich

Sportliche Menschen

sind überwiegend Seborrhoiker; ihre Haut ist fest, kräftig, dick, grob, überfett und neigt zu Großporigkeit. Die Haut bräunt leicht und sie hält die Bräune.

Bildhafter Vergleich (nach Sheldon): Haut wie eine Orange; kräftig bis derb, grob, großporig!

Vollschlank

Vollschlanke Menschen haben meist eine gute Haut;

Sie sieht oft jünger aus als dem Lebensalter entspricht, ist weich, glatt, fein, samtig und gut durchblutet. Allerdings neigt sie eher zu Teleangiektasien.

Bildhafter Vergleich (nach Sheldon): Haut wie ein Pfirsich; glatt, weich, samtig!

Diese Übereinstimmung zwischen Erscheinung und Hautbild trifft in etwa 75—80 % aller Fälle zu. Es ist jedoch möglich, daß die tatsächlich festgestellten Symptome nicht mit der Vordiagnose aufgrund des Typus übereinstimmen. Wenn dies zutrifft, so bedeutet es, daß andere äußere oder innere Einflüsse das Abweichen der sonst regelmäßigen Übereinstimmung von Erscheinung und Hautbild stören.

Wir können dazu die Hauttönung als Diagnostikum nach Dr. F. X. Mayr heranziehen. Dabei wollen wir zunächst die möglichen Farbnuancen des Teints zusammenstellen:

(1) die normale, rosa bis hellbraune Tönung des Teints,
(2) die blaß-weißliche,
(3) die grau-fahle,
(4) die rot-blaurote,
(5) die gelblich-grünliche,
(6) die bräunlich-fleckige Verfärbung und
(7) deren Mischformen. –

Die Normalfarbe der Haut

Die gesunde Hautfarbe bei uns in Europa verläuft von hellstem Rosa über verschiedene helle Mischtöne bis zu einem kräftigen Hellbraun. Die Haut ist gut durchblutet und die gesunde Hautfarbe läßt auf einen gesunden Organismus rückschließen, dessen Haut auch gesund und schön ist.

Die blaß-weißliche Verfärbung der Haut

Blässe kann über das ganze Gesicht gleichmäßig verteilt auftreten oder nur an ganz bestimmten Stellen, wie z. B. um den Mund, um das Kinn, die Schläfen usw. Als Ursache dieser blaß-weißlichen Verfärbung kommen kapillarverengende Stoffe im Blut in Frage, welche eine Verkrampfung, eine Zusammenziehung der Kapillargefäße erzeugen. Man spricht von einem „toxischen Kapillarspasmus". Aber auch innere Erkrankungen, wie Blutarmut, Leukämie, infektiöse oder organische Erkrankungen, können eine ständige auffallende Blässe der Haut hervorrufen. Bioklimatisch gehören diese Menschen überwiegend zum kaltfront-empfindlichen K-Typus (nach Curry).

Die grau-fahle Verfärbung der Haut

Diese Art der Verfärbung ist meist die Folge einer stetig schlechten Hautdurchblutung. Sehr häufig liegt außerdem eine übersteigerte Verhornung der Haut (Hyperkeratose) vor. Dadurch erscheint die Haut nicht nur blaß-fahl, sondern undurchsichtig, trüb, durch Ablagerungen schmutzig-grau.

Innere, gestörte organische Prozesse sind die Ursache für chronische Mangelzustände des ganzen Organismus, wobei vor allem auch die Haut vorzeitig atrophisch erscheint.

Diese Menschen sind meist Hypotoniker, das heißt, sie haben einen verminderten Blutdruck und gehören bioklimatisch zu den kaltfront-empfindlichen K-Typen.

Die rötlich-blaurote Verfärbung der Haut

Sie ist nicht etwa nur ein Zeichen besonders guter Gesundheit, wie man manchmal irrtümlich meint. In Wirklichkeit handelt es sich dabei um Erweiterungen der Kapillaren, die Teleangiektasien, die meist mit einer verlangsamten Blutzirkulation (Stauungsdermatose) und einem erhöhten Kohlensäurespiegel einhergeht.

Innere Schad- und Reizstoffe, schubartig auftretende Herzanfälle oder periphere Einwirkungen, wie extreme Kälte oder Hitze, Wind, Wetter, chemische Einflüsse, physikalische Reize u. a. bewirken zunächst einen Hochdruck im Kapillargebiet. Die Kapillaren erweitern sich; es kann zu Neubildungen und Ausstülpungen kommen, bei einer möglicherweise zugleichen Lähmung der Gefäßnerven. Durch eine Erweiterung und Dehnung der kapillaren Gefäße entsteht eine Verdünnung der Gefäßwand und damit eine erhöhte Durchlässigkeit. Die Verlangsamung und Stauung der peripheren Blutzirkulation führen dann zu einer blauroten Verfärbung der Haut.

Derartige Klienten sind meist Hypertoniker; das heißt, sie haben einen erhöhten Blutdruck. Bioklimatisch gehören sie überwiegend zu den warmfront-empfindlichen W-Typen.

Die gelblich-grünliche Verfärbung der Haut

Sie deutet fast ausnahmslos auf Leber- und Gallenschädigungen hin. Schon ein geringfügiger Gelbstich in der Haut weist auf Ablagerungen von Gallenfarbstoffen hin, zumindest aber auf einen vorübergehend erhöhten Bilirubinspiegel im Blut.

Wenn bei einem Leber-Galle-Schaden noch zusätzlich schädigende Momente auf den Organismus und seinen Stoffwechsel einwirken, wie Bakterien, Viren, Übermüdungstoxine, Stoffwechselschlacken usw., dann entsteht ein eigentümlich grünlicher Farbton der Haut.

Die bräunlich-fleckige Verfärbung der Haut

Hierher gehören die vielfältigen Symptome der sogenannten Alterspigmentationen. Diese entstehen nicht durch die Melaninsynthese der Haut, sondern meist durch Ausscheidung und Ablagerung von Stoffwechselschlacken über die Haut nach außen. Es kann sich sowohl um Abbauprodukte des Hämoglobins, also des Blutfarbstoffes, handeln, oder um Eiweißfäulnisprodukte, wie z. B. Indikan.

Durch innersekretorische Umstellungen, wie bei der Schwangerschaft, durch das Einnehmen von Antikonzipientia u. a. entstehen gleichfalls bräunlich-fleckige Hyperpigmentationen. Diagnostisch stellt man häufig auch braune Ringe um die Augen fest, und man spricht dann von sogenannten „Nierenringen" als typischen Kennzeichen einer verminderten Nierenfunktion.

Mischformen In der Regel treten jedoch die verschiedenen Arten der Hautverfärbungen sich gegenseitig überlagernd auf. Dabei kann man jedoch jeweils jedes einzelne Symptom als Hinweis im oben genannten diagnostischen Sinne werten.

Der Sinn einer derartigen Beurteilung aufgrund der Hautfärbung besteht darin, daß alle die genannten Farbnuancen der Haut das Spiegelbild von inneren organischen Funktionen oder Funktionsstörungen darstellen. Es ist verständlich, daß man biokosmetisch nur dann mit Erfolg behandeln kann, wenn die inneren Ursachen medizinisch-therapeutisch geheilt werden. Außerdem ist diese Art der Vordiagnose aufgrund der Tönung des Teints ein Hinweis auf den Gesundheitszustand Ihrer Klientinnen, die ja nicht alle offenherzig mit Ihnen über ihre Krankheiten sprechen. Oft sind diese ihnen sogar unbewußt oder so zur zweiten Natur geworden, daß sie diese wie selbstverständlich hinnehmen und unerwähnt mit ihnen leben. –

Die Vordiagnostik aufgrund des Typus und der Hauttönung führt hinüber zum Frageschema der Anamnese, welche die Vordiagnose präzisieren und vor allem auch in ihren eventuell unbekannten Ursachen klären soll.

Frageschema Frageschema über den bisherigen Gesundheits- und Hautzustand (Anamnese):

Klima (1) Mögliche Unverträglichkeit von Klima und Atmosphäre, insbesondere Hypersensibilität und Hyperergie auf einen Klimawechsel, Abhängigkeit vom Wetter, sogenannte „Wetterfühligkeit"; Unverträglichkeit von Industrie-, Treibstoff- und anderen Abgasen (Luft- und Wasserverschmutzung).

Beruf (2) Einfluß der Berufstätigkeit, insbesondere in bezug auf eine Sensibilisierung durch hautirritierende Metalle, Kunststoffe, Anilinfarben, chemische Lösungsmittel, Desinfektionsmittel, Waschmittel u. a. mögliche Allergene.

Krankheiten (3) Vorhandene oder erst vor kurzem überstandene akute Erkrankungen, auch infektiöse Erkrankungen im Stadium der Inkubation oder Organstörungen, auch frühere Hautanomalien;

Arzneimittel (4) Nebenwirkungen und Nachwirkungen von Arzneimitteln, wie Antibiotika, Hormonpräparate, Sulfonamide, Schlaf- und Schmerzmittel, Desinfizientia u. a.

Ernährung (5) Auswirkungen der Ernährung, wie zuviel tierisches Fett, insbesondere bei Seborrhoe; Stoffwechselvergiftungen durch Insektizide oder Pestizide (bei Obst und Gemüse), Störungen durch künstliche Hormon- und Antibiotika-Aufzuchtmittel in der Fleischnahrung u. ä.

Psychische Momente (6) Psychische Momente, wie Unzufriedenheit, Ärger, Depressionen, Minderwertigkeitskomplexe, lang dauernde „Streß"-Situationen, neuro-vegetative Störungen psychischer Genese, die alle gleichfalls ästhetisch störende Hautsymptome hervorrufen können. –

Im Verkaufsgeschäft und bei der Verkaufsberatung ist diese Vordiagnose aufgrund des Typus und der Anamnese (im Verkaufsgespräch) oft die alleinige Grundlage, um bereits individuell zu beraten und gezielt wirkende BioKosmetika für die Heimbehandlung zu empfehlen. In der Institutspraxis jedoch beginnt jetzt die Beurteilung der Hauterscheinungen im einzelnen als
Differential-Diagnose oder Individual-Diagnose.

Zur Charakterisierung jedes persönlichen Hautbildes müssen wir unterscheidend feststellen

Grundsymptome (1) die in allen Fällen vorkommenden und daher unbedingt festzustellenden Eigenschaften des Teints:
Fettgehalt
Feuchtigkeitsgrad
Verhornungsintensität
Porigkeit
Dicke von Epidermis, Cutis und Subcutis
Spannungszustand – Tonus und Turgor
Empfindlichkeit – Sensibilität und Reagibilität
Durchblutung
und

Besondere Erscheinungen (2) die besonderen Hauterscheinungen, wie
Komedonen
Talgzysten

Talgretentionen
Papeln
Pusteln
Milien
Teleangiektasien
Sommersprossen
Berloquedermatitis
Chloasma uterinum
Leukoderm
Vitiligo
Narben
Keloide.

Zur Differenzierung innerhalb der einzelnen Hauteigenschaften nach (1) legen wir den Stoff- und Energiewechselstatus der Haut zugrunde:

Status

Normergie = Normalfunktion	Hyp-Ergie = Unterfunktion	Hyper-Ergie = Überfunktion

Wir folgern:

normal Das Erscheinungsbild einer normalen Haut ist auf einen normalen Stoffwechsel zurückzuführen, auf eine Normergie.

atrophisch Alle Symptome, die auf eine Unterfunktion (Hyp-Ergie) zurückzuführen sind, fassen wir als „physiologisch atrophische" zusammen, nennen sie jedoch aus Kulanz die „reife" oder „reifere" Haut.

Liegen irgendwelche Überfunktionen (Hyper-Ergie) vor, so unterscheiden wir im Bereiche der Kosmetologie und der BioKosmetik zwischen

Status seborrhoicus vegetativen Überfunktionen, die als Status seborrhoicus, entweder als trockene (Seborrhoea sicca) oder als ölige Seborrhoe (Seborrhoea oleosa) auftreten und einer nervlichen übersteigerten Reizempfindung (Hypersensibilität) und einer übersteigerten Reizreaktion (Hyperergie im eigentlichen Sinne).

Wir differenzieren daher beim Ausfüllen der Diagnosekarte die einzelnen Hauteigenschaften „Fettgehalt", „Feuchtigkeitsgrad" usw. dahingehend, daß wir fragen: Handelt es sich im jeweils vorliegenden Fall um die Erscheinung einer normalen, einer verminderten oder einer erhöhten organismischen Funktion?

Die jeweils zutreffende Eigenschaft wird auf der Diagnosekarte unterstrichen und somit diagnostisch festgehalten.

Wenn Sie die einzelnen Symptomgruppen diagnostisch durchgegangen sind, dann ersehen Sie aus der jeweiligen Häufigkeit der von Ihnen gefundenen und unterstrichenen Hauterscheinungen unmittelbar die überwiegende, dominierende Konstitution als „Normale", „Reife", „Seborrhoische" oder „Empfindliche Haut". Danach tragen Sie noch die „Besonderen Erscheinungen" (nach Ziffer 2) ein, die Sie gleichfalls deutlich unterstreichen.

Mit diesen einzelnen, differenzierenden Daten haben Sie die jeweilige kosmetische Hautdiagnose im Prinzip abgeschlossen. Aber Sie werden darüber hinaus noch viele wertvolle Hinweise aus dem Gespräch mit Ihrer Klientin entnehmen können, die Sie dann nachträglich auf der Diagnosekarte unter „Anamnese" eintragen und bei späteren Behandlungen individuell und spezifisch berücksichtigen können. –

„Grundbehandlung"

Aufgrund dieser umfassenden Vor- und Differential-Diagnose haben Sie das grundlegende Hautbild erfaßt. Sie wählen daher gerade für die erste Behandlung am besten die sogenannte „Grundbehandlung", wie sie präparativ in biokosmetischen Pflege-Sets festgelegt ist. Denn damit haben Sie die bestimmte Gewähr, daß Sie aufgrund Ihrer richtigen Hautdiagnose die richtige, individuell abgestimmte und bestmögliche Art der Behandlung für das Institut und für die Pflege daheim gewählt haben. Es ist also kein Problem, von der dargelegten exakten Diagnostik hinüberzuführen zu einer optimal wirksamen BioKosmetikbehandlung.

Im Zusammenhang mit der Allgemein-Diagnostik der Haut möchte ich noch auf zwei den Gesamteindruck ergänzende Diagnostika hinweisen und zwar

die Nägel der Hände:

gesunde Nägel als Diagnostikum

Gesunde Nägel sind kräftig, elastisch, glatt, glänzend, gut gewölbt; sie zeigen ausgeprägte, ganz weiße Monde und außerdem durch das durchschimmernde Blut eine gleichmäßige Rosafärbung. Kräftige, biegsame, elastische Nägel sprechen für eine intakte Gesundheit.

dünn

Dünne Nägel, die biegsam sind, oder leicht einreißen, abbrechende oder brüchige, spröde Nägel deuten auf eine entsprechend beeinträchtigte Beschaffenheit der Blut- und Lymphzusammensetzung hin, und zwar insbesondere auf einen Mangel an Calcium und anderen Aufbaustoffen, wie Lecithin, Phosphatiden, Vitamin A, E, u. a.

Die Ursache hierfür ist entweder eine ungenügende, also eine Fehlernährung, oder es liegen Resorptionsstörungen durch einen geschädigten Verdauungstrakt vor. (vgl. Sie hierzu das Kapitel über „Haut und Magen-Darm" auf den Seiten 248 ff).

blaß Blasse Nägel kennzeichnen meist eine Blutarmut. Nägel mit einem blassen Mittelfeld (anämische Zone) sprechen ebenfalls für einen mangelhaften Blutzustand, möglicherweise für einen toxisch bedingten Kapillarspasmus, als Erregungszustand der Gefäßnerven. Dieses Symptom der Nägel mit blassem Mittelfeld kommt heute sehr häufig vor!

hochrot Hochrote bis blaurote Nägel kommen durch eine Blutüberfüllung des Nagelbettes, durch eine Kapillarerschlaffung vor, als Folgeerscheinung eines Lähmungszustandes der Gefäßnerven.

blaurot Eine zarte blaurote Tönung der Nagelfarbe spricht meist für eine periphere Kreislaufschwäche, eine Herzschwäche. Es kann sich dabei im Zusammenhang auch bei einer zu flachen Atmung um eine Kohlensäureüberladung bei einem Sauerstoffmangel des Blutes handeln.

Wenn an den Nägeln Längs- und bzw. oder Querriffelung auftritt, so zeigt dies intensive Ernährungsstörungen des Nagels, bedingt entweder durch einen mangelhaften Blutzustand, meist verursacht durch Verdauungsschäden:

Längsrillen
Querrillen Längsrillen sollen auf eine Darmerschlaffung hinweisen; wellige Querrillen („Berge und Täler") sollen durch giftig wirkende Stoffwechselschlacken im Blut bedingt sein, welche sich an der Regeneration der Nagelsubstanz beteiligen und das normale Wachstum stören.

weiße Flecken Weiße Flecken und Punkte in den Nägeln bezeichnet man eigenartigerweise als sogenannte „Glückszeichen". Dies trifft jedoch nicht zu. Denn diese Hohlraumbildung entsteht durch ein gestörtes Nagelwachstum infolge von Stoffwechselstörungen bei der Nagelregeneration.

Die Beobachtung der Nagelfarbe bei anämischen Zonen und auch bei zart-blauroten Tönungen zeigt sehr rasche und intensive Veränderungen, und zwar entsprechend dem jeweiligen Zustand des Blutes, bzw. der Durchblutung. Sehr schnell, innerhalb weniger Minuten, zeigen sich Veränderungen zum Gutartigen durch ein Zunehmen der rötlichen Färbung oder auch zu einer Verschlechterung des Blutzustandes als Vertiefung der Blautönung.

Lederhaut der Augen

Die Lederhaut und die Bindehaut der Augen:
Die Lederhaut oder Sklera, das „Weiße" der Augen, ist beim gesunden Menschen reinweiß. Bei einer Leberschädigung hingegen lagert sich in der Lederhaut Bilirubin, der gelbe Farbstoff der Leber ab und ruft dadurch eine deutliche sichtbare Gelbtönung hervor (vergleichen Sie hierzu die Ausführungen „Haut und Leber" auf den Seiten 256 ff).

Bindehaut der Augen

Die Bindehaut der Augen ist beim gesunden Menschen kräftig rosa gefärbt. Ist sie hingegen blaß, so weißt dies auf Blutarmut hin, eine übermäßige Rötung hingegen auf eine Bindehautentzündung.

braune Streifen

Braune Streifen am Lidwinkel können durch eine Bindehautentzündung infolge einer pathologisch wirkenden Ausscheidung der Tränenflüssigkeit verursacht sein oder aber durch einen physiologischen Mangel an Lysozym.

Haut-Symptome

Effloreszenz

Wenn wir die Haut kosmetisch individuell behandeln wollen, so ist Voraussetzung, daß wir ihre Eigenschaften anhand der wahrnehmbaren Erscheinungen feststellen und charakterisieren. Veränderungen vom üblichen Hautbild, welche durch äußere oder innere Ursachen hervorgerufen wurden, nennt man Effloreszenzen, „Hautblüten".

Die Begriffe der verschiedenen Effloreszenzen sind genau umschrieben und bezeichnen ganz bestimmte Einzelheiten. Die Kenntnis der jeweiligen Hauterscheinungen und ihre Festlegung in den vereinbarten Begriffen ist aus dem Grunde für die Praxis so wichtig, weil man damit nicht nur ganz bestimmte Erscheinungen anderen Menschen mitzuteilen vermag, sondern zugleich auch deren histologische und physiologische Entstehung charakterisiert.

Man unterscheidet primäre und sekundäre Effloreszenzen. Der Unterschied besteht darin, daß die primären Hautsymptome gleich von Anbeginn an in ihrer Eigenart erscheinen. Die sekundären Effloreszenzen hingegen sind erst Folgezustände anderer vorhergehender primärer Symptome.

Primäre Effloreszenzen

Primäre Hauterscheinungen sind:
(a) der Fleck (Macula);
(b) die Quaddel (Urtica);
(c) die Blase (Bulla);
(d) die Zyste;
(e) das Bläschen (Vesicula);
(f) die Pustel (Pustula);
(g) die Papel (Papula).

Fleck (Macula)

Mit Fleck bezeichnen wir jede umschriebene, von der normalen Hautfarbe abweichende Färbung. Der gewebliche Aufbau ist dabei prinzipiell unverändert.

Hyperämie Erythem

Bestimmt umschriebene, rote Flecken, welche ihrem Wesen nach Hyperämien sind, können durch den Füllungszustand der Gefäße entstehen. Rötungen, Erytheme, sind dabei die einfachsten Reaktionen der Haut auf verschiedene Reize. Charakteristisch ist für alle durch Hyperämie verursachten Hautflecke, daß sie unter einem leichten Druck mit dem Finger oder dem Spatel abblassen, danach aber sofort wieder auftreten.

Verschwinden die roten Flecke auf Finger- oder Glasdruck hin jedoch nicht, sondern bleiben unverändert bestehen, dann liegt nicht eine Hyperämie vor, sondern ein Austritt von Blut aus den

Hämorrhagie Gefäßen in das Gewebe, eine Hämorrhagie. Blutaustritte ins Gewebe sind medizinische, keine kosmetischen Symptome.

Durch eine übersteigerte, verminderte oder fehlende Pigmentierung entstehen gleichfalls Hautflecke.

Sommersprossen (Epheliden) Kosmetisch von Bedeutung sind vor allem die umschriebenen Pigmentvermehrungen, meist in Stecknadelkopfgröße, die Sommersprossen oder Epheliden.

Chloasma uterinum *Berloque-Dermatitis* Fleckige Pigmentationen im Gesicht sind das durch die Schwangerschaft verursachte Chloasma uterinum und die durch ätherische Öle bei zu starker UV-Bestrahlung entstehende Berloque-Dermatitis.

Leukoderma *Vitiligo* Wenn an einzelnen Hautstellen das Pigment im Vergleich zur Umgebung vermindert ist, nennt man diese pigmentarmen Flecken Leukoderma; weiße, vollkommen pigmentlose Flecken Vitiligo.

Quaddel (Urtica) Die Quaddel ist eine scharf begrenzte flache Erhebung über die Hautoberfläche, rund oder oval. Wesentliche Eigentümlichkeiten der Quaddel sind, daß sie plötzlich auftritt und ebenso bald wieder spurlos verschwindet, ferner, daß sie im Prinzip ein Ödem darstellt: Die Zellen sind etwas auseinander gerückt, die Zwischenräume erweitert, die Lymphspalten weit geöffnet, mit einer Vermehrung von Flüssigkeit im Gewebe.

Blase (Bulla) Eine Blase entsteht dadurch, daß sich Flüssigkeit in einem Spalt der Epidermis (subkorneal) oder zwischen Epidermis und Papillarkörper (subepidermal) ansammelt. Sie ist stets einkammerig und kann auf sonst unveränderter Haut entstehen.

Zyste Zysten sind Hohlräume, welche verschieden gefüllt sind und mit Epithel ausgekleidet sind. Die über der Zyste liegende Haut erscheint meist unverändert, es sei, daß in manchen Fällen eine Rötung oder eine leichte Entzündung auftritt.

Retentions-Zysten Die in der Kosmetik eine Rolle spielenden Zysten entstehen durch Verschluß eines Ausführungsganges und man bezeichnet sie daher als Retentions-Zysten.

So entsteht die Talgzyste (Komedo) durch eine Erweiterung des Follikel-Ausführungsganges als gelbgraues, hart oder weich sich anfühlendes Gebilde. Auf Druck kann man den Inhalt meist leicht entleeren. Aber es ist vorteilhafter, zur Behandlung die Zyste vorsichtig mit einem Starmesser anzuritzen, bevor man dann ohne Druck den Inhalt unmittelbar entleeren kann.

Bläschen (Vesicula)

Bläschen entwickeln sich immer innerhalb der Epidermis als kleine, durch Flüssigkeit sich emporwölbende Hohlräume. Die Hornschicht und die obersten Zellagen der Epidermis bilden die Decke der Bläschen. Sie entstehen stets durch einen degenerativen Zerfall von Epidermiszellen. Sie entwickeln sich immer auf einem hyperämischen Grund und sind das Ergebnis eines Entzündungsprozesses.

Die Bläschen haben allerdings meist nur kurzen Bestand. Entweder wird ihr Inhalt vom Organismus aufgesogen oder sie werden unbewußt bzw. gewollt mechanisch zerstört (geöffnet) oder aber sie werden eitrig. Üblicherweise aber bilden sie sich von selbst zurück und heilen narbenlos ab.

Pustel (Pustula)

Pusteln sind mohnkorn- bis linsengroße Erhebungen der Epidermis, welche stets von Anbeginn an Eiter enthalten. Meist entstehen sie an der Mündung eines Haarfollikels als sog. „follikuläre" Pusteln; sie können sich auch unabhängig von Haarfollikeln entwickeln.

Die Lebensdauer der Pusteln ist meist nur gering; manchmal trocknen sie ungeöffnet ein, meist werden sie jedoch bewußt geöffnet, wie z. B. in der kosmetischen Behandlung und so von außen her entfernt. Es entsteht danach eine kleine Kruste, unter der die Abheilung ohne Hinterlassung von Narben stattfindet.

Besteht eine Pustel jedoch längere Zeit und greift die Vereiterung auch das Gewebe des Papillarkörpers an, dann entsteht bereits ein kleines Geschwür (Ulcus). Hier erfolgt eine Abheilung nur mit Narbenbildung. Die oberflächliche Pustel als Effloreszenz der Epidermis ist noch kosmetisch zu behandeln, jedoch nicht mehr eine Geschwürsbildung, mag sie auch noch so leicht sein.

Papel (Papula)

Die Papel ist eine scharf umrissene Erhebung über die Hautoberfläche, welche durch eine Zellanhäufung, durch eine Zellvermehrung und damit durch eine Verdickung der Epidermis in allen ihren Schichten entsteht.

Wesentliche Eigenschaften der Papeln sind, daß sie „solide" sind, also keine freie Flüssigkeit enthalten und daß sie als epidermale Gebilde narbenlos abheilen. Ein Beispiel für eine rein epidermische Papel ist die plane oder juvenile Warze. Alle Epidermisschichten sind dabei verbreitert, verdickt und die Papillen verlängert. –

Sekundäre Effloreszenzen

Man bezeichnet diejenigen Hautsymptome als sekundäre Effloreszenzen, welche sich erst nachträglich aus primären entwickeln oder als Folge irgendwelcher anderer Einwirkungen entstehen. Das heißt also, sekundäre Effloreszenzen sind immer nur Fortsetzung oder Endzustand primärer, ursprünglicher Stadien.

Ihre Hauptformen sind:
(a) die Schuppe (Squama);
(b) die Erosion;
(c) die Kruste oder Borke (Crusta);
(d) die Narbe (Cicatrix).

Schuppe (Squama)

Normalerweise findet eine ständige, aber unbewußt bleibende Abschilferung der Hornschicht in kleinsten, feinen Schüppchen statt. Dieser üblicherweise unsichtbare Vorgang kann sich jedoch als auffällig sichtbare Abstoßung von Hornzellen zeigen und zwar

wenn die Abstoßung mehlartig erhöht ist, oder

wenn die Hornzellen miteinander verkleben und so Hornzellkonglomerate, Schuppen, bilden.

Dabei findet man sehr häufig mikroskopisch einen veränderten Ablauf des Verhornungsvorganges, wie z. B. kernhaltige Hornzellen bei einem gleichzeitigen Fehlen der Körnerschicht (Parakeratose). Dies zeigt, daß die Zellreifung innerhalb der Epidermis unvollkommen verläuft.

Erosion

Die Erosion ist ein nur oberflächlicher Substanzverlust der Epidermis und stellt sich als feuchte, glänzende, rötliche, aber nicht blutende Fläche dar. Erosionen entstehen z. B., wenn Bläschen platzen, wenn Blasen zerstört werden oder, wenn man oberflächlich auf die Haut mechanisch oder chemisch einwirkt.

Erosionen sondern Exsudat aus den geöffneten Lymphspalten ab, bilden Krusten und heilen narbenlos ab.

Kruste oder Borke (Crusta)

Krusten entstehen dadurch, daß geronnene Gewebsflüssigkeit auf der Hautoberfläche eintrocknet. Vorbedingung für ihre Entstehung ist daher stets eine Verletzung der Epidermis. Wird auf irgendeine Weise die Haut nur ganz oberflächlich verletzt, so daß allein die obersten Epidermisschichten betroffen werden, so kann man beobachten, wie nach wenigen Augenblicken kleine Tröpfchen von Gewebsflüssigkeit hervorsickern. Sie fließen zusammen, gerinnen und trocknen zur Kruste ein.

Narbe (Cicatrix)

Wenn Substanz der Haut verletzt worden ist, welche die Epidermis betrifft, so heilt diese Verletzung immer narbenlos ab. Wird jedoch zugleich der Papillarkörper mit zerstört, dann ist der Organismus nicht mehr fähig, dieses feine und zierlich aufgebaute Papillarsystem wieder ein zweites Mal in ursprünglicher Form aufzubauen. Die Heilung findet lediglich mittels einfachen Bindegewebes statt, deren Ergebnis die Narbe ist. —

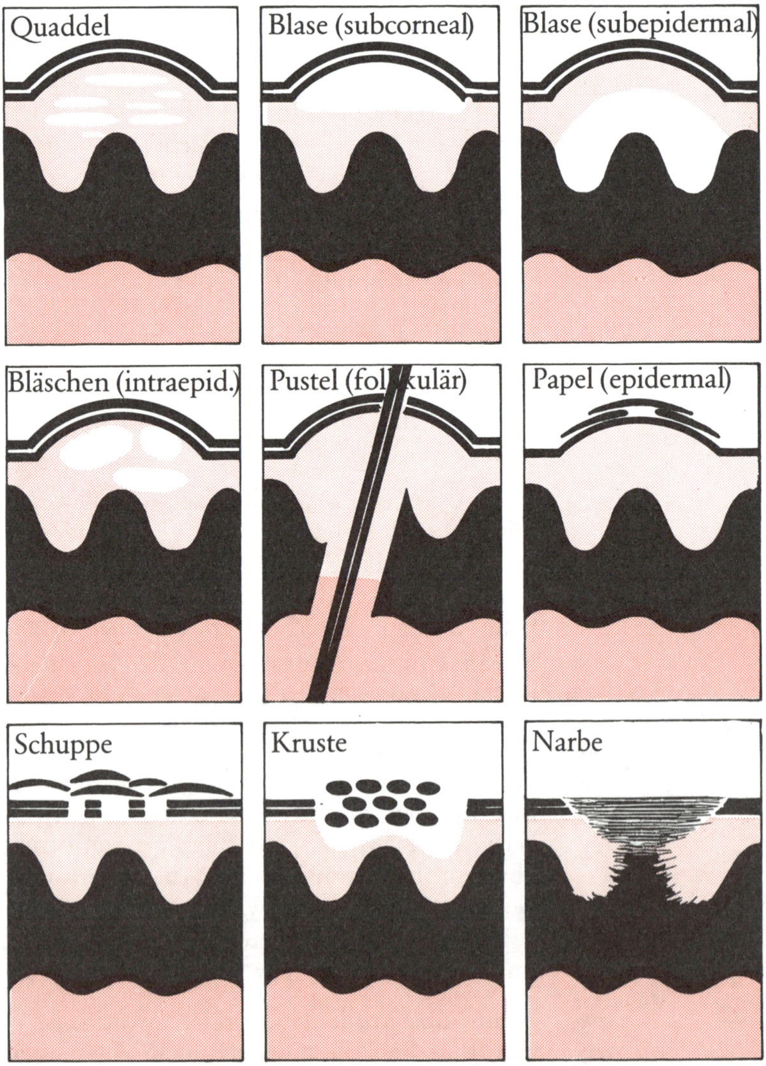

Das Hautbild als Erscheinung innerer Ursachen

In früheren Zeiten betrachtete man die Erscheinungen und die Eigenschaften der Haut als „Ausflüsse innerer Zustände" (Schönfeld, Geschichte der Dermatologie). Der Sinn dieser Auffassung beruhte auf einer ganzheitlichen Anschauung des Organismus in seinen funktionalen und physiologischen Zusammenhängen: „Alles hängt mit allem zusammen und alles wirkt ineinander und miteinander zusammen."

So ist die Haut in dieser Auffassung der Spiegel der inneren „Säfte und Kräfte", wie alle Organe die Erscheinungen der sie bewirkenden Funktionen darstellen. Diese ganzheitliche Grundfassung war wohl umfassend und wollte die Zusammenhänge zwischen Erscheinungen und ihrer Entstehung aus einem gegenseitigen Wechselspiel intuitiv erkunden, ohne jedoch die komplizierten Einzeldaten der Physiologie bereits zu kennen.

Heute hingegen steht im Vordergrund der Forschung eine überwiegend analytische, differenzierende, bis ins einzelne Detail gehende Symptomatik, die jedoch leicht über der Vielzahl möglicher, aus verschiedener Genese entstandener, oft gleichartiger Erscheinungsformen die organismischen Zusammenhänge benachteiligt und damit in Gefahr ist, sie zu vernachlässigen.

So weiß man heute sehr wohl zu unterscheiden zwischen ausgesprochenen hauteigenen (haut-autochthonen) Vorgängen der Genese, ihrer Zellmetamorphose und ihren schließlich daraus resultierenden Erscheinungen und andererseits solchen Symptomen, welche auf Wechselwirkungen zwischen Haut und inneren Organen beruhen.

Derartige Beziehungen zwischen den Erscheinungsbildern der Haut und inneren Organen bzw. organismischen Zuständen sind vor allem bekannt von Haut und

(1) Magen-Darm;
(2) Vitamin- und Mineralstoffmangel;
(3) Leber-Pankreas;
(4) Blase-Niere (Harnorgane); und schließlich
(5) innersekretorischem (Hormon-) Haushalt.

Warum wollen wir uns in der Kosmetologie überhaupt mit dieser Frage des Zusammenhangs innerer Ursachen auf die Erscheinungen des Hautbildes befassen? Wir möchten aus dieser Erkenntnis der gegenseitigen Relationen unsere Möglichkeiten und unsere Grenzen uns bewußt machen, um auf der einen Seite unserer biologischen und physiologischen Basis treu zu bleiben, aber dennoch die Entstehungsgeschichte von wohl noch ästhetisch oder kosmetisch störenden und beeinträchtigenden Symptomen aus inneren, organischen Ursachen zu erkennen und zu wahren. Denn nur auf dieser Grundlage ist es wohl möglich für sich selbst und für Ihre Klientin eine entsprechende Empfehlung zu einer über den kosmetischen Rahmen hinaus gehenden medizinischen Behandlung anzuraten und weiterzugeben. Denn ohne die Kenntnis gegenseitiger Zusammenhänge ist eine erfolgreiche kosmetische Behandlung auf die Dauer nicht durchzuführen, da stete Rückfälle sie immer wieder von neuem stören; dies ist eine Tatsache, die für die Dermatologie in gleichem Maße zutrifft wie für die Kosmetologie.

Denn auch hier liegen die gleichen Gegebenheiten vor, daß eine innere Unpäßlichkeit oder Unzulänglichkeit, eine Organschwäche oder ein Substanzmangel sich auf die Haut auswirkt und umgekehrt. Aber es gibt auch genauso die Möglichkeit, daß Hauterscheinungen und eine innere Organschwäche gleichzeitige Anzeichen eines übergeordneten physischen oder psychischen Ursache-Prinzipes darstellen. Als ein in der Praxis häufig vorkommendes Beispiel möchte ich hier die spontane Entstehung von akneiformen Hautunreinheiten bei einer zugleich auftretenden akuten Gastritis durch Ärger als psychischem Phänomen nennen.

Haut- und Magen-Darm-Geschehen

Als Wechselwirkung zwischen Haut- und Magenfunktion möchte ich erwähnen, daß eine Magenübersäuerung (eine Azidose) häufig mit dem Auftreten von Bläschenbildung auf der Haut einhergeht. Bei länger bestehenden Hautunreinheiten, insbesondere „allergischer" Genese, kann andererseits eine Magenschleimhautentzündung mit herabgesetzten Magensäurewerten verbunden sein.

Untersuchungen über fermentative Magenverhältnisse zeigen, daß eine verminderte Eiweißverdauung (eine peptisch-katheptische Proteolyse) bei über 50 Prozent von Untersuchungen als mögliche Ursache oder zumindest als Begleiterscheinung festzustellen war (Korting, Vialkowitsch).

Diese trifft zum Beispiel bei seborrhoischem Hautcharakter zu (Nikolowski); das heißt, Magen-Darm-Störungen gehören, klinisch objektiv stützbar, zum Bild verschiedener Hauteffloreszenzen, vor allem der Akne.

Denn durch die gastrointestinale Dysfunktion, das heißt durch die Magen-Darm-Störung, kommt es zu einer Fehlernährung dadurch, daß die aufgenommene Nahrung ungenügend, nämlich nicht bis in ihre kleinstmöglichen, physiologisch notwendigen Einzelbestandteile abgebaut wird, insbesondere nicht bis zu den einzelnen Aminosäuren. Es verbleiben unverdaute Eiweißbausteine (Polipeptide), welche wohl, molekular gesehen, klein genug sind, um durch die Darmwand zu passieren, aber dennoch im Flüssigkeitsstoffwechsel der Lymphe, des Blutes und des Gewebes nicht mehr weiter aufnahmefähige, neutralisierbare Fremdkörper darstellen. Diese sind es häufig, welche dann über die Haut als Effloreszenz ausgeschieden werden.

Als weiteres Symptom einer Gastritis können als Hauterscheinungen Teleangiektasien im Gesichtsbereich auftreten, ja sogar bei einer entsprechenden Veranlagung zu einer peripheren, kapillaren Gefäßwandschwäche zur Rosacea führen (Usher).

Allergien, welche auf unverträglicher Ernährung basieren, äußern sich häufig als Blasen- und Bläschenbildung. Dabei gehen häufig zugleich Magen-Darm-Symptome einher, wie Verkrampfungen, eine Beschleunigung der Passage, Tonus- und Sekretionsstörungen, insbesondere im Bereich des Dünndarmes. Eine Darm-, insbesondere Dünndarmschädigung, kann die Eingangspforte für ein Allergen aus der Nahrung in den Organismus sein, damit aber auch zugleich für eine Allergie, die sich an der Haut zeitigt.

Außerdem tritt häufig bei Magen-Darm-Störungen das Erscheinungsbild einer Trockenheit der Haut bis zu einer übermäßigen Verhornung auf.

Eine trockene Verhornung (Sklerodermie) der Haut geht manchmal mit einer analogen Sklerotisierung des Magen-Darmkanals parallel, wobei durch eine damit bedingte Exsiccose, einem Austrocknen, ein intensiver Flüssigkeitsverlust im Gewebe eintreten kann. Das heißt, die inneren Vorgänge und Erscheinungen sind den äußeren der Haut gleichartig.

Dabei können nacheinander folgende Erscheinungen an der Haut auftreten: Zunächst bilden sich kleine, rosa Hauterhebungen, die nach einigen Tagen blaß werden und es bildet sich ein dünnes, trokkenes Häutchen darüber, das sich leicht abziehen läßt.

Auch lokale Hyperpigmentierungen an und um den Mund können als Folge von Magen-Darmbelastungen auftreten.

Jedenfalls besteht bei Sklerodermie und bei Gefäßanomalien, Teleangiektasien und Rosacea ein eindeutiger Zusammenhang zwischen dem Erscheinungsbild der Haut und den Vorgängen im Magen-Darmbereich.

Vielfach aber können auch Akne und akneähnliche Hauterscheinungen auf Darmstörungen, auf eine Schwäche der Darmperistaltik zurückgeführt werden, insbesondere bei einer Obstipation (Verstopfung).

Wenn wir die Hauterscheinungen zusammenfassen wollen, welche durch die Funktionen und Vorgänge im Magen-Darm-Trakt verursacht oder beeinflußt werden, so finden wir

(a) Gefäßirritationen, die zu Teleangiektasien und Rosacea führen,

(b) eine Trockenheit der Haut, mit einer zunehmenden Verhornung, bis zur Sklerodermie, bei einer vorzeitigen peripheren, verfrühten Alterung (Atrophierung);

(c) bei einer Hyperacidität, die Bildung von kleinen oberflächlichen Bläschen bis zur Blasenbildung und

(d) das Auftreten von akneiformen Effloreszenzen.

Was können wir kosmetologisch bei einem Auftreten dieser drei Haupterscheinungsformen von Magen-Darm-Störungen an der Haut tun?

Empfehlen Sie Ihrer Klientin zu ihrem eigenen Schutz auf alle Fälle zunächst einmal die Konsultation eines Facharztes. Denn nur dadurch können Sie Klarheit erhalten, ob die Hauterscheinungen nur auf eine leichte, vorübergehende Organschwäche zurückzuführen sind oder aber, ob bereits chronische Organschädigungen vorliegen. Denn dies ist ja auch von Bedeutung für den Erfolg Ihrer jetzigen und späteren kosmetischen Bemühungen.

Ihre kosmetische Behandlung können Sie in den vorgenannten Fällen rein symptomatisch durchführen und zwar

bei (a) den Gefäßirritationen: Eine ausgleichende, ableitende Lymphmassage unter Zuhilfenahme von besonders getesteten Wirksubstanzen wie Allantoin, Bisabolol und Lysozym, um die wichtigsten neuen zu nennen.

Selbstverständlich ist auch nach wie vor Azulen und Ichthyol als Packung von guter Wirksamkeit, falls nicht gerade eine Überempfindlichkeit dagegen bei der betreffenden Klientin vorliegt.

Zu (b) einer Trockenheit der Haut:

Hier steht im Vordergrund das präparative Moment einer substituierenden (die fehlenden Substanzen ergänzenden) Behandlung mit hautaffinen Fetten und Ölen als W/O-Emulsion, zusammen mit Carotin, Vitamin A, E und dem NM-Faktor als die Mittel Ihrer Wahl.

Die Art Ihrer manuellen und apparativen Behandlung richtet sich hier dann im weiteren nach dem allgemein zutreffenden Hautbild.

Zu (c) Die Bläschen und Blasen lassen Sie solange vollkommen unbehandelt, soweit sie nicht von selbst aufgehen und ihre Flüssigkeit freigeben. Nur in diesem Falle desinfizieren und adstringieren Sie durch Abtupfen die betreffenden Hautstellen und geben anschließend ein abdeckendes, trocknendes und granulierendes Präparat, sei es als Paste und/oder als Puder darüber.

Zu (d) Die akneiformen Effloreszenzen behandeln Sie ganz wie üblich; das heißt, Entfernen der Komedonen und der oberflächlichen, kosmetisch irritierenden Pusteln, schälen biologisch, desinfizieren und granulieren mit einem ähnlichen wie unter (c) genannten granulierenden Präparat als Paste oder Puder.

Außerdem kommt hier als Empfehlung an Ihre Klientin die Diätetik, die ja ein Teilgebiet der Kosmetologie darstellt, zum Tragen.

Denn darüber besteht kein Zweifel, daß eine zu schwere, eine zu fetthaltige oder eine zu reichliche Ernährung den Magen-Darm-Trakt und vor allem auch Leber und Pankreas — auf die wir später noch kurz zu sprechen kommen — die jeweiligen Organe über ihre normale, gesunde Tätigkeit hinaus belasten. Dabei spielt auch die Zeit der Mahlzeiten eine sehr ausschlaggebende Rolle für die leichtere oder schwerere Verdaulichkeit der Nahrung.

(Vgl. „Gezeiten einer optimalen und minimalen Tätigkeit der jeweiligen Organe in einem täglichen, sich ganz exakt wiederholenden Rhythmus" auf Seite 81 f).

In diesem Zusammenhang der Diätetik und der richtigen Wahl der Ernährungsform kommen wir zum Vitamingeschehen:

Haut- und Vitamin-Haushalt

Die Vorgänge und Funktionen im Magen-Darm-Trakt stehen in enger Verbindung mit dem Vitaminhaushalt des Organismus. In der Hauptsache handelt es sich um eine mangelnde, ungenügende Aufnahme durch den Organismus im Magen-Darm-Trakt. So werden Vitamin B_1 und Vitamin C zum Beispiel bei einem Mangel an Magensaft zerstört. Der dadurch entstehende B_1-Mangel hat wiederum Rückwirkungen auf den Dünndarm; es kommt zu Verkrampfungen im Wechsel mit Erschlaffungszuständen (Schönbauer). Eine

Verarmung an Laktoflavin (Vitamin B_2) und Nikotinsäure vermindert die Salzsäuresekretion im Magen (Stepp). Andererseits können bei intakter Darmfunktion fehlende Vitamine — wie Vitamin K durch die Colibakterien — selbst gebildet werden. So kommt es bei uns eigentlich weniger zu einem vollkommenen Fehlen an Vitaminen — einer sogenannten Avitaminose —, sondern aufgrund der vorgenannten Aufnahmeunfähigkeit des Organismus häufiger zu einer Vitamin-Verarmung mit entsprechenden Auswirkungen auf den Eiweiß-, den Fett-, den Kohlehydrat-, Mineral- und Wasserhaushalt (Hottinger).

Dadurch können zwei verschiedene Hautbilder entstehen:
(a) die Haut wird entweder schlaff, graugelb, glanzlos und stumpf; oder aber
(b) sie wird grau-weiß, schuppig, trocken, dünn, fettarm und feuchtigkeitsarm und dadurch kleinfältelig bis faltig, das heißt, sie atrophiert.

Auffallend ist, daß die Haut reaktionsarm ist; sie zeigt also keine Anzeichen einer übersteigerten Empfindlichkeit oder Reizreaktion, wie man vermuten könnte, sondern sie reagiert vielmehr träge, wie eine Altershaut.

Dabei ist es verständlich, daß nicht nur eine beeinträchtigte Resorption von Vitaminen und Spurenelementen im Magen-Darm-Trakt zu den vorgenannten Hauterscheinungen führt, sondern generell auch eine entsprechende Fehlernährung, welche das Hautbild in gleicher Weise entscheidend beeinträchtigen kann (Stepp).

Vitamin A und Carotin

Bei einem Mangel an Vitamin A tritt eine follikuläre (an den Haarfollikeln) und lichenoide lamellenartige Hyperkeratose auf, das heißt, eine flechtenartige, schuppige, an die Follikel gebundene Überverhornung der Haut. Sie ist zumeist mit einer allgemeinen Trockenheit der Haut, einer Xerodermie, sowie mit einer Schlaffheit und Fältelung, einer Verminderung der Schweiß- und der Talgdrüsentätigkeit verbunden. Ähnliche Hauterscheinungen können allerdings auch bei einem Mangel an Vitamin C auftreten; sie sind also nicht spezifisch. Andererseits ist eine Aufspaltung von Carotin in Vitamin A in der Haut und zwar in den Talgdrüsen möglich. Dies ist der Grund dafür, Carotin in Kosmetika einzuarbeiten, um im Sinne einer Substitutionsbehandlung bei einer Trockenheit der Haut und bei außergewöhnlichen Belastungen (zum Beispiel: einer sehr intensiven Sonnenbestrahlung) das Pro-Vitamin, Carotin, zu geben, aus welchem sich die Haut, je nach Bedarf, Vitamin A durch fermentative Aufspaltung bildet.

Eine klassische Hauterscheinung bei Vitamin-A-Verarmung sind, allgemein oder lokal begrenzt, von innen heraus entstehende Papeln, stecknadelkopfgroß, stets an einen Follikel gebunden, grau bis rötlich aussehend.

Dieses Erscheinungsbild erinnert an eine papulöse Akne, ohne sie zu sein. Es gehört somit zu den sogenannten „akneiformen Effloreszenzen" einer atrophierenden Haut. Denn im Gegensatz zur Akne treten diese Effloreszenzen mit zunehmendem Alter stärker auf.

Ein weiteres Symptom bei einer Vitamin-A-Verarmung ist eine intensive Pigmentzunahme (Pillat, Tolmach und Graham), ferner eine Abstumpfung des Hautglanzes, ein Grauwerden der Haut und, vorzeitig, der Haare.

Vitamin B_1

Ein Mangel an Vitamin B_1 wirkt sich vornehmlich als neuritisches Symptom aus, während ausgesprochene Hauterscheinungen sich als Bläschen — bei einem erhöhten Brenztraubensäure-Wert — zeigen können (Korting und Brehm).

Vitamin B_2

Wesentlich deutlicher zeigt sich ein Mangel an Vitamin B_2 (Laktoflavin bzw. Riboflavin). Es treten an den Lippen Blässe, Erweichungen und Furchungen auf.

Dennoch ist diese an sich charakteristische Erscheinung nur schwer kausal zu differenzieren, da die gleichen Erscheinungen auch bei einem Mangel an Vitamin A, Vitamin C, Pantothen und Pyridoxin auftreten können. Da dieselben Erscheinungen außerdem auch bei Diabetikern vorkommen, kann man physiologisch-chemisch darauf schließen, daß die Hauterscheinungen der Ausdruck einer gestörten Epitheltrophik sind; indem durch den Mangel an Zellatmungsfermenten eine ungenügende Oxydation im Gewebe stattfindet. Auch wenn diese Symptome nicht allein spezifisch für eine Laktoflavin-Verarmung sind, so findet man als typisch vergesellschaftet eine zarte und dünne, lamellenartige Abschuppung der Haut, die wie ein Erythem seborrhoe-ähnlichen Charakters aussieht und vorwiegend in den Nasenfalten und an den Augenwinkeln auftritt. In diesem Zusammenhang möchte ich auf eine Erfahrung hinweisen, die wahrscheinlich wenig bekannt sein dürfte: Ein übermäßiger Genuß von Roten Rüben mit ihrem hohen Gehalt an Porphyrin führt zu einer Störung im Vitaminhaushalt und führt zu einer relativen Vitamin-B_2-Verarmung.

Vitamin B_6 Vitamin B_6 zeigt bei einem Mangel im Organismus sehr ähnliche Hauterscheinungen wie das Vitamin B_2.

Grundsätzlich kommt es bei seinem Mangel zu tiefgreifenden Fermentstörungen im Eiweißhaushalt, die sich als Juckreiz, als Brennen der Haut, als grau-gelb sich schuppende Erytheme, hauptsächlich um Mund, Nase und Augen, zeigen. Die Erscheinungsform ist nur schwer von einer Seborrhoe oder einem Seborrhoid zu unterscheiden. Rötung und Schuppung der Haut sind das Hauptsymptom!

Eisen Fe Sehr ähnliche Hauterscheinungen zeigen sich bei einem Eisenmangel. Dies läßt sich daraus erkennen, daß sowohl Laktoflavin als „Atmungsferment" und Eisen als Bestandteil des roten Blutfarbstoffes, Hämoglobin, wichtige und im Rahmen der Oxydationskette notwendige Zellkatalysatoren sind.

Der Eisenmangel hängt häufig mit einem beschränkten Aufnahmevermögen des Magens und Darmes zusammen und zwar insbesondere bei einem Säuremangel (Eisen wird nur von den „sauren" Magen-Darm-Phasen resorbiert!).

Die Haupterscheinungen seines Fehlens sind, wie eigentlich allgemein bekannt ist, eine auffallende Blässe der Haut, eine Trockenheit, eine lamellenförmige Schuppung und Atrophierung.

Ich möchte noch darauf hinweisen, daß bei Vitiligo der Eisenspiegel im Gewebe erniedrigt wird (Zürcher und Schmidli), was auf eine eventuelle Genese lokaler Pigmentverarmung hinweisen kann, desgleichen auf eine therapeutische Möglichkeit der Eisen-Substitution.

Außerdem zeigen sich hier Veränderungen der Fingernägel, die sich als vermehrte Brüchigkeit, lamellenartige Aufsplitterung, Längs- und Querrillung zeigen. –

Welche enorme Bedeutung der Mangel an Vitaminen des B-Komplexes für die Haut hat, geht daraus hervor, daß vor allem die komplexe Mangelkrankheit Pellagra auf sie zurückzuführen ist. Diese gehört selbstverständlich in das Gebiet der Dermatologie und ich wollte diese Tatsache nur erwähnen, um die Bedeutung der Vitamin-Mangelerscheinungen dadurch zu charakterisieren und hervorzuheben. Außerdem möchte ich dazu noch sagen, daß Rille (als Autor) auf die Zusammenhänge von Pellagra mit inneren Vorgängen hingewiesen hat: „Die Pellagra beginnt im Magen!"

Vitamin H (Biotin) Vitamin H, das Biotin, bezeichnet man auch als „Haut-Vitamin", obwohl es in der Haut nicht (nach R. Abderhalden) oder höchstens in nur geringen Mengen (0,046 g/trockener Haut; nach Lee, Lerner und Halberg) vorliegt.

Biotin wird vor allem mit dem seborrhoischen Status der Haut in Verbindung gebracht. Denn bei seinem Mangel entstehen seborrhoide Rötungen, die später von schuppigen Auflagerungen überdeckt werden. Durch Biotingaben lassen sich diese Hauterscheinungen innerhalb kurzer Zeit rückbilden (Williams), unter der Voraussetzung, daß keine typisch seborrhoische Veranlagung in Wirklichkeit zugrundeliegt.

Wenn wir die Vitaminmangel-Erscheinungen der Haut zusammenfassen, so sehen wir als Symptome:

(a) Eine Blässe und Trockenheit der Haut,
eine schuppige Hyperkeratose, welche um die Follikel lokalisiert ist;

(b) akneähnliche Unreinheiten, insbesondere die Bildung von Papeln um die Follikel, welche

(c) in seborrhoide Rötungen mit schuppigen Auflagerungen übergehen können.

Kann man die Hauterscheinungen unter
(a) gerade noch als kosmetisch und ästhetisch störend bezeichnen, so gehen die Syndrome nach (b) und (c) schon hinein in das Pathologische, und damit in die Dermatologie.

Auch hier ist also die Zusammenarbeit mit einem Facharzt oder einer Fachärztin notwendig und vor allem nur zum gemeinsamen Vorteil aller Beteiligten. Aber Sie können ohne weiteres im Rahmen unseres kosmetologischen Bereiches behandeln und zwar:

Zu (a) Die Trockenheit der Haut und die Hyperkeratose wiederum überwiegend mit Präparaten, welche die Vitamine A, E und insbesondere den Vitamin-B-Komplex enthalten.

Dazu schälen Sie zunächst biologisch, massieren anschließend mit einem entsprechenden Vitamin-Präparat, geben eine entsprechende Packung und ebenso zum Abschluß der Behandlung einschlägige Präparate.

Zu (b) Die akneähnlichen Papeln um die Follikel sollten Sie sehr konservativ angehen, das heißt, sie nicht öffnen, sondern mit einer Vitamin-B-Paste abdecken, bei der Massage selbst aussparen, dann anschließend generell eine entsprechende Packung oder Maske auftragen und zum Abschluß vitaminhaltige Präparate leicht und vorsichtig in die Haut einstreichen.

Zu (c) Die Behandlung der seborrhoiden Rötungen und der schuppigen Auflagerungen können Sie wie unter (a) angegeben durchführen; das heißt: zur Massage und als Packung geben Sie Vitamin-A-B-E-komplexhaltige Präparate.

Jedoch als Abschluß zum Ausgleich, zur Beruhigung und zum Abblassen der Rötungen geben Sie ein Kosmetikum, welches entweder das an sich nach wie vor bewährte Azulen enthält oder aber bei einer entsprechenden Empfindlichkeit, die neuen Wirkstoffe Allantoin, Bisabolol, Lysozym.

Zu der Anwendung der Vitaminpräparate auf die noch intakte Haut möchte ich sagen:

Die Aufnahme der Vitamine in die Haut, insbesondere nach einer biologischen Schälung und durch die Massage ist einwandfrei nachgewiesen und daher möglich. Damit ist auf alle Fälle eine intraepidermale Wirkung gegeben. Daß dies zutrifft, erkennen Sie selbst bereits unmittelbar nach ihrer Behandlung, daß einmal durch die Schälung die oberflächlich schuppende Schicht abgetragen und entfernt worden ist, und daß die Haut wesentlich weicher, zarter, elastischer und geschmeidiger geworden ist. –

Haut und Leber

Bei den vielseitigen Wechselwirkungen zwischen Haut und Organismus, spielt die zentrale Stellung der Leber im Stoffwechselgeschehen eine bedeutsame Rolle. Die Entstehung, Verhütung und Behandlung von Hauterscheinungen wird klarer, erkennbarer und verständlicher, wenn man die inneren Zusammenhänge kennt. Denn die Leber ist an jedem Stoffwechselvorgang im Organismus direkt oder indirekt beteiligt.

Von den mannigfaltigen Funktionen der Leber wollen wir hier nur diejenigen nennen, welche für die Wechselbeziehung zwischen Haut und Leber bedeutungsvoll sind:

(a) Die generell zentrale Position im gesamten Eiweiß-, Kohlehydrat- und Fettstoffwechsel;
(b) Regulation des Wasser- und Mineralhaushaltes;
(c) Bildung, Speicherung und Zerstörung von Vitaminen;
(d) die Aufrechterhaltung des Hormongleichgewichtes;
(e) die Entgiftung von außen zugeführter oder innerlich erzeugter Giftstoffe;
(f) Produktion, Verwertung und Exkretion (Ausscheidung) der Galle und ihrer Bestandteile;

(g) Umsatz und Ausscheidung von Blutfarbstoffen (Porphyrinen);
(h) die tragende und bedeutungsvolle Rolle bei Phosphorylierungs- und einer Vielzahl von enzymatischen Prozessen; und schließlich die gerade für die Haut besonders bedeutungsvolle Beziehung,
(i) die maßgebende Beteiligung an allergischen Reaktionen.

Diese Vielfalt der Aufgaben, welche die Leber zu erfüllen hat, erklärt die zahlreichen Rückwirkungen auf den Gesamtorganismus und seine Organe, somit auch auf die Haut.

Farbveränderungen der Haut

Ein gelbes Aussehen der Haut (Ikterus) ist die häufigste und auffälligste Hauterscheinung bei einer Vielzahl von Leberdysfunktionen. Die Gelbfärbung kommt dadurch zustande, daß Gallenfarbstoffe in das Gewebe übertreten. Vor allem die elastischen Fasern der Haut und der Augenbindehaut reichern sich damit stark an.

Die Färbung der Haut kann von rötlich-dunkelgelb über rotgelb bis grünlich-gelb und grün variieren. Es treten aber auch verteilte (diffuse) Pigmentierungen auf Melaninbasis auf, die das Bild einer echten lokalen Hyperpigmentation allgemeiner Genese vortäuschen.

Es kommen auch bei jungen Frauen gelb-braune fleckenförmige, deutlich begrenzte Pigmentierungen mit netzartigen Aussparungen vor, die in der braunen Umgebung wie Vitiligo wirken können. Sie treten an den vorspringenden, dem Sonnenlicht ausgesetzten Gesichtspartien im Sommer besonders auf, um im Winter jedoch wieder abzublassen und in manchen Fällen sogar vollkommen zu verschwinden.

Auch kann man hier auf Dysfunktionen des hormonellen oder des allgemeinen Stoffwechselsystems rückschließen.

Eine Gelb- bis Gelbbraunfärbung der Haut kann aber auch auf eine übernormale Speicherung von Eisen, durch Melanin oder Lipofucin hervorgerufen werden.

In der Kosmetologie haben wir die Ursachen wohl nicht zu entscheiden, aber es ist doch notwendig, einige Möglichkeiten von Kausalzusammenhängen zu kennen, um über die eigenen Gegebenheiten oder Unmöglichkeiten kosmetischer Behandlungsmethoden, seien sie manuell, präparativ oder apparativ, Bescheid zu wissen. Denn in all diesen Fällen ist es dann immer von Vorteil, Ihrer Klientin eine entsprechend unterstützende und wenn möglich, die Grundursachen heilende medizinische Behandlung anzuraten und zu empfehlen.

„Gefäßspinnen" (Teleangiektasia aranea)

Man spricht im deutschen Sprachgebrauch von „Gefäßspinnen", da es sich hierbei um Hauterscheinungen handelt, die wie das Netz einer Spinne aussehen:

Von einem meist Stecknadelkopf großen, entweder im Hautniveau liegenden oder auch erhabenen Zentralgefäß aus, verlaufen zahlreiche feine, immer dünner werdende, hellrote Gefäßchen (Kapillaren) sternförmig ab.

Durch den Druck mit einem Glasspatel läßt sich sogar die Pulsation dieser „Lebersternchen", wie man sie auch nennt, zeigen. Dies weist darauf hin, daß es sich um arterielle Gefäße handelt, nicht etwa um venöse.

Das Auftreten der Gefäßspinnen ist charakteristisch, wenn auch nicht unbedingt diagnostisch eindeutig für eine Leberdysfunktion meist fortgeschrittener, oft sogar chronischer Art.

Aber auch in der Schwangerschaft – worauf wir noch später zu sprechen kommen – können sich vorübergehende Gefäßspinnen bilden, welche sich nach der Entbindung wieder zurückbilden. Auch allgemein kann man beobachten, daß sich diese Gefäßsternchen bei einer Besserung eines vorhandenen oder vorhanden gewesenen Leberleidens zurückbilden.

Weißflecken

Ähnlich wie bei den Gefäßspinnen sich häufig ein weißer, anämischer Hof zeigt, so treten an der Haut bei Leberaffektionen Linsen- bis Pfennigstück große weiße Flecken auf. Sie treten bei kühler Temperatur besonders auffällig zu Tage.

Gefäßerweiterungen (Teleangiektasien)

Gefäßerweiterungen erscheinen ebenfalls gerne bei Leberschädigungen. Sie treten als unregelmäßig angeordnete, feine arterielle Gefäßerweiterungen im Gesicht, Nacken und Dekolleté auf. Sie erscheinen als kleine rote Fäserchen bis zu einer Länge um etwa 1 cm.

Auch sie verschwinden auf den Druck eines Glasspatels und lassen gleichfalls, wie die Gefäßspinnen, eine deutliche Pulsation als arterielle Kapillaren erkennen.

In vielen Fällen werden die Gefäßerweiterungen von einem flächenartigen Erythem im Gesicht überdeckt. Dabei handelt es sich wahrscheinlich um eine Erweiterung ganzer Gefäßabschnitte und zwar (nach Horsters und Rust) spezifisch der zwischen den arteriellen und venösen Kapillaren liegenden Schaltstücke (Anastomosen).

Zusammenfassung der Haut-Leber-Symptome

All den vorgenannten Hautzeichen, die auf irgendwelche Leberbelastungen oder -schädigungen hinweisen, ist gemeinsam, daß ihnen eine Veränderung der Durchblutung zugrunde liegt.

Diese veränderten Durchblutungsverhältnisse hat man mit dem Steroidhormon-Stoffwechsel, insbesondere von Oestrogenen, in Verbindung gebracht. Denn diese Hormone werden in der Leber abgebaut bzw. durch Bindung an Schwefel- und Glukuronsäure unwirksam gemacht, neutralisiert.

Wenn das Lebergewebe in seiner Funktionsfähigkeit aber beeinträchtigt ist, so steigt die Konzentration der oestrogenen Hormone im Blut über das physiologische Maß hinaus, während der Anteil der (männlichen) androgenen Substanzen unverändert bleibt. Dadurch wird das Gleichgewicht zwischen diesen Hormongruppen zu Gunsten der Oestrogene verschoben und es treten unter anderem die vorgenannten Veränderungen der Durchblutung im Sinne einer Erhöhung und Steigerung ein.

Ferritin

Als eine weitere gefäßaktive Substanz gilt (Mazur und Shorr) das Ferritin, eine Eisen-Protein-Verbindung. Diese Substanz gelangt bei einer Beeinträchtigung der Leberfunktionen vermehrt in die Blutbahn und bewirkt dort ebenso die oben erwähnte Erhöhung der Durchblutung der Gefäße, die Zunahme des Blutvolumens, was sich als die vermehrte periphere Steigerung des Durchflußvolumens auswirkt, und sich in den dadurch entstandenen Gefäßzeichen bemerkbar macht.

Eine besondere Bedeutung kommt der Leber mit ihrer Entgiftungs- und Abwehrfunktion gegen das Eindringen körperfremder Substanzen durch die Darmwand in das Pfortadersystem zu. Eine in ihrer organismischen Funktion und Tätigkeit gestörte Leber ist dann nicht mehr in der Lage, die aus dem Darm oder auch hämatogen an sie herangetragenen Substanzen entweder, wenn sie giftig sind, unschädlich zu machen, oder wenn sie physiologisch sind, für den Organismus verwertbar zu machen. So gelangen diese Stoffe in das periphere Blut und sind in der Lage, an und in anderen Organen toxische oder Überempfindlichkeitsreaktionen zu verursachen. —

Haut und Niere

Ausgesprochen typische Hautveränderungen bei Störungen der Nierenfunktion sind eigentlich nicht bekannt.

Wenn man auch oft einen gelb-bräunlichen, zum Teil chloasmaartigen oder wächsernen Farbton der Haut als Anzeichen dafür findet, so sind diese Erscheinungen aber nicht allein für eine Nierendysfunktion charakteristisch.

Allerdings findet man als häufig vorkommendes Syndrom, das heißt als ein komplexes Hautbild, eine vorzeitig eintretende Atrophierung der Haut, die im Anfang als eine Schwellung der Epidermiszellen auftritt. Es kann zu schubartig auftretenden, papelartigen, auch Bläschen bildenden Hauteffloreszenzen kommen (Groß).

Vor allem bei Kindern, aber auch weniger ausgeprägt, bei Erwachsenen findet man bei Nierenstörungen eine erhöhte Allergiebereitschaft, die sich anderweitig bei dem gleichen Menschen als Asthma, Heuschnupfen, Nesselsucht und anderen Erscheinungen auf allergischer Basis zeigt. Damit verbunden kann auch ein allgemeiner, oft periodisch auftretender Juckreiz sein (Pruritus).

Sicher bringt jede Nierenaffektion in irgendeiner Form Störungen in den Flüssigkeits-Stoffwechsel. Hinweise darauf sind z. B. die leichten Ödeme als Schwellungen der Augenlider, als Schwellungen unterhalb der Augen (Fabry). Andererseits aber zeigt sich im entgegengesetzten Sinne eine Neigung der Haut zu Sklerodermie.

In experimentellen Untersuchungen kann man jedoch feststellen, (Kristanof) daß der jeweilige Funktionszustand der Niere von ausschlaggebender Bedeutung für die allgemeine Reaktionsweise der Haut gegenüber Hautreizstoffen ist: Die Empfindlichkeit ihnen gegenüber ist wesentlich erhöht (Hypersensibilität), wie auch die Reaktion auf sie über eine Hautreizung bis zur Auslösung einer typischen Allergie gesteigert ist (Hyper-Ergie).

Auch Seborrhoe und Akne, insbesondere seborrhoisch-ekzematöse Erscheinungsbilder der Haut können mit Nierenaffektionen vergesellschaftet sein, wobei diese Verbindung hauptsächlich bei älteren Menschen zu beobachten ist. –

Haut und Schwangerschaft

Die Veränderungen, die während der Schwangerschaft im Organismus eintreten, wirken sich auf alle Organe und somit auch auf die Haut aus. Dies ist auf die Umstellung des Körpers auf die während der Gravidität bestehende, auf sie hin ausgerichtete innersekretorische Konstellation zurückzuführen.

So entstehen in der Plazenta und dem Corpus luteum des Ovars vollkommen neue Hormonproduktionsstellen. Sie bilden Progesteron und Oestrogene. So ist die Sekretion gezielter, die Schwangerschaft unterstützender Hormone gesteigert, während die sonst den normalen Zyklus beeinflussenden, gonadotropen Hormone vorübergehend versiegen.

Durch diese veränderten innersekretorischen Verhältnisse ergeben sich physiologische Veränderungen der Haut verschiedener Genese.

Hydrotische Veränderungen

Zu den häufigsten Hauterscheinungen während der Schwangerschaft gehört eine mehr oder weniger ausgeprägte Gedunsenheit des Gesichtes, insbesondere in den letzten Monaten. Sie ist auf eine allgemeine Ödemneigung während dieser Zeit zurückzuführen und zwar als Wirkung von Oestrogen. Die gesamte Haut erscheint prall und glänzend, neben leichten Anschwellungen; dabei ist die Resorptionszeit deutlich verkürzt.

Vor allem zeigen sich auffallende Veränderungen am Kapillarsystem. Es kommt zu Erweiterungen und zu Neubildungen von Kapillaren (Kehrer).

Die Erregbarkeit allgemein und damit auch die Sensibilität der Haut ist erhöht; es kommt zu einem schnelleren Erröten und Erblassen der Gesichtshaut, sowie zu einem verstärkten Dermographismus. Hierbei spielen die erhöhten Hormone eine Rolle: Oestrogen bewirkt eine seröse Durchtränkung und Auflockerung des Gewebes, während Progesteron den Tonus der Venenwand herabsetzt.

Außerdem kann es zu einem verstärkten Wachstum der Flaumhaare im Gesicht kommen (Harlan), was allerdings Proppe physiologischerweise bei Frauen zwischen dem 20. und 30. Lebensjahr als üblich eintretend annimmt.

Auch die Tätigkeit der Talgdrüsen ist während der Gravidität bis zu 50 % (Floris) vermehrt, so daß das Erscheinungsbild einer fetten Seborrhoe auftreten kann. Nach der Entbindung allerdings normalisiert sich die Talgdrüsentätigkeit wieder.

Besonders auffallend ist die Verstärkung der Pigmentation während der Schwangerschaft (Chloasma gravidarum). Diese Vermehrung des Hautfarbstoffes Melanin kann an allen Stellen des Integumens auftreten, welche Pigment zu bilden und zu speichern vermögen. Im Gesicht ist die Farbe dabei gelb, braun-gelb bis dunkelbraun, meist flächenartig an der Stirne, an den Schläfen, Wangen, an der Nase und um den Mund (perioral).

Die Farbflecke sind hier gegen die gesunde Haut scharf abgegrenzt, im Gegensatz zu den Lichthyperpigmentationen, welche meist übergehend verlaufen.

Normalerweise bildet sich dieses Chloasma gravidarum ebenfalls nach der Entbindung wieder zurück, bei manchen Frauen allerdings kann es auch das ganze Leben lang, wenn auch vermindert, sichtbar sein. Als wirksame und vor allem unschädliche kosmetische Behandlung ist eine Iontophorese mit Vitamin C in 10 %iger Lösung zu empfehlen. –

Hormonell bedingte Hautveränderungen

Auch hier wollen wir ausschließlich von den physiologischen Geschehnissen ausgehen und lediglich solche Hauterscheinungen hervorheben und besprechen, die im Rahmen von noch physiologischen Niveauänderungen und Gleichgewichtsrhythmen der miteinander in funktionellen Beziehungen stehenden Hormone hervorgerufen werden.

In bezug auf ihre Herkunft und ihre Bildung unterscheidet man

Gewebshormone

(a) Gewebshormone, welche sich im Gewebe und in den Gewebssäften vorfinden, für deren Absonderung jedoch keine besonders differenzierten Drüsen vorhanden sind. Sie dienen vor allem lokalen Reaktionen, insbesondere der Kreislaufregulation. Hierher gehören auch die sogenannten „Neurohormone", welche bei der Nervenerregung frei werden und zur Reizübertragung dienen.

Zellhormone

(b) Zellhormone werden in ein und derselben Zelle gebildet, in welcher sie auch dann zugleich wirken; hierher gehören das Wundhormon und die Genhormone.

Und schließlich die

Drüsenhormone

(c) glandulären (drüsigen) Hormone und Wirkstoffe, welche sich wiederum in drei Hauptgruppen einteilen lassen und zwar

(aa) die Steroide, wie Testosteron, Oestradiole, Progesteron, Nebennierenrindenhormone;

(bb) die Proteohormone; hierher gehören die Wirkstoffe der Hypophyse, das Insulin der Langerhans'schen Inseln und das Parathormon der Nebenschilddrüsen;

(cc) Abkömmlinge von Aminosäuren, wie das Adrenalin und das Thyroxin der Schilddrüse.

Das gesamte hormonale Geschehen ist mit den nervösen Regulationen auf das engste verbunden. So ist insbesondere der Hypothalamus die Schaltstelle und das verbindende Organ zwischen dem vegetativen Nervensystem der Großhirnrinde und der Gesamtheit der innersekretorischen Drüsen.

Die Zentren des Hypothalamus steuern den Gehirnanhang, den, wie man ihn nennt „Dirigenten im hormonalen Orchester", den Ablauf des Wasser-, Mineralstoff-, Kohlehydrat- und Eiweißstoffwechsels, die Blutbindung, Körpertemperatur, ja sogar die rhythmische Organtätigkeit usw.

Eine Hautreaktion ist also nicht etwa nur die Antwort auf eine Zellreizung oder Beeinflussung, sondern das Ergebnis einer vom Nervensystem, in Wechselwirkung mit dem hormonalen Geschehen gesteuerte Gesamtleistung des Körpers.

Man nimmt an, daß die Hormone an den Zellmembranen an den feinsten Nervenendigungen angreifen und sie für den nachfolgenden morphokinetischen, d. h. den Gestalt ändernden Gewebseffekt vorbereiten.

Dieses feinst abgestimmte Wechselspiel der Wirkstoffe mit dem Vegetativum ist ein Ausdruck eines Stoffwechsels höherer Ordnung, aus welchem sich ergibt, daß man die Haut nicht isoliert von den Geschehnissen des gesamten Organismus betrachten kann.

Das Endokrinium (der hormonelle Status) bestimmt daher weitgehend das Hautbild, so daß man in ihm das Spiegelbild neurohormonaler Reaktionen und Reaktionsfähigkeit sehen kann.

Da der gesamte hormonale Stoffwechsel und Energiewechsel sich in physiologischen und biologischen Rhythmen bewegt, so ist es verständlich, daß auch die Konstitution der Haut bei ein und denselben Menschen durch eine bestimmte Periodizität (Biorhythmik) ihres Verlaufes gekennzeichnet ist. Wir müssen dabei stets von der Vorstellung ausgehen, daß es sich nicht um einen feststehenden Zustand handelt, sondern um ein dauernd im Fluß befindliches System von Vorgängen, Funktionen und Geschehnissen.

3 Kategorien

Spillmann teilte die Hautsymptome, die man in Zusammenhang mit dem hormonellen System bringen kann, in drei Kategorien ein und zwar

(1) solche, deren hormonale Natur und Genese als erwiesen erscheint, für uns in der Kosmetologie kommt hier das Chloasma uterinum (gravidarum) als einziges in Frage;

(2) solche, bei deren Genese die hormonale Beeinflussung eine wichtige Rolle zu spielen scheint, wie bei Seborrhoe, bei Akne und bei einer Neigung zu Trockenheit, zur Überverhornung der Haut (Sklerodermie, Lichenifikation) und

(3) solche, bei denen man zu Beginn eine hormonelle Auslösung als möglich oder wahrscheinlich annimmt; dies wären eventuell Hautunreinheiten unbekannter Genese, insbesondere auch akneiforme Effloreszenzen auf einer nicht seborrhoisch veranlagten Haut.

Bei den genannten Symptomgruppen kann man nicht unbedingte Rückschlüsse auf Zusammenhänge mit dem endokrinen System ziehen. Denn es ist ohne weiteres möglich, daß Hauterscheinungen und Hautveränderungen bei einer wohl zugleich vorhandenen hormonalen Insuffizienz, unabhängig von einander entstanden sind oder aber gemeinsam durch ein übergeordnetes Funktionssystem verursacht wurden. In diesem Sinne können vor allem psychische, psychosomatisch sich auswirkende Zustände eine führende Rolle spielen, insbesondere als übergeordnetes, dominierendes Moment.

Bei allen Beurteilungen des Hautzustandes und auch des allgemeinen Gesundheitsstatus müssen wir immer daran denken, daß die Hormonwirkung von den verschiedensten Faktoren abhängig ist, wie zum Beispiel von der Art der Ernährung, vor allem aber auch von der Tages- und Nachtrhythmik, von dem Gebiet, was wir als Biorhythmik genannt und bezeichnet haben, ferner von meteorotropen Störungen, das heißt, die Bioklimatik spielt eine Rolle, Warm- und Kaltfronten, ferner Lichteinflüsse, dann die überwiegend vom Parasympathikus beeinflußte Nachtphase des Organismus gegenüber der dominierend sympathischen Tagesphase. Wir müssen dabei auch an die zyklisch periodischen Veränderungen denken, welche, wie bekannt, ja besonders auffallend im 28 Tage-Rhythmus der Frau zu Tage treten, aber auch beim Mann im sogenannten 23 Tage-Rhythmus sich auf die jeweilige Disposition des hormonalen Geschehens und damit auch auf die Konstitution der jeweiligen Hauterscheinungen auswirken.

Im Rahmen der Biorhythmik haben wir bereits davon gesprochen (vgl. Seite 87 f), welch gravierende Metamorphosen der Organismus während seines Lebens in den verschiedenen Abschnitten der Pubertät, des Klimakteriums, des Alterns usw. durchsteht.

Haut und Hypophyse

Die Hypophyse als Hirnanhang mit einem Gewicht von kaum einem ½ g (!) steht mit dem Zwischenhirn in einem geschlossenen, überragenden Funktionssystem in Verbindung, welches Einfluß auf die meisten Körperfunktionen hat, wie Wachstum, Generationsvorgänge, Stoffwechsel, Tonus der Blutgefäße und der glatten Muskulatur, sowie auf den Funktionszustand des gesamten hormonalen Wirkungskreises.

Dualistisch angelegt, genetisch und funktionell verschiedenen innersekretorischen Systemen zugeordnet, besteht die Hypophyse aus dem Hypophysenvorderlappen (HVL) und dem Hypophysenhinterlappen (HHL) und, zwischen beiden, dem Hypophysenmittellappen (HML), mit voneinander vollkommen verschieden wirksamen Hormonkomplexen.

Aus dem Hypophysenvorderlappen konnten bisher 6 Hormone rein isoliert und rein dargestellt werden, unter anderem das Wachstumshormon, das Follikelreifungshormon und – dessen polarer Gegenspieler, das Luteinisierungshormon; vom Hypophysenmittellappen ist für die Haut das Melanophoren-Hormon oder Pigmenthormon von Bedeutung.

Eine Hypophysenvorderlappen-Überfunktion bewirkt eine derbe, feste Haut mit vermehrter Hornbildung (Hyperkeratose), eine Verdickung der Epidermis, übermäßige Behaarung (Damenbart) und eine Zunahme der Hautpigmentierung. Eine ständige Überproduktion an Hypophysenvorderlappenhormon kann die Zellen und das Zellgewebe schädigen, so daß auf dieser Basis akneiforme Effloreszenzen auftreten.

Bei einer Hypophysenvorderlappen-Unterfunktion hingegen wird die Haut leicht gedunsen und sie ist schlecht durchblutet. Ein weiteres Bild dieser Unterfunktion kann aber auch – dem Vorhergehenden zum Teil entgegengesetzt – die Erscheinung einer trockenen, rauhen, jedoch gut durchbluteten Haut bieten. Auch hier besteht eine Neigung zu einer Hyperpigmentation.

Das Pigmenthormon des Hypophysenmittellappens stimuliert die Melaninbildung in den Melanoblasten. Wenn eine Überpigmentierung symmetrisch und segmental auftritt, dann deutet dies meist auf eine neuro-hormonale Entstehung und Verursachung hin. –

Haut und Steroidhormone

Die Wirkstoffe der männlichen und weiblichen Keimdrüsen, wie die der Nebennierenrinde haben chemisch ein gemeinsames Grundgerüst, den Sterinring. Daher stammt ihr gemeinsamer Name der Steroide.

Nach Art ihrer jeweils spezifischen Wirkung gliedert man sie in vier Gruppen und zwar

(1) Androgene = Hodenhormone;
(2) Oestrogene = Follikelhormone;
(3) Gestagene = Gelbkörperhormon und
(4) Corticosteroide oder Cortikoide = Nebennierenrinden-hormone.

Die Entwicklung der Geschlechtsfunktionen geht unverkennbar mit den Vorgängen in der Haut einher. Denn die Haut stellt das Substrat subjektiven und objektiven Erlebens der Geschlechtlichkeit dar.

Pubertät

Die zeitliche Verknüpfung zwischen Hautveränderungen und geschlechtseigentümlichen Auswirkungen beginnt bereits in der Pubertät mit den Anzeichen einer erhöhten Hautvitalität. In der Phase der Geschlechtsreife üben die Sexualhormone ihren Einfluß sowohl auf die Generationsorgane, wie auf den gesamten Organismus aus. So unterliegt das gesamte Epithel einer sexualhormonalen Proliferation und Transferierung der Zellstrukturen (Schreus). Dabei zeigen die Sexualhormone ihren Einfluß auch auf die Zellatmung, auf den Eiweißabbau und auf die Wachstumsförderung. Außerdem sind sie am Geschehen der Gefäßsteuerung und der Blutverteilung beteiligt.

Die physiologische Aktivierung der Keimdrüsen in der Pubertät aber ist für die Hauterscheinungen nicht allein verantwortlich, sondern stets die gesamte Aktivierung der in steter Zusammenwirkung stehenden Hormonsysteme und Reaktionszyklen. Denn es wirken ja nicht nur die gonadotropen Wirkstoffe des Hypophysen-Vorderlappens auf die zyklischen Vorgänge im Genitalbereich, sondern umgekehrt, reaktiv, wirken die Keimdrüsenhormone über den Hypothalamus auf nervösem Wege wiederum auf die Zellen des Hypophysen-Vorderlappens zurück.

Follikelhormon

Das Follikelhormon bedeutet, für die Haut gesehen, eine geschlechtstypische Verteilung des subkutanen Fettgewebes; außerdem fördert es die periphere Durchblutung, indem es die Endstrombahnen erweitert und dadurch sogar zu einer erhöhten Hauttemperatur führt.

Progesteron

Progesteron, das Gelbkörperhormon, wird von den Zellen der Gelbkörper, der Plazenta und auch in der Nebennierenrinde gebildet. Es ist bekannt, daß es für die Umwandlung der Proliferationsphase in die Sekretionsphase verantwortlich ist und außerdem auch für die Erhaltung der Schwangerschaft. Außer seinen geschlechtlichen

Eigenschaften zeigt es eine anästhetische (schmerzberuhigende und ausgleichende), antiallergische und antibakterielle Wirkung.

Bei der Beeinflussung von atrophischen Prozessen der Haut ist von Bedeutung, daß das Gelbkörperhormon die Oberflächenspannung der Haut herabzusetzen vermag und damit die Permeabilität der Zellwände für Substanzen wesentlich erhöht; das heißt, das GKH hat die Eigenschaft, die perkutane Sorption bestimmter Wirksubstanzen zu vermehren.

Für die Entstehung von verschiedenen Hauterscheinungen und Hautsymptomen, vor allem vor, während und nach der Menstruation, sowie im Klimakterium können im Blut kreisende toxische Substanzen die Ursache sein, andererseits aber auch neurovegetativ bedingte Momente.

Seborrhoe und Akne

Zu dieser Art von Hautveränderungen gehören vor allem die Seborrhoe und die Akne in ihren verschiedensten Formen und Erscheinungsbildern, außerdem auch eine übersteigerte Schweißabsonderung (Hyperhidrosis), Teleangiektasien, vorübergehende Ödeme u. a.

Als besonderes Erscheinungsbild sind hier die prä- und postmenstruelle Akne zu nennen, welche durch das Fehlen von Komedonen, jedoch durch das Vorhandensein von vereinzelten Knötchen und Pusteln charakterisiert ist.

Die obligate Seborrhoe hingegen ist (nach Schreus) während des Zyklus am geringsten, ihre stärkste Talgproduktion jedoch während der Menses.

Mensesstörungen

Bei Mensesstörungen können oberflächliche kleine Erosionen auftreten, die sich mit einer leichten Kruste bedecken. Da die Ausscheidung von Prolan A vermehrt, die von Follikulin jedoch vermindert ist, scheinen diese Hautunreinheiten von der Dysfunktion der Ovarien abhängig zu sein.

Daraus geht hervor, daß ungestörte ovarielle Phasen von grundlegender Bedeutung für das Entstehen und das Bestehen einer gesunden Haut sind.

Bei menstruellen Schwankungen und Störungen können außerdem Hyperpigmentationen auftreten, die als Braunfärbung in der Gesichtsmitte erscheinen, wobei zusätzlich eine leichte Schuppung der Haut vorhanden ist. Diese Braunfärbung kann insbesondere um den

Mund auftreten (Chloasma periorale), verbunden mit einer lokalen Überverhornung (Poor) und ist dann ein diagnostisches Merkmal für hormonale Dysfunktionen.

Klimakterium

Das Klimakterium nun mit seiner allmählich sich vollziehenden Rückbildung der Genitalfunktionen bringt auch für die Haut tiefgreifende Veränderungen, neben allgemein körperlichen, vegetativnervösen und psychischen Umstimmungen. Für die Hauterscheinungen sind einmal der Rückgang der Oestrogenbildung und die stark zunehmende Gonadotropin-Produktion verantwortlich, wobei insbesondere als Grundsymptom Durchblutungsverminderungen auf der Basis von peripheren Kreislaufstörungen im Vordergrund stehen. Sie werden bei Klientinnen im Klimakterium in zunehmendem Maße auch vasomotorische Störungen mit Anzeichen einer sogenannten vegetativen Dystonie finden, was häufig auf psychische Überbelastungen zurückzuführen ist (Martius). –

Haut und Nebennierenrinde (NNR)

Die Bedeutung der Hormone der Nebennierenrinde, der Corticosteroide, ist daraus erkennbar, daß jede übermäßige Beanspruchung und Belastung des Organismus, jeder sogenannte „Streß", sei es durch Überanstrengung, durch Verletzung, Infektion, Wärme- und Kälteeinwirkung u. a. schon innerhalb einer Stunde zu einer intensiven Funktionssteigerung der NNR führt.

Mangel

Bei einem Mangel dieser Hormone treten folgende Erscheinungen in der Haut auf: Die Kapillaren werden atonisch, es treten auffallende Überpigmentationen der Körperstellen auf, welche dauernd dem Licht ausgesetzt sind. Außerdem nimmt die Viskosität des Blutes zu, wie auch der Blutdruck.

Das Geschehen der Zellneubildung wird hingegen durch Cortison gehemmt, mit dem Effekt z. B. einer Verdünnung der Epidermis. Andererseits aber stärkt Cortison die Abwehrreaktion der Zellen und des Zellgewebes im Sinne einer Erhöhung der Immunkapazität. So ist der Zustand der Haut, insbesondere von Hauteffloreszenzen stark vom jeweiligen Funktionszustand der NNR, allerdings in Verbindung mit der Hypophyse stetig abhängig.

Überangebot

Ein Überangebot an Nebennierenrinden-Hormonen zeigt sich an der Haut als auffallende rötliche Färbung; die Erregbarkeit ist erhöht (Hypersensibilität), die Kapillaren neigen zur Durchlässigkeit von Blut infolge einer zunehmenden Brüchigkeit der Kapillargefäßwände. Außerdem kann es zu einem verstärkten Haarwuchs kommen („Damenbart").–

Haut und Schilddrüse

Die engen Beziehungen der Schilddrüsenhormone zum Nervensystem, zum Kreislauf, zur Aktivität der Fermente und auch Differenzierung der Gewebe spiegeln sich verständlicherweise auch an der Haut und in ihrem Aufbau wieder. Dabei liegt die Beeinflussung des Thyroxins in den Zellen selbst.

Unterfunktion

Bei einer Unterfunktion ist die Haut teigig geschwollen, sie ist meist auch fahlgelb, wachsfarben, verdickt, trocken und fühlt sich kühl an. Die Haarfollikel erscheinen eingezogen und die Haare selbst werden trocken und glanzlos. Die Epidermis ist papillenarm, erscheint vorzeitig atrophisch; die Talgdrüsen, Haarwurzeln und Blutgefäße sind unterentwickelt.

Überfunktion

Bei einer Überfunktion der Schilddrüse hingegen ist die Haut gut durchblutet, sie ist dünn, sammetartig, fühlt sich warm und wegen der fast ständig vorhandenen Hyperhidrosis feucht an. Allerdings ist die Reaktionsfähigkeit, die Reagibilität der Haut gesteigert, sie neigt zu hyperergischen Reaktionen; ebenso ist die Resorptionsfähigkeit erhöht (Diehl). –

Folgerungen für die Kosmetik

Was können wir in der praktischen Kosmetik aus den vorgenannten Zusammenhängen und Wechselbeziehungen zwischen Organ, inneren Wirkstoffen mit der Haut folgern?

Grundlage ist zunächst für uns immer das Hautbild als Erscheinung. Es ist die Basis für die kosmetische Diagnose, die systematische Feststellung der einzelnen Symptome und ihre Vereinigung als Gesamteindruck der Haut.

Diese Daten sind zugleich die Merkmale für die kosmetische Behandlung in der Art ihrer Durchführung, wie für die Wirkstoffwahl.

Hinzu kommt als weitere Möglichkeit bei allen vermuteten Vitaminmangelerscheinungen, insbesondere in den lichtarmen und damit UV-armen Monaten des Jahres, die zusätzliche Gabe von Vitaminpräparaten und anderen einschlägigen Diätetika. Selbstverständlich gehören hierher auch die diätetischen Empfehlungen von Ihnen an Ihre Klientin, die sich aus dem Zwiegespräch, der „Anamnese", ergebenden Hinweise auf mögliche Magen-Darm-Empfindlichkeiten, Leberschwächen oder hormonelle Störungen, insbesondere in der Pubertät, im Klimakterium, vor, während oder nach der Menses.

Auch wenn wir in der Kosmetologie die inneren Ursachen äußerlich erscheinender Hautsymptome im einzelnen nicht zu untersuchen und zu entscheiden haben, so ist es doch notwendig, einige ursächliche Zusammenhänge zu kennen, um über die eigenen Gegebenheiten und Grenzen kosmetischer Behandlungsmethoden Bescheid zu wissen, seien sie manuell, präparativ oder apparativ. Denn in all diesen Fällen, bei denen innere Ursachen die Erscheinungsmerkmale des Hautbildes hervorrufen, ist es immer von gegenseitigem Vorteil und im Interesse aller Beteiligten, Ihrer Klientin eine entsprechend unterstützende, die Grundursachen heilende, häufig innermedizinische Behandlung anzuraten und zu empfehlen. Der um so größere und vor allem bleibende Erfolg Ihrer kosmetischen Behandlung wird Sie für diese höhere Einsicht belohnen!

Tabellenartige Übersicht

(I) Hauterscheinungen	Hinweis auf innerorganische Dysfunktionen oder Mängel
Trockenheit	
Haut, rauh, trocken	Hypophyse, Schilddrüse, Vitamin A, Vitamin B-Komplex
Schuppung	Vitamin B_2
Sklerodermie	Magen, Hormone
Überverhornung	Magen, Hypophyse, Vitamine allgemein
Xerodermie	Vitamin B-Komplex
Atrophie	
Atrophierende, dünne, glanzlose, stumpfe, schlaffe Haut (Epidermis papillenarm)	Vitamine allgemein, speziell Vitamin B-Komplex, Schilddrüse
Blässe der Lippen	Vitamin B-Komplex
Cutis laxa (hyperelastica) (abnorme Dehnbarkeit der Haut)	Magen
Grauwerden der Haare, Verminderung der Schweiß- und Talgdrüsentätigkeit	Vitamin A
Kapillaratonie	Nebennierenrinde
Seborrhoe und Akne	
Akne, vulgaris u. prämenstruelle	Niere, Steroidhormone, Hypophyse
Effloreszenzen, akneiforme	Hypophyse, Niere
Papeln	Vitamin A
Rötungen, seborrhoide	Vitamin B_2
Seborrhoe	Magen, Schwangerschaft, Steroidhormone, Niere
Hypersensibilität	
Allergiebereitschaft, erhöhte	Niere
Brennen,	Vitamin B_2
Erytheme, grau-gelb schuppend,	
Röte der Haut	

noch (I) Hauterscheinungen	Hinweise auf innerorganische Dysfunktionen oder Mängel
Rötung, seborrhoide	
Dermographismus	Schwangerschaft
Hypersensibilität, Hyperergie	Niere, Nebennierenrinde, Überfunktion der Schilddrüse, Schwangerschaft
Juckreiz	Niere, Nebennierenrinde
Teleangiektasien und Rosacea	
Gefäßspinnen	Leber
Kapillarbrüchigkeit	Nebennierenrinde
Kapillarerweiterung	Schwangerschaft
Rosacea	Magen, Leber
Teleangiektasien	Magen, Steroidhormone
Ödem	
Bläschenbildung	Magen, Vitamin B_1
Gedunsenheit	Hypophyse
Haut, teigig, geschwollen	Schilddrüse
Ödemneigung	Schwangerschaft, Steroidhormone (Überangebot)
Pigmentation	
Chloasma gravidarum	Schwangerschaft
Chloasma periorale	Steroidhormone
Chloasma uterinum	Hormone
Gelbfärbung der Haut, Weißflecken	Leber
Haut, grau-gelb	Vitamine allgemein, Vitamin B-Komplex
Überpigmentierung	Magen, Hypophyse, Nebennierenrinde, Vitamin A
Haar	
Behaarung, übermäßige	Hypophyse, Nebennierenrinde
Hyperhidrosis	Steroidhormone
Mazeration	Vitamin B-Komplex
Wachstum der Flaumhaare	Schwangerschaft

Tabellen über den Zusammenhang von (II) Organ oder Status und die	dadurch bedingten Hauterscheinungen
Magen	Bläschenbildung
	Cutis laxa
	Hyperkeratose, lokal
	Hyperpigmentation, lokal
	Rosacea
	Seborrhoe
	Sklerodermie
Leber	Gefäßspinnen
	Gelbfärbung
	Teleangiektasien
	Weißflecken
Niere	Akne
	Allergiebereitschaft, erhöhte
	Hauteffloreszenzen, akneiforme
	Hyperergie
	Hypersensibilität
	Juckreiz
	Seborrhoe
Schwangerschaft	Chloasma gravidarum
	Dermographismus
	Flaumhaare, erhöhtes Wachstum
	Kapillarerweiterung
	Ödemneigung
	Seborrhoe, ölige
	Sensibilität, erhöhte
Hypophyse	Behaarung, übermäßige
	Effloreszenzen, akneiforme
	Gedunsenheit des Gesichtes
	Hyperkeratose
	Hyperpigmentierung
	Trockenheit und Rauheit

noch (II) Organ oder Status und die	dadurch bedingten Hauterscheinungen
Nebennierenrinde	Haarwuchs, verstärkter Hyperpigmentation Hypersensibilität Kapillar-Atonie Kapillarbrüchigkeit
Schilddrüse	bei einem Mangel an Thyroxin: teigig geschwollen verdickt wachsfarben trocken papillenarm bei einer Überfunktion: dünne Haut Hyperergie Hypohidrosis

(III) Stoffwechselsubstanz und die	dadurch bedingten Hauterscheinungen
Steroidhormone	Akne, insbesondere prämenstruelle, Chloasma periorale, Hypohidrosis Ödembildung Teleangiektasien
Mangel an Vitaminen (generell)	glanzlos-stumpf grau-weiß bis graufahl atrophierend dünn schlaff schuppig trocken
Vitamin A	Grauwerden

noch (III) Stoffwechselsubstanz und die	dadurch bedingten Hauterscheinungen
Vitamin A	Hyperkeratose Papeln Pigmentzunahme, intensive Schlaffheit stumpf-glanzlos Trockenheit Verminderung der Schweiß- und Talgdrüsentätigkeit Xerodermie
Vitamin B-Komplex	Pellagra
Vitamin B_1	Bläschenbildung
Vitamin B_2	Blässe an Lippen Furchungen Mazeration
Vitamin B_6	Brennen grau-gelb schuppende Erytheme Juckreiz Rötungen
Eisen	Perlèche Schuppung
Biotin (Vitamin H)	Atrophierung Seborrhoide Rötungen

Juckreiz — Pruritus

Der Juckreiz verkörpert zunächst eine einfache Gefühlsempfindung. An sich ist er nicht an bestimmte Hautveränderungen gebunden. Von außen her verursacht, kann er der Beginn einer leichten Hautreizung sein, der möglicherweise anschließend ein Erythem, ein Brennen, ein Schmerzempfinden der Haut nachfolgen. Von innen her kann es durch bestimmte Organe an der Haut erzeugt werden und zwar in dem Fall als sogenannter viszero-kutaner Reflex.

Physiologie des Pruritus

Empfindungsmäßig müßte man eigentlich zwischen einem Kitzel- und einem Juckreiz unterscheiden, auch wenn sie praktisch nur schwer von einander zu differenzieren sind. Das Jucken, der „spontane Pruritus" scheint die Folge einer Reizung der Schmerzrezeptoren zu sein. Dem gegenüber steht die Empfindung des Kitzelns mit der Haarbalgberührung im Zusammenhang und wird durch das unterschwellige Zusammenspiel der Schmerz- und Berührungs-Rezeptoren hervorgerufen; außerdem besitzt Kitzeln eine erotische Färbung.

Rein organisch betrachtet beruht der Juckreflex auf der Reizung sensibler Empfänger, welche die Empfindung ins Gehirn weitergeben. Dort werden einmal die Juckempfindungen bewußt und zum anderen, oft unbewußt, Kratzbewegungen in Tätigkeit gesetzt.

Außer den äußeren Einwirkungen auf die Nervenendigungen können auch Veränderungen an inneren Organen, Drüsen o. ä. als „innerlich bedingter Pruritus" ein Jucken auslösen, z. B. als Folge physiologisch-chemischer Zellveränderungen, insbesondere im Säuren-Basengleichgewicht bei einer Tendenz zur sauren Diathese, aufgrund eines Substanzgefälles und eines damit verbundenen bioelektrischen Potenzialgefälles, durch Anreicherung eines juckerregenden Stoffes — des Histamins? — im Gesamtorganismus oder lokal in der Haut.

Psychologisch betrachtet beinhaltet der Juckreiz drei Komplexe und zwar

(a) den der Erotik;
(b) der Aggression und
(c) der Sauberkeit.

Zu (a)

Erotik

Die Haut zählt im weiteren Sinne zu den erogenen Zonen und man kann daher ohne weiteres einen psycho-physischen Zusammenhang zwischen Sexualleben und Juckreiz annehmen.

In diesem Zusammenhang dürfte es daher auch bedeutungsvoll sein, daß die meisten umschriebenen Pruritusformen sich auf erogene Spezialzonen beschränken (Winkler). Es liegen im übrigen viele klinische Beschreibungen von Pruritus vor, die einen großen Gemeingültigkeitswert aufweisen und welche besagen, daß Pruritus der Ausdruck einer nicht normalen oder nicht adäquat ausgelasteten Vita sexualis sein kann, verdrängter Sexualtendenzen u. a.

Zu (b)

Aggressivität

Juckreiz und darauf folgendes bewußtes oder unbewußtes Kratzen kann Ausdruck von Aggressivität sein. Die eines Ausweges beraubte Aggressivität, eine flüchtige oder auch dauernde Empfindung der Frustration kann Kratzen hervorrufen, als einen ursprünglich gegen andere gerichteten Antrieb zu feindlichen Impulsen nunmehr auf sich selbst zu lenken und sich gegen die eigene leicht erreichbare Haut richten.

Zu (c)

„Sauberkeitskomplex"

Auch ein sogenannter „Sauberkeitskomplex" wörtlich und übertragen, kann bei der Entstehung einer Juckempfindung auslösend wirken. So haben manche Menschen, die sich körperlich oder seelisch unsauber fühlen, häufig Jucksensationen, wie auch die übertriebene Tendenz zu einem zu häufigen sich Waschenmüssen (Waschzwang). Dasselbe kann allein der Gedanke an Ungeziefer z. B. hervorrufen. Die Zahl der Möglichkeiten, die sich aus den drei genannten psychologischen Bedeutungen ableiten läßt, ist vielfältig. Ein psychogener Pruritus ist eine rein sensorische Neurose. Wie gesagt, der Gedanke allein genügt, jederzeit Juckreiz auszulösen, wenn man an das Jucken denkt oder sogar gerade das Gegenteil, nämlich nicht daran denken will. Im übrigen ist (Neisser) die Kratzmanie als etwas psychisch Krankhaftes anzusehen, wie das Nägelbeißen und ähnliche Phänomene.

Für die Entstehung eines Pruritus gibt es eine Vielzahl von Ursachen. Die verschiedensten inneren Veränderungen und Dysfunktionen können einen Juckreiz, allgemeiner Art hervorrufen:

Stoffwechselstörungen

Wie Stoffwechselstörungen im Kohlehydrathaushalt (Diabetes), Gicht, Fettsucht, Insuffizienzen der Niere, Leber, des Magens, Darmes, Hochdruck, Störungen in der inneren Sekretion, Schwangerschaft, Klimakterium, Affektionen des Nervensystems, chronische Infektionen, ferner Genuß- und Arzneimittel, wie Tee, Kaffee, Tabak, Alkohol u. a.

Allergien Wichtig ist vor allem auch, daß Juckreiz häufig als Begleiterscheinung von Allergien vorkommt, ferner durch eine mechanische Reizung infolge Tragens bestimmter Kleidung (Kunststoffe), bei Witterungsumschlägen oder in Abhängigkeit vom Wechsel der Jahreszeiten usw. usw.

Trotzdem kann man im Einzelfall häufig nicht sagen, warum es zu einem Juckreiz kommt, auch wenn man versucht hat, einzelne Ursachen dafür ausfindig zu machen.

So hält man bei Gicht eine Harnsäuresteigerung dafür verantwortlich, bei Diabetes eine „Überzuckerung der Säfte", bei hormonellen Dysfunktionen dachte man an eine Störung des Gleichgewichtes im Zusammenspiel der innersekretorischen Drüsen, ferner an Störungen im Vagus-Sympathikus-System, im Säure-Basen-Quotienten u. a.

Außerdem haben wir bei der Besprechung der verschiedenen Substanzen bereits darauf hingewiesen, so kann ein Mangel an Vitamin A, an B_2-Komplex, Nikotinsäureamid, Vitamin C gleichfalls neben bestimmten Hautveränderungen auch einen Juckreiz hervorrufen. Wesentlich haben wir erwähnt, daß Störungen des Leber- und Gallenstoffwechsels zu einem Pruritus führen können und zwar führt man ihn auf eine zeitweilige Vermehrung der Cholsäure im Serum zurück, auf Stauungen im Pfortaderkreislauf u. a.

Histamin Nun spielt bekanntlich die Leberfunktion für die Freisetzung von Histamin eine wichtige Rolle.

Nun ist Histamin ohne Frage von Bedeutung für die Entstehung eines leber-bedingten Juckreizes in der Haut; als nur eine von mehreren Bedingungen, neben den Wirkungen von Eiweißspaltprodukten, Heparin und Eiweiß spaltenden Fermenten.

Dabei vermutet man, daß das Histamin an den peripheren Nervenendigungen einen Reiz auslöst, der zum Jucken führt.

Außerdem lösen verschiedene Hautreize, wie Wärme, Kälte, ultraviolette Einwirkung, Belichtungsvorgänge, bei denen auch Histamin frei wird, einen Pruritus aus.

So kann ein allgemeiner Pruritus auch durch zu eingehende hygienische Maßnahmen hervorgerufen werden, wie Waschungen, Reizung durch Bürsten, durch Anwendung von äußeren Präparaten und zwar im Sinne einer unterschwelligen, leichten Reizung,

Rötung und Entzündung, ebenso durch Sonneneinwirkung oder auch durch Lichteinwirkung als unterschwellige Lichtdermatose. Auch Idiosynkrasien und Allergien, atmosphärische Einflüsse, z. B. Föhn, spielen ebenfalls eine erhebliche Rolle für die Entstehung eines Pruritus.

Man muß aber auch mechanische Schädigungen und Beeinflussungen in Erwägung ziehen, in gewerblichen Betrieben z. B. Metallstaub, Steinstaub oder ähnliches, ohne daß deswegen eine Allergie vorliegen muß.

Sicher sind die Gefäße und die Nerven für die Entstehung eines Pruritus von besonderer Bedeutung.

Vegetative Sensibilität

Sprafke bezeichnete vor allem aber die Gefäße als verantwortlich. So beginnen Wunden, ausschließlich im Heilungsstadium, zu jucken. Wunden sind zwar besonders gefäßreich, aber es fehlen die Nerven. Also ist wahrscheinlich die Hauptursache für die Entstehung eines peripheren Juckens die Reizung der kleinen Oberflächengefäße und des neurovegetativen, sensiblen Systems. Insofern könnte man das Jucken als eine vegetative Sensibilität der Gefäße auffassen.

Andererseits ist es aber möglich, durch eine Ruhigstellung des Sympathikus, den Ausbruch eines Juckanfalles zu unterbinden und aufzuheben. Daraus ist zu ersehen, daß der Sympathikus ebenfalls eine Rolle bei der Entstehung eines Juckreizes spielt.

Kitzeln

Jucken der Haut und Kitzeln unterscheiden sich qualitativ nicht vom Jucken, das durch eine schwache Reizung der Schmerzrezeptoren entsteht. Bei der Juckempfindung bleibt der Berührungssinn unbeteiligt, der jedoch bei Kitzeln und „Jucken der Haut" mitzuwirken scheint. Jucken als Empfindung ist aber nur auslösbar, wenn die Epidermis, das Gefäßsystem und das Nervensystem intakt sind.

Therapie des Pruritus (soweit kosmetisch möglich)

Eine große Schwierigkeit der Behandlung besteht darin, daß man die Entstehung und damit den Angriffspunkt zur Beseitigung des Pruritus meist nicht kennt. Außerdem werden wahrscheinlich die Juckreiz bedingenden Ursachen in den verschiedenen Fällen auch sehr unterschiedlicher Art sein. Eine kausale Behandlung ist deshalb kaum möglich.

Regelung der Darmtätigkeit

Diät: Einschränkung bzw. Fortlassung starker Würzung, z. B. des Pfeffers und auch des Kochsalzes.

Vitamine: Vitamin A
Vitamin B-Komplex
Nikotinsäureamid
Sedativa und Antiphlogistika
Azulen
Bisabolol
Glycyrrhizin
manuelle Behandlung: kühlende Kompressen, Verzicht auf eine Massage oder – eine verteilende Lymphmassage, kühlende Pakkung, Nachbehandlung mit möglichst fettfreien Präparaten (Gele).

Veranlagung und Umwelteinfluß in ihrer Bedeutung für Diagnose und Behandlung

Das Leben des Menschen wird von zwei Schwerpunkten her bestimmt:

Erbgut
Umwelt

(1) seinem Erbgut und
(2) der ihm begegnenden Umwelt.

Was heißt Erbgut? Erbgut oder Erbanlage ist alles reine, noch inhaltlose Funktionsgefüge physischer und psychischer Wirkmöglichkeiten, Wirkweisen und Wirkformen, die ein Mensch von Geburt mitbringt.

Und was ist Umwelt? Umwelt ist alles außer dem eigenen Ich; sie ist alles, was dem Menschen sinnenhaft als sogenanntes „Nicht-Ich" erlebbar, erfahrbar und erkennbar gegenüberzutreten, zu begegnen, sich mit ihm auseinanderzusetzen vermag, empfindend oder wirkend und bewirkend.

Aus jeder ererbten Funktion und jedem anlagebedingten Funktionsgefüge ergibt sich die Möglichkeit für eine Fülle von Begegnungen mit der Umwelt und den daraus individuell resultierenden Reaktionen. Das heißt, Erbanlage und Umwelt zusammen bedingen das Dasein, wie die Art und Weise der von uns zu erkennenden Phänomene und Symptome. Unter dem Begriff der „Bedingungen" müssen wir den gesamten Komplex innerer (endogener) und äußerer (exogener) Umstände und Einflüsse zusammenfassen, die in ihrem steten Wechselspiel über Gesundheit oder Krankheit und Gesundung entscheiden.

Wir können klassifizieren: Alle Erbanlage wirkt stets (primär) endogen bedingend, alle Umwelteinflüsse hingegen stets (primär) exogen verursachend.

Wir können daher über unser Thema als grundlegendes, regulatives Prinzip stellen:

Symptom = prozessuales Ergebnis

„Jede Erscheinung ist das Ergebnis einer integrierenden Wechselwirkung erbbedingter, psychosomatischer Anlagen mit den variierenden Einflüssen der Umwelt."

Daraus ergeben sich die Fragen und Probleme unseres Themas:

(1) Ist es in der Diagnose überhaupt möglich, durch Anlage oder durch Umwelt bedingte Hauterscheinungen zu unterscheiden und bejahendenfalls, wie und wodurch?

(2) Welches ist das Kriterium für die jeweilige Entstehung aus Anlagetendenz oder Umweltursache?

(3) Welches sind die Auswirkungen und Differenzierungen für die Art der Behandlung, je nachdem eine Hautkonstitution überwiegend anlage- oder dominierend umweltbedingt ist?

Da wir als grundlegendes Prinzip vorangestellt haben, daß jede Erscheinung aus dem Wechselspiel von Anlage und Umwelt entsteht, so gibt es prinzipiell kein Symptom, welches nur aus einem der beiden Gründe heraus entstanden sein könnte. Immer sind Anlage und Umwelt untrennbar miteinander verbunden. Aber der Unterschied liegt darin, daß in den allermeisten Fällen einer der beiden Gründe überwiegt, dominiert. Daher kann man immer nur die jeweilige Dominanz einer der beiden Einflußsphären festzustellen suchen, um die entsprechende adäquate Behandlung nach Wirkstoffwahl und Modus durchzuführen.

Zur Erläuterung möchte ich auf einige der wichtigsten Symptomgruppen hinweisen, die in analogen Erscheinungen auftreten und dennoch einmal erbbedingt, das andere Mal umweltverursacht sind:

Seborrhoe und Akne

Es gibt die anlagebedingte „echte" Seborrhoe und Akne, zugleich aber auch

umweltbedingte „akneiforme" Effloreszenzen, durch klimatische, atmosphärische Einflüsse verursacht, durch Arzneimittel, falsche Ernährung u. a.

Idiosynkrasie

Denken wir an die erbbedingte Hypersensibilität und Hyperergie, wie zum Beispiel die Idiosynkrasie; man kann hier von einer durch Veranlagung bedingten besonders ausgeprägten Sensitivität sprechen.

Allergie

Andererseits gibt es eine Vielzahl von Möglichkeiten einer umweltbedingten Sensibilisierung durch bestimmte Allergene und Antigene.

Hyperkeratosen

Es gibt eine vererbte Neigung zu Hyperkeratosen, die Xerodermie, Ichthyosis, Pityriasis, Sklerose u. a., sowie andererseits

Hyperkeratosen, die durch Vitamin-A-, Eisenmangel u. a. hervorgerufen werden können.

Pigmentanomalien

Zu den ererbten Pigmentanomalien gehört der Melanismus, das sind dunkelgraubraune Verfärbungen der Haut, Dunkelfärbung der Augenlider. Ferner gehört hierher der Albinismus sowie die Veranlagung zu Sommersprossen bei sehr hellhäutigen Menschen.

Auf der anderen Seite stehen die erworbenen Hyperpigmentationen, die Sie als Chloasma uterinum, Berloquedermatitis durch chemische Einflüsse u. a. kennen.

Warum wollen wir denn überhaupt wissen, ob Symptome oder Symptomkomplexe erbbedingt sind oder ob sie umweltverursacht wurden?

Wäre es nicht einfacher, sowohl für die Diagnose wie auch für die Behandlung zu sagen, „Symptom ist gleich Symptom" und wir behandeln ein jedes „symptomgemäß?"

„Symptomgemäß"

Ist es denn notwendig, die Genese, die Entstehung, Entwicklung, Bildung, Verursachung zu kennen?

Wenn wir nur rein äußerlich, nur symptomhaft behandeln wollen, dann genügt die kritiklose Gleichsetzung der Erscheinungen. Wir werden damit auch gewisse kosmetische Erfolge erzielen, jedoch in den meisten Fällen immer wiederkehrende Rückfälle nicht vermeiden können. Damit aber ist im Grunde der Erfolg der Behandlung stets in Frage gestellt.

Eine bloße Symptomdiagnose genügt daher für die Praxis nicht. Wir müssen nach der jeweiligen Genese, der jeweiligen Entstehung fragen und kausal beurteilen, um final, das heißt gezielt, behandeln zu können.

Dies erscheint im Augenblick schwieriger als es in praxi tatsächlich ist. Denn es gibt hierfür zwei grundsätzliche Schlüsse, und zwar

Erbbedingte Konstitution

(1) die Gesamtkonstitution als Ausdruck erbbedingter Veranlagung und

(2) das gezielte, bewußt geführte Diagnosegespräch zur Anamnese, um Einflüsse der Umwelt und der Mitwelt in ihrer eventuellen Ursächlichkeit festzustellen.

Hierzu möchte ich auf die Zusammenhänge zwischen der Körperkonstitution mit bevorzugten Neigungen zu bestimmten Hautreaktionen und -erscheinungen hinweisen, insbesondere auf die Untersuchungen von Kretschmer und Sheldon über die möglichen Beziehungen von Gesamtkonstitution auf das jeweils ihr adäquate Hautbild, außerdem auf die möglichen Rückschlüsse vom Typus auf charakterologische Folgerungen daraus. Wir schließen vom allgemeinen Körperstatus auf den jeweiligen Hautzustand, daß die Ausgestaltung des Körpers und die Erscheinungsformen der Haut miteinander konform und einander analog erfolgen.

Übereinstimmung

Wenn ein Hautbild mit dem Gesamttypus einer Klientin übereinstimmt, dann kann man — unter Berücksichtigung der statistischen Wahrscheinlichkeit — festhalten, daß die hierfür typischen Hautsymptome überwiegend anlagebedingt sind.

Divergenz

Stimmen hingegen Gesamttypus und Hautkonstitution nach dem obigen Schema nicht überein, so steht — gleichfalls mit Wahrscheinlichkeit — fest, daß hier überwiegend Umwelteinflüsse die sonst regelmäßig zutreffenden Analogien und Relationen zwischen Typus und Hautbild überformen.

Umwelteinflüsse

Um dominierende Einflüsse der Umwelt in der Diagnose zu finden, haben wir das mögliche Mittel des gezielten Frageschemas zur Anamnese (siehe Seiten 236 ff).

Wenn irgendwelche Ursachen aufgrund dieses Frageschemas zur Anamnese bejaht werden, dann dominieren Einflüsse der Umwelt.

Somit haben wir bisher festgestellt, daß Übereinstimmungen zwischen Grundtypus und Hautbild in jedem Falle anlagebedingt sind. Abweichungen davon weisen auf Umwelteinflüsse hin, die durch gezielte Fragen zur Anamnese festgestellt werden können.

Worin besteht nun die Differentiation der daraus resultierenden Behandlung einmal für anlage- und zum anderen für umweltbedingte Symptome und Konstitutionen der Haut?

Erbanlage — umweltlabil

Reaktionsmöglichkeiten

Die ererbten Eigenschaften sind nicht als absolut starre und überhaupt unbeeinflußbare (umweltstabile) Systeme zu betrachten. Denn die Ausprägung naturgegebener Eigenschaften hängt während des Verlaufes der individuellen Entwicklung stark von Umwelteinflüssen ab. Das heißt, auch Erbeigenschaften sind umweltlabile Systeme. Das individuelle Geschehen verläuft nicht nach unbedingten Reaktionsnotwendigkeiten, sondern nach Reaktionsmöglichkeiten ab. Die jeweiligen Ergebnisse lassen sich daher durch Änderungen der Umweltbedingungen variieren, jedoch nicht unbegrenzt, sondern jeweils nur in den durch die Erbanlage vorgezeichneten und bestimmten Grenzen. Denn nur in dieser Einflußnahme auch auf die Erbmomente beruht die Möglichkeit einer erfolgreichen Behandlung. Daß allerdings eine Behandlung in diesen Fällen immer nur bedingt zu Erfolgen führt, darin liegt die Problematik der Erfolgsmöglichkeit überhaupt und ihrer begrenzten, hier meist nur regulierenden, jedoch nicht grundsätzlich ändernden Beeinflussung.

anlagebedingt

In allen Fällen einer anlagebedingten Konstitution wirkt die Bio-Kosmetik vor allem im Sinne einer Prophylaxe und Gesundheitsvorsorge mit dem Ziele, die hier stets und immerwährend vorhandenen labilen Neigungen zu ästhetisch störenden Hauterscheinungen abzufangen und ihnen vorzubeugen. Dies geschieht durch eine vorbeugende biokosmetische Behandlung unter Berücksichtigung der Entstehung der sich bilden wollenden Effloreszenzen. Durch diese prophylaktische Behandlung kann man erreichen, daß trotz der anlagebedingten Neigung zu Unter- oder Überfunktionen des Hautstoffwechsels ein normales, gesundes Hautbild in Erscheinung tritt.

Eine prophylaktische Behandlung ist allerdings ständig notwendig. Nur dadurch ist ein Ausbleiben der ästhetisch störenden Symptome auf ein Mindestmaß zu begrenzen. Denn aufgrund der Veranlagung besteht die immerwährende Tendenz zu Rückfällen. Dabei gibt es zwei Möglichkeiten grundsätzlicher Behandlungsart:

(1) der Haut fehlende Substanzen im Sinne einer ergänzenden Substitution zuzuführen und bzw. oder

(2) die sich natürlich abspielenden Stoff- und Energiewechselprozesse der Haut durch kosmetologisch bestimmte Wirkstoffe oder Behandlungsmethoden im Sinne einer Biokatalyse, einer Biostimulation, bzw. einer umstimmenden Biomorphose zu beeinflussen.

Dies ist dadurch möglich, daß man essentielle Vitamine, Enzyme und andere Biokatalysatoren aus Pflanzen oder Tierorganen physiologisch gezielt anwendet. –

umweltbedingt

Bei umweltbedingten Effloreszenzen hingegen ist es zunächst notwendig, zu versuchen, die erkannten störenden und schädigenden Umwelteinflüsse zu beseitigen, um auf diese Weise dem Organismus die natürlichen Möglichkeiten zurückzugeben, aufgrund seines normalen Gesundungsstrebens eine richtige Neugestaltung zu entwickeln.

Sollte es nicht möglich sein, die Umwelteinflüsse zu beseitigen oder sich ihnen zu entziehen, zum Beispiel durch Berufswechsel bei Berufsdermatosen, Allergien usw., so ist es erforderlich, im Rahmen des Möglichen, sie durch einen peripheren Hautschutz in ihrer schädigenden Wirkung zu mildern, möglichst vollkommen zu unterbinden.

Daraus ergeben sich zwei weitere Möglichkeiten der Einflußnahme, und zwar

(1) die Haut passiv gegen die peripheren, störenden Umweltursachen abzuschirmen, oder

(2) aktiv die von Natur vorhandenen Aufbaukräfte zu stärken und anzuregen, um auf diese Weise von innen heraus die negativen Umwelteinflüsse zu überwinden, um stärker zu sein als sie.

Hierzu können innerlich zu gebende Stärkungspräparate auf Vitamin-Lecithin-Basis, wie auch psychische Behandlungsmaßnahmen gut und erfolgreich mithelfen. –

Wenn es möglich ist, aus der Anamnese und Diagnose festzustellen, ob die Hautsymptome vorwiegend anlagebedingt oder überwiegend umweltverursacht sind, so ergibt sich daraus eine Differenzierung der Behandlungsart:

veranlagte Seborrhoe

Bei veranlagter Seborrhoe werden die Effloreszenzen symptomatisch behandelt (Biologische Schälung, vorsichtiges Öffnen und Entfernen der Komedonen und Pusteln), die Haut selbst entsprechend ihrer seborrhoischen Konstitution fettarm, mit Öl-in-Wasser-Emulsionen usw. Wenn diese Behandlung den gewünschten Erfolg zeitigt und die Haut vorübergehend frei von Unreinheiten ist, so ist sie dennoch stets zur Vorbeugung gegen die hier ja ständig vorhandene erbliche Tendenz zu Hautunreinheiten wie eine seborrhoische Haut zu betreuen. Denn bei ihr liegt ein ständiger labiler Status vor.

akneiforme Effloreszenzen

Bei Hautunreinheiten, sogenannten akneiformen Effloreszenzen, durch Umwelteinflüsse ist die symptomatische Behandlung der einzelnen Hauterscheinungen wie oben zunächst gleich. Der Teint selbst ist jedoch in diesen Fällen nicht seborrhoisch und daher grundsätzlich nach seiner eigentlichen individuellen Konstitution zu behandeln, zum Beispiel als normale, als eine reifere, zu Atrophie neigende oder als eine trockene, empfindliche usw. Haut.

Eine erblich veranlagte Überempfindlichkeit verlangt eine ständige Beruhigungsbehandlung, auch wenn im Augenblick keine Anzeichen einer Überempfindlichkeit oder einer übersteigerten Reizreaktion gegeben wären. Neben den Wirkstoffen Azulen, Panthenol, dem Vitamin-B-Komplex liegt gerade hier ein dankbares Betätigungsfeld für eine psycho-kosmetische Betreuung.

Sensibilisierung

Bei einer Sensibilisierung und Allergisierung durch die Umwelt ist es fast unerläßlich, die auslösenden Einflüsse und Substanzen auszuschalten oder zu vermeiden. Eine Hautschutzpaste oder -creme können schon abschirmend und mildernd wirken. Die Haut ist während der Phase der Überempfindlichkeit zu behandeln wie eine anlagebedingte hypersensible Haut. Sind die akuten Hauterscheinungen und Hauteigenschaften jedoch verschwunden, dann ist auf eine Behandlung umzustellen, die der individuellen Hautkonstitution entspricht – zum Beispiel normal oder seborrhoisch oder alternd.

Hyperkeratosen, veranlagt

Bei anlagebedingten Hyperkeratosen liegt das Ziel der Behandlung darin, die verstärkte und verfrühte Keratinisierung durch Vitamin A und E in physiologischer Dosierung während des Keratinisierungsprozesses zu normalisieren, sie zu einer Orthokeratose hinzuführen. Eine rein symptomhafte Behandlung hätte hier nur einen momentanen Scheinerfolg. Jedoch muß die Vitaminbehandlung ständig weitergeführt werden.

Hyperkeratosen, umweltbedingt

Bei Hyperkeratosen, welche durch physikalische oder chemische Umwelteinflüsse hervorgerufen wurden, hilft meist bereits eine unmittelbare Behandlung der Symptome durch eine Biologische Schälung oder in ausgeprägten Fällen, medizinisch, durch eine hochtourige Schleifung der Epidermis.

Man kann danach kausal weiterbehandeln, je nach dem festgestellten Mangel im Hautstoffwechsel mit Vitamin A, Vitamin E, Eisen u. a.

Pigmentstörungen

Bei allen vererbten Pigmentstörungen ist durch eine Behandlung immer nur ein aufhellender, bzw. – rein erscheinungsmäßig – ein deckender Effekt zu erreichen. Wohl ist es möglich, zum Beispiel bei Sommersprossen, durch einen entsprechenden Lichtschutz vorbeugend eine Schwächung der Überpigmentierung zu erreichen, gleichfalls durch eine Bleichung eine Aufhellung. Ein endgültiger bleibender Erfolg ist jedoch bei einer anlagebedingten Pigmentstörung nicht zu erreichen. Rückfälle sind auch hier stets und immer zu erwarten. Es ist notwendig, der Klientin zu sagen, daß in ihrem Falle nur Besserungen, kein endgültiger Erfolg zu erreichen sind. Sie würde sonst an jeglicher Möglichkeit eines positiven Behandlungserfolges allgemein zweifeln.

Bei erworbenen, durch Umwelteinflüsse verursachten Hyperpigmentationen ist es von Vorteil, die Haut zunächst biologisch zu schälen, dann zu bleichen und erneuten fleckenartigen Hyperpigmentationen durch einen entsprechenden Lichtschutz vorzubeugen. Der Erfolg dieser Behandlung ist dann ohne Rückfälle möglich, wenn die peripheren Ursachen nicht erneut auftreten. –

Zusammenfassend kann man feststellen, daß im Vordergrund erblich bedingter Hauterscheinungen eine den Hautstoffwechsel beeinflussende Behandlung steht, bei umweltbedingten Effloreszenzen hingegen eine direkte Behandlung der vorhandenen Symptome, um diese erscheinungsmäßig zu beheben.

So wird das Hautgeschehen jedes Menschen getragen und ausgeprägt von einem Wechselspiel zwischen Anlage und Umwelt, genauso wie sein ganzer Organismus. Das Ergebnis dieser Wechselwirkungen ist die jeweilige individuelle Konstitution.

Gesundheitsschädliche Umwelt-änderungen und ihre kosmetischen Konsequenzen

Heute sprechen und hören wir sehr viel von den Problemen der gesundheitsschädigenden Umweltveränderungen und -einflüsse, die in steigendem Maße zunehmen. Internationale Fachgruppen und Gremien innerhalb weltweiter Organisationen, wie UNO, WHO, UNESCO u. a. befassen sich mehr und mehr mit den damit in Zusammenhang stehenden Fragen einer Vorbeugung gegen die Umweltverschmutzung, ihrer Beseitigung und der Verhinderung gesundheitsschädlicher Wirkungen insbesondere auf den Menschen, unter dem Begriffe der Umwelthygiene.

Umwelthygiene

Unter Umweltverschmutzung versteht man jede unerwünschte Veränderung der physikalischen, chemischen oder biologischen Merkmale der Umwelt, soweit sie schädigend auf die Lebensverhältnisse der Pflanzen, der Tiere und der Menschen einwirken.

Wenn wir die entsprechenden Umwelteinflüsse nennen wollen, so gibt es, neben den Problemen der Erosion und anderen Zerstörungen des landwirtschaftlich wertvollen Bodens,

Luft

(1) die Verunreinigung der Luft durch feste Partikel, durch flüssige und gasförmige Abdunst- und Abgasprodukte;

Wasser

(2) die Verschmutzung des Wassers durch Industrieabwässer und dessen Denaturierung durch die unphysiologische Chlorierung des Trinkwassers;

Lebensmittel

(3) die Verseuchung und Degeneration der Lebensmittel durch

(a) Spritzen von Gemüse und Obst mit Pestiziden, Insektiziden und Herbiziden;

(b) die künstliche Düngung mit erhöhtem Nitratgehalt;

(c) die Hormon- und Antibiotikaaufzucht von Tieren, insbesondere von Kälbern, Schweinen und Hühnern;

(d) die extreme physikalische und chemische Bearbeitung und Denaturierung der Grundnahrungsmittel, Getreide und Zucker durch Schälen und Bleichen.

Wie wirken sich die einzelnen Komponenten auf den Gesundheitszustand, speziell der Haut, aus? Dabei wollen wir jedoch bewußt innerhalb unserer Grenzen des Ästhetischen und somit des biokosmetisch Behandelbaren verbleiben.

Wirkungen der einzelnen Substrate Luft

Die in der Luft vorhandenen Schwefel- und Fluorverbindungen wirken als Säureanhydride unmittelbar ätzend auf die Haut ein. Sie verursachen also eine direkte chemische Schädigung und Verletzung der Haut, mit der Sekundärwirkung, daß die durch die Verätzung verletzte, nicht mehr intakte Haut anfälliger ist gegen Infektionen als normal.

Die Beurteilung der schädigenden Wirkungen der Luftverunreinigungen im einzelnen ist aber schwierig, weil die verschiedenartigen Schadensstoffe in stets wechselnden Konzentrationen vorkommen. Bei der Beurteilung der Gefahren gesundheitlicher Schädigungen muß man deshalb die Ergebnisse epidemiologischer Untersuchungen heranziehen.

Dabei treten akute Wirkungen von Luftverunreinigungen auf die Gesundheit häufig periodisch auf. Man nennt dies „Air pollution episodes".

Meist zeigen sich allgemein eine Häufung von Herz- und Kreislaufkrankheiten, Erkrankungen der Atemwege, Reizungen der Augen und der Atemorgane, neurovegetative Störungen, eine erhöhte Disposition der Haut zu Reizungen, Rötungen, Entzündungen, akneiformen Effloreszenzen, sowie eine zunehmende Disposition zu Allergien. Belastende Wetterverhältnisse, schlechte Luft bedingen außerdem häufig einen erhöhten Arzneimittelkonsum mit einer nochmaligen, dadurch bedingten Steigerung der Sensibilisierung.

Wasser

Das gechlorte Wasser bedeutet für die empfindliche Haut eine stete, anfangs noch unterschwellig bleibende Irritation, die meist zu leichten Reizerscheinungen, Trockenheit, trockener Schuppung bis zur Ekzembildung führen kann.

Nahrung

Die negativen Einflüsse der Kunstdüngung, der Verseuchung des Fleisches mit Hormonen und Insektiziden bringen für die Symptomatik der Haut vor allem eine erhöhte Sensibilisierung mit stark ausgeprägter Neigung zu Allergien, manchmal auch zu Pigmentstörungen, überwiegend zu lokalen Hyperpigmentationen, bei quecksilber- oder schwermetallhaltigen Vergiftungen jedoch zu Depigmentierungen.

Als Zweitfolge der genannten steten, übernormalen und vor allem von Natur aus ungewohnten Belastung und Beanspruchung der Haut und des ganzen Organismus durch die unnatürlichen Umweltveränderungen ergibt sich häufig, daß vorzeitig atrophische Erscheinungen im Hautbild auftreten, wie Trockenheit, Sprödigkeit, verminderter Turgor und Tonus, Erschlaffung und Verklumpung (Agglutination) des Bindegewebes, die sogenannte Elastose, Lichenifikation, Vergilbung usw.

Die ständige periphere Reizung kann bei entsprechend veranlagten Menschen auch verstärkt und vermehrt zu Teleangiektasien und Rosacea führen, außerdem zu Pigmentstörungen. –

Symptomgruppen als Folgeerscheinungen der Umwelteinflüsse

Wenn man die einzelnen Symptome, die als Folgeerscheinungen der veränderten Umwelteinflüsse auftreten können, diagnostisch zusammenfaßt, so erhalten wir 2 x 2 Gruppen, und zwar:

(I) die direkten (unmittelbaren) Primärwirkungen der Umwelteinflüsse,

Status seborrhoicus

(a) den seborrhoischen Symptomenkomplex, Seborrhoea oleosa, Seborrhoea sicca, Akne in ihren verschiedenen Formen und, bei einer nichtseborrhoischen Veranlagung, sogenannte akneiforme Effloreszenzen;

Sensibilisierung

(b) Reizungen, Rötungen der Haut, Entzündungsbereitschaft, Sensibilisierung und eine erhöhte Disposition zu Allergien; sowie

(II) die indirekten (mittelbaren) Sekundärfolgen,

Atrophie

(c) ein vorzeitiges Auftreten atrophischer Erscheinungen als Ermüdungseffekt und

Pigmentanomalien

(d) Pigmentanomalien, und zwar sowohl Hyper- wie Depigmentationen durch eine lokale Störung der Melanin-Synthese. –

Die direkten Wirkungen der Umwelteinflüsse, Seborrhoe und Sensibilisierung, können durch die bloße Ausschaltung der sie hervorrufenden Ursachen bereits normalisiert werden. Die biokosmetische Behandlung kann dann die noch bestehenden Restsymptome angehen und beeinflussen.

Anders ist es mit den Sekundärfolgen, Atrophie und Pigmentanomalien. Auch wenn die Umweltstörungen ausgeschaltet sind, normalisieren sich deren Symptome nicht unmittelbar, eventuell sogar überhaupt nicht mehr. Sie bleiben unbehandelt bestehen. Insbesondere die Pigmentanomalien sind oft irreversibel und widerstehen einer Behandlung.

Daraus folgt zunächst einmal, daß es notwendig ist, die beeinträchtigenden, schädigenden Umwelteinflüsse möglichst auszuschalten und unschädlich zu machen. Dann erst können die jeweils vorhandenen Hauterscheinungen im einzelnen behandelt werden, und zwar in der Reihenfolge der oben genannten Gruppenschematik: Das heißt, bei einem eventuell zugleichen Vorhandensein zweier oder mehrerer sich überlagernder Symptomgruppen, müssen wir zuerst die akneiformen Effloreszenzen, die Hypersensibilität und Hyperergie und danach die atrophischen und Pigmentsymptome in unserer Behandlung angehen und berücksichtigen.

Ausschaltung nachteiliger Umwelteinflüsse

Der einfachste Weg, um schädigende Umweltveränderungen auszumerzen, besteht in einem Wechsel der Umwelt mit besseren klimatischen und atmosphärischen Bedingungen durch Umzug, durch eine völlige Umstellung der Ernährung auf laktovegetabile, pestizid- und antibiotikafreie Kost. Dadurch werden die beeinträchtigenden Faktoren der Umwelt einfach eliminiert.

Leider läßt sich dies wahrscheinlich in nur seltenen Fällen verwirklichen — für die Urlaubszeit trifft dies allerdings oft zu. Dabei werden Sie dann während der Behandlung zwei verschiedene Beobachtungen machen können:

Es tritt bei den direkten Primärwirkungen, Seborrhoe, Akne und Sensibilisierung entweder

(a) eine auffällige spontane Besserung des Hautbildes und des allgemeinen Gesundheitszustandes ein oder

(b) es stellt sich als Reaktion auf ein gesünderes, aber momentan als Stimulans wirkendes, sogenanntes „Reizklima" zunächst eine vorübergehende Verschlimmerung des Hautzustandes ein. Erst nach dessen Abklingen beginnt eine Besserung des Hautbildes und des Allgemeinzustandes.

Diese Beobachtung und Erfahrung ist vor allem für Fachkosmetikerinnen wichtig, die in Urlaubs- und Feriengebieten praktizieren.

Möglichkeiten der BioKosmetik

Die Aufgabe der BioKosmetik als vorbeugende Gesundheitspflege besteht im Zusammenhang mit der heutigen Thematik, den Umweltveränderungen, darin,

(1) die Haut gegen die von außen auf sie einwirkenden, negativen Umwelteinflüsse zu schützen;

(2) die erhöhte neurovegetative Spannungssituation („Streß") für die Haut beruhigend, ausgleichend, normalisierend zu beeinflussen;

(3) die bereits eingetretenen kosmetisch und ästhetisch störenden Symptome nach individuell abgestimmter exakter Methodik präparativ entsprechend der jeweiligen Diagnose zu behandeln.

Denken Sie aber im Zusammenhang mit den Umwelteinflüssen stets daran, daß immer wieder Rückfälle trotz bester Behandlung so lange eintreten können, als die verursachenden Umweltmomente unverändert und ungeschützt auf den Organismus, speziell auf die Haut einwirken.

Kosmetischer Hautschutz

Der Hautschutz soll die Haut vor physikalischen und chemischen Einflüssen unmittelbar bewahren, so daß die aggressiven Substanzen nicht mehr direkt mit der Haut in Berührung kommen können. Dieser Hautschutz aber darf die natürlichen und notwendigen Funktionen der Haut nicht dadurch beeinträchtigen, daß er eine undurchlässige, die Perspiration hemmende Schicht bildet.

Dies ist möglich durch die Anwendung von porösen, netzartigen BioKosmetika, wie es zum Beispiel an kolloidale Kieselsäure adsorbiertes Milcheiweiß darstellt. Diese Komplexsubstanz bildet auf der Haut ein perspirationsdurchlässiges Netz, welches schützt und dennoch die natürlichen Funktionen vollkommen unbeeinflußt sich auswirken und abspielen läßt.

Normalisierung der Reizsituation

Grundlegend wichtig für die kosmetische Behandlung von Hautsymptomen, die auf schädigende Umwelteinflüsse zurückzuführen sind, ist die Tatsache, daß Sie Ihre betreffenden Klientinnen stets sehr ruhig, ausgleichend, behutsam, ja man könnte sagen, suggestiv beruhigend behandeln und betreuen sollen, und zwar durch die ganze Art Ihrer Behandlungsweise, wie auch im umfassenden Sinne eines psycho-somatischen Gesamteinflusses. Denn es zeigt sich in allen Fällen umweltgestörter Klienten, daß sie nicht nur neurovegetativ, sondern auch psychisch außerordentlich labil und überempfindlich sind. Dies ist ja im Prinzip der Grund dafür, weshalb sie auf Umwelteinflüsse intensiver und heftiger reagieren als ihre übrigen Mitmenschen.

Biokosmetisch präparativ kommen als Wirkstoffe Azulen, Bisabolol in Kombinationen mit Panthenol, Glycyrrhicin, Aucubin und Hamamelin in Frage; ausgleichende Beruhigungs-, bis zur beruhigenden Suggestivmassage, gut temperierte Kompressen, ein ruhiger Ablauf der einzelnen Behandlungsphasen und auf keinen Fall irgendeine Art von Stimulation!

Behandlung der mittelbaren Sekundärsymptome

Hierbei besteht eine Diskrepanz in der Behandelbarkeit insofern, als die primäre Reizsituation eine beruhigende, ausgleichende, irritationshemmende Einflußnahme verlangt, während die verminderten, atrophierenden Stoff- und Energiewechselprozesse der Haut angeregt, belebt, ja sogar stimuliert werden können.

Atrophie

Nun zeigt sich in der Praxis, daß man bei atrophischen Zuständen der Haut mit gutem Erfolg präparativ, durch ein Roborans oder Tonikum, und behandlungsmäßig, durch die entsprechende Massage, zum Beispiel, den peripheren Stoff- und Energiewechsel beleben und stärken kann, auch wenn eine Reizsituation vorliegt. Denn auch sie wird durch eine stärkende, kräftigende Behandlung infolge einer entsprechenden Reaktion der Haut als Organ normalisiert. Stärken, beleben, kräftigen ist daher in dieser sich überlagernden Situation von Hypersensibilität und atrophischen Symptomen erfolgreich; allerdings keinesfalls irgendeine Form präparativer oder behandlungsmäßiger Stimulation!

Pigmentstörungen

Pigmentstörungen, verursacht durch negative Umwelteinflüsse, sind wie stets ein kompliziertes Kapitel. Denn sowohl die pigmentierenden Substanzen, wie die fotosensibilisierenden Furocumarine, ebenso wie die depigmentierenden Stoffe, wirken bei den umweltgeschädigten Menschen, viel häufiger als normal, sensibilisierend und allergieauslösend.

Das heißt, man muß in all diesen Fällen die begonnene pigmentierende bzw. depigmentierende Behandlung bei einer sich andeutenden Unverträglichkeit, zumindest versuchsweise vorübergehend, bei einem Wiederholungsfall vollkommen absetzen. Hier hilft dann nur die dekorative Kosmetik durch ein gut überdeckendes Make-up und Anfärben der über- oder unterpigmentierten Hautstellen. Dessen ungeachtet allerdings besteht die Möglichkeit, eine kosmetologische Behandlung der Pigmentstörungen dann erneut zu versuchen, wenn die betreffende Klientin nicht mehr allgemein hyperergisch reagiert. Dies ist unter der Voraussetzung möglich, daß es sich – ohne daß man es zunächst diagnostisch unterscheiden könnte – ursprünglich um eine akute Hautirritation gehandelt hat, nicht um eine echte Allergisierung. In diesem Falle ist es möglich, eine nachträgliche, erfolgversprechende Wiederholung der Behandlung durchzuführen. –

Abschließende Zusammenfassung

Wir sehen aus all den in der kurzen Zeit ja nur mosaikartig aufgezeigten Momenten einer schädigenden Beeinflussung durch Umweltveränderungen, allein für die Haut, daß hier ein Komplex vielfältiger, sich überschneidender und überlagernder Symptome und Symptomgruppen vorliegt. Ihre Wirkungen sind unmittelbare und direkte (akneiforme Effloreszenzen und Hypersensibilität, Hyperergie, Sensibilisierung), sowie sekundärer Art als eine vorzeitige Atrophierung der Haut und, allerdings relativ selteneren Pigmentstörungen. All diese Erscheinungen können durch die Umwelteinflüsse hervorgerufen sein, unabhängig von der eigentlichen individuellen Hautkonstitution, manchmal sogar zu ihr im Widerspruch.

Die Kompliziertheit der Symptome läßt sich in der Praxis dadurch übersichtlich gestalten, wenn man von Anbeginn an versucht, die störenden Umweltveränderungen zunächst ohne Differentiation durch einen Hautschutz in ihrer schädigenden Auswirkung zu verhindern, zumindest zu vermindern. Auf dieser vorsorgenden Basis ist es dann möglich, die jeweiligen spezifischen Hauterscheinungen individuell und gezielt zu behandeln, entsprechend den Ihnen ja bekannten Zusammenhängen zwischen Hautbild und den dafür geeigneten Wirkstoffen und Behandlungsmethoden. Dies ist das bekannte Rüstzeug, mit dem die peripheren, störenden Umwelteinflüsse auf die Haut sachgerecht behandelt werden können.

Institutsbehandlung

Wir wollen ganz allgemein den Ablauf einer biokosmetischen Fachbehandlung im Institut als Übersicht darstellen. Dabei ist es selbstverständlich möglich, die Reihenfolge und den gesamten Ablauf der Behandlung individuell zu variieren und umzugestalten:

Diagnostik

Vordiagnose Typus	Feststellen des Typus: Schlank – sportlich – vollschlank (vgl. Seite 230 f) und Folgerungen daraus für die wahrscheinliche individuelle Hautkonstitution.
Hauttönung	Beurteilung der Tönung des Teints (vgl. Seite 234 f).
Anamnese	Frageschema über den bisherigen Gesundheits- und Hautzustand (Anamnese). – (vgl. Seite 236 f).
Individuelle Hautbeurteilung (Differential-Diagnose)	Feststellen (a) der einzelnen individuellen Eigenschaften der Haut und (b) der besonderen Hauterscheinungen. Eintragen von (a) und (b) auf die Diagnosekarte.
Vergleich	Vergleich der Vor- mit dem Ergebnis der Hauptdiagnose: Übereinstimmung, Ergänzung oder Korrektur der Vordiagnose. Folgerungen daraus für anlage- bzw. umweltbedingte Hautsymptome.
	Biokosmetische Behandlung
	(A) Vorbehandlung
Reinigen	Reinigen des Teints: Auftragen des Reinigungspräparates, leicht massierend und emulgierend verteilen, mit gut feuchtwarmen Kompressen abnehmen, eventuell mit etwas kühleren Kompressen Nachreinigen Trockentupfen der Haut

	(B) Hauptbehandlung
Biologische Schälung	Biologische Schälung der Haut (falls notwendig oder gewünscht);
Wirkstoff-Massage	Wirkstoff-Massage; vor allem nach einer Biologischen Schälung ist die Haut besonders aufnahmefähig für die danach angewandten Präparate und Wirkstoffe. Nehmen Sie daher im Sinne einer Wirkstoff-Massage als Massagemittel stets Cremes, Öle, Emulsionen, Gele oder Tonica, welche die Haut aufgrund ihrer Erscheinungen und Konstitutionen braucht. Biokosmetische Präparate der Wirkstoff-Massage belassen Sie auf der Haut, um sie unter der nachfolgenden Packung oder Maske noch intensiver in die Epidermis eindringen zu lassen.
Maske oder Packung	Maske oder Packung Auftragen der Packung bzw. der Maske; bei Emulsions- und Gelpackungen Auflegen einer feucht-warmen Kompresse.
UV-Bestrahlung	Bei Creme-Packungen ist es möglich, zusätzlich UV-Bestrahlung anzuwenden.
IR-Bestrahlung	Während des Aufliegens der Packung bzw. der Maske kann man zusätzlich eine Infrarot-Bestrahlung geben.
	Nach 15 bis 20 Minuten
Abnehmen	Abziehen der Maske bzw. Abnehmen der Packung mit feuchten Wechselkompressen, zuerst warm, abschließend kühl. Trockentupfen der Haut.

	(C) Abschlußbehandlung (Nachbehandlung)
	Spezifisches Gesichtswasser zur Adstriktion und Belebung des Teints oder
Ampullen-Kur	eine gezielte Ampullen-Hautbehandlung: Auftragen des Ampulleninhaltes; leichtes Einmassieren bis zum völligen Eindringen in die Haut.
Dekorative Behandlung	Dekorative Kosmetik: Biologisches Make-up

Heimbehandlung

Am Abend ist die Heimpflege des Teints besonders wichtig und notwendig. Denn die Haut als ein lebendiges, fein differenziertes Organ ist besonders während des Tages den zehrenden und belastenden Einflüssen der Außenwelt fortwährend und unmittelbar ausgesetzt. Sie ermüdet daher ebenso wie die Muskulatur und das Nervensystem. Auch wenn wir dies oft nicht direkt verspüren, so wird es dennoch durch den Zustand und das Aussehen der Haut offenkundig. Staub, Schmutz, der Hauttalg und die Rückstände der Transpiration, die sich während des Tagesablaufes auf der Oberfläche unserer Haut ansammeln, lagern sich ab, setzen sich fest, verstopfen die Follikel und vermindern die Hautperspiration.

Heimbehandlung am Abend

Daher ist die allabendliche Reinigung des Gesichtes von besonderer Bedeutung für die Gesunderhaltung und Schönheit des Teints. Außerdem haben insbesondere über Nacht die nach dem Reinigen angewandten Wirkstoffe Gelegenheit, an dem Stoffwechselgeschehen der Haut mitzuwirken. Denn während des Schlafes überwiegen die aufbauenden, regenerierenden, Substanz schaffenden Prozesse des Stoffwechsels, während bei Tag die Energie verbrauchenden Vorgänge dominieren.

Heimbehandlung am Morgen

Am Morgen genügt es, die Haut mit zunächst körperwarmem, dann mit kühlem Wasser zu erfrischen, anschließend die Haut abzutrocknen: Bei einer empfindlichen Haut drückt man ein weiches, gut saugendes Gesichtstuch nur leicht an. Wenn die Haut jedoch unempfindlich ist, dann kann man sie auch kräftig mit einem Frottiertuch abtrocknen, weil dabei der Teint zugleich angenehm durchblutet, angeregt und für den Tag belebt wird.

Wenn Sie daher Ihrer Klientin gesondert zu einer Nacht- und einer Tages-Creme raten, so empfehlen Sie ihr stets für den Abend die „schwerere", die „gehaltvollere", wie zum Beispiel eine Wasser-in-Öl-Emulsions-Creme mit Vitaminen oder Extraktivsubstanzen. Für den Tag hingegen lassen Sie die „leichtere", Feuchtigkeit gebende und erhaltende Öl-in-Wasser-Emulsion oder Emulsions-Creme anwenden, wie zum Beispiel mit Carotin, Blütenölen, Pflanzenextrakten, dem NM-Faktor u. ä.

Als biokosmetische Grundsätze der Hautpflege für den Abend gelten

Reinigen,
Festigen (Straffen),
Kräftigen;

für den Morgen Erfrischen,
Feuchten und
Schützen.

Die Heimbehandlung:

Am Abend Reinigen	Reinigen mit dem für den jeweiligen individuellen Teint spezifischen Präparat: Reinigungs-Milch (Emulsion) Reinigungs-Öl (-Gel) Reinigungs-Lösung (Lotion).
Festigen (Straffen)	Gesichtswasser zur leicht adstringierenden und straffenden Behandlung des Teints
Kräftigen	Auftragen der Nachtcreme, leicht streichend verteilen, eventuell auch zart einklopfen.
Am Morgen Erfrischen	Abfrischen mit kühlem, dann eventuell kaltem Wasser Abtrocknen des Teints.
Feuchten	Gesichtswasser für den Tag zum Erfrischen, Beleben und Befeuchten des Teints;
Schützen	Tagescreme oder Tagesemulsion je nach Hautkonstitution auftragen, leicht verteilend in die Haut einstreichen und vollkommen von der Haut aufnehmen lassen. Biologisches Make-up und, falls gewünscht, eine dezente dekorative Nuancierung des Teints. –

Grundbehandlungen

In der kosmetischen Praxis ist es beim ersten Besuch einer Klientin stets notwendig, sie in verhältnismäßig kurzer Zeit, dennoch möglichst präzis zu beurteilen und darauf aufbauend, eine individuelle Behandlung durchzuführen. Beim allerersten Mal jedoch können Sie die ganz individuellen Feinheiten der Haut noch nicht exakt erfassen; sie ergeben sich oft erst aus der Reaktion auf die einzelnen Phasen der Behandlung und auch durch das Gespräch. Trotzdem aber sollten Sie die persönliche Konstitution so gut wie möglich berücksichtigen.

Die Grundeigenschaften und die besonderen Erscheinungen der Haut bestimmen die Wahl der Wirkstoffe, welche zur biokosmetischen Behandlung angewandt werden, wie Azulen, Aminosäuren, Eiweißstoffe, Fermente, Kollagen, Kräuterextrakte, Vitamine usw.

Der Fettgehalt der Haut aber ist das ausschlaggebende Moment für die Wahl der Präparatebasis und deren kosmetologische Form:

Es benötigen

die seborrhoische Haut	Öl-in-Wasser-Emulsionen;
die normalfette Haut	Mischemulsionen;
die sebostatische Haut	Wasser-in-Öl-Emulsionen.

Sie wählen daher am besten die folgenden Grundbehandlungen. Damit haben Sie die Sicherheit, in der Praxis bereits bewährte Zusammenstellungen von BioKosmetika zu wählen, mit denen Sie die gesamte Behandlung spezifisch und doch mit guter Breitenwirkung durchführen können. Sie wissen ja selbst, wie eine souveräne Kenntnis der richtigen Präparate sich günstig auf das Vertrauen Ihrer Klientin und auf den Erfolg Ihrer Behandlung auswirkt.

Die nachfolgenden Anleitungen bilden die Grundlage für die jeweiligen Behandlungen entsprechend der Hautkonstitution, die Sie jedoch bei späteren Behandlungen jeweils im Rahmen des individuellen Hautbildes variieren können. Dieses Variieren wirkt sich vielseitig anregend auf die Haut aus. Außerdem empfindet Ihre Klientin kleine Nuancierungen in den jeweiligen Behandlungen als ein individuelles Eingehen auf die persönliche Mentalität.

Die Präparate für die Grundbehandlungen stellen Sie sich am besten stets griffbereit. Sie bilden außerdem das Grundsortiment für Hausbesuche, falls Sie Ihre Klientinnen daheim behandeln sollten.

Hautreinigung

Bei der Reinigung der Haut werden die durch die Atmosphäre und die Umgebung auf die Haut gelangten Substanzen entfernt, ebenso wie die hauteigenen Aus- und Abscheidungsprodukte. Diese bilden jedoch wichtige physiologische Faktoren für den Feuchtigkeitsgrad, den Fettspiegel, den pH-Wert, die hauteigene Bakterienflora und die elektrische Ladung der Hautoberfläche, so wie sie durch Geruch, übernormale Abschuppung usw. ästhetisch störende Momente darstellen können.

Zweck

Bei der Reinigung der Haut will man die hautfremden, wie auch die überschüssigen hauteigenen Substanzen ablösen und entfernen, die für die Funktionen der Hautoberfläche notwendigen Stoffe jedoch möglichst optimal erhalten. Zur Wahl des bestgeeigneten Reinigungspräparates ist außer der Hautkonstitution auch noch der jeweilige Status zu berücksichtigen. So besitzt eine intakte Haut normalerweise eine geringe Quellungsfähigkeit, während bei einer trocken schuppigen Haut, bei einer Neigung zu Seborrhoe und Akne, manchmal auch bei einer hyperergischen Haut eine erhöhte Neigung zur Quellung, zur Schuppung und zur Mazeration vorliegt. Dabei ist meist zugleich auch die Lösbarkeit der wasserlöslichen Hautbestandteile vermehrt, so daß bei zu intensiver Reinigung eine überstarke, unverträgliche Eliminierung hauteigener Substanzen eintreten kann.

Aus diesem Grunde verwendet man je nach den physikalischen und physiologischen Eigenschaften der Hautoberfläche individuell differenzierte Präparate zur Reinigung.

Hydrophile Reinigungsöle

Zur milden, rückfettenden Reinigung einer trockenen, trockenseborrhoischen, zu Alterserscheinungen neigenden und empfindlichen Haut.

Reinigungs-Milch

Können Sie universell bei jeder Hautkonstitution anwenden, vor allem aber auch wieder besonders zu empfehlen bei trockener, beanspruchter, reiferer, bereits zu Erscheinungen des Alterns neigenden Haut.

Eiweiß-kondensate

Eiweißkondensate aus tierischer Haut, Tenside und Saponine verwendet man vor allem in saurer Reaktion des Präparates zur Reinigung bei normaler, seborrhoischer, großporiger, zu Unreinheiten neigender Haut.

Bei einer Reinigung der Haut mit hydrophilen Ölen und Reinigungs-Emulsionen ist die entfettende und quellende Wirkung verhältnismäßig gering; das Hautfett und die hauteigenen Substanzen werden hierbei weitgehend geschont und geschützt.

Wenn man mit Eiweißkondensaten reinigt, so ist die entfettende, Substanz entfernende und quellende Wirkung wesentlich größer als bei den Reinigungsölen und den Reinigungs-Emulsionen, bei einer jedoch noch milden, reizlosen Verträglichkeit. Bei den eben genannten Hautbildern will man aber bewußt eine intensive Tiefenreinigung erreichen.

Die Differenzierung der spezifischen Reinigungspräparate können wir in einer kleinen Übersichtstafel zusammenfassen:

Differenzierung

	trocken	normal fett	fett
über-empfind-lich	R-Öl	R-Öl	R-Milch
normal empfind-lich	R-Öl oder R-Milch	R-Milch	Eiweiß-kondensate
un-empfind-lich	R-Milch	Eiweiß-kondensate	Eiweiß-kondensate

Biologische Schälung

Die Frage einer Hautschälung tritt in der kosmetischen Praxis immer wieder an Sie heran, und zwar bei den verschiedensten Hautbildern und Hauterscheinungen. Die für die BioKosmetik bestgeeignete Form ist die biologische Schälung auf der Basis von natürlichen, Eiweiß verdauenden Fermenten.

Hierbei wird die Epidermis im natürlichen Rhythmus der Hautregeneration in mehreren periodischen Behandlungen abgetragen, ohne daß Schädigungen oder Reizungen der Haut eintreten.

Die biologischen Wirkstoffe, die Enzyme oder Fermente, haben die Eigenschaft, daß sie nur die toten Hornlamellen lösen und abtragen, dagegen nicht das noch lebende Gewebe. Das heißt, diese Substanzen hören genau dort auf zu wirken, wo wir es wünschen, ohne daß wir irgendwelche Reizungen oder gar Gewebezerstörungen befürchten müßten. Diese physiologische Hautschälung braucht jedoch eine gewisse Zeitdauer und eine mehrfache, sich gleichmäßig wiederholende Behandlung, eine kurmäßige Art der Anwendung.

Eine biologische Schälung muß folgende Anforderungen erfüllen:

(1) Die Schälung muß sowohl bei der empfindlichsten Haut ohne Nachteile, wie auch bei der derben Haut mit Erfolg angewandt werden können.

(2) Die Schälung muß so geschehen, daß die gewünschte und notwendige Abtragung der obersten Hautschichten tatsächlich erfolgt, dies aber nicht so sichtbar ist, daß die Klientin etwa durch eine Verfärbung der Haut gehemmt ist, oder daß sich die Haut auffällig abhebt oder durch eine ungleichmäßige Schälung fleckig erscheint.

(3) Bei allen Wirkungsvorzügen darf die Anwendung in der Praxis nicht so kompliziert sein, daß die Vorteile durch einen zu hohen Aufwand an Zeit wieder aufgehoben würden.

Zunächst wollen wir die Fälle nennen, bei welchen eine biologische Schälung mit gutem und seit vielen Jahren bewährtem Erfolg angewandt werden kann:

Die reife Haut mit physiologischen Alternserscheinungen;
Seborrhoe und Neigung zu Hautunreinheiten;
Großporigkeit und Überverhornung der Epidermis;
bei derber, grober, ledriger Haut;
bei kleineren, frischen Narben, bei Sommersprossen und Pigmentflecken;

zur erhöhten Aufnahme von Wirkstoffen in die Haut und schließlich
zur stimulierenden Effektbehandlung. –

Eine vollständige biologische Schälkur besteht normalerweise aus 5 bis 6 Einzelbehandlungen, die Sie – wenn möglich – in der Woche zweimal vornehmen, mit einem Abstand von jeweils 3 bis 4 Tagen. Falls die Klientin nicht so oft zur Behandlung kommen kann, dann sollte die Schälung wenigstens einmal in der Woche durchgeführt werden, am besten jeweils am gleichen Wochentag und zur gleichen Tagesstunde.

Augenkompressen

Zur praktischen Durchführung einer Biologischen Schälung ist in jedem Falle zu empfehlen, daß Sie als allererstes Augenkompressen auflegen, die Sie erst ganz am Schluß nach vollendeter Schälung abnehmen.

Reinigen, Kompressen

Reinigen Sie zunächst die Haut möglichst fettfrei. Danach legen Sie feuchtwarme, erweichende Kompressen auf oder geben ein hautquellendes Sprühbad.

Auftragen

Dann tragen Sie – entsprechend der jeweiligen Gebrauchsanweisung – die biologische Schälmasse auf, und zwar entweder mit dem Pinsel, mit dem Spatel oder mit den Fingerspitzen.

Einmassieren

Bei einer normal empfindlichen oder einer derben, groben, stark verhornten Haut können Sie die biologische Schälmasse etwa 5 Minuten lang kreisend in die Haut einmassieren. Dabei dringen die wirksamen Fermente besonders tief in die Epidermis und die Infundibula ein, mit dem Ergebnis einer entsprechend intensiveren Schälung. Bei einer empfindlichen, gereizten, geröteten Haut oder bei einer Neigung zu Teleangiektasien und Irritationen der Haut, verzichten Sie auf das Einmassieren der Schälmasse.

Feuchthalten

Anschließend lassen Sie die Biologische Schälung als Packung 15 bis 20 Minuten unter stetem Feuchthalten aufliegen. Nehmen Sie dazu entweder eine feuchte Mullkompresse als Unterlage und angefeuchtete Wechselkompressen darüber oder aber Sie sprühen mit einem Verdampfungsgerät.

Aufgrund ihrer Eiweiß verdauenden Wirkung lösen die Fermente die sogenannte Kittsubstanz zwischen den Hornlamellen, zum Teil aber auch das Keratin der Hornschicht selbst auf. Gleichzeitig dringen die Fermente auch zwischen Komedopfropf und Follikelwand ein und lockern, ja lösen sogar zum Teil das Talg-Horn-Konglomerat auf. Diese Verdauungsvorgänge auf der Haut verlaufen am besten bei steter Feuchtigkeit und Körpertemperatur.

Abnehmen

Danach nehmen Sie die jeweilige biologische Schälmasse mit feuchten Kompressen ab und tupfen die Haut trocken.

Auf Seite 386 finden Sie die verschiedenen Möglichkeiten, die Anwendung der Biologischen Schälung insbesondere bei Hautunreinheiten zu variieren.

Schon nach der ersten Schälbehandlung können Sie sehen, wie die Haut heller, klarer und transparenter erscheint. Die oberen Schichten der Hornlamellen sind abgetragen, die Komedokuppen zum Teil verdaut, zumindest gelöst, und es wurde eine Tiefenreinigung bis in die Follikel erreicht. Damit ist die Voraussetzung gegeben, für eine schnellere, intensivere Penetration und Permeation der nachfolgend angewandten Präparate und Wirkstoffe.

Außerdem wird durch den Vorgang der Schälung mittels der natürlichen Fermente die Funktionsfähigkeit der Haut angeregt. Die Bereitschaft des Zellgewebes zur Aufnahme von ergänzenden und revitalisierenden Substanzen wird erhöht und damit die physiologische und kosmetologische Wirkung. Dies ist der Grund, warum Sie jetzt unmittelbar anschließend eine Wirkstoff-Massage folgen lassen. –

Mimo-Kosmetik

Die Mimo-Kosmetik oder Gesichtsgymnastik soll die Gesichtsmassage ergänzen: Unterstützt die Massage vornehmlich die Hauttätigkeit, so kräftigt die Gesichtsgymnastik die Muskulatur. Denn von der Erhaltung ihrer größtmöglichen Funktionsfähigkeit, ihrer Spannungs- und Entspannungsfähigkeit hängt die Kontur, die Festigkeit oder die Schlaffheit des Gesichtes ab.

Damit ist die Mimo-Gymnastik eine wirkungsvolle Unterstützung der Massage und damit der allgemeinen Gesichtspflege.

Sie besteht aus aktiven Bewegungsübungen, bei denen bewußt die Gesichtsmuskulatur und mit ihr die Haut ertüchtigt und gestrafft werden sollen.

Jede Übung ist auf eine bestimmte Region und Wirkung abgestimmt. Dies erfordert eine ganz bewußte Konzentration durch Einfühlung in jede einzelne Übung.

Voraussetzung für den Erfolg der Mimo-Gymnastik ist daher ein systematisches Sichbewußtmachen der einzelnen mimischen Bewegungen. Erst dadurch kann man den Grad der Anspannung der entsprechenden Muskulatur an sich selbst beurteilen. Dies ist notwendig, um bei den mimogymnastischen Übungen das Eigengefühl für den Spannungs- und Entspannungszustand der angesprochenen Muskulatur entwickeln und steigern zu können. Dabei ist unbedingt erforderlich, daß die Durchführung der mimogymnastischen Übungen an die anatomischen Gegebenheiten der mimischen Muskulatur gebunden wird.

Nun hat die mimische Gesichtsmuskulatur eine besondere Eigenart: Sie entspringt entweder an einem Knochen oder aber im Bindegewebe. Der mimische Muskel setzt im Bindegewebe der Haut überwiegend an den faserigen Netz- und Kontaktsubstanzen der Lederhaut an, welche regional verschieden stark entwickelt sind. Dabei gehen kollagene Fasern in ein netzförmiges System aus eigenen, wie auch aus elastischen Elementen über. Diese Netzformationen verlaufen sowohl parallel zur Epidermis, als auch quer und senkrecht im Hautbindegewebe bis hinauf zu den Papillen, wobei sie sogar die Zapfen der Epidermis umfassen.

Jede Bewegung der mimischen Muskulatur verschiebt somit die Oberhaut und verändert dadurch ihren Ausdruck.

Anatomie der Gesichtsmuskeln

In der Mimo-Gymnastik erfassen wir Halsmuskeln, mimische Muskeln (Gesichtsmuskeln), aber auch Kaumuskeln in der Reihenfolge vom Hals zur Stirne. Unsere Abbildungen zeigen Ihnen alle wichtigen Muskeln; die nachfolgende Beschreibung erläutert deren Verlauf (mit Ursprungs- und Ansatzstellen) und ihre Funktion.

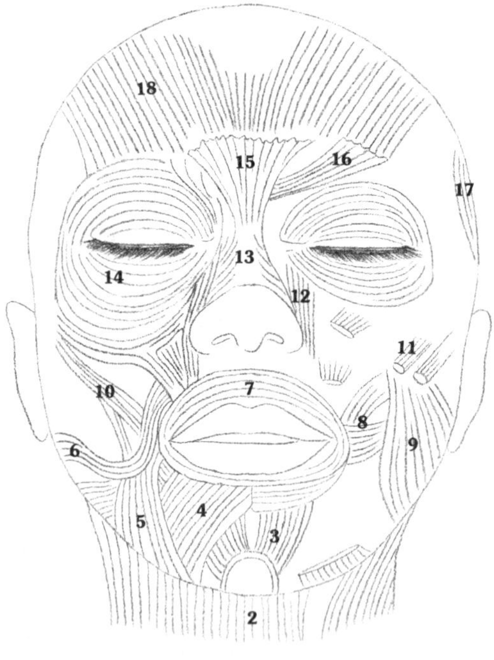

Frontalansicht der Gesichtsmuskeln in der oberflächlichen Schicht (s. oben), und zum Teil der darunter befindlichen Schicht (s. Abb. rechts)

1 Kopfwender – M. sternocleidomastoideus
2 Halshautmuskel – Platysma
3 Kinnmuskel – M. mentalis
4 Herabzieher der Unterlippe – M. depressor labii inferioris
5 Herabzieher des Mundwinkels – M. depressor anguli oris
6 Lachmuskel – M. risorius

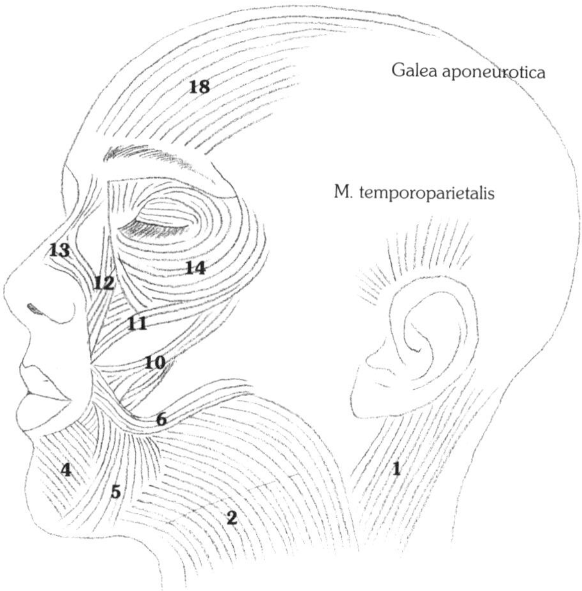

7 Mundringmuskel – M. orbicularis oris

8 Backen- oder Trompetermuskel – M. buccinator

9 Kaumuskel – M. masseter

10 Großer Jochbeinmuskel – M. zygomaticus major

11 Kleiner Jochbeinmuskel – M. zygomaticus minor

12 Heber der Oberlippe und des Nasenflügels – M. levator labii superioris alaeque nasi

13 Nasenmuskel – M. nasalis

14 Augenringmuskel – M. orbicularis oculi

15 Herabzieher der Stirne – M. procerus

16 Runzler der Augenbrauen – M. corrugator supercilii

17 Schläfenmuskel – M. temporalis

18 Stirnmuskel – Venter frontalis

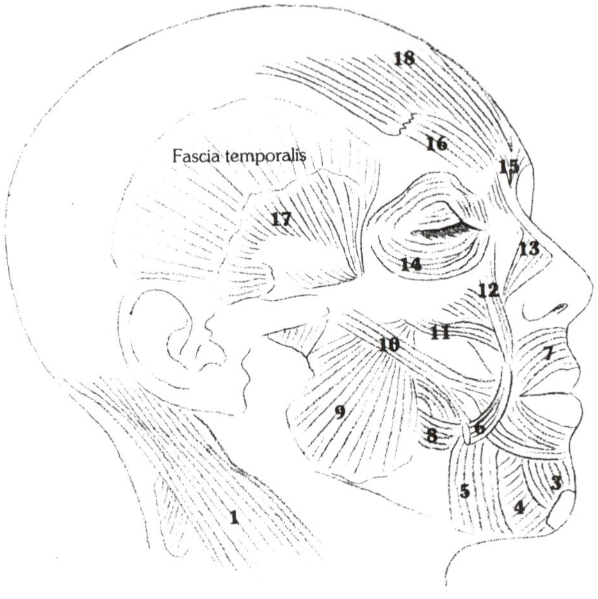

Seitenansicht der oberflächlichen mimischen Muskulatur:

Nach teilweiser Entfernung einiger oberflächlicher Muskeln ist die Muskulatur der tieferen Regionen sichtbar:
Kinnmuskel (3)
Backen- o. Trompetermuskel (8)
Kaumuskel (9)
Runzler der Augenbrauen (16)
Schläfenmuskel (17)

1 Kopfwender M. sternocleidomastoideus

Dieser kräftige Muskel entspringt mit 2 Köpfen und verläuft in 2 Muskelsträngen schräg am Hals. Beidseitig tätig neigt er den Kopf zur Brust hin und in den Nacken. Bei einseitiger Betätigung dreht und neigt er den Kopf nach der jeweils entgegengesetzten Seite.

2 Halshautmuskel Platysma

Als dünner Hautmuskel beginnt er in der Wangenpartie und erstreckt sich über den Rand des Unterkiefers zum Hals hin, bis zur Gegend der zweiten oder dritten Rippe. Er dient zur Bewegung der Halshaut.

3 *Kinnmuskel*
M. mentalis

Er entspringt am Unterkiefer und zieht mit konvergierenden Fasern hinunter zur Haut des Kinns. Die Ausläufer beider Gesichtsseiten verbinden sich an der Kinnspitze miteinander. Die Aufgabe dieses Muskels ist es, die Kinnhaut zu heben.

4 *Herabzieher der Unterlippe*
M. depressor labii inferioris

Er entspringt ebenfalls am Unterkiefer, hängt mit Bündeln des Halshautmuskels (Platysma) zusammen und verläuft zur Haut der Unterlippe hin. Dabei kommt es zu typischen Überkreuzungen mimischer Muskelzüge. Die Funktion dieses Muskels ist, die Unterlippe nach unten und seitwärts zu ziehen.

5 *Herabzieher des Mundwinkels*
M. depressor anguli oris

Jeweils vom unteren Rand im mittleren Teil des Unterkiefers ausgehend, verläuft er zu den Mundwinkeln sowie zu der Unterlippe und setzt sich bis zu den Ringmuskeln der Oberlippe fort. Er zieht die Mundwinkel herab und ist der mimische Gegenspieler zum Jochbeinmuskel (M. zygomaticus major und minor). Außerdem soll er den Fettansatz der ihm aufliegenden Haut und damit ein sog. Doppelkinn verhindern.

6 *Lachmuskel*
M. risorius

Vom Mundwinkel zur Wangenhaut ziehen sich die zarten, auf- und absteigenden Bündel des Lachmuskels. Er zieht die Mundwinkel seitwärts-aufwärts und bildet die Lachgrübchen in den Wangen.

7 *Mundringmuskel*
M. orbicularis oris

Dieser Ringmuskel des Mundes besteht aus Systemen von Muskelfasern, die sich rings um die Mundöffnung ausbreiten, wobei ein Teil der Muskelbündel am Ober- und am Unterkiefer und außerdem an der Nase entspringen. Der Mundringmuskel hält die Mundspalte eng oder geschlossen und verleiht den Lippen eine gewisse Spannung, wie dies beim Pfeifen und beim Formen der Vokale „O" und „U" geschieht.

8 *Backen- oder Trompetermuskel*
M. buccinator

Er beginnt in hufeisenförmiger Linie an der Außenfläche des Alveolarfortsatzes beider Kiefer (Alveolarfortsatz ist der am Kieferkörper sitzende, mit kleinen Hohlräumen versehene Knochenbogen). Seine oberen Fasern verlaufen dabei vorwärts und abwärts, die unteren vorwärts und aufwärts gegen die Mundwinkel, wo eine Durchkreuzung stattfindet. Dann gelangen die unteren Fasern in die Oberlippe und die oberen in die Unterlippe. Die Aufgabe dieses Muskels ist es, den Inhalt des Mundes auszutreiben, wie z.B. Luft auszublasen.

9 Kaumuskel
M. masseter

Der Kaumuskel zieht in zwei Schichten, einer oberflächlichen und einer tieferen, vom Jochbogen bis an den unteren Rand des Unterkiefers. Seine Kraft und Leistung kann äußerst unterschiedlich sein. Er bewirkt den Kieferschluß und bewegt den Unterkiefer nach oben, unten und vorne.

10 Großer Jochbeinmuskel
M. zygomaticus major

Sein Ursprung liegt in einer kurzen, kräftigen Sehne am Jochbein. Von dort verläuft er nach vorwärts-abwärts und durchkreuzt dabei zum Teil den M. depressor anguli oris (5). Er sendet Bündel in die Substanz der Lippen und strahlt vor allem bis in die Haut am Mundwinkel aus. Seine Tätigkeit besteht darin, den Mundwinkel nach außen und aufwärts zu ziehen.

11 Kleiner Jochbeinmuskel
M. zygomaticus minor

Er beginnt an der Außenfläche des Jochbeines und zieht zur Nasolabialfalte, in deren Haut und in die der Oberlippe. Seine Aufgabe ist das Heben der Oberlippe nach oben-rückwärts.

12 Heber der Oberlippe und des Nasenflügels
M. levator labii superioris alaeque nasi

Unterhalb der Augenhöhlen ziehen sich seine Muskelbündel bis hin zur Nasenlippenfurche. Sie setzen an der Oberlippe und am Nasenflügel an und haben die Funktion, Oberlippe und Nasenflügel anzuheben.

13 Nasenmuskel
M. nasalis

Er entspringt am Oberkiefer und zieht mit einem Seitenteil zum Nasenrücken. Hier geht er in eine Sehne über, die sich mit der Sehne des Muskels der anderen Seite zusammenschließt. Der Mittelteil des Muskels hingegen verläuft zum jeweiligen Nasenflügel.
Seine Funktion ist, bei kräftiger Wirkung die sog. Weichnase abwärts zu ziehen; dabei vertieft sich der untere Teil der seitlichen Nasenflügel. Bei schwächerer Bewegung wird nur der jeweilige Nasenflügel verengt oder erweitert.

14 Augenringmuskel
M. orbicularis oculi

Für die mimische Funktion sind zwei Teile dieses Muskels wesentlich: „Pars orbitalis" umkreist den gesamten äußeren Bereich des Auges und schließt die Lidspalte.

„Pars palpebralis" liegt mit zarten Faserbündeln im Ober- und Unterlid und bestimmt das feinere Spiel des Lides.

„Pars lacrimalis", als dritter Teil dieses Muskels, bewirkt die Fortbewegung der Tränenflüssigkeit.

15 Herabzieher der Stirne M. procerus

Vom Nasenrücken verläuft er fächerförmig sich verbreiternd zur Stirn. Von dort strahlt er in die Haut aus.
Als Gegenspieler des frontalen Stirnmuskels zieht er die Haut in der Gegend der Glabella abwärts und bildet dadurch eine Querfalte an der Nasenwurzel zwischen den Augenbrauen.

16 Runzler der Augenbrauen M. corrugator supercilii

Er entspringt am Stirnbein dicht oberhalb der Nasenwurzel und zieht seitwärts in den mittleren Teil der Augenbrauenhaut. Durch ihn werden die Augenbrauen nach unten gezogen, und so entstehen zwischen ihnen senkrechte Falten, die von der Nasenwurzel zur Stirn hin verlaufen. Dies verleiht dem Gesicht einen entschlossenen, bisweilen kritischen Ausdruck.
Bei grellem Sonnenlicht senkt er die Augenbrauen und schirmt so den Lichteinfall von oben ab.

17 Schläfenmuskel M. temporalis

Er befindet sich fächerförmig in der tieferen Muskelschicht und füllt dort die Schläfengrube fast vollständig aus. Seine Muskelfasern vereinigen sich nach unten zu einer kräftigen Sehne, die den Muskelfortsatz des Unterkiefers umfaßt. Dadurch bewirkt er die Bewegung des Kiefers und das Schließen des Mundes.
Der obengenannte Schläfenmuskel wird von einer kräftigen Faszie, der fascia temporalis bedeckt, die sich am Jochbogen befestigt.
Der darüberliegende Schläfen-Scheitelmuskel (M. temporoparietalis) hingegen ist, wie der Stirnmuskel, an der Bewegung der Kopfhaut beteiligt.

18 Stirnmuskel Venter frontalis

Der Stirnmuskel hat seinen Ursprung in den Haut- und Bindegewebspartien der Augenbrauen- und Glabellagegend. Dabei durchsetzt er viele Teile des Ringmuskels der Augenlider. Seine zum Scheitel hin verlaufenden Fasern gehen bogenförmig in die Galea aponeurotica über, die Sehnenhaube des Schädels. Diese zieht sich zwischen der behaarten Kopfhaut und der Schädelknochenhaut hin und ist durch Muskeln an Stirn und Hinterhaupt beweglich befestigt.
Die Aufgabe des Stirnmuskels ist es, die Augenbrauen zu heben, die Stirne zu runzeln, wobei sich Querfalten bilden, und die genannte Sehnenhaube des Schädels zu fixieren.

Zur praktischen Durchführung

Fixieren der mimischen Muskulatur

Wenn wir Mimo-Gymnastik betreiben, dann wollen wir den Spannungszustand der mimischen Muskulatur und des Bindegewebes der Haut erhöhen, jedoch möglichst ohne (unerwünschte oder störende) Hautverschiebungen dabei vorzunehmen.

Dies wird dadurch ermöglicht, daß wir den Muskelansatz, also das Hautbindegewebe mit der Haut selbst festhalten und dann diesen betreffenden Muskel kontrahieren lassen (Abb. 1). Wir erhalten damit eine isometrische Kontraktion als den bestmöglichen Reiz zu einer Hypertrophie des übenden Muskels. Ausschlaggebend ist dabei, daß man durch einen möglichst großflächigen Druck den Ansatz des jeweiligen Hautmuskels festhält.

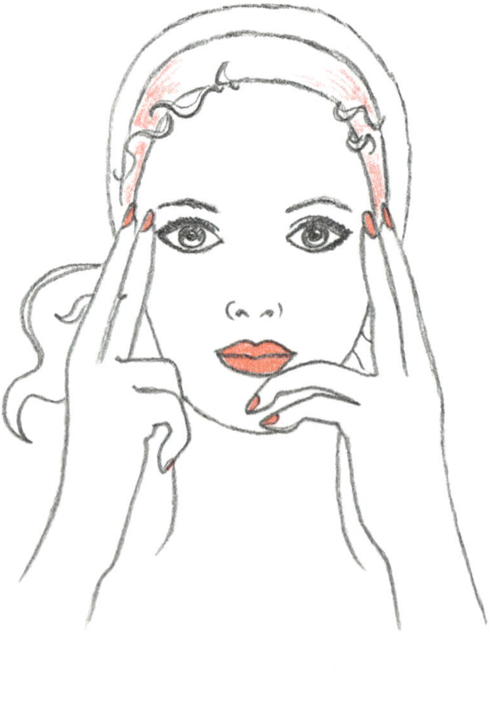

Abb. 1: Druck mit der Innenseite der Finger in der Schläfengegend

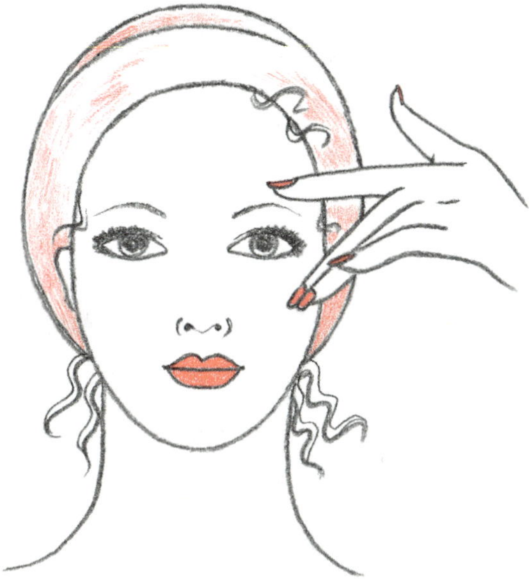

Abb. 2: Pfeilgriffe am seitlichen Augenrand

Praktisch läßt sich dieses Fixieren der mimischen Muskulatur durch sogenannte Pfeilgriffe erreichen, entweder mit den Fingerkuppen (Abb. 2) oder mit der ganzen Hand.

Dieses Fixieren kann aber auch mit beiden Händen erfolgen, zum Beispiel, indem man mit der rechten Hand in Höhe der Stirnhaargrenze die Stirn umfaßt und gleichzeitig mit der linken, radialen Kante der Hand die Stirn kräftig in Höhe der Augenbrauen umgreift.

Im Bereich der Jochmuskulatur kann man durch Pfeilgriffe die Nasolabialfalte spreizen und damit während der mimischen Kontraktion eine Vertiefung dieser Falte verhindern.

Wenn man den Pfeilgriff in der Nasolabialgegend anwendet, dann sollte die Handachse parallel zum Verlauf dieser Falte liegen. Denn nur dadurch kann man den gesamten Muskelzug in diesem Bereich vollständig ausgleichen.

Übungen zur Mimo-Gymnastik

Generell führen wir die jeweilige Übung sechs mal durch, ganz in Ruhe und Muße und unter stetem Darandenken, was wir jeweils gerade tun. Sie können sich ein eigenes Übungsprogramm und Pensum zusammenstellen, je nach den Problemzonen und -partien des Gesichts. Das heißt, mit diesen Übungen beginnen Sie am besten, denn an ihnen nehmen Sie auch den meisten inneren Anteil.

Training des Halses

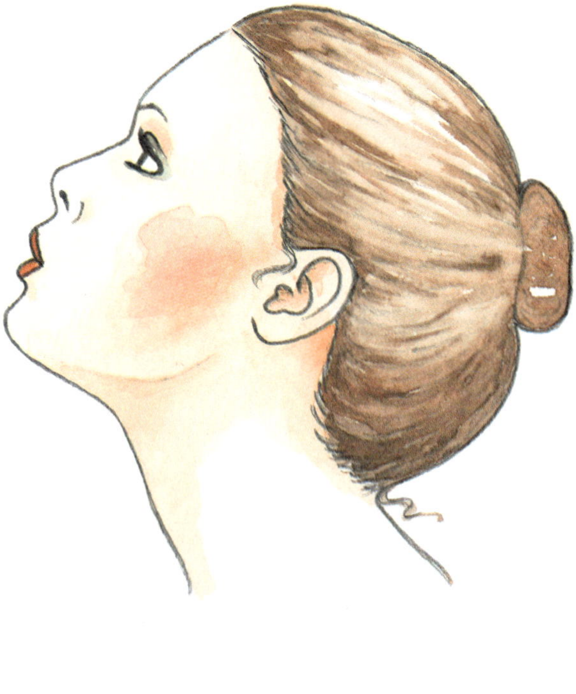

Straffung der vorderen Halspartie: Wir strecken den Kopf leicht nach vorn und legen ihn dann in den Nacken, dabei öffnen und schließen wir den Mund mehrmals langsam.

Lockerung der Halswirbelsäule: Wir drehen unseren Kopf langsam nach links, dann anschließend nach rechts und nicken nach vorwärts und nach rückwärts.

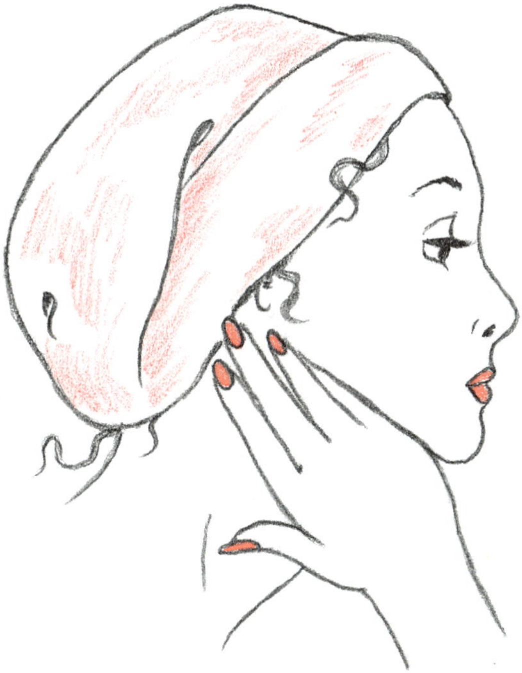

Straffung der Bewegungsmuskeln des Halses: Wir legen beide Handinnenflächen seitlich an den Hals und spannen gegen diesen Widerstand die Halsmuskeln und entspannen sie anschließend wieder.

Wir heben den Kopf leicht an, legen die gespreizten Finger der linken oder der rechten Hand auf den Halshautmuskel und ziehen ihn sanft nach unten. Dabei schieben wir das Kinn mit offenem Munde nach vorne.

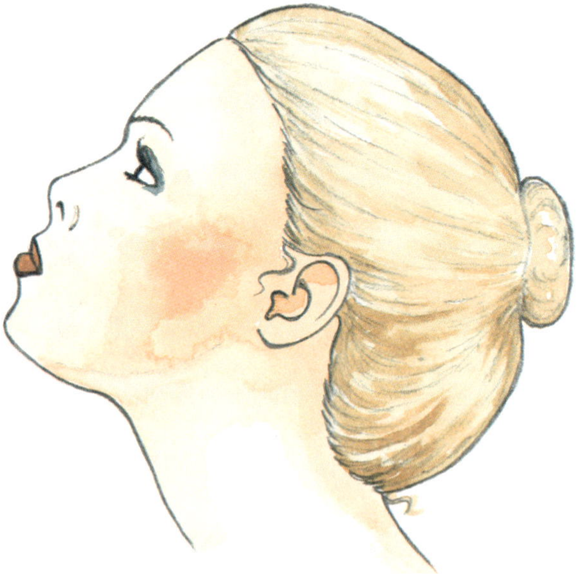

Weitere Halsübungen: Wir legen den Kopf leicht in den Nacken, strecken den Unterkiefer nach vorne und schieben dabei die Unterlippe über die Oberlippe (sechs Sekunden anspannen) und ziehen dann beim Senken des Kopfes den Unterkiefer und die Unterlippe wieder zurück. Diese Übung eignet sich auch zur Behandlung des Doppelkinns.

Wir halten die Schultern ganz gerade, nehmen den Kopf aus den Schultern und strecken ihn vom Nacken her nach oben.
Dann drehen wir ihn, soweit wie möglich, langsam nach links und nach rechts und anschließend senken wir ihn nach rückwärts und nach vorwärts.

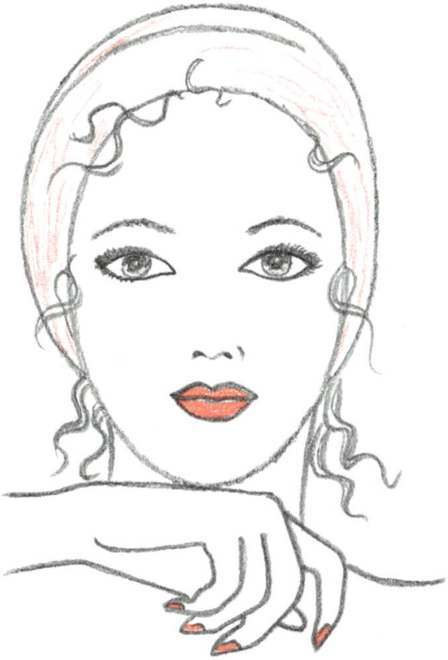

Vorbeugung und Behandlung eines Doppelkinns:

Wir halten den Kopf ganz gerade, öffnen den Mund leicht, schieben den Unterkiefer etwas vor, nehmen nun beide Hände an die Seiten des Gesichts und streichen die Unterpartie des Kinns aus, und zwar vom Kinn zum Halsansatz und dann leicht am Hals in Abwärtsrichtung. Wenn das Ausstreichen nur ungern vorgenommen wird, klopfen wir die Kinn- und Halspartie sanft ab.

Wir beißen die Zähne fest aufeinander, so daß die ganze Kaumuskulatur bis zu den Ohren hin angespannt ist. Wir halten kurz die Spannung an, lösen das Pressen und wiederholen das Ganze.

Wir stützen mit dem Handrücken das Unterkinn ab und drücken dann mit der Zungenspitze abwechselnd gegen den Gaumen und dann hinter die unteren Zähne.

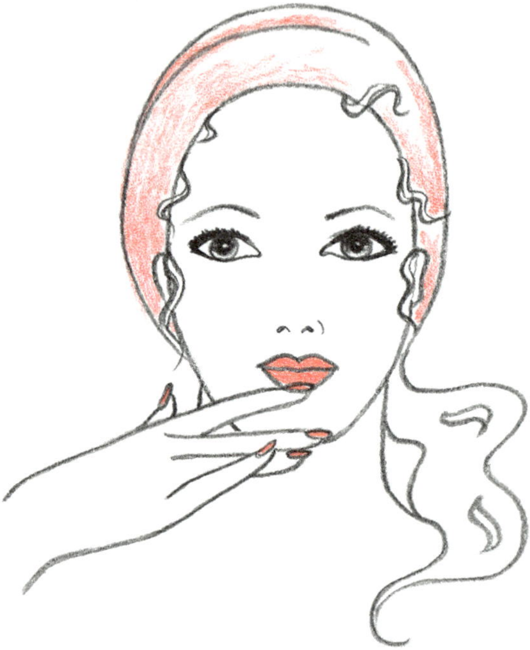

Kräftigung der Mund- und Kinnpartie: Wir schließen den Mund ganz fest und spreizen mit Zeigefinger und Mittelfinger Kinn und Unterlippe auseinander und entspannen anschließend wieder.

Wir führen mit den Fingerspitzen von der Mitte des Kinns ausgehend nach links und nach rechts eine leichte Trommelmassage durch. Dasselbe machen wir oberhalb des Mundes, indem wir leicht trommelnd, von der Mitte aus, nach seitwärts gehend, die Oberlippenpartie massieren.

Zur Rundung von Mund und Wangen: Wir schließen den Mund fest, legen dann die Finger an den Wangenpolstern auf, pressen leicht und spitzen gegen diesen Widerstand den Mund und entspannen nach einigen Sekunden wieder.

Bei herabhängenden Wangen: Mit den Fingerspitzen halten wir zunächst die erschlafften Wangenpartien fest. Dann schieben wir bei leicht geöffnetem Mund den Unterkiefer langsam aber stetig nach vorne, bis die Spannung der Muskeln deutlich spürbar wird.

Übungen für die Lippen und Wangenpartie

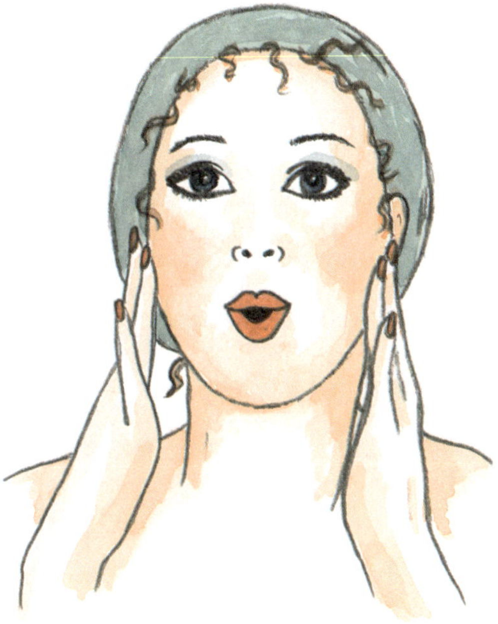

Prophylaxe gegen Oberlippenfältchen: Wir legen beide Hände links und rechts zur Fixierung auf das Jochbein. Danach öffnen wir die Lippen ganz leicht und entspannt und versuchen nun, die Lippen zu schließen, ohne den Kiefer zu bewegen.

Bei blassen und müden Lippen: Wiederum bei leicht geöffneten Lippen wölben wir diese nach außen vor und ziehen sie danach ein. Darauf schließen wir die Zähne fest aufeinander und wiederholen die Übung, die Lippen vorzuwölben und anschließend an die Zähne zurückzuziehen.

Kräftigung der Mund- und Wangenpartie: Wir sprechen einmal ganz deutlich die Vokale, indem wir mit einem ganz offen gesprochenen „A" beginnen und mit mehr und mehr sich schließendem Mund über „E", „I", „O" und „U" schließlich bei leicht geschlossenem Munde „M" summend singen.

Wir legen den Kopf leicht in den Nacken, formen die Lippen zu einem offenen „O" (ohne es diesmal zu sprechen) und atmen kräftig durch den geöffneten Mund aus.

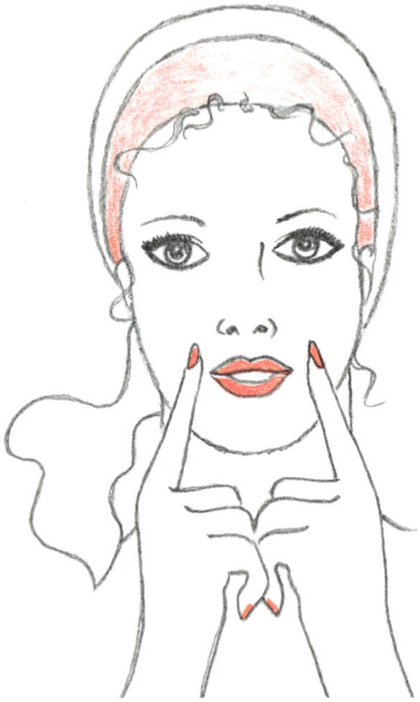

Bei abfallenden oder hängenden Mundwinkeln: Zunächst öffnen wir die Lippen etwas und spannen dann mit beiden Zeigefingern die Mundwinkeln nach außen. Gegen diesen Widerstand versuchen wir nun, den Mund zu schließen.

Wir setzen unsere Handflächen seitlich des Kinns und der Mundwinkel an und pressen diese vorsichtig schräg nach oben. Wir halten diese leichte Spannung ein paar Sekunden an und lösen dann die Hände.

Nun schieben wir die Mundwinkel mit den Mittelfingern sanft nach oben, pressen leicht, lockern wieder und wiederholen die Übung mehrfach, so daß der Muskel „turnt".

Bei Mund- und Nasenfalten: Wir atmen ganz kräftig durch den Mund aus, so, als ob wir eine Kerze ausblasen wollten. Dabei spannen wir die Oberlippe gewölbt an, formen sie aber nicht so rund, als ob wir pfeifen möchten, denn dies könnte zu Mundfältchen führen!
Danach lockern wir die Spannung, öffnen den Mund und spannen dann die Lippen leicht, wie zu einem Lächeln.

Training der Augenpartie

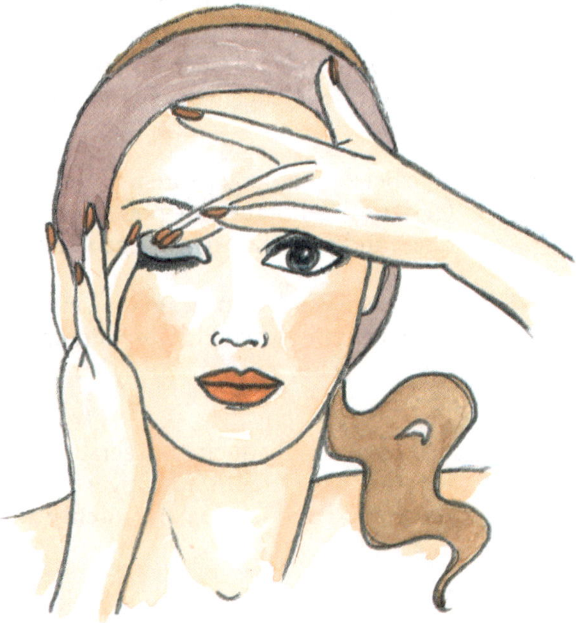

Zur Behandlung der Augenpartie in der Mimo-Gymnastik cremen wir die zu übenden Hautstellen wie immer vorher ein. Dabei streichen wir, wie bei der Gesichts- und Augenmassage, die Creme von der Nasenwurzel über das Oberlid nach außen und über das Unterlid nach innen zur Nasenwurzel zurück, ganz leicht und zart.

Bei Augenfältchen: Zunächst schließen wir die Augen, um die Muskeln zu entspannen. Darauf setzen wir beide Mittelfinger am äußeren Augenwinkel und auf dem Augenlid auf und drücken nun mit leichtem Zug die Fingerkuppen in entgegengesetzter Richtung auseinander. Das heißt, die eine Fingerkuppe drückt leicht nach oben, die andere in gleichem Maße leicht nach unten. Dann lassen wir los und wiederholen wie stets die Übung.

Wir setzen beide Handballen an die Jochbögen unter die Augen und pressen sie leicht an. Dann rollen wir die Hände nach oben bis zu den Schläfen hin ab.

Jetzt setzen wir die Handballen unter den Brauen an, wobei die Fingerspitzen nach oben zeigen. Dann rollen wir unsere Hände unter leicht pressendem Druck bis zum Haaransatz. Dabei heben wir die äußere, obere Augenpartie sanft nach oben.

Bei hängenden Augenlidern: Wie bei der vorhergehenden Übung setzen wir die Handballen unter den Augenbrauen an, pressen mit den Fingerspitzen leicht nach oben und schließen dann gegen diesen Widerstand die Augen.

Jetzt legen wir die Finger auf die Unterlider und schließen die Augen ganz langsam durch Hochziehen der Unterlider gegen den Widerstand der Finger.

Straffung der Oberlider: Wir setzen uns bequem und gerade hin und machen die Augen ganz weit auf, wie erstaunt. In einiger Entfernung suchen wir uns einen Blickpunkt und schauen ihn intensiv mit weit geöffneten Augen an.

Stärkung des Augenringmuskels: Wir schließen die Augen und rollen sie zunächst in einem großen Linkskreis langsam und bewußt und dann in einem Rechtskreis und wiederholen dieses rhythmisch sich abwechselnde Augenkreisen.

„Krähenfüße:" Um sie zu „beturnen", legen wir die Fingerspitzen zart auf den Augenringmuskel und spannen die Augenpartie an den Schläfen ganz leicht zur Seite hin, dann schließen wir die Augen langsam gegen diesen leichten Widerstand.

Bei Augensäckchen und Augenringen: Wir können sie dadurch glätten, daß wir die Fingerspitzen unter die noch geöffenten Augen auf dem Augenringmuskel ansetzen und aufdrücken. Wir halten diese leichte Spannung und schließen dann die Augen. Anschließend ziehen wir die Augenlider gut nach oben, bis wir spüren, daß auch der innere Augenwinkel straff gespannt ist. Danach entspannen wir langsam und heben die Fingerspitzen schließlich ab.

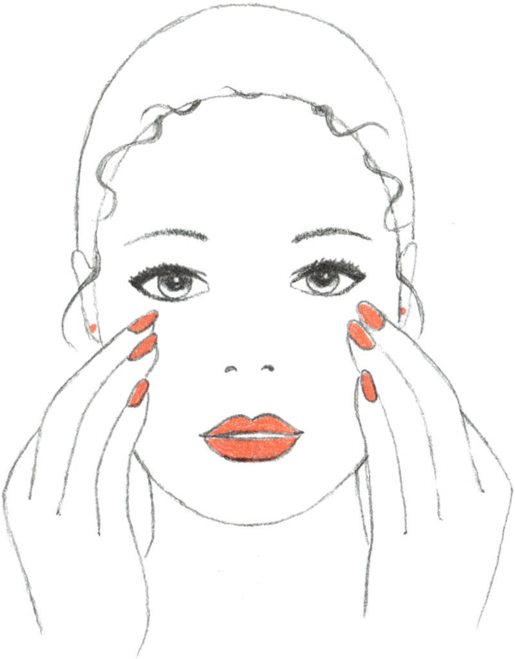

Müde Augenlider: Wir legen die Fingerkuppen beider Hände auf den Rand des Jochbeinrückens und drücken kräftig dagegen. Dann öffnen und schließen wir beide Augen mehrfach, erst langsam, dann schneller und spüren dabei die Anspannung der Haut in dieser Region. Danach lockern wir den Druck und wiederholen die Übung wie immer bis zu sechsmal.

Bei geöffneten Augen halten wir mit den Fingerspitzen das untere Augenlid und den unteren Augenwinkel fest. Dann schieben wir die Augenlider leicht seitwärts und schließen die Augen. Danach entspannen wir die Augenlider wieder und führen anschließend eine leichte Massage durch, die – wie beschrieben – kreisförmig von der Nasenwurzel über das obere Augenlid nach außen und über das untere Augenlid nach innen zur Nasenwurzel zurückführen soll.

Bei Augenfalten, Ringen und Säckchen: Wir legen beide Handballen bei geschlossenen Augen auf die untere Augenpartie und drücken mehrfach sanft die Augengegend ab.

Übungen zur Muskelgymnastik der Stirn

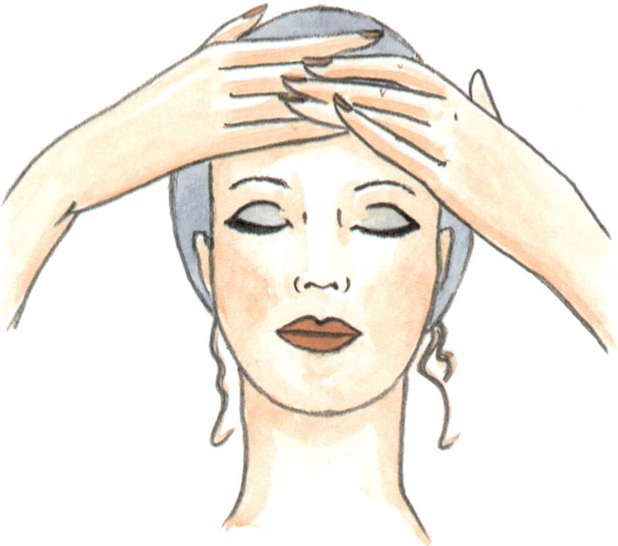

Zur Straffung der Stirn bei gesunkenen Brauen und schlaffen Lidern:

Zunächst legen wir beide Zeigefinger dicht über den Brauen auf und fixieren die Haut leicht nach unten. Dann ziehen wir gegen diesen Widerstand die Brauen langsam hoch. Wir spannen und entspannen.

Zur Glättung waagerechter Stirnfalten:

Als erstes legen wir die Handflächen beider Hände übereinander auf die Stirn und geben einen leichten Zug nach oben. Jetzt versuchen wir gegen diesen Widerstand, die Brauen nach unten zu ziehen und die Augen zu schließen. Diese Übung sollte einige Male wiederholt werden.

Anschließend streichen und glätten wir die Haut, indem wir mit den Fingerspitzen oberhalb der Brauen beginnend, die Stirn in senkrechter Richtung nach oben zum Haaransatz hin großflächig ausstreichen und glätten.

Zur Glättung senkrechter Stirnfalten:

Zunächst halten wir die Haut zwischen den Brauen mit einem Handballen fest und spannen gegen diesen Widerstand die Stirnhaut nach oben hin.
Anschließend streichen wir abwechselnd mit beiden Händen die Stirnhaut leicht in Querrichtung.

Als nächstes massieren wir streichend mit drei Fingern jeder Hand, von der Mitte der Stirn beginnend, mit sanftem Druck zu den Schläfen hin.

„Turnen" der Schädelhaube:

Dazu legen wir die Hand so auf den Kopf, daß der Handballen die Stirnhaargrenze berührt, und dann schieben wir die Muskeln der Schädelhaube nach vorwärts und nach rückwärts, so daß man das Gefühl hat, daß sich die Ohren zum Kopf hin und von ihm weg bewegen.

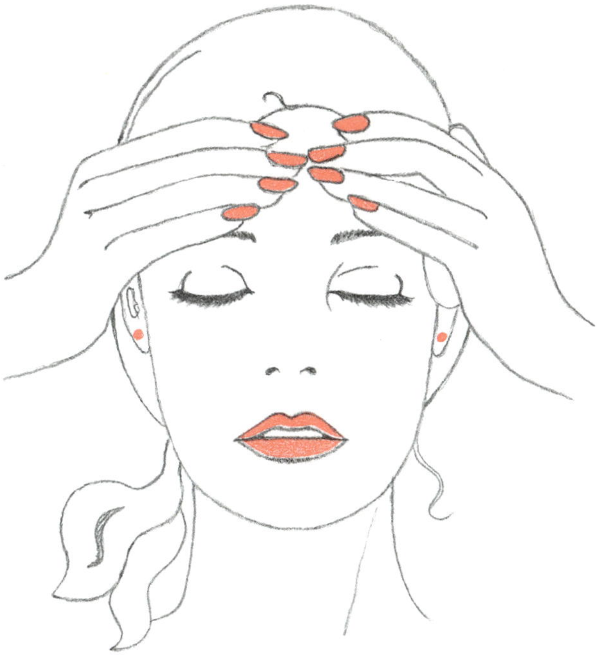

Nun legen wir beide Hände flach auf die Stirne und drücken die Haut zum Haar hin fest und kräftig nach oben. Dann schließen wir die Augen und blicken unter den geschlossenen Lidern ungefähr sechs Sekunden, so weit es geht, nach unten.

Abschließende Betrachtungen für die Fachkosmetik

Wir ersehen aus der Vielfalt der systematischen Übungen für die einzelnen ineinander übergehenden Hals- und Gesichtspartien, daß wir mit der Mimo-Gymnastik eine sehr gute Möglichkeit haben, die kosmetische Behandlung im Institut und die Heimpflege wirkungsvoll zu unterstützen und zu verbessern.

Aus den verschiedenen Anregungen werden Sie wahrscheinlich nur ganz bestimmte, Sie besonders ansprechende Übungen auswählen und diese sukzessive mit Ihrer Klientin in einem durchgehenden Bewegungsablauf vornehmen. Dies ergibt dann eine gesamte Serie von systematisch ineinander übergehenden Übungen, die wie gesagt, vom Hals beginnend bis zur Stirne eine geschlossene Folge bilden, deren einzelne Glieder sich ergänzen.

Ampullen Hautpflege zur Mimo-Kosmetik

Für die Mimo-Kosmetik im Institut empfehlen wir zur wirkungsvollsten präparativen Unterstützung, besonders für die reife Haut, eine Ampullen-Hautpflege. Wir erreichen so die erforderliche Oberflächenentspannung der Haut und unterstützen gleichzeitig die Spannkraft des Bindegewebes.

Zur Massage

Die Massage gehört zu den ältesten Behandlungsmethoden in der Gesundheitspflege und damit auch in der BioKosmetik. Schon im Altertum wurde sie häufig und intensiv angewandt, für sich allein oder kombiniert mit anderen Behandlungsarten.

Jede Massage hat vielfache Wirkungen, die im einzelnen von der Art und Weise der jeweiligen Durchführung abhängen:

Unterstützung der Hautreinigung

Eine Massage intensiviert die Reinigung der Haut, insbesondere werden häufig Talgretentionen durch Knetungen, Walkungen sowie durch Druck- und Sauggriffe entleert oder Komedonenkuppen gelockert, so daß sie danach leicht und ohne zu starken Druck entfernt werden können.

Erhöhung der Durchblutung

Ebenso wie mit der warmen Kompresse, dem Gesichtsdampfbad und bestimmten Bestrahlungen erreicht man durch die Massage eine erhöhte Blutzufuhr und zugleich einen gesteigerten Abfluß des Blutes und der Lymphe. Aus diesem Grunde werden viele Massagegriffe in Richtung des Blutflusses durchgeführt.

Besserung der Hautspannung

Die Hautspannung ist abhängig u. a. vom Wassergehalt der Haut und des Gewebes. Durch eine entsprechende Massage wird der Haut im erhöhten Maße Gewebeflüssigkeit zugeführt und dadurch der Tonus des Gewebes und auch der Turgor der einzelnen Zellen erhöht und verbessert und damit die Haut vor einer frühzeitigen Erschlaffung bewahrt.

Straffung des Bindegewebes

Die Spannung der Haut ist zum anderen von der Beschaffenheit des Bindegewebes abhängig. Bei einem Mangel an Festigkeit verliert die Haut ihren inneren festen Gehalt, sie fällt ein und die Fettschicht sackt ab. Es bilden sich dadurch Doppelkinn und Tränensäcke. Eine gute Massage, insbesondere Knetungen und Walkungen, wirken auf das Bindegewebe wie eine „Gymnastik", wie ein festigendes Training.

Entspannung und Lockerung der Muskulatur

Eine tiefgreifende, herzhafte Massage führt zu einer Lockerung und zu einer Stärkung der Muskulatur. Wenn diese Wirkung auf die Muskeln auch vornehmlich für die Rücken-, Bein- und Armmassage zutrifft, so spielt sie ebenso eine große Rolle für die Gesichtsmuskulatur.

Erhöhung der perkutanen Sorption

Durch die Massage werden die angewandten Präparate und Wirkstoffe besonders gut und intensiv in die Haut eingeschleust, so daß sie in erhöhtem Maße zur Wirkung gelangen und den Erfolg der Behandlung verstärken.

Aus diesem Grunde verwendet man heute in der BioKosmetik zur Massage nur noch spezifische Wirkstoffpräparate mit Vitaminen, Azulen, Keimlecithin, Kollagen, Pflanzentinkturen, Organextrakten u. a., je nach individueller Konstitution der Haut.

Man spricht deshalb von einer „spezifischen Wirkstoffmassage".

Elektrophysiologische Wirkung

Durch die Massage wird das an sich normalerweise elektrisch negative Potential der Oberhaut vermindert. Es entsteht durch den Druck eine Erhöhung der positiven Ladungen. Die Folge davon ist eine Veränderung des Stromdurchflusses und der Ionenkonzentration. Das heißt, allein schon durch die Massage werden elektrogalvanische Wirkungen in der Haut und im Zellgewebe ausgelöst, ohne daß man irgendwelche elektrischen Ströme oder Geräte von außen her anwenden muß.

Man nennt diese Erscheinung die „lokale galvanische Reaktion nach Ebbecke."

Psychologische Wirkung

Die Massage kann psychologische Wirkungen erzielen. Sie können belebend, anregend und stimulierend massieren oder beruhigend, ausgleichend und normalisierend. Heute wird eine spezifische Beruhigungsmassage immer wichtiger: sie soll nervöse, hypersensible und nervlich abgespannte Klienten für Ihre kosmetische Behandlung bereit, frei machen, entspannen und lösen.

Bei der Massage gibt es verschiedene, spezifische Arten, die sich jeweils in ihrer Ausführung und in ihrer Wirkungsweise unterscheiden:

Streichmassage (Effleurage)

Dabei handelt es sich um Streichbewegungen, die besonders bei der Gesichtsmassage angewandt werden. Sie wirken auf die Haut beruhigend ein und man nennt diese Art daher auch „Beruhigungsmassage".

Die Wirkung der meist sanften und leichten Streichmassage beruht vor allem auf der psychischen Beeinflussung, im Sinne einer Beruhigung, eines Ausgleichens und Normalisierens. Außerdem wird dabei die mimische Muskulatur ausgestrichen und der Blut- und Lymphabfluß unterstützt.

Friktionen

Friktionen sind kreisförmige Massagebewegungen, wobei die Fingerkuppen auf der Haut Rotationsbewegungen ausführen. Sie werden kräftiger durchgeführt als die Streichmassage. Dabei variiert man den Druck während der Kreisbewegung noch dadurch, daß man die Bewegung nach außen hin kräftiger, zur Gesichtsmitte hin leichter ausführt.

Friktionen macht man bevorzugt an der Stirn, der Nasolabialgegend, an den Augenwinkeln und an den Partien des Gesichtes, die zur Faltenbildung neigen. Sie bewirken eine Steigerung der Durchblutung, eine Verbesserung der Hautspannung, eine Festigung des Bindegewebes und eine Lockerung und Lösung der Muskulatur.

Klopfmassage (Tapotement)

Zur Anregung, Belebung und Stimulation wählt man die Klopfmassage und zwar entweder mit den Fingerkuppen, den Seitenflächen der Hand oder auch mit den ganzen Händen. Je nach der Stärke des Klopfens wirkt diese Art der Massage mehr oder weniger intensiv auf die Reizempfindlichkeit der Haut. Ihre Wirkung ist analog den Friktionen, d. h. sie steigert die Durchblutung, bessert die Hautspannung, festigt das Bindegewebe und entspannt die Muskulatur.

Kneten und Walken (Pétrissage)

Das Kneten und Walken der Muskulatur und der Haut wird entweder einhändig oder mit beiden Händen durchgeführt. Dabei ergreifen Daumen und Zeigefinger die Muskelpartien und kneten sie gut durch. Daraus ergibt sich, daß diese Art der Massage insbesondere auf die Muskeln krampflösend, lockernd und stärkend wirkt. Knetungen und Walkungen führt man im Gesicht insbesondere an der Kinnpartie, zum Teil auch an den Wangen durch.

Vibration

Eine Vibrationsmassage will eine schnelle, rhythmische Schwingung bestimmter Hautpartien bewirken. Man kann dies mit den Händen vibrierend vornehmen, jedoch auch mit „Schwebestrom"; das ist die Einwirkung von sich überlagerndem Wechselstrom auf die Haut.

Diese Art der Massage bewirkt vor allem eine Lockerung der Muskeln und der Haut und steigert die Durchblutung.

Saugmassage

Bei der Saugmassage werden die Fingerspitzen, die Finger oder auch die geschlossene Hand fest auf die Haut gedrückt, wodurch die Blut- und Lymphgefäße entleert werden. Durch ein schnelles Abheben der Hände von der Haut bildet sich ein Vakuum, das innerhalb der Gefäße eine Saugwirkung hervorruft. Durch diesen physiologischen Sog wird die Durchblutung und auch der Durchfluß der Lymphgefäße gesteigert, ohne daß jedoch irgendwelche Stauungen entstehen. Diesen sog. „Saug-Haftgriff" macht man mit gutem

Erfolg als Spezialbehandlung bei Teleangiektasien in der Nasen-Wangen-Region.

Massage im Bindegewebe

Man versteht darunter Friktionen im Bindegewebe der Haut, wobei man mit den Fingerkuppen die Haut durch einen leichten Druck gegen die Knochen verschiebt. Man spricht daher auch von einer sog. Verschiebemassage, wobei die Finger während der Rotationsbewegung am gleichen Hautort verbleiben, also nicht wie bei der Friktion sich kreisend oder spiralig fortbewegen.

Diese Bindegewebsmassage wendet man vor allem an Jochbogen und Kinnpartie an. Sie hat eine sehr intensive Tiefenwirkung auf die Steigerung der Durchblutung, die Erhöhung der Hautspannung und die Festigung des Bindegewebes und der Muskulatur.

Bindegewebs-Massage

Nervenpunkt-Massage

Andere Arten der Massage, wie Bindegewebsmassage und Nervenpunktmassage gehören in den Grenzbereich von biokosmetischen und medizinischen Anwendungen. Dabei ist die Bindegewebsmassage eine sogenannte Reflexzonenmassage, die trocken angewandt wird. Die Nervenpunktmassage spricht ausschließlich die Nervenaustrittspunkte an. Man führt dabei im Prinzip eine Streichmassage durch, hält an denjenigen Stellen an, wo die Nerven aus der Knochenwand austreten und übt mehrmals einen leichten Druck auf diese Austrittspunkte der Nerven aus, was wohltuend beruhigend, ausgleichend oder anregend wirkt (s. Kapitel Akupressur Seite 437).

Welche Art und Weise der Massagemethodik und der Massagegriffe man anwendet, ist von der Hautkonstitution und vor allem von der Hautempfindlichkeit abhängig. Die Sonderstellung der Gesichtsmassage besteht darin, daß sie leicht und locker durchgeführt werden soll, aber dennoch kräftig, ich möchte sagen „herzhaft", das heißt, weder zu stark, noch zu leicht, sondern angenehm spürbar.

Variation der Wirkung

Aufgrund Ihrer Hautdiagnose entscheiden Sie sich nicht nur für die Art und Weise der Massagegriffe, sondern auch für deren individuelle Durchführung.

Die jeweilige Qualität und Intensität entscheidet hierbei über die Variation der Wirkung:

Anfangsreiz

Dies geschieht bereits beim ersten und jedesmal wiederholten Aufsetzen und Auflegen der Hände auf die Haut als Anfangsreiz, der sanft oder kräftiger sein kann.

Druck Bei allen Massagegriffen können Sie den jeweiligen Druck abwandeln, wobei ein stärkerer Druck meist zu einer intensiveren Wirkung führt, zu einer stärkeren Durchblutung, zu einer kräftigeren neurovegetativen Reaktion u. a.

Geschwindigkeit Sie können die Massagegriffe schneller oder langsamer durchführen, wobei sich nach den biokosmetischen Erfahrungen eine langsamere, aber intensivere Massage als vorteilhafter erwiesen hat, als eine schnelle, meist irritierende, mehr oberflächliche.

Wiederholung Wenn man den gleichen Massagegriff an der gleichen Hautstelle mehrfach wiederholt, so wird dadurch die Wirkung des Hautreizes erhöht. Man muß daher je nach der Empfindlichkeit und der Reagibilität der jeweiligen Klientin die Häufigkeit der jeweils gleichen Massagegriffe individuell abstimmen.

Ruhepause Dabei hat es sich in der Praxis gezeigt, daß es für die Haut vorteilhafter und funktionsfördernder ist, wenn sie zwischen den einzelnen Massagegriffen immer wieder Phasen der Ruhe zur Erholung hat.

In diesem Zusammenhange sei noch einmal auf die außerordentlich große psychische Wirkungsmöglichkeit der Massage hingewiesen. Durch die Art, durch die Methodik und durch die Wahl der obengenannten verschiedenen Massagemomente, wie Druck, Geschwindigkeit, Häufigkeit, Zwischenphasen können Sie Ihre Klientin stark seelisch lenken, leiten und beeinflussen, sei es im Sinne einer Anregung, Belebung und Stimulation oder im Sinne einer Beruhigung, eines Ausgleichens und eines Gelöstseins.

Kontaktfinden Allein schon die Berührung der Haut der Klientin durch Ihre Hand ist ein psychosomatisches Phänomen des Kontaktfindens, das sich auszuwirken vermag als Sympathie oder Antipathie und damit den Erfolg steigern oder hemmen kann.

Nach der Massage können Sie die als Massagemittel verwendeten spezifischen BioKosmetika gleich als Unterlage für die nachfolgende Packung oder Maske auf der Haut belassen. Denn sie bestehen aus nur besten naturgewonnenen Fetten und Ölen, die hautfreundlich und hautverwandt sind, so daß auch damit ein erhöhter Erfolg der von Ihnen aufgetragenen Wirkstoffpräparate gewährleistet ist. —

Lymphmassage (Lymphdrainage)

Zur physiologischen Funktion des Lymphsystems

Auf die allgemeine Bedeutung des Lymphsystems als notwendiges Lebensmedium wies Alexis Carell im Zusammenhang mit seinen Versuchen über Zell- und Gewebezüchtungen bereits im Jahre 1912 hin. Man erkannte im Lymphsystem die lebensnotwendige und unersetzbare Verbindung zwischen den Blutbahnen und dem umgebenden Gewebe.

Das Lymphsystem des Organismus ist eine umfassende, geschlossene und ununterbrochene Einheit und Ganzheit, welche sämtliche Organe und Organsysteme des Körpers miteinander verbindet. Der amerikanische Lymphforscher Drinker bezeichnet das Lymphsystem sogar als das „allumfassende und wichtigste Vitalsystem beim Menschen und bei den Tieren".

Die Lymphe umfaßt sowohl die Nahrungsflüssigkeit zu den Zellen (Interstitial-Lymphe) wie auch im Grunde alle Flüssigkeiten in den Geweben und Körperzellen. Die Gefäßlymphe fließt aus den Organen ab und wird durch die zurückführenden Lymphkanäle abgeleitet. Wenn wir das Blutplasma bzw. dessen Flüssigkeit ebenfalls als Lymphe des Blutes betrachten, so erkennt man, daß die Lymphe im Körper einen vollständigen Kreislauf durchführt.

In diesem Sinne weist Rusznyák darauf hin, daß die verschiedenen Flüssigkeiten im Organismus, die wir wohl mit verschiedenen Worten benennen, nur durch dünne Membranen voneinander getrennt sind. Sie sind so gleichartig, ja identisch, daß sie sich durch eine chemische Analyse kaum ausdifferenzieren lassen. So stellt die Lymphe das überall eindringende Lebensmedium des Körpers dar.

Funktionen Abwehr von Infektionen

Bisher nahm man an, daß die Funktion der Lymphorgane nur auf dem Gebiete der Abwehr von Infektionen liege. Heute aber weiß man, daß die Lymphorgane, die im ganzen Körper verbreitet sind, ein einziges großes, zusammenhängendes, in die Körperflüssigkeiten eintauchendes System darstellen, dessen Hauptaufgabe darin besteht, den intermediären Stoffwechsel, der sich in den Körperflüssigkeiten abspielt, aufrecht zu erhalten und zu ermöglichen.

Wenn die biochemischen Prozesse in den Zellen um so lebhafter sich vollziehen, je schneller die Abbaustoffe durch die Lymphe abtransportiert werden, so ist es verständlich, daß eine Anregung, Belebung und Intensivierung des Lymphstromes die Lebensbedingungen und die Lebensprozesse in den Geweben und ihren Zellen begünstigt.

So kam Vodder im Jahre 1932 auf den Gedanken, das Lymphsystem als Behandlungsgrundlage für eine manuelle Lymphmassage zu wählen. Er nannte diese Behandlungsmethodik „Lymphdrainage".

Abflußsystem

Vodder erkannte, daß die „Lymphdrüsenketten" das gemeinsame Abflußsystem der Haut, der Schleim- und Gehirnhäute, ja für alle Organe und Drüsen im Kopf und Hals darstellen. So ergab sich die Frage, ob es möglich wäre, Stauungen in geschwollenen Lymphdrüsen durch eine entsprechende massierende Behandlung aufzulösen. Wenn die Lymphdrüsen ihre Aufgabe, das Gewebe zu reinigen, nicht erfüllen, so könnten sie möglicherweise dadurch Unreinheiten der Haut und innerliche Infektionen, insbesondere der Schleimhäute verursachen. Trifft dies zu, dann muß es möglich sein, durch eine entsprechende, spezifische Art der Massage, die in den Lymphablaufkanälen und -schleusen entstandenen Stauungen zu beheben.

In diesem Sinne läßt sich die Lymphmassage (Lymphdrainage) manuell besonders wirksam anwenden, um Stauungen zu vermeiden. Außerdem wird dadurch – verständlich aus den oben dargelegten Tatsachen – der Regenerations- und Heilungsprozeß beschleunigt, Narben werden weniger sichtbar, können eventuell sogar vollständig verschwinden. So kann man durch eine „Ganzlymphdrainage" den Lymphfluß 10- bis 20fach beschleunigen.

Asdonk konnte bestätigen, daß durch manuelle Lymphdrainage „alle Prozesse, die mit örtlicher Lymphstauung und dadurch bedingter Unterernährung ablaufen, ausgezeichnet beeinflußt werden können. Auch allergische Konstitutionen sprechen mit guter Besserung an." Er erklärt dies dadurch, daß durch den vermehrten Lymphabfluß und die vermehrte Einschwemmung von Lymphozyten eine allgemeine Steigerung der Überwindungsfähigkeit der Allergie eintritt; andererseits aber wird örtlich fixiertes Eiweiß (Antikörper-Substanzen) mit dem Lymphstrom ausgeschwemmt.

Ganz allgemein kann man somit Störungen durch eine Disharmonie der aufbauenden und abbauenden Stoffwechselprozesse des Gewebes durch eine Lymphmassage gut beeinflussen. Man kann sagen: Jede Behandlung mit Lymphmassage stärkt die eigenen Immunisierungskräfte des Körpers.

Zilch hat ausführlich über Spezialbehandlungen mit Lymphmassage geschrieben, aus welchen die Bedeutung der Lymphozyten und ihre physiologisch außerordentlich wichtige Funktion und Tätigkeit hervorgeht. Denn die Lymphozyten haben nicht nur die Aufgabe, Bakterien zu umschließen und dadurch unschädlich zu machen, sondern sie sind auch für die lebenswichtigen Nucleinsäuren Transport- und Trägermedium und dienen somit der Erneuerung und Erhaltung aller Gewebegruppen. Auch daraus erklärt sich die Tiefenwirkung der Lymphmassage, bei der die Behandlungsgriffe die Produktionsfähigkeit des Lymphgewebes steigern und damit zugleich auch die Zuführung und Verwertung der lebensgestaltenden Eiweißmoleküle der Zellkernsubstanz und des Zellplasmas beschleunigen. So kann die Lymphmassage viele Spezialgebiete positiv beeinflussen, die Behandlung sogenannter Lymphatiker, bei Zirkulationsstörungen, Ablagerungsprozessen in der Altersheilkunde (Geriatrie und Gerontologie) und – in unserem Rahmen – für die allgemeine Gesundheitsförderung und zur Behandlung der Haut in der BioKosmetik.

Zur Technik der Lymphmassage

Das Lymphgefäß-System biokosmetisch behandelnd zu beeinflussen, muß man in jedem Falle die Feinheit und Zartheit der Lymphgefäße, vor allem der Lymphkapillaren berücksichtigen.

Die ganz neuartige Technik der Lymphmassage besteht daher darin, eine besondere Massageart von Pumpbewegungen auszuführen, welche die Lymphe heranholt und weiterbewegt, um dadurch eine lymphtreibende Wirkung zu erzielen. Die Handgriffe der manuellen Lymphmassage drehen sich daher spiralig-bewegend ins Gewebe ein und aus. Dieses besonders feine, zarte Aufsetzen der Hand muß mit vollem Bewußtsein und mit Konzentration auf die Tätigkeit ausgeführt werden, um eine beruhigende Entspannung zu erreichen.

Die kreisenden Massagebewegungen mit schrägen, ins Gewebe leicht eindrückenden Spiralen entsprechen dem physikalischen Gesetz zur Förderung einer Wasserströmung und bewirken daher auch physiologisch einen intensiveren Fluß der Lymphe. Wie alle Spiralbewegungen in der Natur, beinhaltet die Lymphmassage lebensanregende, lebensentfaltende Bewegungen: Das Ein- und Ausdrehen der Hände mit einer wechselnden, aufsteigenden und abfallenden Druckwirkung im Gewebe bewirkt, ähnlich wie die Herzbewegung mit ihrer Systole und Diastole, ein Ansaugen und Weiterdrücken. Insofern sollte man die individuelle Rhythmik des

Kreislaufs und auch des Herzens bei der manuellen Lymphmassage berücksichtigen, um die naturgerechte Bewegung durch die manuelle Behandlung jeweils im gleichen Rhythmus und im gleichen Sinne zu fördern.

So bedarf jede Lymphmassage einer verfeinerten Tastfähigkeit, die sowohl für die Behandlung selbst, wie auch für die psychosomatische Diagnostik und Beurteilung der Klientin, ursprünglich vor, während und nach dem Massieren wertvoll ist:

Im Fühlen geübte Hände können an jeder Halsseite oder in der Leistengegend mehrere Reihen von „Drüsenketten" mit bis zu 10 etwa erbsengroßen Lymphknoten feststellen. Durch wiederholtes Abtasten während der Behandlung kann man den Zustand der Lymphknoten überprüfen, um dann zu entscheiden, ob und inwieweit sich die Behandlung auswirkt. Gewebeschwellung und -entleerung lassen sich dadurch deutlich feststellen, wie auch die von Behandlung zu Behandlung eintretende Besserung und Wiederherstellung des gewünschten Normalzustandes. —

Zusammenfassend können wir sagen:

Die Lymphmassage hat folgende wichtigen Einflußgebiete:

(1) Die Lymphmassage von Hand wirkt auf das vegetative Nervensystem ein, und zwar tonisierend auf den Parasympathicus; das heißt, beruhigend, entspannend, krampflösend, schmerzlindernd. Im Bindegewebe verursacht sie einen Abtransport von überschüssiger Gewebeflüssigkeit bis zum natürlichen sogenannten Starlingschen Gleichgewicht, welches besagt, daß stets eine ganz bestimmte Flüssigkeitsmenge im Bindegewebe zirkulieren muß. Jedes Zuviel und jedes Zuwenig führt zu Versorgungs- und Entschlackungsstörungen.

(2) Die hauptsächliche Beeinflussung erreichen wir — wie ihr Name besagt — auf das Lymphgefäßsystem. In ihm werden die größeren Molekularsubstanzen, wie Eiweiß und alle an Eiweiß gebundenen Substanzen abtransportiert. Die Ausscheidung von Schlackenstoffen und Stoffwechselabbauprodukten wird daher durch die Lymphmassage beschleunigt und damit ein Ablagern in den Geweben verhindert.

(3) Von besonderer Bedeutung ist das Lymphsystem für die Abwehr von Infektionen im Organismus. Verschiedene Immunglobuline schützen den Körper gegen pathogene Viren, Bakterien und Fremd-

körper. Die Erkennung und Abwehr erfolgt vorwiegend im Lymphsystem, vor allem in den Lymphknoten. Daraus ergibt sich die außerordentlich wichtige Möglichkeit, durch eine entsprechende prophylaktische Lymphmassage die Immunabwehr des Körpers im Sinne einer Vorbeugung gegen Infektionen zu mobilisieren.

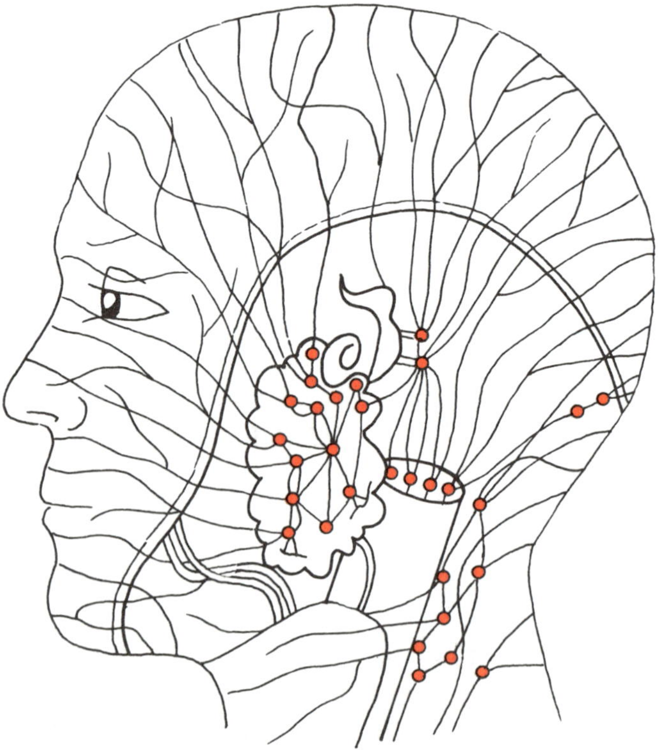

Lymphgefäße und Lymphknoten des Kopfes

Packungen und Masken

Im allgemeinen Sprachgebrauch unterscheidet man Packung und Maske nicht immer exakt. Wenn wir die beiden Arten kosmetischer Anwendungsform unterscheiden wollen, dann können wir definieren:

Packung „Eine Packung ist ein kosmetisches Präparat und zugleich eine kosmetische Anwendungsform, wobei man die nicht erhärtende Substanz auf Gesicht, Hals, Decolleté aufträgt, etwa 15 bis 20 Minuten einwirken läßt und dann meist mit feuchten Kompressen abnimmt."

Maske „Eine Maske ist ein kosmetisches Präparat und zugleich die damit durchführbare kosmetische Applikationsform, wobei die Substanz, aufgetragen, erhärtet oder erstarrt. Man läßt sie ebenfalls etwa 15 bis 20 Minuten einwirken und nimmt anschließend die Maske meist trocken ab."

Der definitorische Unterschied zwischen Packung und Maske besteht also darin, daß die Packung elastisch, weich, in ihrer Konsistenz praktisch unverändert bleibt und meist mit feuchten Kompressen abgenommen wird. Die Maske hingegen erhärtet, erstarrt oder bildet während des Aufliegens einen festen Film auf der Haut. Sie wird daher meist trocken abgezogen oder abgenommen.

Die Packung bzw. die Maske gibt man üblicherweise nach der jeweiligen Wirkstoff-Massage, um den dabei angewandten Wirkstoffen die Möglichkeit zu einer optimalen intrakutanen Sorption zu geben. Außerdem erreicht man dabei einen Feuchtigkeits- oder Kühleffekt, bzw. durch ein Antrocknen- oder Erstarrenlassen der Maske eine Spann- und Adstriktionswirkung auf der Haut.

Wenn sich auf der Haut jedoch ein fester, geschlossener Film bildet, so entstehen darunter Perspirationsstauungen, und es kommt zu einer peripheren Quellung der Haut, welche die intrakutane Sorption begünstigt.

Wärme-Behandlung

In der Kosmetik gibt es nur die äußere, örtliche Wärmeanwendung. Ihr Ziel ist, die lokale Durchblutung, als Hyperämie, zu intensivieren.

Man kann grundsätzlich zwei verschiedene Arten von Hyperämie unterscheiden, und zwar:

Aktive

(1) die aktive Hyperämie, als eine durch Wärme oder andere physikalische Maßnahmen entstehende arterielle Blutfülle und

Passive Hyperämie

(2) die passive Hyperämie, welche durch Stauung eine venöse Gefäßerweiterung hervorruft.

Die physiologische Wirkung der örtlichen Wärmeanwendung besteht in einer aktiven Hyperämie. Im Kapillarmikroskop kann man deutlich sehen, wie sich unter der Wärmewirkung die kleinsten und kleinen Gefäße des subpapillären Gefäßnetzes erweitern und der lokale Durchfluß des Blutes sich beschleunigt.

Die Reaktionen der Haut hängen von der Intensität der Wärmezufuhr, also der Höhe der Temperatur ab. Dabei treten folgende Wirkungen ein:

(a) Eine Steigerung der Sorption.

Durch die schnellere und intensivere Durchströmung der Gefäße erfolgt ein erhöhter und beschleunigter Abtransport sorbierter Wirkstoffe und damit die Möglichkeit einer nachfolgenden weiteren Absorption. Außerdem geht mit der Erhöhung der Geschwindigkeit des Blutdurchlaufes auch eine Steigerung des Lymphstromes einher.

(b) Mit dieser Verstärkung der Blut- und Lymphdurchströmung erhöht sich der periphere Stoffwechsel und damit die Gewebeversorgung.

(c) Durch die zugleiche Intensivierung des Energiestoffwechsels in den durchwärmten Regionen setzt auch ein erhöhter Abtransport von Ausscheidungen aus der behandelten Hautstelle ein.

(d) Es entsteht eine schmerzstillende Wirkung, durch eine unmittelbar beruhigende Beeinflussung der erregten Sympathikusfaser.

(e) Neben der Wirkung auf die peripheren Gefäße ist auch eine Beeinflussung innerer Organe durch eine allgemeine Anregung des Nervensystems als cuti-viscerale Reize möglich.

Anwendung der Wärme-Behandlung

Die Wärmezuführung erfolgt in der Kosmetik auf verschiedene Weise:

(1) als Leitungswärme (Kontaktwärme),
(2) Strahlungswärme und/oder
(3) Wellenwärme.

Der Effekt der drei Arten der Wärmezufuhr wirkt sich auf die Haut unterschiedlich aus, ob wir

(a) trockene oder
(b) feuchte Wärme zuführen, und außerdem resultiert
(c) je nach Applikation eine unterschiedliche Tiefenwirkung.

Zu (1) Leitungswärme (Kontaktwärme)

Zur Anwendung von Leitungswärme in der Kosmetik gehören
warme Kompressen,
warme Packungen,
warm aufgetragene Masken,
Kataplasmen,
Dampf- und Heißluftbäder.

Zu (2) Strahlungswärme

Infrarot

Zur kosmetischen Applikation von Strahlungswärme verwenden wir vorwiegend Lichtquellen mit Infrarot (IR). Die Infrarot-Strahlen grenzen an das sichtbare Rotlicht an und sind für uns Menschen an sich unsichtbar. Sie haben ein besonders ausgeprägtes Eindringungsvermögen in die Haut, und zwar dringen die kurzwelligen Anteile des IR (zwischen 700 und 1.400 nm) bis zu 30 mm tief in die Haut ein. Längerwelliges IR gelangt nur noch bis zu einer Tiefe von etwa 3 mm in die Haut.

In bezug auf die Dosis der Infrarot-Wärmebehandlung berücksichtigen Sie das subjektive Wärmegefühl Ihrer jeweiligen Klientin. Dabei können Sie außerdem noch individuell mit farbigen Glasfiltern dosieren: Reines Rotlicht hat eine hohe, Blaulicht hingegen eine sehr schwache Wärmewirkung. Bei einer Hypersensibilität, einer Hyperergie oder einer Neigung zu Hautreizungen bevorzugen wir daher Blaulicht, um keinesfalls die individuelle Reizschwelle zu überschreiten.

Rotlicht

Das reine Rotlicht hat eine ausgesprochene Tiefenwirkung. Die Hautoberfläche wird nur relativ wenig erwärmt, dagegen wesentlich stärker die tieferen Gewebeschichten.

Zu (3) Wellenwärme

Diathermie
Kurzwelle

Die vorgenannten Verfahren der leitenden und der strahlenden Wärme wirken vorwiegend auf die Haut peripher ein und erst von hier aus sekundär auf tiefere Gewebe. Man kann Wärmewirkungen aber auch direkt in tiefer gelegenen Organen und Körperteilen durch Diathermie und Kurzwelle als „Wellenwärme" hervorrufen. Diese beiden Verfahren, Diathermie und Kurzwelle, werden heute hauptsächlich zur Körperbehandlung angewandt, insbesondere für die Muskel- und Gelenk-Tiefentherapie, weniger für die kosmetische Gesichtspflege. —

UV-Strahlenbehandlung

Auch in der Kosmetik ist die Behandlung mit UV-Strahlen ein besonders wichtiges Gebiet der Lichtbehandlung.

Biologische Wirkungen der UV-Strahlen

Die biologische Wirkung der UV-Strahlen besteht in fotochemischen Prozessen, die sich in der Hauptsache in der Epidermis und in der Kutis abspielen.

Physiologisch-chemische Wirkungen:

Bestimmte Aminosäuren, welche in den Eiweißstoffen der Haut vorkommen, vor allem Histidin, werden durch die ultraviolette Bestrahlung in Histamin und Histamin-Derivate umgewandelt. Diese Substanzen werden vom Organismus in den allgemeinen Kreislauf übernommen und wirken im Körper wie eine erhöhte Histaminausschüttung.

Ferner sollen unter der Einwirkung des UV die sogenannten Sulfhydril-Substanzen (-SH) der oberflächennahen Hautschichten in ihrem Reduktionsvermögen verstärkt und intensiviert werden. Diese Sulfhydril-Körper spielen im Organismus eine wichtige physiologisch-chemische Rolle bei der Reduktion körpereigener Substanzen, von Hormonen, Fermenten und Vitaminen. Darauf ist die universelle Wirkung der UV-Bestrahlung auf den Organismus zurückzuführen.

Bildung von Vitamin D

Unter dem Einfluß der UV-Strahlung kommt es zur Bildung von Vitamin D aus dem in der Haut bereits vorgebildeten Ergosterin.

Außerdem wirkt die UV-Bestrahlung bakterientötend, zugleich aber auch zellzerstörend.

Die erregenden Wirkungen auf das vegetative Nervensystem scheinen in Zusammenhang zu stehen mit der Bildung von Histamin- und H-Substanzen aus Histidin, wie wir oben bereits erwähnt haben. Der Einfluß der UV-Strahlen auf das Allgemeinbefinden, auf Blut, Kreislauf, Atmungsorgane, Stoffwechsel, Magen-Darm-Kanal und Hormonhaushalt wirkt wahrscheinlich auf die Intensivierung der Sulfhydril-Körper in den oberen Hautschichten (vgl. oben).

Das UV-Hauterythem

Die bekannteste Wirkung der UV-Bestrahlung ist, neben der Pigmentierung, als dessen Voraussetzung das durch sie bewirkte Hauterythem. Dabei hängt verständlicherweise die Stärke der Hautrötung und Hautreizung von der Intensität der Bestrahlung, von ihrer Dauer und auch von der spezifischen Wellenlänge ab. Besonders intensiv wirken die Wellenlängen von 300 und von 250 nm erythembildend.

Selbstverständlich spielen für die Auslösung und für die Stärke der Erythementstehung auch die individuellen Momente eine sehr bedeutende Rolle, die Hautkonstitution, das Alter und das Geschlecht, außerdem physiologische Zustände, wie Krankheit, Menstruation, Gravidität u. a. Ferner können bestimmte Arzneimittel (sogenannte Fotosensibilatoren, wie Haematoporphyrin, ätherische Öle, u. a.) die UV-Empfindlichkeit der Haut erhöhen oder auch vermindern (wie z. B. Vitamin B_1).

Praktische Anwendung

Die UV-Bestrahlung kann man sowohl als natürliche Sonnenbäder wie auch durch die sogenannte künstliche Höhensonne oder durch Kohlenbogenlampen durchführen. Der Sinn dieser Allgemein-Bestrahlung ist eine unspezifische Umstimmung und Stimulation des Organismus und seiner Funktionen.

Kosmetisch von Bedeutung ist die Allgemeinbestrahlung mit UV bei Seborrhoe, Jugendakne, schlecht durchbluteter, und zu Atrophie neigender Haut, insbesondere zur Anregung des peripheren Stoff- und Energiewechsels.

Bei Akne kann man die UV-Bestrahlung sogar bis zu kräftigen, erythemerzeugenden Dosen steigern. Dabei kann es dann allerdings zu einer leichten oberflächlichen Schälung der Haut kommen, die man in der Praxis abwarten sollte, bevor man eine erneute UV-Bestrahlung kurmäßig durchführt.

Führen Sie eine UV-Strahlenbehandlung immer kurmäßig mit steigenden Bestrahlungsdosen durch. Beginnen Sie mit einer halben Minute und steigern jeweils von Mal zu Mal — bei mindestens einem Tag Zwischenraum — um eine halbe Minute bis höchstens 10 Minuten. Dabei müssen Sie jedoch unbedingt die Stärke der Lampe, den Abstand zur Klientin und das Bestrahlungssystem genau beachten, ob Normal- oder Intensivstrahlung, mit oder ohne Filter vorgegeben ist.

Lichtempfindliche Hautstellen, vor allem Teleangiektasien, decken Sie mit einer kleinen Mull- oder Zellstoffkompresse ab.

Das neueste Bestrahlungsverfahren sind Lichtbänke ausschließlich mit UV-A-Strahlen. Sie bräunen direkt, ohne den Umweg über das Erythem, wie bei UV-B.

Aber auch hier sollte sich die Klientin nach und nach an die zwar unschädlich scheinende, jedoch starke Strahleneinwirkung gewöhnen und die rhythmische Bestrahlungszeit allmählich steigern, bei einem Optimum von einer halben Stunde. Dabei hat sich besonders gut das vorbeugende Auftragen eines „Après-Sun"-Präparates bewährt. —

Ampullen-Hautkur

Die ursprüngliche Anregung zu biokosmetischen Behandlungen mit Ampullenpräparaten ging von zwei verschiedenen Fachgebieten aus: einmal von den erfolgreichen Erfahrungen der Vitamintherapie in der heutigen Geriatrie und Gerontologie, den Wissenschaften von den Alternsprozessen im Menschen und deren vorbeugender und heilender Behandlung. Das andere Gebiet, welches Pate stand, war die Komplextherapie der Naturheilkunde mit ihrer umfassenden Breitenwirkung kombinierter, naturgewonnener und naturbelassener Wirk- und Grundsubstanzen.

Die führende Idee bestand darin, die Erfahrungen der Geriatrie und der vorbeugenden Biotherapie in die BioKosmetik und ihre für sie zuständigen Behandlungsbereiche erfolgreich einzuführen. Dabei sollten die ausgewählten Wirkstoffkomplexe die bisherige allgemeine kosmetische Behandlung wirkungssteigernd ergänzen und unterstützen.

Die Möglichkeit einer Wirkungssteigerung verschiedener aufeinander abgestimmter, gleichsinnig wirkender Substanzen geht auf die biotherapeutische Regel der sogenannten potenzierenden Synergie zurück. Sie besagt: „Zwei oder mehrere gleichsinnig den Organismus beeinflussende Substanzen wirken – gemeinsam angewandt – wesentlich intensiver und stärker als jeder Stoff selbst in höherer Dosierung für sich allein." Das heißt, die gemeinsame Wirkung ist größer als ihre Summe, nämlich wie ihr Produkt, wie ihre Potenz.

Dazu war zunächst Voraussetzung, die einzelnen bisher bekannten Wirksubstanzen für sich in der Art und in der Größe ihrer Wirksamkeit zu untersuchen. Auf dieser Basis war es dann erst möglich, Kombinationen der einzelnen Komponenten festzulegen und zu testen. Wertvolle Wirkungsuntersuchungen haben uns in der BioKosmetik dazu die Dermatologie, insbesondere die mit ihr verbundene Biochemie und Biopharmazie zur Verfügung gestellt, vor allem als Grundlagenforschung.

Die Zusammenstellung der einzelnen Präparate für Ampullen-Hautkuren erfolgte dann nach den bekannten kosmetologisch-differenzierten Hautbildern und dem ihnen zugrundeliegenden Hautstatus:

(1) Tiefenreinigung und Hautlysing (Desincrustation);

(2) physiologische Unterfunktionen des Hautstoff- und Energiewechsels;

(a) die reife, beanspruchte, zu Atrophie neigende Haut;

(b) Feuchtigkeits- und Fettmangel der Haut;

(3) physiologische Überfunktionen der Haut, wie
(a) die seborrhoische, zu Unreinheiten neigende Haut,
(b) Großporigkeit des Teints und

(4) der Zustand der überempfindlichen, zu Reizungen, Rötungen und Irritationen neigenden Haut.

Zu (1): Tiefenreinigung und Hautlysing

Der Gedanke einer besonders intensiven Tiefenreinigung der Haut und eines Hautlysings (Desincrustation) führte dazu, hautverwandte Substanzen zu wählen: Tierische Haut wird biologisch zu Eiweißkondensaten abgebaut und mit natürlichen Cholesterinestern, Fettalkoholen und Saponinen kombiniert. Diese hautfreundliche, natürliche Komplexmischung löst den Hauttalg, das Hautfett, die Salze der Perspiration und die abgestoßene Hornsubstanz eluierend (auflösend) ab. Es kommt dadurch zu einer ganz leichten reizlosen Quellung und Lösung der peripheren Hornschicht, deren Wirkung allerdings wesentlich intensiver ist als die einer üblichen, normalen Reinigung des Teints. Dabei wird die Haut nicht irritiert, denn selbst eingehende Untersuchungen haben gezeigt, daß durch die natürlich gewonnenen Hautextrakte die empfindliche Augenschleimhaut nicht gereizt wird.

Zu (2a): Physiologische Alterserscheinungen

Man verwendet dazu gerne und mit recht gutem augenscheinlichen Erfolg Organpräparate aus embryonalem Gewebe. Sie enthalten die natürlichen, löslichen Kollagene, Proteine, Proteide und Eiweißbausteine der Zellen, die — nach Filatov — durch Kältekonservierung sich entwickelnden sogenannten Biostimuline in ihrer gesamten naturgegebenen und naturbelassenen Komplexheit. Sie wirken leicht und angenehm durchblutend auf die Haut, erhöhen den Tonus und Turgor des Gewebes, und rufen dadurch einen straffenden, glättenden Ausdruck der Haut und damit des Gesichtes hervor.

Man kann diese epidermale und endoderme Wirkung der Zellsubstanzen und Zellextrakte durch Vitamin A und E ergänzen. Gerade diese beiden Vitamine haben sich in der Geriatrie als besonders wirkungsvoll für die Belebung der Haut, wie des ganzen Organismus erwiesen. Vitamin A ist bekanntlich das Epithelschutzvitamin. Vitamin E wirkt endoderm substituierend, unspezifisch oestrogen-ähnlich, und daher vollkommen physiologisch und biologisch unschädlich auf die Proliferation der Epidermiszellen.

Zur Vorbeugung gegen Erscheinungen des Alterns kann man außerdem die Zellextrakte und Vitamine mit Pflanzenkeimextrakten und Keimlecithin kombinieren, um dadurch eine optimale substituierende Wirkung bei der biokosmetischen Behandlung alternder Haut zu erreichen. Pflanzliche Keimextrakte und Keimlecithin ersetzen die bei alternder Haut verminderten Phosphatide und machen außerdem, peripher, die Haut weicher, geschmeidiger und glatter.

Auch Kollagen hat sich zur vorbeugenden Behandlung und Pflege einer reiferen Haut gut bewährt. Seine Wirkung ist vielfältig: Die Elastizität der Haut wird gesteigert, die Oberflächenstruktur glättet sich, der Teint wird samtig-weich, elastisch und geschmeidig. Außerdem ist das native, jugendliche Kollagen ein zusätzlicher natürlicher Feuchtigkeitsfaktor der Haut und somit ein epidermer Wirkstoff zur Erhaltung des natürlichen äußeren Feuchtigkeitsspiegels.

Präparate zur Revitalisation, zur Anregung, Belebung und leicht steigernden Durchblutung der Haut werden im Institut am besten zur Massage im Sinne einer „Wirkstoff-Massage" verwendet. Denn durch die Massage von Hand erreichen Sie eine bestmögliche Penetration und Permeation der angewandten Wirk- und Grundsubstanzen in die Zwischenzellularen der Hornschicht, in die Haarfollikel und in die Schweißdrüsenkanälchen als Voraussetzung für eine nachfolgende Sorption.

Zu (2b): Feuchtigkeitsmangel der Haut

Das Problem des peripheren Feuchtigkeitsmangels der Haut spielt heute eine besonders bedeutsame Rolle. Die „Trockenheit" der Haut beruht bekanntlich nicht nur auf einem Mangel an Fett, sondern auch auf einem Zu-wenig an Feuchtigkeit. Dabei stehen allerdings die „Fett-Trockenheit" und die „Feuchtigkeits-Trockenheit" in einem unmittelbaren Zusammenhang. Denn der Hauttalg hat die Eigenschaft, hygroskopisch zu sein; das heißt, Feuchtigkeit auf der Oberfläche der Haut zu speichern und festzuhalten. Diese Bindung des für die Haut notwendigen Feuchtigkeitsspiegels bewirkt peripher in der Hornschicht der NM-Faktor (natural moisturizing factor) oder — im deutschen Sprachgebrauch — der „natürliche Feuchtigkeitsfaktor" der Haut (NFF). Es handelt sich hierbei um einen physiologischen Komplex, der sich aus den Ausscheidungen der Talgdrüsen, der Schweißdrüsen und auch aus der sogenannten „Kittsubstanz" zwischen den Hornlamellen aus den Epidermiszellen zusammensetzt. Bei einem Mangel an Hautfett und dem NM-Faktor tritt eine periphere „Wasserarmut" der Haut mit ihren Symptomen spröd, rissig, unelastisch, pergamentartig u. a. ein.

Neben diesem NM-Faktor wirken aber auch Kollagen und Phytokeim-Extrakte feuchtigkeitsspeichernd und feuchtigkeitsbindend. Im Sinne der oben erwähnten potenzierenden Synergie ergibt sich daher die Möglichkeit, den natürlichen, animalischen NM-Faktor mit den Phytokeim-Extrakten und Kollagen — oder auch Kollagen gesondert — zu kombinieren.

Zu (3 a): Die seborrhoische, zu Unreinheiten neigende Haut

Die Behandlung der seborrhoischen Haut mit ihrer Neigung zu Unreinheiten ist heute ein sehr weitverbreiteter Erscheinungskomplex, der durch seine Vielfalt oft unbekannter Ursachen immer wieder diagnostisch und behandlungsmäßig Schwierigkeiten bereitet. Darum ist auch die Kosmetologie immer wieder bestrebt, die biokosmetischen Behandlungsmöglichkeiten von Seborrhoe im Rahmen ihrer Möglichkeiten zu verbessern und zu erweitern.

Wenn wir bei unseren Ausführungen oben davon ausgegangen sind, daß es sich sowohl bei der fetten, wie bei der trockenen Seborrhoe um physiologische, aber gesteigerte Prozesse handelt, nämlich um eine Überfunktion der Talgproduktion und um eine übersteigerte Verhornung (Hyperkeratose) der Epidermis, speziell im Follikelkanal und an der Follikelmündung, dann erklärt sich daraus die Notwendigkeit einer sowohl keratinlösenden, wie einer zugleich beruhigenden, die Überfunktionen ausgleichenden Behandlung.

Entsprechend ausgewählte Kräuterextrakte aus Kamille, Hamamelis, angereichert mit Azulen und Hamamelin, kombiniert mit dem bewährten Vitamin-B-Komplex, vor allem Vitamin B_1, B_2 und B_6, dem Hautschutz-Vitamin, Lysozym und Panthenol sind die erfolgreiche Basis für eine biokosmetische Ampullen-Hautpflegekur bei seborrhoischer Haut.

Zu (3 b): Großporigkeit

Sehr häufig findet man bei Seborrhoe, und als Folge von Hautunreinheiten, daß entweder durch Veranlagung von vorneherein eine Großporigkeit der Haut vorliegt oder daß sie durch die Überfunktion der Talgdrüsen und die damit in Zusammenhang stehende Komedobildung als eine Erweiterung des Infundibulums provoziert worden ist. Dabei kann man, der Entstehung nach, zwei verschiedene Arten für die Bildung großer Follikel unterscheiden:

(a) eine meist konstitutionell bedingte Erschlaffung des Bindegewebes und damit allgemein der Gesichtshaut, oder aber

(b) eine narbige Großporigkeit als Folge früherer, oft unsachgemäß behandelter Pusteln durch Gewebedegeneration.

Die primäre Grundbehandlung ist in beiden Erscheinungsfällen die gleiche, ein peripheres Adstringieren der Haut durch konzentrierte Extrakte aus adstringierenden, hautstraffenden Frischkräutern, insbesondere auf der Basis von Gerb- und Bitterstoffen. Sie eignen sich zur Behandlung einer großporigen, erschlaffenden, anomal verhornenden Haut, zur abschließenden Behandlung im Institut, wie auch als konzentriertes Präparat zur Heimbehandlung.

Zur ergänzenden Weiterbehandlung im 1. Falle einer konstitutionell bedingten Großporigkeit gibt es die Möglichkeit, durch Kollagen epiderm und endoderm zu behandeln; im 2. Falle einer narbigen Großporigkeit ist eine Biologische Schälung mit einer jeweils nachfolgenden Massage mit Präparaten zur Revitalisation und Substitution – wie unter (2 a) angegeben – mit Erfolg angezeigt.

Zu (4): Überempfindlichkeit und Hyperergie

Eines der wichtigsten Behandlungsgebiete für die BioKosmetik ist die mehr und mehr zunehmende Überempfindlichkeit der Haut, die Neigung zu Reizungen, Rötungen und zu Irritationen. Hierbei spielen als Ursachen alle die Momente eine Rolle, die wir bei der Anamnese für die Hautbeurteilung in dem Frageschema festgestellt haben. Denn die physische und psychische Belastung von uns heutigen Menschen ist weit größer als in früheren Zeiten. Damit geht die immer mehr und mehr abnehmende Fähigkeit Hand in Hand, den nervlichen Beeinflussungen gegenüber gewappnet zu sein.

Für diese Behandlungen hat sich bisher Azulen, Bisabolol, Aucubin, Glyzyrrhicin, Hamamelin in Kombination mit Panthenol und in Verbindung mit hautschützenden Substanzen nach wie vor am besten bewährt. Dieser Wirkstoffkomplex wirkt beruhigend, ausgleichend und normalisierend sowohl auf die Reizempfindung, wie auch auf die Reizbeantwortung ein.

Bei einer empfindlichen Haut ist die Ampullenbehandlung nicht nur im Institut, sondern in jedem Falle auch, wenn möglich, allabendlich in der Heimbehandlung zu empfehlen. Danach sollte stets ein Azulenpräparat für die Nacht- und für die Tagespflege aufgetragen werden, welches die vorgenannten Wirkstoffe einzeln oder in Kombination enthält, und außerdem zugleich – besonders gut bewährt auf Milcheiweiß-Basis – die Haut ohne Beeinträchtigung der Perspiration schützt.

Wenn wir zusammenfassen, so sind die auf der Basis biokosmetischer Komplexpräparate geschaffenen Ampullen-Hautpflegekuren eine notwendige, wertvolle Bereicherung der Behandlung. Denn es ist möglich, gerade in der Form der Ampulle eine gezielte physiologische Abstimmung und Dosierung durchzuführen. Wenn man eine exakte Dosis geben will, dann muß dies bereits in der Herstellung als Vorbereitung für die Anwendung gewährleistet sein. Eine optimale Art der dosierten Abpackung ist die Ampulle. Denn sie enthält die physiologisch notwendige, zugleich aber auch genügende Dosis der jeweiligen Wirkstoffkombinationen in sich vereint. Eine Ampulle gehört daher üblicherweise für *eine* Behandlung und sollte daher auch für diese eine Behandlung aufgebraucht werden, um die genaue Quantität der Substanzen zur Wirkung zu bringen.

Ein weiterer Grund für die Wahl der Ampulle ist darin gegeben, daß doch viele naturgewonnene Substanzen empfindlich gegenüber Luftsauerstoff sind. Die Abfüllung in sterilen, luftabgeschlossenen Ampullen ist daher der beste Weg zu einer praktisch unveränderlichen Haltbarkeit der Substanzen.

Exakte Dosierung, individuelle Abfüllung und gute Haltbarkeit auch für empfindliche Naturwirkstoffe sind die fachlichen Gründe, die Form der Ampulle zu wählen. Außerdem aber hat die Anwendung in dieser Form den Charakter einer ganz individuellen, persönlichen Behandlungsmethodik: Jede Klientin erhält *ihre* Ampulle für sich allein ganz persönlich!

Zur Anwendung der konzentrierten Präparate in Ampullen sei noch auf folgende wichtige Momente hingewiesen:

Biokosmetische Tonica in Ampullen sind stets *nur äußerlich* anzuwenden! Dabei gibt man den Inhalt der jeweiligen Ampulle am besten in die Hand, trägt das Ampullentonikum auf die Haut auf und massiert es gut ein.

Anschließend kann man das Tonikum entweder manuell durch Massage in die Haut einarbeiten, am besten und intensivsten nach einer vorhergehenden *Biologischen Schälung* der Haut oder auch durch Iontophorese. Im Rahmen des Behandlungsablaufes im Institut, zum Teil auch in der Heimbehandlung, gibt es verschiedene zeitliche Passagen:

Das Präparat zur Tiefenreinigung und zum Hautlysing wird verständlicherweise stets v o r der eigentlichen Pflegebehandlung entsprechend seinem Verwendungszweck angewandt.

Die Ampullenpräparate zur Behandlung einer reiferen, beanspruchten, zu Erscheinungen des Alterns neigenden Haut werden immer und vor allem mit bestmöglichem Effekt w ä h r e n d der Hauptbehandlung angewandt, nämlich als Präparat zur Wirkstoffmassage.

Die Ampullen-Tonica zur Behandlung einer trockenen, feuchtigkeitsarmen Haut, für die unreine und die seborrhoische, wie auch für die überempfindliche, hyperergische Haut gibt man stets am besten n a c h der Hauptbehandlung als Abschluß, da sie – gut von der Haut aufgenommen – eine vorteilhafte Basis für das nachfolgende dezente biologische Make-up als gut haftender Körper abgeben.

So ist die biokosmetische Behandlung durch Ampullen-Hautpflegekuren in ihrer Methodik, von ihrer Zusammensetzung her und in ihrer Form, eine weitere Möglichkeit unseres biokosmetischen Grundgedankens, die Individualität und persönliche Eigenart jeder Klientin erfolgreich pflegend zu betreuen. –

Biokosmetische Hautbilder

Grundbehandlung Normale und trockene Haut

Grundbehandlung Normale Haut

Die normale Haut wollen Sie durch Ihre biokosmetische Behandlung in ihrem gesunden, natürlichen Zustand erhalten. Sie erreichen dies durch die Anwendung von Vitaminen, vor allem A und E und dem natürlichen Feuchtigkeitsfaktor NMF.

Darüber hinaus aber müssen Sie den ganz normalerweise sich anbahnenden Alternserscheinungen vorbeugen. Dazu können Sie selbst bei noch jugendlichen Klientinnen alle vier oder sechs Wochen einmal eine vorbeugende Anregungs- und Revitalisationsbehandlung durchführen, indem Sie die Gesichtsmassage mit einem Biokosmetikum auf der Basis von Embryoextrakten, Keimlecithin, Phosphatiden und biogenen Aminosäuren vornehmen. Die zur Massage angewandte Creme lassen Sie gleich als Creme-Packung aufliegen, eventuell geben Sie Infrarot-Bestrahlung oder in steigenden Dosen UV. Eine besondere Tiefenwirkung erreichen Sie, wenn Sie die Haut Ihrer Klientin vorher mit einer Biologischen Schälung für eine bestmögliche Aufnahme der angewandten Grund- und Wirksubstanzen vorbereiten.

Eine genaue Anleitung für die biokosmetische Behandlung einer normalen Haut im Institut und daheim finden Sie in unserem Behandlungsheft angegeben. Diese Anleitungen stellen in jedem Falle eine seit Jahren bewährte Grundlage dar, vor allem für die Erstbehandlungen.

Trockene Haut

Grundsätzlich unterscheidet man zwei Arten von Trockenheit der Haut, nämlich einmal den Mangel an Hautfett und zum anderen den Mangel an Hautfeuchtigkeit. Beide Arten hängen aber unmittelbar zusammen, und zwar durch die Fähigkeit des Hauttalges, Feuchtigkeit festzuhalten (Hygroskopie). Fehlt primär das Fett, so fehlt – als Folge – der Haut auch die notwendige Feuchtigkeit. Daher dürfen wir der Haut schon bei der Reinigung kein Fett entziehen und verwenden daher im Institut wie für daheim ein Reinigungsöl. Außerdem führen wir der Haut neben hautverwandten Fetten und Ölen Vitamine zu, speziell Vitamin A und E und außerdem den natürlichen Feuchtigkeitsfaktor der Haut, NMF.

Dadurch geben wir der Haut den normalen, angenehmen Feuchtigkeitsgehalt, der sie weich und geschmeidig erhält. Als Nachbehandlung geben Sie Ihrer Klientin ein spezifisches, konzentriertes Feuchtigkeitspräparat in Ampullen. –

Zur Biomorphose des Alterns

Kondensation

Die allgemeine Ursache und den Grund für das Altern von Zellen und Geweben vermutet man in einer Erstarrung und Verfestigung der Biokolloide. Bei dieser Verfestigung des Protoplasmas vollzieht sich ganz allgemein eine Annäherung der Kolloidteilchen, wobei sich die Dispersität verringert und das ganze System der Biokolloide sich kondensiert, verdichtet und zusammenballt. Diese ständigen Wandlungen der Biokolloide während des Lebens bedingen einen notwendigen Ablauf allen lebendigen Geschehens zum Festwerden, zum Erstarren. Denn die zunehmende Verdichtung und Verklumpung des Protoplasmas führt zu einer fortschreitenden Hemmung der lebensnotwendigen Stoffwechselvorgänge.

Dehydratation

Zugleich mit dieser Erscheinung der Zusammenlagerung des Protoplasmas geht ein Wasserentzug (Dehydratation) in der dispersen Phase parallel. Beide Vorgänge,
die Kondensation der Biokolloide und
die Dehydratation in der dispersen Phase,
bedingen eine Entmischung der kolloidalen Substanz in zwei oder mehrere Anteile mit verschiedenem Kolloidgehalt.

Altern der Kapillarwandungen

Die Ernährung der Zellen und des Gewebes vollzieht sich durch die Membran der Kapillaren hindurch, die von einem feinen Häutchen umgeben sind. Dessen Zustand ist für die Ernährung der Biokolloide von grundlegender Bedeutung. Wenn dieses Kapillarhäutchen verdickt, dann wird die Ernährung der Zellen und des Gewebes vermindert, eventuell sogar vollkommen verhindert. Durch diese verminderte Ernährung erleiden die Zellen und das Gewebe eine Atrophie des Alterns, die man mit einem Hungerzustand vergleichen kann. Durch die Verdichtung und Verdickung des kapillaren Filterhäutchens kommt es nicht nur zu einer Verlangsamung der Stoffwechselvorgänge, sondern außerdem zu einer Verödung des Kapillarsystems selbst. Man spricht von einem „intravitalen Alterungsprozeß".

Eintrocknung und Verschlackung

Das Grundlegende des Vorganges des Alterns ist somit eine fortschreitende Eintrocknung der Gewebe mit einer entsprechenden Gewebeverdichtung. Dieser Verdichtungsprozeß wirkt sich auf die Ernährung des Gewebes selbst aus und außerdem auch auf das Verhalten zwischen Gewebe und den umgebenden Körperflüssigkeiten. Die Möglichkeit für die Diffusionsvorgänge nimmt mit zunehmender Gewebeverdichtung ab. Die Folgen davon sind Versorgungs- und Ernährungsstörungen. Diese Gewebsverdichtungen, die Ernährungsstörungen, die damit in Verbindung stehenden Funktions- und Strukturveränderungen schaffen Bedingungen, bei denen die optimale Kolloidität der Körperflüssigkeiten und die Löslichhaltung der kristallinen Substanzen nicht mehr gewährleistet ist. Dabei spielen die Schutzkolloide im Organismus eine ausschlaggebende Rolle; denn sobald die Zell- oder Plasmakolloide instabil werden, fällt ein Großteil schwerlöslicher Substanzen aus (Lipide, Cholesterine, Calciumverbindungen u. a.).

Eine Vielzahl von Alterserscheinungen läßt sich daher

(a) auf einen abnehmenden Wassergehalt des Gewebes und auch der Knorpelsubstanzen zurückführen und

(b) auf eine fortschreitende „Verschlackung" des Gewebes.

„Eintrocknung"

Die Eintrocknung ist dabei durch eine Zunahme des Stickstoffgehaltes in den untersuchten Geweben gekennzeichnet. Dieser Prozeß der Eintrocknung ist eine gesetzmäßige Erscheinung der Biomorphose, ist ein „Gesetz des Alterns".

„Verschlackung"

Als Folge der zunehmenden Wasserverarmung der Gewebe zeigen sich, wie oben bereits gesagt, Einlagerungen von „Schlackensubstanzen", insbesondere Calcium und Cholesterin. Dabei ist Calcium das typische Ion der Verfestigung und der Erstarrung (Knochensubstanz), während das dabei abnehmende Kalium, das typische Ion der intrazellulären Flüssigkeit darstellt. Auch hieraus kann man physiologisch-chemisch die zunehmende Tendenz zur Erstarrung und die abnehmende Neigung zur Verflüssigung entnehmen. Die Zunahme der Erstarrung äußert sich in einer endlichen Totalverkalkung und Verknöcherung, speziell des kapillarfreien Gewebes mit verlangsamtem Stoffwechsel; der intrazelluläre Flüssigkeitsraum hingegen wird immer mehr und mehr verkleinert.

Der circulus vitiosus besteht nun darin, daß die Wasserverarmung die sowieso schon vorhandene Niederschlagsbildung noch einmal begünstigt und die Niederschlagsbildung wiederum den Verdichtungsprozeß der Zellsubstanz beeinflußt. Eine Anhäufung von zellfremden Schlackenstoffen beeinträchtigt wiederum den Zustand der Zellen und des Gewebes im Sinne eines noch stärkeren Ausfällungsprozesses.

Praesenile Atrophie

Degenerative Veränderungen der Haut können auch schon in jungen Lebensjahren auftreten, wenn die Haut durch die Art des Berufes ständigen Witterungseinflüssen oder Belastungen ausgesetzt ist. Man spricht dann von einer „präsenilen Dystrophie" der Haut.

Dabei zeigen sich im Bindegewebe oft entzündlich-degenerative Veränderungen, die Gesichtshaut erscheint verdickt und reichlich von Gefäßerweiterungen, Teleangiektasien, durchzogen.

Auch durch organisch oder nervlich belastende und zehrende Krankheiten können als Folgeerscheinungen degenerative Symptome der Haut auftreten. Das sogenannte „kranke", blasse, fahle Aussehen der Haut zum Beispiel in der Rekonvaleszenz ist an sich gleichfalls eine „präsenile Atrophie", auch wenn sie in diesen Fällen nur vorübergehend erscheint.

Atrophische Haut und Permeabilität

Eine noch jugendliche, normale Haut ist von Natur aus aufnahmefähiger und aufnahmebereiter für Wirkstoffe, welche ihr zugeführt werden als eine ältere. Denn die Permeabilität der Haut nimmt mit zunehmender Verhornung (Keratinisierung) ab. Je stärker die Haut verhornt ist, um so mehr bildet sie eine Barriere gegen jegliche Aufnahme epiderm zugeführter Substanzen.

Die Tatsache einer verminderten Sorptionsfähigkeit der atrophischen Haut erschwert den kosmetischen Erfolg. Denn sie bedarf einer besonders intensiven Pflege und gerade sie aber stellt ihr den größten Widerstand entgegen. Aus diesem Grunde ist es notwendig, um zu einem optimalen Erfolg der kosmetischen Behandlung zu gelangen, sie biologisch zu schälen.

Biologische Schälung

Durch die Biologische Schälung wird die Hornschicht zum Teil abgelöst und die darunterliegenden Schichten der Epidermis stellen einer intrakutanen Sorption von Wirkstoffen einen wesentlich geringeren Widerstand entgegen als die Hornschicht. –

Das generelle Altern der Haut

Wie kommt es, daß der Mensch altert?

Unser menschlicher Körper ist während seines ganzen Lebens steten Umbildungen und einem immerwährenden Auf- und Abbau unterworfen. Wir können uns kaum eine Vorstellung von der außerordentlich regen Erneuerung unseres Organismus machen, selbst wenn wir hören, daß sich ununterbrochen über 20 Milliarden Zellteilungen in unserem Körper vollziehen, um Zellen, Zellgewebe, Organe und damit unseren gesamten Organismus immer wieder von neuem umzubilden und damit zu regenerieren. Etwa alle sieben Jahre — sagt man — hat sich unser Organismus neu gebildet.

stetige Neubildung

Und trotzdem altern wir! Ist dies nicht ein Widerspruch zu dieser steten, gewaltigen Regeneration? Dieser scheinbare Gegensatz löst sich aber auf, wenn wir die Zellneubildung nicht nur zahlenmäßig, sondern in ihrer Qualität betrachten. Die jeweilige Regeneration verläuft nämlich nicht in allen Geweben und Organen gleichmäßig oder gleichzeitig, sondern in ganz bestimmten rhythmischen Intervallen. Dabei überwiegen einmal die aufbauenden Tendenzen und anschließend wiederum die abbauenden, jeweils im gegenseitigen Wechsel. So entstehen die einzelnen, sich rhythmisch wiederholenden Phasen, die von der seelischen Spannkraft, der Lebensvitalität des Menschen getragen und über das vegetative Nervensystem durch Biostimulatoren und Biokatalysatoren gesteuert werden, wie Hormone, Vitamine und Fermente. Die dazu notwendigen Aufbaustoffe — Kohlehydrate, Fette, Eiweiß, Mineralien und Sauerstoff — werden durch das Blut und durch die Lymphe an die Zellen herangeführt. Die Abbauprodukte werden auf den gleichen Wegen weggeführt und ausgeschieden.

Qualitative Minderung

Wenn die ständige, natürliche Regeneration unseres Organismus nicht mehr in so vollkommener Weise stattfindet wie in jugendlichen Jahren, so drückt sich dies darin aus, daß die Zellen und damit das Zellgewebe, die Organe usw. nicht mehr, wie ursprünglich, vollkommen optimal ausgebildet und aufgebaut werden. Die Qualität der Zellen sinkt also von der einen Aufbauphase zur nächstfolgenden zwar ganz unmerklich, aber mit den Jahren doch deutlich sichtbar ab. Die Folge hiervon ist, daß sich äußerlich „Alternserscheinungen" zeigen.

Dieser Rückgang der Zellneubildung beginnt schon bald nach den Entwicklungsjahren und verläuft dann normalerweise stetig absinkend. In den Wechseljahren — im Klimakterium — erleidet besenders der frauliche Organismus einen ausgeprägten Einbruch. Psychische Spannkraft, physiologische Hormonausschüttung, Stoff- und Energiewechsel gehen stark zurück und zeigen daher in dieser Periode innerhalb kurzer Zeit ihre Wirkung als deutlich hervortretende Alternserscheinungen bei einer Krisis des allgemeinen Gesundheitszustandes. Wir erkennen diese bei der Haut als ihr Welk- und Faltigwerden, als ein Nachlassen des Turgors und des Tonus, als eine Erschlaffung des Gewebes und als ein Nachlassen der Durchblutung der Haut, allgemein als ein Atrophieren.

Eine Atrophie der Haut ist physiologisch bedingt; das heißt, sie ist nicht krankhaft, sondern durch die sich naturgemäß vermindernden Lebensabläufe bestimmt, eben „das Altern". Ursache des Alterns ist ein allgemeines Nachlassen der physischen und psychischen Prozesse des Organismus und damit zugleich auch der Haut als seinem von ihm abhängigen Organ.

Physiologische Altersveränderungen der Haut

Die zunehmende Überalterung der Zivilisationsvölker ist ein biologisches, psychologisches, medizinisches, soziologisches und damit auch kosmetologisches Problem.

Die während des ganzen Lebens sich ständig vollziehenden Alterswandlungen des Organismus, von Bürger als Biomorphose benannt, sind Gegenstand der Gerontologie, der Lehre von der Erforschung des Alterns, als Grundlage auch unserer für die Kosmetologie wichtigen Erkenntnisse. Trotz des steigenden Interesses an derartigen Fragen ist unser Wissen speziell über die durch den Vorgang des Alterns bedingten Veränderungen an der Haut noch recht unvollkommen. Wohl gibt es eine Vielzahl, oft sehr eingehender Einzelbefunde, aber noch ist es ein lückenhaftes Mosaik, dessen Zusammenfassung wir für unseren biokosmetischen Rahmen versuchen wollen.

Da die Altersveränderungen der Haut auch in das Medizinische hineinspielen, müssen wir notwendig differenzieren nach:

(1) physiologischen Alternsveränderungen der Haut, einer einfachen senilen Atrophie, die auch uns in der Kosmetologie und Kosmetik betreffen, und die ausschließlich das ästhetische Empfinden, das physiologische Befinden und den biologischen Status angehen, und

(2) pathologischen Altersveränderungen der Haut, die degenerative senile Atrophie, die zur Medizin, speziell zur Dermatologie gehören, und ihr vorbehalten bleiben müssen.

Die im Laufe des Lebens sich von selbst mehr und mehr ausprägende Atrophie der Haut ist ein normales Involutionsphänomen, bei dem einmal die individuelle innere Disposition und zum anderen die von außen her auf den Organismus, speziell auf die Haut, einströmenden Einflüsse zusammenwirken.

Die hierfür wesentlichsten Momente sind somit

(a) die individuelle Grundkonstitution des Körpers und der Haut;
(b) der momentane Gesundheitszustand und
(c) der vielfältige Komplex der Umweltfaktoren.

Der Prozeß des Alterns, sowohl der Haut wie des Organismus, verläuft nicht gleichmäßig, sondern in periodischen Rhythmen. Es gibt Lebensabschnitte, in denen das Altern scheinbar stillesteht, dann wiederum Zeitläufe, in denen ein deutliches Fortschreiten der Alterungsprozesse sichtbar in Erscheinung tritt.

Die Altersatrophie der Haut ist überwiegend auf rückgängige Energie- und Stoffwechselprozesse im Corium zurückzuführen, weniger auf solche der Epidermis, auch wenn an dieser deren Auswirkungen augenfällig in Erscheinung treten.

Dennoch beginnen wir bei der

Epidermis

und ihren morphologischen Altersveränderungen.

Infolge abnehmender Dicke und verminderter Elastizität des Coriums, ebenso infolge des Schwundes des subkutanen Fettgewebes, beginnen meist schon im vierten Lebensjahrzehnt die ersten deutlichen morphologischen Altersveränderungen der Haut:

Das Hautrelief vergröbert sich, die Hautoberfläche wird trockener, spröder, rauher; es bilden sich Runzeln und Falten, fleckenförmige Hyperpigmentationen u. a. Die Haut läßt sich leichter von der Unterlage abheben, wobei die Hautfalten sich nur langsam glätten. Diese Alterserscheinungen der Haut treten am stärksten im Gesicht, am Hals und an den Händen auf. Das heißt, an den meist frei getragenen, Wind und Wetter ausgesetzten Körperstellen.

Die Altersveränderungen der Epidermis sind vor allem quantitativ verminderter Art, weniger qualitative Wandlungen der Substanz; denn die Fähigkeit zur Zellerneuerung und Zellteilung der Keimzellschicht bleibt bis ins hohe Alter erhalten.

Mit zunehmendem Alter wird die Epidermis allerdings dünner. Die Abnahme der Hautdicke ist je nach Körperregion unterschiedlich stark; sie beträgt im allgemeinen etwa ein Drittel.

Wenn wir die einzelnen Epidermisschichten bei zunehmender Alterung der Haut betrachten, so stellt man fest, daß das Stratum basale, die Keimzellenschicht, bis ins höchste Greisenalter hinein unverändert bleibt, jedenfalls soweit dies lichtmikroskopisch feststellbar ist. Stachelzellenschicht, Körnerschicht und Hornschicht lassen eine Verdünnung feststellen, auch wenn diese nicht einheitlich ist. Dabei führt man die Dickenabnahme der Epidermis auf eine Verkleinerung der Einzelzellen zurück, nicht etwa auf eine Verminderung der Zellagen. Daraus ist zu folgern, was histologisch auch feststellbar ist, daß nach der Zellteilung in der Keimzellschicht die neugebildeten Tochterzellen bei zunehmender Atrophierung nicht mehr die ursprüngliche, optimale Größe und nicht mehr den optimalen Turgor, wie in der jugendlichen Haut, zu erreichen vermögen.

Die Grenzfläche zwischen Epidermis und Cutis mit ihren normal deutlich ausgeformten Papillen flacht sich mehr und mehr ab und verläuft schließlich fast eben. Dadurch tritt eine wesentliche Verminderung der Grenzoberfläche ein, entsprechend verringert sich die Möglichkeit des Substanzaustausches zwischen Epidermis und Corium. Außerdem ist der Zusammenhang, die Kohäsion, zwischen diesen beiden Hautschichten, vermindert, was zu einer erhöhten Blasenbildung im Alter führen kann.

Aktivität der Zellteilung

Normalerweise findet die Regeneration der Epidermis sowohl in der Keimzellschicht wie auch in der Stachelzellschicht je etwa zur Hälfte statt. Mit zunehmendem Alter jedoch nimmt die Fähigkeit zur Zellteilung in der Stachelzellschicht mehr und mehr ab und sie bleibt somit auf die Basalschicht begrenzt.

Die Anzahl der Zellvermehrungen selbst bleibt bis ins hohe Alter konstant; manche Autoren (Katzberg) fanden sogar eine Zunahme der Zellteilungen mit zunehmendem Alter.

Allerdings sinkt die Lebensdauer der einzelnen Körperzellen von höchstens 101 Tagen in der Kindheit auf höchstens 46 Tage im Alter ab. Dies hängt mit der geringeren quantitativen Ausgestaltung der einzelnen Zellen zusammen, da die Regenerationskraft der basalen Zellschicht nicht mehr voll den Anforderungen des Optimums genügt, wodurch sich auch die allmähliche Verdünnung der Epidermis erklärt.

Verhornung

Der Verhornungsprozeß scheint im Alter morphologisch und histochemisch nicht prinzipiell verändert zu sein. Infolge vermindertem Vermögen zur Wasserbindung aber kann es zu lamellenartiger Auflockerung der obersten Deckschichten oder aber zu einer Übersteigerung der Verhornung, ja sogar zu einer Verschwielung kommen. Die wahrscheinliche Ursache hierfür ist der verfrüht einsetzende Verhornungsprozeß der Epidermiszellen, welche im Alter nicht mehr optimal ausgestaltet sind.

Fettmantel

Die Talgdrüsen vermindern ihre Produktion bereits nach vollendeter Pubertät. So dezimiert sich auch der Fettmantel der Haut bei zunehmendem Alter. Er besitzt bekanntlich die Eigenschaft, die Wasseraufnahme und die Wasserregulierung zu beeinflussen, so daß eine vorzeitige Störung des Hautfettmantels den Alterungsprozeß der Haut insgesamt nachteilig beeinflußt. Denn das reine Keratin der Hornschicht ist wasserabweisend und bedarf der im Hautfett enthaltenen Stoffe, um die Benetzung zu fördern und um damit den für die oberflächliche Elastizität und Widerstandsfähigkeit notwendigen Feuchtigkeitsspiegel aufrecht zu erhalten.

Für die Spreitung des Fettfilmes auf der Haut ist auch die Tätigkeit der kleinen Schweißdrüsen von Bedeutung, die mit fortschreitendem Alter auf Wärmereiz weniger und geringer ansprechen als früher. Auf dieses Nachlassen der Produktivität von Talg- und Schweißdrüsen ist die Trockenheit der Altershaut zurückzuführen, sowie ihre Neigung zur Schrundenbildung, ihre geringere Widerstandskraft gegenüber Alkalien und damit die erhöhte Neigung zur Craquelierung, zur Ichthyosis oder zur Pityriasis senilis.

Die Anzahl der Komedonen nimmt im Alter eher ab als zu, aber es können sich gelegentlich sogenannte „Riesenkomedonen" ausbilden.

Auch die senile Hyperplasie von Talgdrüsen ist ein echtes Alterssymptom. Es handelt sich hierbei um stecknadelkopf- bis linsengroße, flach erhabene Knötchen mit glatter Oberfläche, die bei Betrachtung unter der Lupe eine Vielzahl feiner gelblicher Pünktchen als Talgretentionen erkennen lassen.

Feuchtigkeitsgrad

Damit meinen wir den äußeren, peripheren „Wassergehalt" der Epidermisoberfläche, im Gegensatz zum „inneren" Wassergehalt der Zellen, des Zellgewebes und der Interzellularräume.

Die verhornte Oberfläche der Altershaut ist wasserarm und ist somit „trocken". Die Ursache ist die mit zunehmendem Alter verminderte Produktion von Hautfett mit seiner hydrophilen Fähigkeit der peripheren Feuchtigkeitsbindung und die trägere Schweißabsonderung.

Pufferungskapazität

Um den leichten Säuregrad der Hautoberfläche („Säureschutzmantel") aufrecht zu erhalten, spielen die freien Aminosäuren der Hornschicht, der Fettmantel und vor allem das Milchsäure-Puffersystem des Schweißes eine tragende Rolle.

Während in den nur von ekkrinen Schweißdrüsen versehenen Hautpartien der durchschnittliche pH-Wert von $5{,}5 \pm 0{,}5$ bis ins hohe Alter praktisch konstant bleibt, eher sogar noch stärker sauer reagiert, steigt er im Bereich apokriner Drüsen bis 7,5 in den alkalischen Bereich. Dadurch wird das Pufferungsvermögen der Haut in seiner Kapazität beeinträchtigt. Es kommt daher zu einer verlangsamten Alkali-Neutralisation, wodurch die Empfindlichkeit gegen jegliche Art peripherer alkalischer Einflüsse erhöht ist.

Die Verschiebung des pH-Wertes der Hautoberfläche in den sauren Bereich ist nach den Untersuchungen an der dermatologischen Klinik in Marburg darauf zurückzuführen, daß die Zahl der funktionsfähigen Schweißdrüsen abnimmt, nicht etwa die Schweißtätigkeit der einzelnen Drüsen.

Pigmentbildung

Bei älteren Menschen zeigen sich häufig an den frei getragenen Körperstellen fleckenförmige Hyperpigmentationen in der Basalzellenschicht („Altersflecke"). Sie ähneln Sommersprossen, sind aber meist viel größer und unregelmäßig figuriert. Pigmentkinese und Pigmentstoffwechsel sollen in höherem Alter gesteigert sein; häufig aber handelt es sich um haemoglobinogene, Bilirubin- oder Indikan-Pigmentierungen, bevorzugt an Händen und Unterarmen, die aufgrund ihrer anders zusammengesetzten chemischen Struktur durch die normalen kosmetischen Behandlungsmöglichkeiten nicht aufgehellt werden können. —

Jetzt kommen wir zu den morphologischen Altersveränderungen des

Coriums.

Bei Jugendlichen ist die Cutis relativ dünn, zwischen 0,3 mm (Nase) bis 3,0 mm (Rücken). Sie ist zwischen dem 30. und 40. Lebensjahr am stärksten ausgebildet. Danach nimmt die Dicke mit zunehmendem Alter wieder ab.

Die Cutis erleidet dabei — je nach Körperregion verschieden — starke Veränderungen, die alle Gewebselemente, vor allem aber die kollagenen und elastischen Faseranteile erfassen. Die Kollagenfibrillen werden dünner und kürzer, sie zeigen eine geringere Quellungsfähigkeit und eine verminderte Empfindlichkeit gegenüber Fermenten, mit dem Ergebnis: Die Haut wird unelastisch.

Bei den elastischen Fasern zeigt sich ein großer Unterschied zwischen lichtgeschützten und lichtexponierten Hautarealen: In lichtgeschützten Hautbereichen sind morphologische Veränderungen nicht nachweisbar, während dagegen in lichtexponierten Hautbereichen eine deutliche Verdünnung, Rarifizierung (zahlenmäßige Verminderung) und auch eine Verklumpung der elastischen Fasern festzustellen ist. Es kommt zu bündelartigen Zusammenballungen der Bindegewebsfasern durch degenerativ verändertes Kollagen.

Die elastischen Fasern nehmen zum Teil eine schollenförmige Gestalt an. Es entstehen zunächst grobe, später feine Körnelungen. Über das 40. Lebensjahr hinaus erfolgt außerdem eine zunehmende Homogenisierung der elastischen Faser. Am frühesten und stärksten betroffen sind die Jochbeingegend und die seitliche Wangenhaut.

Die Grundsubstanz des Bindegewebes – eine amorphe kolloidale Masse von reversiblem Sol-Gel-Charakter – welche die Räume zwischen den Zellen- und Fasergeweben des Coriums ausfüllt, geht mehr und mehr aus dem flüssigen Solzustand in einen irreversiblen Gel-Zustand über.

Morphologisch auffällig und charakteristisch für die Altershaut ist die sogenannte „Elastose", die sich als breites Band vergröberter und verklumpter Faserstücke spürbar und sichtbar zeigt.

Elastizität – Dehnbarkeit – Zugfestigkeit

Infolge ihrer fibrinösen Proteinstruktur besitzt die Haut eine reversible Dehnbarkeit. Das Netzwerk elastischer Fasern bewirkt ihre Elastizität, wobei zugleich die kollagene Faser als Schutz gegen eine Überstreckung wirkt.

Nun ist die Elastizität der Haut abhängig von ihrem Wassergehalt und dem Quellungsvermögen ihrer Bindegewebsfasern. Die Altershaut erscheint bei geringerer Spannung zunächst sehr viel schlaffer als die junge Haut, da das elastische Netz insuffizienter geworden ist. Bei einer stärkeren Streckung jedoch setzt die ältere Haut einen höheren Dehnungswiderstand entgegen, da die Dehnbarkeit der Kollagenfasern aufgrund ihrer Zusammenballung verringert ist. Das heißt, die Elastizität der Altershaut ist vermindert, ihr Dehnungswiderstand und ihre Zugfestigkeit nehmen jedoch infolge des verminderten Wassergehaltes und des verfestigten, in sich koagulierten Kollagenfasernetzes zu.

Gefäßversorgung – Durchblutung

Mit zunehmendem Alter treten mehr und mehr arteriosklerotische Verengungen auch des peripheren Gefäßsystemes ein. Dadurch wird die periphere Durchblutung bis zur Insuffizienz vermindert.

Das gesamte zirkulierende Blutvolumen ist im Alter leicht verringert; die Blutströmung verlangsamt. Trotzdem kann man allgemein kein Abfallen der Hauttemperatur mit zunehmendem Alter feststellen. Die Kapillarreaktion auf äußere Reize, wie UV-Bestrahlung, mechanische Reize u. a. nimmt jedoch stetig ab. Daher sind ältere Menschen nicht mehr so anfällig gegen irritierende Hauteinflüsse wie jüngere Menschen.

Durch die Verdünnung der Haut treten die Blutgefäße stärker als sonst hervor und infolge einer Erstarrung und Verfestigung der

Gefäßwandungen, die in ihrer Elastizität degenerieren, kann Blut ins Gewebe austreten.

Thermoregulation

Durch Kurzschaltung der Gefäßperipherie wird die Wärmeabgabe des Körpers bekanntlich verringert, durch Weiterung der Hautkapillaren und durch vermehrte Schweißabsonderung die Wärmeabgabe vergrößert. Unabhängig vom Alter ist der Körper bestrebt, seine Kerntemperatur in engen, physiologisch optimalen Grenzen zu halten.

Wenn man jedoch ältere Menschen extrem warmen oder kalten Umgebungstemperaturen aussetzt, dann zeigt sich, daß die Kerntemperatur schlechter und nur mit größerer Anstrengung (erhöhter Sauerstoffverbrauch) errungen werden muß und daß die Schutzmaßnahmen des Organismus vor Wärmeverlusten bzw. vor Überhitzung zunehmend unfähiger und träger werden. Dies liegt an der verminderten, nicht mehr spontan reagierenden Fähigkeit zu Gefäßverengungen bzw. zu Gefäßerweiterungen, außerdem auch an der verminderten Fähigkeit zur Schweißabsonderung.

Permeabilität — Resorption

Der Permeabilitätsgrad der Haut hängt von verschiedenen Faktoren ab, wie der Dicke der Hornschicht und des Fettmantels, von der Zusammensetzung der dermalen Grundsubstanz, der Durchblutung, des Wassergehaltes u. a. Die Verminderung der Dicke der Hornschicht, die Verminderung des Fettgehaltes erhöhen im Prinzip die passive Permeabilität; die geringere Durchblutung, die verschlechterte Durchsaftung, die gesteigerte Keratinisierung, wie zum Beispiel bei der ledrigen Atrophie, vermindern sie.

Stoffwechsel

Der Sauerstoffverbrauch der Haut sinkt mit zunehmendem Alter bis auf die Hälfte des normalen Respirationsquotienten ab, nämlich von 1,51 auf 0,74. Aus den Ergebnissen der Aktivitätsbestimmungen ergibt sich, daß mit zunehmendem Alter die Energiegewinnung der Zelle vorwiegend aus dem zellständigen Glykogen erfolgt, nicht mehr — wie im jugendlichen Organismus — aus Traubenzucker direkt.

Weitere Eigenschaften der alternden Haut sind ihre geminderte Entzündungsbereitschaft, die verzögerte Geschwindigkeit ihrer Wundheilung und die Abnahme ihrer immunbiologischen Reaktivität. —

Zusammenfassend kann man sagen, daß die Haut mit zunehmendem Alter in den meisten Funktionsbereichen Einbußen erleidet.

Man kann die physiologischen und biochemischen Veränderungen der Altershaut innerhalb der einzelnen Funktionsabläufe zahlenmäßig und mengenmäßig erfassen. Aber diese Daten geben keinen Aufschluß darüber, wodurch der Prozeß des Alterns gesteuert wird. Sicher ist das Altern ein komplexes, aus einer Vielzahl von Faktoren bewirktes Geschehen, dessen wesentliches Phänomen sich als Entmischungsvorgänge an kolloidalen Systemen einstellt. Man kann sagen, Veränderungen der zellularen Gewebe, der Gefäße, der Körpersubstanzen und daraus Veränderungen all ihrer Funktionen, Abläufe und Prozesse in ihrer Gesamtheit sind die beeinflussenden Faktoren des Alterns. Die Veränderungen sind nach dieser Auffassung das primäre, das Altern deren Wirkung. Dies ist die übliche Auffassung.

Man kann aber auch folgern und sagen: Die individuelle, mehr oder weniger ausgeprägte, psychosomatische Lebensenergie und -kapazität ist der Grund für ein früheres oder späteres Eintreten von Alternserscheinungen, von Veränderungen des Organismus und seiner Organe als deren Folge. Denn die seelische und geistige Veranlagung und Dynamik eines Menschen vermag seine Alternsprozesse zu verzögern oder zu beschleunigen. Eine Aufgabe, eine Idee können einen an sich chronologisch alten Menschen verjüngen, während ein Dahinvegetieren ohne Sinn und Ziel einen jüngeren Menschen bereits altern lassen kann.

Älterwerden und Altseinmüssen ist eine Grundfrage des menschlichen Lebens und zugleich eine der schwierigsten Aufgaben. Es gibt Menschen, die diese Aufgabe gut bewältigen und das Älterwerden als ein geistiges Reifer- und Weiserwerden bejahen. Für einen großen Teil aber wird das Altwerden zu einem wirklichen Problem, da sie es ablehnen und sich dennoch nicht dagegen wehren können. Aber im Grunde hat doch jedes Menschenalter seine ihm angemessene Schönheit und Wertschätzung, so daß wir in der BioKosmetik sagen können:

„Liebe die Schönheit und verehre das weise Altern!" –

Behandlung der reiferen Haut

Wir haben festgestellt, daß die Erscheinungen der reiferen, atrophierenden Haut darauf zurückzuführen sind, daß die physischen und psychischen Vorgänge und Funktionen im Organismus zurückgehen. Daraus ergibt sich dann das Ziel der biokosmetischen Behandlung:

Anregend, belebend, leicht und angenehm durchblutend, auf die Haut und ihre normalen Funktionen einzuwirken und ihr fehlende, für eine Revitalisierung notwendige Substanzen ergänzend zuzuführen.

Von den Grundsubstanzen her bevorzugt man bei reiferer Haut Wasser-in-Öl-Emulsionen, da sie die Haut intensiver fetten und auch die periphere Feuchtigkeit reichlicher binden.

An Wirkstoffen haben sich bisher alle naturgegebenen Substanzen bewährt, die im oben genannten Sinne die Haut, insbesondere die Epidermis, zu beeinflussen vermögen: Phytostimuline, Keimextrakte, Vitamine, insbesondere A und E, Embryonalextrakte, Organzellen und -eluate, insbesondere Hautextrakte auf physiologischer und biologischer Basis.

Die äußere biokosmetische Behandlung sollten Sie, vor allem in den sonnenarmen Wintermonaten, durch eine diätetische Vitamin-Komplex-Behandlung von innen wirkungssteigernd ergänzen. Wie man früher den Kindern „in den Monaten mit ‚r' Lebertran gegeben hat," so sollte man heute täglich am Morgen eine Tagesdosis Vitamin-Komplexe einnehmen, um gegen die stärkere Belastung in der kalten Jahreszeit besser vorbereitet und gewappnet zu sein.

Zu den Einzelheiten der Behandlung ist bei reiferer Haut zu sagen, daß Sie die Reinigung wegen des geringeren Fettgehaltes dieser Haut schonend vornehmen, wobei sich Reinigungsmilch, Reinigungs-Emulsionen und -Öle am besten bewährt haben.

Die Massage bei der zu Alterserscheinungen neigenden Haut führen Sie kräftig, anregend, gut durchblutend durch, um den peripheren Stoff- und Energiewechsel zu beleben, ohne jedoch die wenig elastische Haut bei diesen Klienten zu zerren oder zu dehnen.

Als Präparate zur Wirkstoff-Massage sind diejenigen mit den oben genannten Wirkstoffen zu empfehlen.

Als Packung nehmen Sie am vorteilhaftesten eine Fett- oder Feuchtigkeitspackung, über die Sie eventuell sogar eine abdeckende Maske oder Folie auflegen können, um darunter die Haut intensiv zu erwärmen und transpirieren zu lassen. Eine Infrarot-Bestrahlung und, in kleinen Dosen, UV bewirken eine gute Durchblutung des Teints.–

Biogene Stimulation

Seit vielen Jahrhunderten wendet die Heilkunde natürliche Organe und Organextrakte an, um die Funktionen des Organismus und seiner Organe anzuregen und zu beleben.
Schon im 5. Jahrhundert v. Chr. nahm der griechische Arzt Hippokrates Froschhaut zu gewebetherapeutischen Transplantationen. Er erkannte damit in der Natur bisher verborgene Heilkräfte, die sich dem Menschen in der Pflanzenwelt und aus dem Tierreich darbieten. Er anerkannte daraus außerdem die unbedingte Notwendigkeit, durch die natürlichen Heilkräfte den Gesundungsprozeß zu unterstützen und zu aktivieren.

Gewebetherapie

In seinem Werk „Traktat der Philosophie" berichtete Paracelsus über seine Erfolge auf dem Gebiete der Gewebetherapie, daß bereits eine kleine Dosis von gesundem, lebendem Gewebe genüge, um den Organismus zur Revitalisation und Regeneration im Rahmen seiner noch gegebenen Kapazität anzuregen.
Vor allem war Hufeland der Gewebetherapie zugetan. In seinem berühmten Buch „Makrobiotik oder Methode, das menschliche Leben zu verlängern" und in seinem Werk „Pathogenie" berichtet er darüber. Er wies die Medizin seiner Zeit immer wieder darauf hin, wie unerläßlich und notwendig es sei, daß wir Menschen das von der Natur uns Geschenkte, das naturhaft Gewordene und Gewachsene in die Therapie mit einbeziehen.
Auch in den letzten Jahrzehnten und Jahren wurden eine Mehrzahl von Therapien mit Frischzellen, Frischorganpräparaten und deren Extrakten entwickelt. So stellte der russische Chirurg und Augenarzt Filatov bei Augenoperationen fest, daß durch eine Überpflanzung von Augengewebe auf eine zerstörte oder in ihrer Regeneration verödete Stelle, eine vollkommene Erneuerung der behandelten Haut erfolgte. Diese Erscheinung nannte er „biogene Stimulation". Dieselbe reaktivierende und regenerierende Wirkung ließ sich auch mit Extrakten von Geweben erzielen, insbesondere dann, wenn sie unter Tiefkühlung einige Zeit aufbewahrt worden waren. Filatov folgerte daraus, daß aus dem Körperverband gelöste Gewebe und Organe bestimmte Reaktivstoffe ausbilden, welche die Eigenschaft haben, Regenerationsvorgänge stimulierend anzuregen und zu erhöhen, sowie sie biokatalytisch zu ermöglichen. Die dabei sich bildenden Stoffe nannte Filatov „biogene Stimulatoren".

„Biogene Stimulation"

Noch ist es allerdings nicht exakt möglich, diese eigentlichen Reizstoffe oder Biostimuline in ihrer genauen chemischen Konstitution zu erfassen; sie sind nur hypothetisch zu folgern.

Der Sinn der Behandlungen mit tierischen Organen, Geweben und deren Extrakten beruht darauf, das jeweilige Organ – in der Kosmetologie speziell die Haut und deren Funktionen – durch biologische Reize so umzustimmen, daß es selbst wieder in die Lage versetzt wird, seinen Stoff- und Energiewechsel selbsttätig zu bewirken und zu steuern. Das therapeutische Ziel besteht also darin, das jeweilige Organ durch geeignete Anregungen zu einer eigenen Revitalisation oder Regeneration hinzuführen oder sie wenigstens zu erleichtern.

Organspezifität

Niehans vertritt darüber hinaus die Ansicht, daß die Wirkung von Frischzellen nicht nur in einer unspezifischen Umstimmung und Stimulation besteht, sondern vor allem in einer spezifischen Einwirkung auf die Zellen des entsprechenden Organs: „Haut wirkt auf Haut!"

Bei der Anwendung embryonaler Organteile spricht man auch von der Möglichkeit einer sogenannten „Induktionswirkung im Sinne eines Organisatoren-Effektes" (Bauer) des embryonalen, noch vitalen Gewebes auf das bereits degenerierende.

Der Angriffspunkt und das Wirkungszentrum der in den Frischzellen und deren Extrakten angenommenen Biostimulatoren ist erfahrungsgemäß immer nur die Zelle, die Zellvermehrung und die Zellmorphose. Jedenfalls zeigt sich eindeutig eine Regeneration atrophierenden Gewebes, speziell der Haut innerhalb der individuellen Grenzen der Funktionskapazität. Bei der Anwendung von Frischzellen und deren Extrakten applizieren wir mit den Eiweißstoffen, den Amiden und Aminen organverwandte Stoffe, welche möglicherweise bei einem Mangel resorbiert werden können. Diese Stoffe ersetzen dann im Sinne einer Substitutionsbehandlung, essentiell notwendige, aber z. B. bei Atrophie fehlende Substanzen.

Wirkung

Experimentell kann man bei der Anwendung von Frischorganen bzw. deren Extrakten eine meßbare Steigerung der Durchblutung der Gefäße feststellen, eine Stoffwechselstimulation und eine gleichfalls meßbare Verbesserung der Faserelastizität.

Es ergeben sich somit zwei verschiedene Phasen der Wirkung und zwar

Stimulation

(a) eine verhältnismäßig schnelle stimulierende Wirkung, die sich in einer erhöhten Durchblutung zeigt und

Festigung und Elastizität

(b) eine sukzessive, erst im Laufe einer ständigen Behandlung zu erzielende Festigung und verbesserte Elastizität des Bindegewebes.

Diese beiden Wirkphasen erklären sich aus den obengenannten Wirkmomenten, nämlich

(a) der anregenden, belebenden und stimulierenden Wirkung der sog. biogenen Stimulatoren und

(b) durch die substituierende Sorption zellverwandter, identischer und hautadäquater Substanzstoffe. –

Behandlungsübersicht für die reife Haut mit Biostimulation

Reinigen	Reinigungsmilch Reinigungsöl
Biologische Schälung	zur Erhöhung der endodermalen (intrakutanen) Permeation
Wirkstoff-Massage	W/O-Emulsions-Cremes mit den Wirkstoffen: Vitamin A und E Lecithin Kollagen Embryo-Extrakte Biokatalysatoren-Komplexe aus Pflanzenkeimlingen Organ-, speziell Haut-Extrakte
Packung	Creme-Packungen am besten W/O-Emulsionen entweder Abdecken mit einer „Klimafolie" oder Bestrahlung mit Infrarot und/oder UV-Bestrahlung mit steigender Lichtdosis
generell zu verwendende Creme-Präparate	ausschließlich W/O-Emulsionen mit den oben genannten Wirkstoffen, eventuell zusätzlich NM-Faktor
Biokosmetische Diätetik	Vitamin-Komplex, insbesondere mit Vitamin A und E, in optimaler, physiologischer Höchstdosierung Niacinamid Lecithin Spurenelemente

Seborrhoe

Seborrhoe

Die Seborrhoe, der „seborrhoische Zustand" der Haut oder Status seborrhoicus ist durch zwei übersteigerte Stoffwechselprozesse gekennzeichnet:

Ölige Seborrhoe (Seborrhoea oleosa)

Sie ist eine Überfunktion der Talgdrüsen und führt damit zu einer Überfettung der Haut. Der Hauttalg ist meist auch chemisch anomal zusammengesetzt; er zeigt zum Beispiel deutlich erhöhte Cholesterinwerte. Der Talgüberschuß, der als öliger Fettglanz der Haut erscheint, tritt vor allem auf dem Kopf und – im Gesicht – auf Stirn, Nase, Wangen und Kinn, den sogenannten „seborrhoischen Zonen" auf. Außerdem staut sich der Talg in den Drüsenausführungsgängen, so daß die Talgdrüsenöffnungen diagnostisch erweitert erscheinen. Oft zeigt die Haut eine eigenartige Vergilbung. Infolge einer Verminderung des natürlichen Säuregehaltes läßt die Haut meist eine Alkaliempfindlichkeit erkennen. Der Säureschutz der Haut ist vermindert bei einer dadurch erhöhten Infektionsmöglichkeit, die zu den verschiedenen Formen der Akne führen kann.

Trockene Seborrhoe (Seborrhoea sicca)

Ihr eigentliches Charakteristikum ist die Bildung kleieförmiger Schuppen, welche dem Gesicht und der Kopfhaut ein trockenes Aussehen verleihen. Ferner zeigt sich eine lokale Hyperkeratose, insbesondere an der Follikelmündung, welche zur Komedobildung führt. Die vermehrte Talgproduktion und die erhöhte Verhornung sind an sich normale, jedoch über das physiologisch notwendige Maß gesteigerte Degenerationsprozesse der Zellen, welche bei diesen Vorgängen selbst absterben und als Ergebnis den Hauttalg und die toten Hornlamellen hinterlassen. Die beiden Prozesse der öligen und der trockenen Seborrhoe überlagern sich oft gegenseitig. Dabei gibt es Übergänge von reiner oleosa über verschiedengradige Mischformen bis zur reinen sicca. So entsteht Akne meist nur dann, wenn ölige und trockene Seborrhoe gleichzeitig vorhanden sind.

Unter dem Einfluß der Seborrhoea sicca verhärtet der ursprünglich weiche, ölige Hauttalg zumeist in den Ausführungsgängen der Talgdrüsen (Talgretention). Durch die lokale Hyperkeratose an der Follikelmündung bildet sich als hartes, den Ausführungsgang der Talgdrüsen verstopfendes Pfröpfchen, der Komedo oder „Mitesser". Er besteht aus zwiebelschalenartig geschichteten Hornlamellen, dessen dunkelgefärbter Kopf ein Reaktionsprodukt des Keratins darstellt.

Ursachen

Die Überproduktion der Talgdrüsen und die chemische Abweichung des Hauttalgs von der normalen Zusammensetzung bei öliger

Seborrhoe können durch eine vorübergehende oder anhaltende Dysfunktion der Geschlechtsdrüsen hervorgerufen werden. Zyklusstörungen, Funktionsstörungen der Hypophyse und der Schilddrüse können ebenso schuld sein wie die Ernährung oder Verdauungsstörungen. Auch klimatische Verhältnisse und besonders die abgasverseuchte Luft können Seborrhoe durch die ständige Reizwirkung auf die Haut auslösen. Unter dem Einfluß von Stimulantia oder infolge seelischer Erregung kann gleichfalls als Reaktion eine erhöhte Talgproduktion auftreten. So bewirken manche neurogenen Erkrankungen erhöhte Hautfettwerte.

Lokale Hyperkeratose

Die lokale Hyperkeratose bei der Seborrhoe sicca beruht, wie allgemein, auf einer Verdickung der Hornschicht, welche auf ein Mißverhältnis zwischen Bildung und Abstoßung der Epidermiszellen zurückzuführen ist. Als Ursache kann ein Vitamin-A-Mangel vorliegen, wodurch der physiologisch-chemische Vorgang der Verhornung der Epidermiszellen ungehemmt und dadurch verfrüht abläuft. Neurovegetative Irritationen und Belastungen können eine überstürzte Keratinisierung der von der Keimzellenschicht der Epidermis zur Hornschicht hin vorrückenden Hautzellen verursachen. Die verfrühte und vorzeitige Keratinisierung der Epidermiszellen kann aber auch infolge einer ungenügenden Ausbildung und Ausgestaltung nach der Zellteilung in der Basalschicht einsetzen. Die entstandenen jungen Zellen sind dann nicht optimal entwickelt und zeigen von vorneherein eine vermehrte Neigung zur Degeneration.

Wenn wir die Ursachen für die Überfunktion der Talgdrüsen und für die übersteigerte Verhornung beim Status seborrhoicus zusammenfassen, so können wir prinzipiell und grundlegend feststellen, daß es sich dabei um degenerierende, an sich jedoch normale Stoffwechselvorgänge handelt, welche einseitig enthemmt, bzw. übersteigert verlaufen.

Da es sich also hierbei in beiden Fällen um übersteigerte Stoffwechselvorgänge handelt, hat die BioKosmetik den für die Praxis notwendigen und erfolgversprechenden Schluß gefunden, daß die gesamte Behandlung des seborrhoischen Zustandes der Haut von dem grundlegenden Gedanken getragen sein muß, die hier vorliegenden physiologischen Überfunktionen zu beruhigen, auszugleichen und zu normalisieren.

Davon unabhängig zeigen Seborrhoiker häufig und auffallend als drittes Symptom ein blasses, anämisch wirkendes Aussehen der

Haut, insbesondere des Gesichtes und der Lippen. Aus diesem Befund ist zu schließen, daß funktional eine Verminderung der peripheren Durchblutung vorliegt.

Wenn man die ölige und die trockene Seborrhoe mit diesen Durchblutungsstörungen in Verbindung bringt, so muß man fragen, ob sie untereinander in einem gegenseitigen Zusammenhang stehen oder aber, an sich jeweils unabhängig, auf eine gemeinsam zugrundeliegende psychosomatisch bedingte Disposition zurückzuführen sind. Denn physiologisch handelt es sich bei den seborrhoischen Vorgängen um übersteigerte Teilfunktionen der Haut bzw. der Talgdrüsen. Demgegenüber steht die verminderte Hautdurchblutung.

Wie ist dieser Widerspruch zugleicher Überfunktionen und einer Unterfunktion zu verstehen? Es gibt eine mögliche Erklärung dafür:

Es handelt sich bei allen drei Symptomgruppen im Prinzip um verschieden erscheinende, aber einander analoge physiologische Prozesse:

(a) Die Hyperkeratose als übersteigerte Agglutination der Zellsubstanz zu Keratin;

(b) die Überproduktion der Talgdrüsen als eine überstürzte fettige Degeneration der Talgdrüsenzellen;

(c) die verminderte Durchblutung als eine gesteigerte Verkrampfung der peripheren Gefäße, als einen spastisch-atonischen Komplex.

Das heißt, es handelt sich entsprechend der physiologischen Genese um drei Prozesse erhöhter Tendenz:

Verhornung
Verfettung
Verkrampfung

Aus der gleichartigen physiologischen Grundtendenz heraus ist es verständlich, daß die Symptomgruppen der öligen, der trockenen Seborrhoe und der peripheren Hypämie häufig zugleich im Gesamtbild von Seborrhoe und Akne auftreten.

Die kosmetische Problematik aber besteht darin, daß die Erscheinungen dennoch eine verschiedene Art der Behandlung erfordern. Die seborrhoischen Symptome verlangen eine Beruhigung, eine Normalisierung, einen Ausgleich, die Verminderung der Hautdurchblutung hingegen eine Anregung, Belebung, Stimulation als Voraussetzung für eine Erhöhung der Blutzeitwerte. Hyperämisierend wirkende Substanzen aber lösen neurovegetativ zugleich eine Überhöhung der vegetativen Prozesse aus, insbesondere der Talgproduktion. Dies bedeutet aber, daß die aufgrund der Symptome und ihrer jeweiligen Entstehung notwendigen Behandlungsmethoden sich in ihrer Wirkung widersprechen.

Dennoch gibt es behandlungsmäßig in der BioKosmetik eine Lösung. Behandeln Sie ihre Seborrhoe-Klientinnen und- Klienten zunächst im Sinne einer hyperämisierenden Anregung, Belebung, einer erhöhten Durchblutung durch entsprechende Wirksubstanzen, durch eine anregende, leicht stimulierende Massage, durch gut warme Kompressen, durch eine warm aufgetragene Biologische Schälung u. a.

Die mit dieser Art der Behandlung bewußt gegebene Anregung, ja Stimulation, werden Sie jedoch durch die nachfolgenden Anwendungen im Moment ihres Entstehens vor einer möglichen Reizung der Haut durch die abschließende Beruhigungsmassage, durch eine beruhigende und ausgleichende Packung wieder neutralisieren. Der Erfolg dieser abwechselnden, zuerst belebenden, anregenden und dann beruhigenden, ausgleichenden Behandlung ist dadurch gewährleistet, daß die peripheren Kapillargefäße der Haut auf die zeitlich begrenzte Stimulation schnell und intensiv reagieren, die vegetativ gesteuerte Hyperkeratose und die Überfunktion der Talgdrüsen hingegen noch nicht. –

Für die individuelle biokosmetische Behandlung möchte ich noch auf eine heute häufig vorkommende spezielle Hautkonstitution bei Seborrhoe und Akne in ihren Anfangsstadien hinweisen:

Bei Akne ist die Menge der Hautoberflächenlipide wohl generell erhöht, aber dennoch stellt die Seborrhoe – nach der heutigen Auffassung – keine unbedingt erforderliche Voraussetzung für die Entstehung von Akne dar. Denn es gibt heute den Begriff der „trockenen Akne". Sie bezieht sich auf Menschen mit „pasteuser, großporiger Haut und einer Talgproduktion, die wasserabweisend und trocken wirkt". (W. Schneider)

Nun ist die sebostatische Haut wasserarm und fettarm; die seborrhoische Haut hingegen fettreich und wasserreich. Da bei bestimmten Untersuchungen (Alkali-Neutralisation und Resonanzfrequenz-Methode) die Eigenschaften der Aknehaut mehr denen der Sebostase entsprechen als denen der Seborrhoe, so kann man daraus folgern:

Im Aknetalg sind wasserabstoßende (hydrophobe) Lipide vorhanden, welche die benetzungsfördernden und neutralisierenden Bestandteile des Fettmantels und des „Wasserlöslichen" blockie-

ren. Demnach ist der heutigen Auffassung entsprechend die Aknehaut zu charakterisieren als eine
fettreiche, aber relativ trockene, wasserarme Haut!

In gleichem Sinne hat die Biochemie bei Akne qualitative Veränderungen der Oberflächenlipide nachgewiesen. –

Mischhaut

Wenn man die einzelnen Hauterscheinungen in ihrer Entstehung (Genese) auf einen normalen Energie- und Stoffwechsel, auf Über- oder Unterfunktionen zurückführt, dann ist nahezu jeder Teint „gemischt"; wie zum Beispiel die trockene und zugleich nervöse Haut, die atrophische und dennoch lokal seborrhoische Haut usw.

In der Kosmetologie hat man sich darauf geeinigt, eine in den „seborrhoischen Zonen" — Stirne, Nasen-Wangen-Gegend, Kinn und gelegentlich auch um den Mund (perioral) — fette und andererseits an den Schläfen, an der Wangenperipherie und am Hals trokkene Haut als die typische „Mischhaut" zu bezeichnen.

Nachdem die seborrhoische und die trockene Region bei diesem Teint verschieden gelagert (lokalisiert) sind, kann und muß man jede für sich differenziert und spezifisch behandeln: die seborrhoische Zone für sich als „fettreichen Teint", die trockene Zone als die „fettarme".

Dabei gibt es jedoch auch Übergangsmöglichkeiten insofern, als man Mischpräparate wählt. Dies sind solche, welche bei einem gemäßigten, geringen Fettgehalt weder zuviel Fett zuführen, noch — bei einer Reinigung zum Beispiel — zuviel Hautfett entziehen. Dasselbe ist für die Tagespflege möglich: Eine Öl-in-Wasser-Emulsion, welche die gleichen oben genannten Eigenschaften besitzt, ist somit universell geeignet und zur Behandlung der Mischhaut zu empfehlen.

Bei der Abendpflege jedoch muß man unbedingt gezielt differenzieren: Die seborrhoischen Zonen mit einer fettfreien oder fettarmen Öl-in-Wasser-Emulsion behandeln, die trockenen Hautstellen mit einer fetten Wasser-in-Öl-Creme, möglichst mit den Vitaminen A, E und F.

Sollten sich, meist in der seborrhoischen Zone, Hautunreinheiten, speziell Mitesser, zeigen, dann ist diese Partie selbstverständlich entsprechend den Symptomen gesondert zu behandeln: fettfrei Reinigen, biologisch Schälen, Entfernen der Komedonen, Desinfizieren und schließlich Abdecken mit einer granulierenden Paste.

Jugendakne

Akne entsteht, wenn während der Pubertät die Keimdrüsen mit ihrer Funktion beginnen; sie klingt meist ab, wenn sich das Zusammenspiel der Hormondrüsen normalisiert hat. Daher tritt die Jugendakne vorwiegend in den Entwicklungsjahren auf und ebbt mit dem zwanzigsten, spätestens jedoch mit dem dreißigsten Lebensjahr ab.

Sie zeigt sich dabei vor allem im Bereich der zu Seborrhoe neigenden Hautbezirke, den sogenannten „seborrhoischen Zonen", welche bei einer vermehrten Fettabsonderung reichlich Talgdrüsen besitzen.

Komedonen-Akne

Oft nur im Gesicht, vor allem auf der Stirne und in den mittleren Gesichtspartien (Nasen-Wangen-Gegend; Nasolabialbezirk), aber auch um den Mund und das Kinn entstehen zunächst Komedonen. Wenn diese durch Talg- und Hornmassen verstopften Follikel vorherrschen, spricht man von einer Komedonen-Akne.

papulöse Akne

Durch den Talgdrüsenverschluß kann Talg aus der Drüse in das umgebende Gewebe eindringen und so zu entzündlichen Prozessen führen. Denn das eigene Hautfett wird in diesem Falle als Fremdkörper empfunden, insbesondere wenn es reich an freien Fettsäuren ist. Es reizt dann das Gewebe und steigert die epidermalen Zellschichten zur Hyperplasie. Wenn sich dadurch eine entzündliche Rötung und Schwellung um den Komedo zeigen, so ist aus der ursprünglichen Komedonen-Akne die papulöse Akne geworden.

pustulöse Akne

Wenn viele der Papeln nach einigen Tagen eine zentrale, eitrige Einschmelzung zeigen, dann ist damit die pustulöse Akne entstanden. In diesen Fällen sieht man dann Komedonen, Papeln und Pusteln nebeneinander, und man muß diese Jugendakne nach dem jeweiligen Überwiegen der einzelnen Hauterscheinungen bezeichnen.

Die pustulöse Akne kann schließlich noch in die Acne indurata übergehen, bei der sich tiefgehende, blaurote, oft schmerzhafte Knoten und Infiltrationen in tiefere Gewebeschichten zeigen.

Acné excoriée

Die französische Dermatologie nennt noch die sogenannte „Acné excoriée des jeunes filles". Verursacht wird sie fast immer von den jungen Leuten selbst, die an Hautunreinheiten reiben und kratzen und somit die Effloreszenzen zur Knötchenbildung veranlassen. Diese bedecken sich dann mit braunem Schorf und hinterlassen meist pigmentierte, flache Närbchen.

menstruelle Akne Außerdem gibt es noch die ganz typische menstruelle Akne. Es handelt sich dabei um Hautunreinheiten, die vor allem lokal Kinn, Mund und mittlere Wangenpartie bevorzugen. Regelmäßig sind Menstruationsstörungen bei meist fehlender oder nur mäßiger Seborrhoe gegeben. Diese menstruelle Akne tritt vor allem zwischen dem 15. und 30. Lebensjahr ein und steht im Zusammenhang mit dem Zyklus der Menstruation.

Dabei kann man zeitlich drei verschiedene Formen unterscheiden, und zwar:

vor der Menstruation (prae-menstruell),

während (intra-menstruell) und

nach der Menstruation (post-menstruell).

Wenn Sie Ihre Klientinnen beobachten, dann werden Sie feststellen, daß ein einmal gegebener Typus stets gleich bleibt; selbst wenn auch einmal ein Akneschub ausfallen kann.

Die häufigste Form, die praemenstruelle Akne, tritt meist etwa 10 Tage vor der Menses auf; sie begleitet die betreffende Klientin oft bis zum Klimakterium. Dabei entwickeln sich innerhalb von 3 bis 4 Tagen Knötchen, die sich manchmal in Pusteln umwandeln. Die Effloreszenzen bilden sich jedoch am Ende der Menstruation meist von selbst wieder zurück. –

Wenn wir uns fragen, welche Ursachen und Einflüsse führen zu Seborrhoe und Akne, so werden wir viele Momente finden.

Vererbung Die Neigung zu Seborrhoe und Akne ist in sehr vielen Fällen erbbedingt. Dies ist aufgrund von ausgedehnten Zwillings- und Familienforschungen erwiesen. Daraus ergibt sich, daß eine derartige Seborrhoe und Akne immer wieder die Tendenz hat, erneut aufzutreten, auch wenn Sie in Ihrer Praxis zeitweise gute Erfolge erreichen konnten.

Nervensystem Reizungen und Überlastungen des Zentralnervensystems und neurovegetative Störungen lösen häufig eine vermehrte Talgdrüsensekretion aus und sind damit die Ursache für die Entstehung einer Akne, bzw. akneähnlicher Hautunreinheiten.

Ernährung Verdauung Verdauungsstörungen und falsche Ernährung werden seit langem als Einflüsse für die Auslösung und Verschlimmerung einer Seborrhoe und Akne genannt. Eine schädliche Einwirkung von Nahrungsmitteln ist möglich:

(a) durch eine ungenügende und unvollständige Verdauung,

(b) durch eine Ausscheidung von Nahrungsmitteln, besonders von Fetten über die Talgdrüsen und

(c) als Verursacher von allergischen Prozessen.

Eine Überempfindlichkeit gegen bestimmte Bestandteile der Nahrungsmittel kann zu akneartigen Hauterscheinungen führen, die auf typisch allergischer Basis einer Antigen-Antikörper-Reaktion beruhen.

Psychische Momente

Durch Ärger, Depressionen, Schuldgefühle, Minderwertigkeitskomplex und eine Vielzahl anderer, psychisch negativer Stimmungen, Einstellungen, Erlebnisse und Reaktionen kann primär eine vermehrte Talgsekretion neurovegetativ hervorgerufen werden, mit einem nachfolgenden Akneschub. Dabei ist es möglich, daß eine Depression eine Akne provoziert. Umgekehrt kann aber auch eine Akne seelische Aversionen bedingen. Die seelisch und die körperlich erscheinenden (psychosomatischen) Symptome und Zusammenhänge bei Seborrhoe und Akne beeinflussen sich somit wechselweise. Es bedarf also einer eingehenden Anamnese, wenn man feststellen will, welches Moment das ursprüngliche ist und welche Folgeerscheinung daraus resultiert.

Diabetes

Bei Zuckerkrankheit kann als Folgeerscheinung auch Akne auftreten, so daß man sogar von einer „Diabetes-Akne" gesprochen hat.

Hormone

Das männliche Keimdrüsenhormon Testosteron führt zu akneiformen Hauterscheinungen, während das weibliche Follikelhormon, Oestradiol, diesem akneauslösenden Hormon entgegenwirkt.

ACTH, ein Hormon der Hirnanhangdrüsen (Hypophyse), regt die Tätigkeit der Nebennierenrinde an und wirkt daher sekundär akneerzeugend, ebenso wie die Nebennierenrinden-Hormone selbst. Allerdings kann man bis heute deren Wirkungszusammenhang physiologisch noch nicht eindeutig erklären.

Es gibt die Jod-Akne, und durch Einnahme jodhaltiger Präparate kann ebenfalls eine Akne vulgaris entstehen. Trotz dieser Beobachtung ist aber der Einfluß der Schilddrüse auf die Entstehung der Akne noch nicht eindeutig geklärt, da sie nämlich auch bei einer Unterfunktion der Schilddrüsentätigkeit festgestellt werden kann. –

Seborrhoe und Akne als Grenzgebiete

Bei der Abgrenzung der Behandlungsmöglichkeiten zwischen Bio-Kosmetik und Dermatologie treten immer wieder zwei Fragen auf:

(1) Sind Seborrhoe und Akne in allen ihren Stadien und Graden bereits ausschließliche Krankheit oder gibt es Vor- und Anfangsstufen, die man noch als „ästhetisch störende Hauterscheinungen nicht-krankhafter Genese" auffassen und definieren kann?

(2) Gehören somit sämtliche Seborrhoe- und Aknefälle in das Gebiet der Dermatologie oder dürfen die als „ästhetisch störenden Hauterscheinungen nicht-krankhafter Genese" zu bezeichnenden Symptome auch in der biokosmetischen Fachpraxis behandelt werden?

Die ölige Seborrhoe ist eine gesteigerte Funktion der Talgdrüsen. Die trockene Seborrhoe ist durch eine besonders ausgeprägte, beschleunigte Keratinisierung der Epidermiszellen charakterisiert. Es handelt sich somit bei beiden Vorgängen um verstärkt sich ausprägende, an sich physiologische Stoffwechselprozesse, die noch nicht krankhaft, noch nicht pathologisch sind.

Durch die erhöhte Talgproduktion und die gesteigerte Neubildung von Hornzellen, auch im Follikelkanal, entsteht der Komedo. So ist aus der Seborrhoe die einfachste Form der Komedonen-Akne geworden, mit überwiegend noch offenen, leicht entfernbaren „Mitessern".

Wenn sich unter dem Einfluß der trockenen Seborrhoe der ursprüngliche weiche, ölige Hauttalg in den Follikeln verhärtet, dann kommt es zur vollkommenen Talgretention als Zystenakne mit überwiegend geschlossenen, nicht mehr unmittelbar zu entfernenden Komedonen.

Diese Form der Akne mit ihren überwiegend geschlossenen Talgzysten stellt – ebenso wie das Auftreten vereinzelter oberflächlicher Pusteln – den Grenzbereich und Übergang dar von den ursprünglich noch als physiologisch gesteigert zu bezeichnenden Stoffwechselprozessen zu beginnenden pathologischen Erscheinungen, nämlich als ständige, kontinuierliche, chronische Hemmung des Talgabflusses und als dadurch sich ergebende infektiöse Entzündung.

Der seborrhoische Zustand der Haut, Komedonenakne und als Grenzfall noch die Zystenakne kann man – vielfacher Auffassung gemäß – noch als biokosmetisch selbständig und selbstverantwortlich behandelbare Hauterscheinungen bezeichnen. Alle weiteren

Formen aber, wie papulo-pustulöse, pustulöse Akne und ihre krankhaften Weiterungen sind eindeutig pathologisch, nicht mehr nur ästhetisch störend und gehören daher unbedingt in die Hand des Haut-Facharztes.

Nun ist aber der Arzt heute aufgrund der sehr großen Beanspruchung durch die mehr und mehr zunehmende Zahl der Patienten zeitlich kaum prädestiniert, die einzelnen Komedonen, Talgzysten, Pusteln u. a. in manueller Kleinarbeit zu entfernen, im Detail zu behandeln, um damit eine möglichst narbenlose Heilung vorzubereiten. Hier ergibt sich die Möglichkeit einer fruchtbaren Zusammenarbeit zwischen Dermatologie und BioKosmetik unter der Ägide des Arztes.

In den zuletzt genannten, der Medizin vorbehaltenen Aknefällen übernimmt grundsätzlich der Arzt die Verantwortung der Therapie. Aber er kann und wird zu seinem eigenen Vorteil und dem seiner Patienten zur manuellen, biokosmetisch-ästhetischen Behandlung mit einer qualifizierten Fachkosmetikerin zusammenarbeiten, welche dann unter seiner Verantwortlichkeit auch die pathologischen Aknefälle im Rahmen ihrer biokosmetischen Möglichkeiten betreut: Vorsichtiges Entfernen der Komedonen, Talgzysten und Pusteln, eine Biologische Schälung der Haut, eine individuell gezielte Massage von Hand, granulierende Packungen, verschorfende, abheilende Anwendung von deckenden Pasten u. a.

Dabei soll und muß der Arzt wissen, welche Art der Behandlung die Fachkosmetikerin an seinen Patienten und Patientinnen durchführt, sowie andererseits die Fachkosmetikerin wenigstens eine generelle Kenntnis haben sollte, auf welcher Basis die medizinische Therapie verläuft. Dies ist von gegenseitiger Bedeutung, um jegliche eventuell auch nur mögliche Unverträglichkeit zwischen ärztlicher Therapie und biokosmetischer Behandlung zu vermeiden und ihnen von vorneherein vorzubeugen. —

Behandlung von Seborrhoe und Akne

Bei der biokosmetischen Behandlung von Seborrhoe und den einfachen Arten von Akne stehen im Vordergrund drei Ziele:

Reinigung

(1) Die dem Hauttyp entsprechende Reinigung.

Eine der wirksamsten Maßnahmen in der BioKosmetik bei Seborrhoe und Akne ist die intensive, spezifisch abgestimmte Reinigung der Haut, deren Aufgabe darin besteht:

(a) die übermäßige Talgmenge mit den hydrophoben Lipiden durch Emulgation oder durch Lösen von der Haut abzutragen (Oberflächenentfettung);

(b) einen keratolytischen (hornlösenden) Effekt zu erreichen;

(c) das im Talgdrüsengang und Follikel gestaute Material aus Sebum und Keratin zu erweichen und

(d) zu einem nachträglichen besseren Spreiten zu bringen.

Zu einer emulgierenden Reinigung eignen sich am besten sog. „Umschlags-Emulsionen". Dies sind biokosmetische Reinigungspräparate, welche primär eine Wasser-in-Öl-Emulsion (W/O) darstellen und bei Zugabe von Wasser in einen Öl-in-Wasser-Typus (O/W) umschlagen.

Eine derartige Emulsion kann einmal viel Wasser aufnehmen, zum anderen die überschüssigen Lipidmengen binden. Der praktische Erfolg besteht darin, daß der Talg wieder die Fähigkeit erhält, zu spreiten.

Zu einer solch lösenden Reinigung sollte man am besten sauer eingestellte Präparate verwenden. Sie bewirken eine intensive Entfettung und außerdem mindert die saure Reaktion die während der Reinigung eintretende Quellung der Oberhaut. Diese Art der Reinigung bewirkt anschließend eine vorübergehende Phase der Austrocknung, wobei die obersten Hautschuppen abgestoßen werden. Sauer eingestellte Präparate haben häufig eine entzündungshemmende Wirkung und reduzieren den Keimgehalt. Dadurch werden die fettspaltenden Enzyme gehemmt und dies führt zu einer Verminderung der freien, Entzündungen auslösenden Fettsäuren.

Pflege

(2) Die eigentliche biokosmetische Pflege.

Sie hat folgende Ziele:

(a) Erweichen und Auflösen von überschüssigem Keratin und der Mitesser;

(b) Minderung der Entzündungsbereitschaft des Follikelgewebes und

(c) Normalisierung der Talgproduktion.

Dazu dienen generell folgende Präparatearten:

Biologische Schälung, Tinkturen, Gele, feste und flüssige O/W-Emulsionen und Puder.

Da jede Quellung der Haut verhindert werden soll, ist es notwendig, daß alle wasserhaltigen Präparate sauer eingestellt verwendet werden. Eine Auffettung der Haut ist vom Hauttyp her im allgemeinen nicht notwendig. Geeignet sind insbesondere O/W-Emulsionen, die fettarm, eventuell sogar fettfrei sind. Die Grundlage der entsprechenden Cremes soll leicht in die Epidermis einziehen, ohne sichtbar zu fetten. Dies kann durch einen Überschuß an Emulgator erfolgen, so daß die emulgierende Wirkung dabei auf die Haut übertragen wird. Das bereits vorhandene und das neu produzierte Sebum wird dadurch gleichfalls emulgiert, und es unterbleibt ein sichtbares Fetten der Haut bzw. es wird wenigstens verzögert. Außerdem haben fettarme O/W-Emulsionen den Vorteil, daß sie das Einschleusen von Wirkstoffen in die Haut besonders begünstigen und die in ihnen eingearbeiteten Wirksubstanzen leicht an die Haut abgeben.

(3) Abdeckendes biologisches Make-up.

Für das Abdecken und Unsichtbarmachen von Hautunreinheiten nimmt man mit Vorteil flüssige oder auch halbfeste emulsionsartige Make-up-Präparate. –

Biologische Schälung bei Hautunreinheiten

Erste Art der Behandlung:	*Zweite Art der Behandlung:*
(1) Reinigen (2) Erweichende, feucht-warme Kompressen (3) Entfernen der Pusteln und Komedonen (4) Biologische Schälung (5) Massage	(1) Reinigen (2) Erweichende, feucht-warme Kompressen (3) Biologische Schälung (4) Massage (zuerst) und danach (5) Entfernen der Komedonen (und Pusteln)

Aus der Praxiserfahrung ist dazu zu sagen, daß die erste Art der Biologischen Schälung, zuerst die Hautunreinheiten zu entfernen und danach biologisch zu schälen, folgenden Sinn hat:

Bei dem vorsichtigen Öffnen oberflächlicher, leichter Pusteln, dem Abheben der Komedokuppen, dem Herausschälen der Milien u. a. kann man wohl die einzelnen Effloreszenzen durch ein leichtes Herausdrücken entfernen. Dennoch aber bleiben stets Exsudatreste zurück. Bei der nachträglichen Biologischen Schälung werden die rückständigen Talgreste, noch vorhandenes oberflächliches Eiter und Exsudat durch die verdauend wirkenden Enzyme der Schälmasse herausgelöst. Dadurch verbleiben nach der Schälung von allen Rückständen saubere Hautöffnungen. Diese werden anschließend durch ein adstringierendes und desinfizierendes Gesichtswasser abgetupft und danach mit einer deckenden, granulierenden, adstringierenden Paste abgedeckt. Die Massage danach erfolgt unter Aussparung der abgedeckten Hautstellen. –

Die zweite Art, die Biologische Schälung durchzuführen, nämlich zuerst zu schälen, dann anschließend zu massieren und erst als Abschluß, vor allem die Komedonen zu entfernen, hat ebenfalls seinen besonderen Sinn und Zweck:

Durch die Biologische Schälung werden die Hornlamellen peripher abgetragen und damit die Voraussetzung geschaffen, daß die in der nachfolgenden Massage angewandten Wirk- und Grundstoffe optimal von der Haut aufgenommen werden können.

Nach der Biologischen Schälung ist die Haut zunächst meist trocken und spannt, während die nachfolgende Massage den Teint geschmeidig, weich und elastisch macht. Es ist daher anschließend gerade zur

Entfernung der Komedonen sehr leicht, die durch die Biologische Schälung und das Kneten und Walken bei der Massage gelösten und gelockerten Effloreszenzen durch einen ganz leichten Druck zu entleeren und zu entfernen.

Daraus folgt grundsätzlich, daß die erste Art der Behandlung vor allem für leichte epidermale Pusteln, für Milien und andere ähnliche oberflächliche Effloreszenzen von Vorteil ist, während die zweite Art die beste Möglichkeit ist, Komedonen leicht und reizlos zu entleeren. —

Hypersensibilität und Hyperergie

Eine Überempfindlichkeit der Haut gegenüber äußeren und inneren Einflüssen gab es wohl zu allen Zeiten. Aber es ist auffallend, daß gerade heute infolge der fortschreitenden Industrialisierung, ferner durch das nervöse, hastige Leben mit seiner Überfülle erregender Erlebnisse, die Symptome einer Hypersensibilität als übersteigerter Reizempfindlichkeit und einer Hyperergie als überstarker Reizbeantwortung von Tag zu Tag mehr auftreten. Hypersensibilität und Hyperergie sind daher über das normale Maß hinaus gesteigerte nervliche Funktionen.

Um die sich dabei abspielenden Prozesse zu verstehen, müssen wir wissen, daß es eine grundlegende Eigenschaft aller Lebewesen ist, auf jede Einwirkung mit einer entsprechenden Gegenwirkung zu antworten. Es ist ein Prinzip der belebten Natur mit „dem ihr Begegnenden in Wechselwirkung treten zu können". So ruft beim Menschen eine innere oder äußere Beeinflussung, sei sie chemischer, physikalischer oder seelischer Art, eine ihr entsprechende Gegenreaktion des Organismus hervor.

„Re-aktion"

Was heißt hier „entsprechende" Gegenreaktion?

Eine leichte Reizempfindung erzeugt normalerweise eine leichte Gegenwirkung; starker Reiz hingegen eine starke Reaktion! Reizempfindung und Reizbeantwortung sind einander qualitativ wie quantitativ meist gleichwertig; sie entsprechen einander.

Anders ist es jedoch bei der Hypersensibilität. Hier wird ein leichter Reiz von vornherein stärker als normal empfunden. Wird er auch stärker als normal beantwortet, dann bezeichnet man diese übersteigerte Beantwortung des Reizes als Hyperergie. Es sind also zwei Vorgänge, die ineinander übergehen und welche gemeinsam die Symptome der kosmetischen „Hautirritationen" hervorrufen können:

Hypersensibilität

(1) Die Hypersensibilität als passive, gesteigerte Empfindlichkeit gegenüber Reizeinflüssen. Sie kann auch auf eine erhöhte Empfindsamkeit, eine übernormale Empfindungsfähigkeit zurückgeführt werden.

Hyperergie

(2) Die Hyperergie als aktive, gesteigerte Reaktion des Körpers auf äußere oder innere Einflüsse. Es handelt sich dabei also um eine zu starke Reizbeantwortung des Organismus.

Wie kommt dies zustande?

Reizaufnahme Die von der Außenwelt kommenden Reize auf die Haut werden von den Ausläufern, den sogenannten Endapparaten der sensiblen Nerven aufgenommen. Die sensiblen Nerven übermitteln den empfangenen Reiz als elektrischen Stromimpuls zum Rückenmark, zum Hirnstamm oder auch zur Großhirnrinde. Im Rückenmark und im Hirnstamm bleiben uns die Reize unbewußt, nur wenn sie bis zur Großhirnrinde gelangen, empfinden wir sie als Druck, als Wärme, Kälte oder als Schmerz.

Reizbeantwortung Der empfangene Reizstrom wird auf die motorischen Nervenzellen übertragen, welche ihn als Beantwortung, als Reaktionsstrom zur Haut zurücksenden. Je nach der Art der ursprünglichen Reizung löst er die Antwort des Organismus aus, z. B. als reflexartige Muskelzukkung, als Erweiterung oder Verengung der Kapillaren, als Erhöhung oder Verminderung der Drüsentätigkeit u. a.

So also hängen Hypersensibilität und Hyperergie unmittelbar in einem gemeinsamen physiologischen Prozeß zusammen. –

Nicht nur die Nervenbahnen, sondern jede einzelne Zelle ist bereits in der Lage, Reize zu empfinden und auf sie zu reagieren. Denn das Plasma ist das erste empfindungs- und reaktionsfähige Gebilde der organischen Welt, auch wenn uns dies nicht bewußt wird; und die Plasmafäden, die sich von Zelle zu Zelle ziehen, sind die Urform der Empfindungs- wie der Reaktionsleitung.

Wenn wir auf die Haut physikalisch durch körperliche Anwendungen oder chemisch durch Substanzen einwirken, so entsteht dadurch eine Folge von Reizimpulsen durch Berührung (Kontakt) oder durch chemische Umsetzung. Sie führen primär zu einer physiologisch ganz normalen, stimulierenden Zellreizung der Haut.

Als Reaktion dieser Zellen vollziehen sich folgende Prozesse:

(1) Sie senden eine im UV-Bereich verlaufende Strahlung aus;

(2) sie setzen Acetylcholin, Bradykinin, Histamin, Serotonin und andere sogenannte Gewebehormone als „Mediatorstoffe" = Vermittlerstoffe frei.

Beide Prozesse bewirken sekundär eine Reizung im vegetativen Nervensystem, mit folgenden Auswirkungen:

(a) Die Kapillaren werden erweitert und dadurch die Hautdurchblutung gesteigert;

(b) die Wände der Blutgefäße werden verstärkt durchlässig.

Dieselben Auswirkungen, jedoch in weiter erhöhtem Maße, treten bei der Hyperergie ebenso auf wie bei der Allergie:

Zu (a) Die Hautdurchblutung steigert sich über die lokale Rötung zur flächenhaften Röte, zum Erythem, zur Entzündung.

Zu (2) Die Freisetzung der „Mediatorstoffe" aus den Mastzellen des Hautzellgewebes ist erhöht, und sie werden in verstärkter Menge in das umgebende Gewebe abgegeben.

Zu (b) Die damit verbundene erhöhte Durchlässigkeit der Blutgefäßwände läßt im Übermaß Flüssigkeit in das Gewebe austreten, was als Quaddel in der Haut, als Ödem in den Geweben erscheint.

Ursachen

Besonders in staub- und abgasreichen Industriegebieten treffen auf die äußere Haut ständig physikalisch und chemisch reizende Stoffe. Dadurch wird eine stete, ununterbrochene Folge von Reizimpulsen durch Kontakt oder durch chemische Aggression ausgeübt. Seelische Spannung, berufliche Überanstrengung, Angst vor dem Leben, Minderwertigkeitsgefühle, Neurosen u. a. rufen gleichfalls eine Überempfindsamkeit auf alles hervor, was irgendwie an den betreffenden Menschen herantritt. Oder sie verursachen von vornherein eine innerliche, übersteigerte Abwehr-, eine Hyperergie-Bereitschaft — in seelischem wie körperlichem Sinne gegenüber jeder Einwirkung oder Beeinflussung. Diese seelische Einstellung und Haltung bewirkt hier von innen nach außen die gleiche nervliche Spannung und somit die gleichen Erscheinungsformen, wie starke oder als übersteigert empfundene Einflüsse von außen.

Psychogenese

Dieses Veranlagtsein zur Überempfindlichkeit und damit im Gefolge zu einer übersteigerten Reizreaktion ist noch ein Behandlungsthema für die Kosmetik. Denn dieser Fall tritt uns immer wieder, man kann sagen jeden Tag, in Person gegenüber als die „nervöse" Klientin mit der „Problemhaut".

Die Haut wird hier zum spezifischen Austrageorgan anderer körperlicher oder seelischer Einwirkungen und Konflikte. Was sich oft als innere psychische oder physische Krisis hätte lösen müssen, kommt an der Haut als der leiblichen Oberfläche zum Ausbruch und damit häufig zur augenfälligen Darstellung. Die Begriffe einer „Ausleitung durch die Haut" oder einer „Ableitung auf die Haut" waren ein Modellbild früherer Medizin, die heute wieder in der modernen Immunologie anklingen.

Die leibhaftige Berührung mit dem Begegnenden wird als Krise aufgenommen und als Abreaktion an die Haut zurückgegeben (Schipperges). So spricht man heute von einer „Psychogenese", einer „seelischen Entstehung von Hautleiden", wie in der praktischen Psychologie von einem „sensitiven Typus".

Dabei verlangt ein feines Erfühlen der Situation, des Milieus, anderer Menschen, denen man begegnet usw., einen ungestörten Umweltkontakt. Sie werden aber in Ihrer Praxis finden, daß die „Hypersensiblen" meist einen gestörten Umweltkontakt haben, der sich häufig in einer mimosenhaften Verwundbarkeit, in einer Angst vor der Begegnung mit anderen Menschen, als Furcht vor dem Behandeltwerden ausdrückt, weil dadurch der eigene Körper berührt wird, vielleicht verletzt werden könnte und ähnliche, sehr häufig unbewußt bleibende Momente.

Diese innere Abwehrhaltung kann bereits zu leichten allergieähnlichen Hauterscheinungen führen, die als „Sofort-Reaktion" noch während der Behandlung auftritt.

Damit im Zusammenhang ergibt sich zugleich wissenschaftlich der in früheren Zeiten schon immer mitgedachte und mitempfundene Aspekt des Psychischen, des Seelischen.

Inkubationszeit

Alle diese Prozesse — gleichgültig ob sie von innen oder von außen verursacht sind — bewirken eine ununterbrochene Hochspannung des Nervenpotentials. Je nach Konstitution der betreffenden Person bleibt sie wohl eine Zeitlang unbewußt; man spricht dann von einer „Inkubationszeit". Nach etwa 4 bis 6 Wochen erst tritt die bisher unterschwellige Reizung als tatsächliche Hypersensibilität zu Tage. Hierzu kann eine neuerliche Berührung, eine hinzukommende chemische oder physikalische Reizung auslösend gewirkt haben, und zwar als plötzlicher, vehementer Schock und Impuls auf die sowieso schon von innen oder von außen her überbeanspruchten Nerven. Entsprechend der übersteigerten Empfindung reagiert die Haut als Folgeerscheinung auch stärker als normal. Es tritt die Ihnen bekannte Stufenfolge hyperergischer Symptome ein:

Symptome

Zunächst zeigt sich eine vorübergehende Hyperämie, die sich unter dem Einfluß weiterer Reizungen zu einer anhaltenden Rötung der Haut, ja schließlich bis zur Entzündung steigern kann. Aus dem Gefühl der Wärme wird die Empfindung des Brennens, des Spannens der Haut bis zum brennenden Schmerz. —

Wir fassen zusammen:

Hypersensibilität als übersteigerte Reizempfindlichkeit und Hyperergie als übernormale Reizbeantwortung können sowohl durch äußere Einflüsse, wie Atmosphäre, Klima, Witterung usw. verursacht sein, aber ebenso durch körperliche oder seelische Belastungen und Störungen.

Ihre Erscheinungsformen sind gleichartig und zwar in ihrer Stufenfolge:

Vorübergehende Hyperämie
bleibende Rötung
Erytheme
Entzündung, Bläschen, Quaddel- und Blasenbildung o. a.
als die spezifischen Erscheinungsformen einer Hyperergie;
ferner als besondere, meist sekundäre Reaktionssymptome
Überfunktion der Talgdrüsen
Status seborrhoicus
Hyperkeratose
Teleangiektasien
Rosacea.

Daraus erkennen wir für die Praxis, daß die Behandlung in all diesen Fällen beruhigen, ausgleichen, normalisieren muß. —

In all diesen Fällen werden Sie Ihre Klientin nach den Kautelen, den Vorsichtsmaßnahmen, für eine sensible, sensitive Haut behandeln:

Immer kühle Kompressen bereithalten, eventuell mit Eisstückchen in der Flüssigkeit!

Sollten wirklich Erscheinungen einer unerwünschten Rötung oder Schwellung auftreten, die Behandlung unterbrechen und kühle Kompressen auflegen.

Die Klientin mindestens 10 bis 15 Minuten liegend entspannen und sich beruhigen lassen!

Die kühlen Kompressen wiederholen, danach die Haut vorsichtig trockentupfen! Generell keine weitere Behandlung mehr, höchstens ein spezifisches Präparat zum Beruhigen und zum Schutz der sensiblen, sensitiven Haut leicht und wenig als Abschluß aufgeben!

Sollten Sie jedoch im Einverständnis mit Ihrer Klientin die Behandlung fortsetzen wollen, dann alles ganz leicht, vorsichtig unter steter Beobachtung durch Sie:

Nur spezifische Kosmetika für die sensitive Haut und auch sie nur ganz wenig, d. h. keine „Überfütterung" bei der Anwendung der Präparate;

nur eine leichte, zarte Beruhigungsmassage, Lymphmassage bzw. Lymphdrainage;

keine elektrischen oder Vibrationsanwendungen, kein Ultraviolett-, kein Infrarot-, höchstens Blaulicht;

und als Abschluß, wie oben bereits angeführt, ein spezifisches Kosmetikum zum Schutz und zur Beruhigung dieses sensiblen Teints, als Creme, als Emulsion oder als Tonic, je nach dem individuellen Hautbild! –

Erythem-Hyperämie

Erythem Erythem bedeutet „Röte", also rote Flecken der Haut, ohne daß deren Beschaffenheit sonst wesentlich verändert wäre. Das Erythem beruht auf einer vermehrten Füllung der Hautgefäße, auf einer *Hyperämie* Hyperämie.

Ein Erythem ist eine umschriebene Hyperämie der Haut, welche unter Druck verschwindet. Hört der Druck auf, so dringt das Blut sofort wieder in die erweiterten Gefäße ein und färbt die Haut wieder rot.

Es gibt ein sehr flüchtiges Erythem auf psychophysischer Basis durch eine reflektorische Beeinflussung der Gefäßnerven: das *„Erröten"* „Erröten" (Erythema putoris). Auch die Rötungen „im Affekt" gehören unter diese psychisch bedingten Hautveränderungen.

Das Erythem, als eine Hyperämie, ist die einfachste und erste Reaktion der Haut auf eine große Reihe von Reizen innerer oder äußerer Ursachen. Dabei kann die Hyperämie der Anfang einer Irritation, ja einer Entzündung der Haut sein.

Nicht jedes Erythem, nicht jede Hyperämie, ja nicht einmal jede Reizung der Haut ist gleich als krankhaft zu bezeichnen und somit Anlaß für eine Beängstigung. Das Gegenteil kann sogar zutreffen! Denn zunächst einmal ist eine erhöhte Durchblutung das Zeichen einer erhöhten physiologischen Reaktion und Reaktionsfähigkeit des Organismus, der Haut als Organ, auf innere und äußere Reize. Eine momentan angeregte intensive Reagibilität ist ja sogar das erwünschte Symptom einer noch vorhandenen natürlichen Abwehrfähigkeit, die sich im Sinne einer Anregung, Belebung, Stimulation zur Umstimmung im Organismus äußert. So ist das akute Erythem, die momentane Hyperämie, analog einem lokalen Fieber, als gesundes Reaktionsphänomen eines noch intakten, kräftigen Körpers positiv zu werten und nicht – wie es meist geschieht – unbedingt als beängstigendes Zeichen von Kranksein, lokaler Unpäßlichkeit oder Unverträglichkeit.

Physiologisch unterscheidet man zwei Arten von Hyperämie, eine aktive und eine passive:

„Wallungs-Hyperämie" Die aktive Hyperämie („Wallungshyperämie") entsteht dadurch, daß Blut in gesteigertem Maße zuströmt.

Wir können eine lebhaft rote Farbe des Teints und der Haut allgemein beobachten, eine erhöhte Hauttemperatur und ein subjektives Wärmegefühl feststellen.

„Stauungs-Hyperämie" Die passive Hyperämie („Stauungshyperämie") wird hingegen durch eine Hemmung des Blutabflusses hervorgerufen.

Daher ist bei ihr die Gesichtsfarbe bläulich-rot und die Haut fühlt sich kühl an.

Ursachen Die Ursachen der Erytheme sind außerordentlich mannigfaltig. Alle irgendwie möglichen äußeren und inneren Reize, welche auf die Haut treffen, können zu einem Erythem führen. Alles, was überhaupt als „Reiz" zu wirken vermag, kann ein Erythem als Reiz-Antwort auslösen.

Äußerlich Als äußere Ursachen kommen physikalische, chemische Einwirkungen, auch bakterielle Einflüsse in Frage. Allein schon ein positiver oder negativer Druck (Sog) bewirkt über der applizierten Hautstelle eine Hyperämie, welche nach Beendigung des Reizes noch bestehen bleibt, bis sich die Gefäße wieder normalisiert haben. Bekannt ist die Rötung der Haut durch die Einwirkung von Wärme, durch Sonnen-, Infrarot-, UV- oder Röntgenbestrahlung. Hautreizende Substanzen verursachen gleichfalls Rötungen, ebenso wie bestimmte Pflanzen, Raupenhaare, Insektenstiche und vieles andere.

Innerlich Als innere Ursachen psychischer Art haben wir bereits auf die Affekterytheme hingewiesen; außerdem gibt es Rötungs- und Reizungserscheinungen der Haut bei innersekretorischen Störungen und vor allem auch als allergische Reaktion. Zur Differenzierung in der Diagnose benennt man ein Erythem als Entzündungsreaktion auf einen inneren oder äußeren Reiz hin durch seine Ursache als „Licht"-, als „Jod"-Erythem usw. –

Urticaria factitia Manche Menschen neigen zu eigentümlichen Affekterythemen. Bei ihnen erzeugt ein leichter mechanischer Reiz etwa das Hinüberstreichen mit einem stumpfen Gegenstand nicht nur wie üblich eine strichförmige normale Rötung, sondern eine quaddelartig hervortretende Leiste, die 15 bis 20 Minuten bestehen bleibt. Sie ist von einer flächenhaften Rötung oder von roten Flecken umsäumt.

Diese übersteigerte Reaktionsfähigkeit ist angeboren und ist ein Zeichen einer abnormen Reizbarkeit der Hautgefäßnerven. Diese erhöhte Reagibilität ist in bestimmten Lebensphasen (z. B. während des Zyklus) und auch bei psychischen Störungen besonders ausgeprägt. –

Dermatitis acuta

Dermatitis acuta ist eine ganz einfache Entzündung der Haut, die sich hierbei heiß anfühlt, mehr juckt als schmerzt und mit Hyperämie (Erythem), eventuell auch mit Ödemen reagiert. Diese Entzündung der Haut kann durch mechanische, chemische oder physikalische Reize ausgelöst werden, wie z. B. Licht-Erythem →Licht-Dermatitis. Außerdem ist bei Allergikern die akute Dermatitis als erste und einfachste Reaktion auf bestimmte Stoffe, die Allergene, möglich.

Die „Problemhaut"

Häufig hört man heute in der Praxis Klientinnen davon sprechen, daß sie eine „Problemhaut" haben. Was heißt eine „Problemhaut"?

Kennzeichen und Erscheinungsbild

Sie werden dabei feststellen, daß diese Klientin „nervös" erscheint, sei es durch berufliche oder private Überbeanspruchung, oder daß sie von Natur aus nervlich wenig belastbar ist. Die „Problemhaut" ist der sichtbare Ausdruck, der „Aus-Schlag", eines inneren labilen psychosomatischen Zustandes. Ihre Klientin fühlt sich nicht krank, was sie auch nicht ist. Aber sie fühlt sich unglücklich, überfordert, mit sich selbst im Unreinen. Die logische Folge davon ist, daß sie in ihrem Selbstwertgefühl durch ästhetisch störende Erscheinungen ihres Aussehens beeinträchtigt ist, die umso schlimmer werden je öfter sie diese im Spiegel betrachtet.

Symptome der Problemhaut

Die Haut solcher Klientinnen erscheint einerseits gereizt und empfindlich – im Sinne einer Hyperergie, also einer übersteigerten Reizbeantwortung und Reagibilität – oft auch einer erhöhten Neigung zur Sensibilisierung. Gleichzeitig treten auch die sogenannten „akneiformen Effloreszenzen" auf.

Der Teint dieser Menschen ist häufig schlecht durchblutet, überverhornt, ist gelblich-fahl, blaß und fein-weißlich schuppend. Häufig findet man zugleich auch noch eine vorzeitige Erschlaffung und Welkheit des Teints, einen verminderten Turgor des Zellgewebes und einen verminderten Tonus des Bindegewebes. Diese verfrühten Erscheinungen eines Alterns der Haut trifft man dann meistens bei Menschen mit niedrigem Blutdruck. Dies kann auch konstitutionsbedingt sein und vererbt. Oder sie werden durch eine Überbelastung des Organismus – und damit auch der Haut als seinem von ihm abhängigen Organ – verursacht. Durch eine solche Überbeanspruchung, der die Haut nicht mehr gewachsen ist, kommt es zu den vorgenannten atrophischen Zeichen eines Erschlaffungsstadiums. Dies muß man als notwendige Gegenreaktion des Organismus zu dessen Regenerationstendenz werten. Nur eine rechtzeitige Leistungsminderung aller Organfunktionen kann deren Gleichgewicht wieder herstellen. Das heißt, das Organ Haut zeigt uns in Form einer momentanen Schwäche die Symptome des Allgemeinzustandes des Organismus.

Problematik der Behandlung

Wie können Sie nun in der Praxis eine derartige Haut behandeln, deren Erscheinungsformen sich überschneiden und in der Besonderheit ihres Entstehens und Reagierens sich sogar widersprechen? Die Problematik ist nämlich: Hyperergie und erhöhte Reagibilität müssen beruhigend behandelt werden, dagegen die Erscheinungen verminderter Stoff- und Energiewechseltätigkeit im Hautgewebe anregend, belebend, durchblutend.

Daraus ergibt sich das Leitmotiv für die Behandlung der „Problemhaut":
Die Wirkstoffe und die Behandlungsanwendungen sollen

„beruhigend stärken,

behutsam aufbauen und

mild beleben!"

Wir wissen, daß sich die übersteigert-sensible Haut gegen jeglichen äußeren Einfluß sträubt. Deshalb ist ein Stärken, Aufbauen, Beleben nur dann sinnvoll, wenn dies besonders schonend geschieht, um weitere Abwehrreaktionen auszuschließen. Darum nehmen Sie dazu die auch für die hypersensible, hyperergische Haut geeigneten Wirksubstanzen mit Azulen, Panthenol, Aucubin, Glyzyrrhetin und Hamamelin bei einer ausgeglichenen Anwendung aller Behandlungsphasen, wie gemäßigte Temperaturunterschiede bei Wechselkompressen, dann eine beruhigende, ausgleichende Massage, eine Lymphmassage, bis zur beruhigenden Suggestivmassage.

Behandlung der Symptomgruppen

Die Differenzierung der Instituts- und Heimbehandlung bei der Problemhaut ergibt sich aus den jeweiligen dominierenden Symptomgruppen:

Die 1. Gruppe

Ihre Kennzeichen sind:

Trockenheit der Haut mit verstärkter Keratinisierung (Hyperkeratose), trockene Schuppung, ein weißlich-mehliges Aussehen der Haut, Anzeichen einer vorzeitigen Atrophie u. ä.

Die 2. Gruppe

Die Kennzeichen sind:

Tendenz zu erhöhter, neurovegetativ bedingter Überproduktion der Talgdrüsen mit akneähnlichen Hauterscheinungen.

Kurmäßige Behandlung

Wichtig ist, daß die Problemhaut kurmäßig behandelt wird, also möglichst in einem konstanten Rhythmus am gleichen Wochentag und möglichst auch zur gleichen Tageszeit.

Zur Sensibilisierung und Allergie

Dieses sehr vielseitige, wohl zur Dermatologie gehörende Gebiet, wollen wir dennoch besprechen. Denn auch in der biokosmetischen Praxis kommen derartige Fälle als ästhetisch beeinträchtigende Symptome häufig vor.

Was heißt und was ist Sensibilisierung als ein „Empfindlichmachen" oder „Empfindlichwerden" und in welchem Zusammenhang kommt sie vor?

Allergie

Der Wiener Pädiater Clemens von Pirquet hat den Begriff „Allergie" in seiner gleichnamigen Monographie eingeführt. Er verstand darunter „jede veränderte Reaktionslage des Organismus nach einer Krankheit oder auch durch Einflußnahme körperfremder Substanzen, nach einer vorher erfolgten Sensibilisierung durch Antigene."

Allergie war ursprünglich ein Oberbegriff für

1) die an sich gesunde, den Organismus schützende Immunisierung („Abwehrbereitschaft") und

2) die als krankhaft anzusprechende Sensibilisierung (als ein „Empfindlichmachen" oder „-werden").

Diese Auffassung umfaßt ursprünglich als neue Erkenntnis

a) die nachgewiesene oder die zu fordernde Bildung von Antikörpern („Gegenkörpern") im Organismus und

b) die damit zugleich verbundene Gegenreaktion des Körpers, einmal als schützende Immunisierung und zum anderen als krankmachende Sensibilisierung.

Allergie im heutigen Verständnis umfaßt also immer eine Antigen-Antikörper-Reaktion, welche durch einen spezifischen Sensibilisierungsprozeß ausgelöst wird, dessen Erscheinungen sich überwiegend an der Haut zeigen. Denn über 80% aller vorkommenden Allergie-Anfälle treten an und in ihr auf.

Man kann dies folgendermaßen erklären:

(1) Die Haut kommt am häufigsten mit Umwelt-Allergenen in Berührung;

(2) allergische Reaktionen der Haut sind eher erkennbar als allergische Erscheinungen an inneren Organen;

(3) die Haut ist reich an sogenannten Mastzellen, welche das hauptsächlich allergisierende Gewebehormon Histamin enthalten, wenn auch zunächst gebunden bzw. als dessen Vorstufe;

(4) das feinverzweigte Haargefäßsystem der Haut wirkt für die Antigen-Antikörperkomplexe wie ein Filter. Denn diese sind meist durch ihre Eiweißkomponente relativ großmolekular, so daß sie im Hautbereich zurückgehalten werden.

So gibt es viele Menschen, die Tomaten, Erdbeeren, Fischeiweiß und andere Nahrungsmittel nicht vertragen und Exantheme und Entzündungen bekommen. Andere Menschen reagieren ähnlich auf bestimmte Medikamente.

Normalerweise werden dermatologische und kosmetische Präparate ohne negative Reaktion reizlos vertragen. Dennoch gibt es Menschen, bei denen sich an der behandelten Stelle eine umschriebene Rötung, ein Erythem, eine Hautentzündung oder sogar ein Ekzem bildet.

Daraus ergibt sich zunächst einmal die Erfahrungstatsache, daß bestimmte Menschen auf bestimmte Stoffe von vorneherein, „angeboren", mit Irritationserscheinungen der Haut reagieren. Dabei spielt ganz sicher die individuelle Konstitution und Reagibilität eine grundlegende Rolle und man spricht daher von einer „veranlagten Unverträglichkeit".

Idiosynkrasie

Wenn diese Unverträglichkeit schon bei der ersten Berührung mit einem bestimmten Stoff auftritt, spricht man von einer konstitutionell bedingten Überempfindlichkeit, einer Idiosynkrasie: Bei ihr liegt eine anomale hypersensible oder hyperergische Reagibilität als vorgegebener Zustand zugrunde. Das heißt, der davon betroffene Mensch reagiert von vornherein auf eine bestimmte Substanz abnorm, die von anderen Menschen üblicherweise reaktionslos vertragen wird.

Es gibt aber auch andere Fälle, bei denen bestimmte Substanzen zunächst ohne Schwierigkeiten und ohne besondere Reaktion vertragen werden. Erst nach einiger Zeit treten plötzlich und unvermutet Unverträglichkeiten auf. In diesen Fällen war die Unverträglichkeit also nicht angeboren, sondern sie entwickelte sich erst, sie wurde „erworben". Der betreffende Mensch wurde allmählich überempfindlich, er wurde „sensibilisiert".

Sensibilisierung

Wir verstehen somit unter Sensibilisierung das physiologische Geschehnis, daß ein Mensch einen bestimmten Stoff zunächst reaktionslos verträgt, aber nach einiger Zeit – es können Tage oder Jahre sein – gegen diese Substanz überempfindlich „wird". Wenn sich eine derartige Empfindlichkeitssteigerung entwickelt, kann sie auf einen Stoff beschränkt bleiben. In vielen Fällen aber bildet sich eine Überempfindlichkeit gegenüber einer Mehrzahl von Stoffen aus.

Ist die Substanz eindeutig bekannt, welche die Sensibilisierung als auslösendes Moment bewirkt hat, so wird sie als „Allergen" Ursache einer Allergie.

Allergie Bei einer derartigen (typischen) Allergie handelt es sich somit um Symptome, welche durch einen ganz bestimmten Stoff, das Allergen, ausgelöst und verursacht worden sind. Es ist daher zur exakten Definition Voraussetzung, daß bestimmte Symptome und Erscheinungen nur dann eindeutig als Allergie bezeichnet werden dürfen, wenn das Allergen bekannt ist oder eines als Ursache vermutet wird.

Auch wenn die Allergien nicht mehr in das Gebiet der Kosmetik gehören, so ist es dennoch notwendig, gerade dieses Gebiet zu erwähnen, da auf der einen Seite manche kosmetisch erscheinenden Hautsymptome echte Allergien sind, während andererseits vielfach analoge Erscheinungen, wie Hyperämie, Erytheme u. ä. als angebliche oder vermutete Allergien bezeichnet werden.

„Allergie" bedeutet zunächst einmal lediglich „andere Reaktion" als normal. Eine Empfindlichkeit oder Überempfindlichkeit ist aber keine Allergie. Auch eine vorübergehende Rötung ist keine allergische Reaktion, sondern die Folge einer intensivierten kapillaren Durchblutung der Haut. Auch eine fleckige Rötung im Gesicht, zum Beispiel als Folge einer Aufregung bei vegetativ labilen Menschen hat mit Allergie nichts zu tun, auch wenn dies im üblichen Sprachgebrauch oft geschieht.

Darum möchte ich noch einiges über die charakteristischen, physiologischen Vorgänge sagen, welche zur Allergie führen:

Ein ganz bestimmter Stoff gelangt in den Organismus, wobei sich zunächst äußerlich keine Reaktionen zeigen. In Wirklichkeit aber verlaufen im Innern des Organismus – während der sogenannten „Inkubationszeit" – ganz bestimmte biologische und physiologische Umstimmungsprozesse ab, die zur Bildung sogenannter Antikörper führen. Dies ist die Phase der „unbewußten Sensibilisierung".

Gelangt nach einiger Zeit dieselbe (sensibilisierende) Substanz wiederum in den Organismus des betreffenden Menschen, dann wird sie zum allergieauslösenden Allergen: Schockartig, spontan entsteht eine heftige Reaktion der Haut, die als Erythem, Exanthem, Ekzem, Blasen-, Quaddelbildung usw. auftreten kann. Dies ist dann eine typische Allergie auf der Basis einer vorhergehenden Disposition durch Sensibilisierung.

Charakteristisch für eine echte Allergie ist somit eine Antigen-Antikörper-Reaktion als auslösendes Moment. Dazu genügen oft Spuren von wenigen hunderttausendstel Milligramm des Allergens, um als Antigen eine schockartige Reaktion hervorzurufen. Wohl reagiert nicht jeder Mensch typisch allergisch auf die Vielzahl möglicher Allergene; aber die Zahl ist in immer mehr steigendem Maße begriffen, am höchsten in den Zivilisationsländern mit ihrer künstlichen Umwelt. Denn es ist verständlich, je häufiger die Möglichkeit eines Kontaktes mit Allergenen gegeben ist, umso größer ist auch die Wahrscheinlichkeit einer Antigen-Antikörper-Reaktion.

Faktoren der Sensibilisierung

Substanzfaktoren

Die Berührung mit den allergisierenden Stoffen allein genügt jedoch nicht, um eine Allergie auszulösen; es müssen noch andere Faktoren hinzukommen. Diese Momente sind einmal beim Antigen selbst zu suchen, und zwar in seinen Eigenschaften. Es gibt chemische Verbindungen, die häufig allergische Reaktionen verursachen, wie zum Beispiel Quecksilber, Kunststoffe, Insektizide u. a., während andere ganz selten oder kaum Unverträglichkeitserscheinungen zeigen, wie Reispuder, Weizenkeime, Aluminiumgel u. a. Ganz allgemein hat man die Erfahrung gemacht, daß chemische Verbindungen umso häufiger und umso eher Allergien verursachen können, je differenzierter sie chemisch aufgebaut sind.

Außerdem spielt die Konzentration des Allergens eine Rolle. Denn jeder Stoff hat eine sogenannte „Grenzkonzentration", innerhalb der er von nicht-allergieempfindlichen Menschen vertragen werden müßte. Eine höherprozentig konzentrierte Substanz kann dann eher Allergien auslösen als solche, die ihre Grenzkonzentration nicht überschreiten. Aus diesen Erfahrungen ergeben sich auch Schlußfolgerungen für die BioKosmetik, soweit sie die angewandten Wirk- und Grundsubstanzen betreffen.

Individualfaktoren

Aber es gibt auch eine Vielzahl von Faktoren, welche bei dem einzelnen Menschen selbst liegen. Wir können sie als die Individualfaktoren bezeichnen und haben sie schon im Rahmen des Frageschemas zur Anamnese zum Teil erwähnt:

(1) Vererbung einer über das normale Maß hinausgehenden Neigung zur Sensibilisierung;

(2) das Geschlecht: Frauen neigen eher zu allergischen Reaktionen als Männer;

(3) die körperliche Konstitution, wobei ausgeprägt schlanke Menschen (Astheniker) häufiger anfällig sind als Vollschlanke (Pykniker);

(4) der Funktionszustand des innersekretorischen Drüsensystems; so treten in der Pubertät und in den Wechseljahren häufiger allergische Erkrankungen auf als während der übrigen Lebenszeit;

(5) die geistige Beanspruchung; so sind geistig angestrengte Menschen leichter zu sensibilisieren als überwiegend körperlich Arbeitende (seelische Streß-Situationen);

(6) der Zustand des vegetativen Nervensystems; wobei vor allem Gleichgewichtsstörungen zwischen Sympathicus- und Parasympathicus-Tätigkeit zu vermehrten allergischen Reaktionen führen können;

(7) der momentane Gesundheitszustand, da sowohl bei Krankheiten während der Inkubation wie auch danach während der Rekonvaleszenz eine erhöhte Anfälligkeit für Allergene besteht (Grippezeiten!);

(8) die Verdauungstätigkeit spielt insofern eine Rolle, als chronische Verstopfung zum Beispiel ein längeres Verweilen eventueller Antigene im menschlichen Körper bewirkt, welche die Möglichkeit zu Antigen-Antikörper-Reaktionen erhöhen;

(9) die Jahreszeit, wobei im Frühjahr und Herbst eine Häufung und Zunahme der Allergieempfindlichkeit gegeben ist;

(10) die bereits erwähnten Witterungseinflüsse; insbesondere bei Wetterumstellungen bewirken die Warmfront- bzw. die Kaltfront-Empfindlichkeit eine erhöhte Disposition für allergische Anfälle;

(11) Einflüsse des Klimas, insbesondere bei Reisen in ein sogenanntes „Reizklima";

(12) Herdinfektionen, zum Beispiel eitrige Mandeln, und alle anderen Infektionskrankheiten sind meist bereits selbst schon Antigenbildner und vermindern daher die Immunkapazität gegenüber anderen allergieauslösenden Faktoren.

Nach der Herkunft der Stoffe, die zur Bildung spezifischer Antikörper führen, gibt es eine Vielzahl von Antigenen oder Allergenen:
Nahrungsmittel, wie zum Beispiel Erdbeeren;
Atmungsallergene, wie Blütenstaub;

Injektionsallergene, wie Pferde- oder Rinderserum;
physikalische Allergene, wie ultraviolettes Licht und als große Hauptgruppe die Kontaktallergene, Substanzen, die allein durch eine äußere Berührung allergisierend wirken können. Hierher gehören auch manche Kosmetika, und zwar unphysiologische Grundsubstanzen, Farbstoffe oder Aromastoffe, in der Hauptsache.

Um das betreffende Antigen zu ermitteln, führt man heute meist die Epikutantestung (Läppchenprobe) als die einfachste durch. Andere Methoden sind der klinischen Diagnostik wegen ihrer Kompliziertheit vorbehalten.

Aut-Allergie

In diesem Zusammenhang wollen wir auf das große Gebiet der sogenannten „Aut-Allergie", „Selbst-" oder „Eigen-Allergie" hinweisen.

Es handelt sich dabei um die Bildung von Antikörpern, die auf Bestandteile der körpereigenen Gewebe- bzw. Organzellen abgestimmt sind.

Aut-Immunvorgänge kann man bei vielen physiologischen und pathologischen Prozessen feststellen, und es erscheint daher gerechtfertigt, sie als ein regelmäßiges Vorkommnis, als Reaktion auf großmolekulare (eigene) Gewebsabbauprodukte zu betrachten. Damit ist gesagt, daß diese Vorgänge nicht unbedingt krankhafte Bedeutung haben müssen. Vielmehr sind sie normal, wenn die Produkte des ständigen Gewebsabbaus quantitativ und qualitativ in physiologisch normalen Grenzen bleiben.

Daß die Bildung von Antikörpern ganz allgemein ein biologischer Anpassungsprozeß ist, läßt sich auch daraus schließen, daß während der embryonalen Entwicklung der Zellen keine Antikörper gebildet werden. Erst die spätere strukturelle und funktionelle Differenzierung der Gewebe und Organe bei zunehmender Selbstherrschaft des Organismus führt zu dieser Anpassung. Die physiologisch im inneren Milieu ständig anfallenden großmolekularen Abbauprodukte werden mit Hilfe der eigenen Antikörper als ganz normale, physiologisch notwendige und erforderliche Aufgabe neutralisiert, d. h. entgiftet, abgeschirmt und als Komplex ausgeschieden.

Die Bildung von abgestimmten Antikörpern, das grundlegende Ereignis bei allen Immunvorgängen als eine Anpassungsmaßnahme, tritt also schon unter physiologischen Bedingungen ein. Sie wird zu einer Notmaßnahme erst dann, wenn durch Krankheitsprozesse außergewöhnliche Anforderungen an diese Art der organischen Anpassung gestellt werden. Daraus können wir eindeutig schließen, daß die Immunvorgänge selbst in keinem Falle die ursächlichen Faktoren eines Erkrankens sind, sondern an sich primär körpereigene Gesundungsprozesse des Schutzes und der Abwehr.

Biologisch gesehen, ist die Bildung von Antikörpern gegen artfremdes oder auch gegen körpereigenes Eiweiß ein physiologisch notwendiger, positiv zu bewertender Anpassungs- und Verteidigungsprozeß des Organismus, der nicht krankhaft ist.

Besteht ein möglicher Zusammenhang der Allergie, insbesondere der Sensibilisierung, mit den Reaktionen des vegetativen Nervensystems (VNS)?

Professor Schipperges spricht der Innervation, der Nerventätigkeit, eine entscheidende Rolle zu; denn allein von hier aus lassen sich die psychosomatischen Beziehungen und Störungen erklären.

Dazu ist zu sagen, daß die einseitig materiehafte Festsetzung der Allergie als Antigen-Antikörper-Reaktion im Grunde eine alleinbestimmende Rolle des vegetativen Nervensystems (VNS) auf den Ablauf einer allergischen Entzündung ausschließt. Andererseits aber finden Sie auch schon in Ihrer Praxis häufig vegetativ Labile, sogenannte „nervöse Klientinnen", die mit typischen oder vermeintlichen allergischen Hauterscheinungen reagieren.

Wenn man auch annehmen kann, daß das VNS keinen direkten Einfluß auf die physische Bildung der Antiköper zu haben scheint, so ist dessen Einfluß auf ihre Ausschüttung und damit auf ihr in Erscheinungtreten als wahrscheinlich anzunehmen. Denn man beobachtet in der Praxis schon während der sich noch unbewußt abspielenden Sensibilisierung eine Erhöhung der Organerregbarkeit durch Vagusreize. Insbesondere scheinen daher alle allergischen Reaktionen mit einem erhöhten Spannungszustand des Parasympathikus (Vagus) verbunden zu sein.

Heim hat über die möglichen Zusammenhänge zwischen Allergie und vegetativem Nervensystem ein verbindendes Schema für den Ablauf von Antigen-Antikörper-Reaktionen entworfen:

Antigen-Antikörper-Reaktion

Änderung des kolloiden Zustandes → Zunahme der Erregbarkeit

Erregung zentripetaler vegetativer Nerven → Zunahme des zentralen vegetativen Tonus

Es scheint mit dieser Verbindung zwischen typisch allergischer Reaktion und neurovegetativen Vorgängen in Zusammenhang zu stehen, daß man von den Erscheinungen her, zwei Phänotypen beobachten und unterscheiden kann:

(a) die spontane „Sofortreaktion" und
(b) die erst nach einer Inkubationszeit auftretende „Spätreaktion" als die eigentlich typisch „allergische".

Symptome

Das Erscheinungsbild einer allergischen Reaktion ist von der Art des Antigens unabhängig. Entscheidend ist jedoch das Organ, an welchem sich die Antigen-Antikörper-Reaktion abspielt. Ist die Haut das allergiebetroffene Organ, so ergibt sich eine allergische Dermatose. Für das Aussehen ist jedoch wiederum der Teil der Haut von Bedeutung, in welchem die allergische Reaktion stattfindet:

In der Oberhaut haben wir die häufigste allergische Hautkrankheit, das Ekzem oder die Dermatitis. Im Haargefäß-System der Haut kommt es zur Urticaria (Nesselfieber).

Kontaktekzem

Auf ein Allergiebild möchte ich noch besonders hinweisen, weil es den häufigsten allergischen Zwischenfall auch in der Praxis darstellen kann – das Kontaktekzem, oder auch exogene Dermatitis genannt. Es handelt sich dabei um eine Hautentzündung, die dadurch zustande kommt, daß die Haut auf die Berührung mit einem Antigen spontan allergisch reagiert.

An der Stelle des Kontaktes mit dem Allergen macht sich eine brennende, juckende Rötung bemerkbar. Wenn diese allergische Reaktion akut verläuft, kommt es zu einer Schwellung der Gesichtshaut und zur Bildung kleiner oberflächlicher Bläschen, die später platzen können.

Wenn Blutserum aus der Haut austritt, so geht die Allergie in ein nässendes Ekzemstadium über. Das Serum kann eintrocknen und auf der Haut dann gelbliche Krusten bilden. Im Endzustand tritt das Hautbild in ein schuppendes Ekzem-Stadium.

Diese genannten Erscheinungen können zugleich nebeneinander oder nacheinander auftreten. Bei kurzem und geringem Allergenkontakt zeigen sich die Symptome nur leicht. Jeder erneute Kontakt jedoch würde den Verlauf des Ekzems erschweren und verlängern. Ein sofortiges und auch zukünftiges Absetzen des allergieauslösenden Präparates ist daher notwendig erforderlich. Sie müssen auf hautfreundliche BioKosmetika übergehen, die nicht sensibilisieren.

Aufgrund der vielseitigen Bedeutung und Neigung zu Allergien hat sich für die Praxis in der Dermatologie, für die innere Medizin und auch für eine wissenschaftlich fundierte Biokosmetik das nachfolgende Frageschema zur Allergie-Anamnese besonders gut bewährt. Sie sollten dieses Frageschema bei allen denjenigen Klientinnen teils oder ganz aufstellen, wenn Sie irgendwelche Tendenzen zur Hypersensibilität, zur Hyperergie oder gar zu einer echten Allergie vermuten.

Frageschema zur Allergie-Anamnese

Name: Vorname: geb.:

---

behandelnde Kosmetikerin:

---

behandelnder Arzt:
behandelnder Zahnarzt:

---

wegen:

Hautkonstitution: (siehe beil. Diagnosekarte)

Zahnersatz: Metallguß ○ Kunststoff ○ Gold ○ Verblendung ○

Anamnese

(1) Welche Hautirritationen sind bei der Klientin aufgetreten:

Wann sind diese aufgetreten, insbesondere nach wieviel Stunden oder Tagen nach der kosmetischen Behandlung?

(2) Welche Behandlung wurde im Institut durchgeführt?

(a) welche Präparate?

(b) welche apparativen Anwendungen:
IR, UV, Ozon, Stromverfahren?

(c) wie wurden die Packungen abgenommen?

Welche Präparate hat die Klientin – eventuell noch aus alten Vorräten von sich – zusätzlich oder überhaupt während der sogenannten Inkubationszeit zwischen der Behandlung und dem Auftreten der Irritation angewandt?

(3) Berufstätigkeit:
(evtl. kurze Beschreibung der ausgeübten Tätigkeiten)

Kommt dabei mit folgenden Stoffen in Berührung:

Metalle	Kunststoffe	Farbstoffe
Quecksilber	Pelze	Farbbänder
Nickel	besondere Stäube	Lacke u. a.
Chrom		
Mangan		
Münzen		
Lötmetalle		

Desinfizientia oder Detergentien
(im Haushalt Spülmittel, Waschmittel, Seifen)
Lösungsmittel (chem. Reinigung) oder Kraftstoffe
Pflanzenschutzmittel

(4) Art und Weise der Ernährung
(qualitativ und quantitativ)

Wie sind die Eßgewohnheiten?
Normalkost – Mischkost – vegetarisch – Rohkost?
(quantitative Angabe: „nicht / wenig / normal / reichlich")

Fleisch	Fett
Hühnchen (Hormone)	Butter
Kalb (Antibiotika/Harnsäure)	Margarine
Schwein (Antibiotika und Hormone)	Pflanzenöle

Eiweiß-Unverträglichkeit (Hühnereiweiß, Milcheiweiß, tierisches Eiweiß, insbesondere Fischeiweiß)

Gemüse/Obst
säurehaltige (Orangen, Äpfel)
Nüsse
Unverträgliche Lebensmittel (Erdbeeren, saures Obst, Pilze u. a.)
Viel benutzte Gewürze

(5) Welche Leiden oder Krankheiten liegen akut oder chronisch vor?
Insbesondere: Magen-Darm
Leber-Galle
Bauchspeicheldrüse
Nieren/Blase
Hals-Nasen-Ohren
Schilddrüse
Blutkrankheit
Zuckerkrankheit
Unterleib (Menstruationsstörungen)
neurovegetative / psychische Störungen (neurotisch)
Idiosynkrasien – Blüten und Blumen
(Heuschnupfen gegen Gräserpollen, stark riechende Blumen, wie Hyazinthen u. ä.)

(6) Welche Medikamente werden dagegen genommen, ständig oder nur zeitweise? Beziehungsweise vom Arzt gegeben durch Injektion, Implantation u. ä.?
Antibiotika/Sulfonamide
Hormonpräparate
Schlaf-/Schmerzpräparate
Fermentpräparate
andere

(7) Liegen irgendwelche persönliche, familiäre oder berufliche Schwierigkeiten oder Diskrepanzen vor?

Lebenseinstellung: bejahend – gleichgültig – negativ (verneinend, ablehnend).

(8) Haustiere: Hunde, Katzen, exotische Vögel, wie Papageien, Wellensittiche, Schildkröten oder andere Haustiere

(9) Besondere Bemerkungen (z. B. überstandene Infektionskrankheiten, frühere Hauterkrankungen, besondere persönliche Daten u.a.)

Teleangiektasien

Teleangiektasien, erweiterte Kapillargefäße, findet man sowohl bei Männern, vorwiegend jedoch bei Frauen zwischen dem 30. und 50. Lebensjahr. Befragt man die davon betroffenen Menschen, so sprechen sie fast immer von periodisch auftretenden Wallungen, über Brennen und Hitzegefühl im Gesicht, die besonders stark bei Temperaturwechsel empfunden werden.

Ursachen

Teleangiektasien kommen vorwiegend bei Menschen vor, die zu Seborrhoe und Akne neigen, und bei denen, konstitutionsbedingt, eine Gefäßschwäche vorliegt. Die Grundursache besteht darin, daß vorübergehende, aber mehrfach sich wiederholende Wallungen – Hyperämien – auftreten, die sich auf der Haut zunächst als Erytheme äußern. Sie werden in vielen Fällen durch Dysfunktionen innersekretorischer Drüsen ausgelöst. Dabei scheinen die Schilddrüse und die Keimdrüsen, Störungen der weiblichen Sexualorgane, wie im Klimakterium, eine besonders wichtige Rolle zu spielen; aber nicht nur in den Wechseljahren, sondern auch schon bei jüngeren Menschen kann dies zutreffen. Magen- und Darmstörungen, chronische Obstipation, aber auch Genußmittel, wie Kaffee, Tee, Alkohol und scharfe Gewürze begünstigen Hyperämien. Die starke nervliche Belastung und Beanspruchung durch das heutige ruhelose Leben, Aufregungen, Ärger, persönliche oder berufliche Konflikte u. ä. können gleichfalls Erweiterungen der kapillaren Blutgefäße auslösen, jedoch nicht sie bedingen.

Zu den weit verbreiteten äußeren Ursachen gehören extreme Temperatureinflüsse, Hitze wie Kälte, insbesondere auch die steten Hautreizungen durch die staub- und abgashaltige Atmosphäre in Industriegebieten.

Entwicklung

Zunächst entstehen nur vorübergehende Rötungen im Gesicht, vor allem auf der Nase und den Wangen, die sog. fluktionären Erytheme, die im Anfangsstadium wieder vollkommen verschwinden. Bei einem mehrfachen Auftreten bleiben sie jedoch infolge einer Stauung im Kapillargebiet bestehen. Häufig sich wiederholende Stauungen führen zu bleibenden Gefäßerweiterungen, den Teleangiektasien, welche parallel zur Hautoberfläche verlaufen.

Durch Ausstülpung und Verzweigung kommt es sogar zu einer Neubildung von Gefäßen, deren Kapillarwände meist eine verminderte Elastizität bei einer erhöhten Durchlässigkeit besitzen. Daraus erklären sich die bleibenden Rötungen, die starke Ausprägung des Gefäßnetzes und der gelegentliche Austritt von Blut in das umliegende

Gewebe. Einzelne Gefäße bilden blaurote, geschlängelte Bahnen, und die zuerst hellroten Flecken nehmen bei einer Vermehrung der Teleangiektasien einen vorwiegend violetten Farbton an. Man sieht dabei häufig eine „schmetterlingsartige" Form als unscharf begrenzte bleibende Rötung in der Nasen-Wangen-Region.

In der weiteren Entwicklung können sich um diese kleinen Gefäßchen Granulome und Wucherungen des Bindegewebes bilden, sowie eine Hyperplasie der Talgdrüsen. In diesen Fällen ist die seborrhoische Zone des Gesichtes innerhalb der fleckenartigen Rötungen von kleinen roten Knötchen besetzt. Über die Hautrötung und auch über diese Knötchen sieht man deutlich ein verästeltes, engmaschiges Gefäßnetz verlaufen, in dessen Zentrum es mitunter zur Bildung einer Pustel kommen kann: die Rosacea ist entstanden, welche nicht mehr in den Bereich der BioKosmetik gehört, sondern zur Dermatologie.

Wenn wir die einzelnen Erscheinungen und ihre Ursachen überblikken, so können wir feststellen, daß zwei Grundmotive gegeben sein müssen, damit Teleangiektasien entstehen:

(a) Innere oder äußere, sich periodisch wiederholende Reizungen bewirken Hyperämien, die als Erytheme immer wieder an den gleichen Hautstellen auftreten. Sie scheinen

(b) eine Schwächung der Kapillarwände zu verursachen oder auf eine veranlagte Schwäche zu treffen. —

Behandlung

Die Behandlung der Teleangiektasien muß daher vor allem beruhigend, ausgleichend wirken, um diese Stauungsdermatose zu neutralisieren und zu normalisieren. Sie soll die inneren und äußeren Reize abschwächen, wenn möglich ganz beseitigen und außerdem die zu heftige Reaktion der Haut abfangen und mildern. Andererseits aber muß man physiologisch versuchen, die ererbte oder erworbene Gefäßschwäche im Kapillargebiet durch eine Stärkung und Festigung zu beheben. Von den Massagemethoden haben sich zur Behandlung der Teleangiektasien vor allem die Lymphmassage und der Saug-Haftgriff bewährt. Die Lymphmassage bewirkt eine Lösung des Staues in den kapillaren Gefäßen und der Saug-Haftgriff eine Erhöhung und Normalisierung der peripheren Durchblutung. —

Lichtwirkung und Lichtschutz

Etwa um die vergangene Jahrhundertwende hat man die gesundheitsfördernde Wirkung der Sonnenstrahlen bewußt wieder entdeckt. Dies hat bis heute zu einem ausgesprochenen „Sonnenkult" geführt, wobei man danach strebt, den Körper möglichst oft und lange der direkten Sonnenbestrahlung auszusetzen.

Die dadurch hervorgerufene Hyperpigmentation als die natürliche Abwehrreaktion des Organismus, die „Bräune", wurde und wird auch heute noch als ein besonderes Zeichen von Gesundheit und Schönheit betrachtet.

Wirkung des Lichtes auf die Haut

Für die Wirkung des Lichtes auf die Haut ist primär die Eindringtiefe des Lichtes in die Haut der entscheidende Faktor.

Dabei sind die Lichtreaktionen an der Haut abhängig von

(a) der eingestrahlten Licht-Dosis, nach Stärke und Dauer,

(b) von der Wellenlänge des Lichtes, vom Spektralbereich und

(c) von der individuellen, persönlichen Hautempfindlichkeit.

Eine Infrarotbestrahlung (800–1000 nm) ruft vorwiegend eine Wärmewirkung hervor, die sich unmittelbar als Gefäßreaktion (Dilatation) mit der Wirkung einer erhöhten Durchblutung, Rötung und Röte („Sofort-Erythem") zeigt.

Von besonderer Bedeutung sowohl heilend, stimulierend, wie auch schädigend ist die Lichteinwirkung im unsichtbaren, kurzwelligen Ultraviolett-Bereich von 280 bis 400 nm.

Da jedoch innerhalb des ultravioletten Bereiches die Wirkungen auf die Haut verschieden sind, unterscheidet man heute drei Ultraviolett-Gruppen, und zwar
unterhalb von 280 nm UV-C,
von 280–320 nm UV-B (auch „Dorno-Strahlung" genannt),
von 320–400 nm UV-A.
(nm = Maßeinheit des Nanometers = 10^{-9}m; es entspricht einem Millimikron)

Es bewirken:

Die UV-Strahlung im Abschnitt C dringt nur sehr wenig in die Haut ein, sie wird praktisch vom Stratum corneum (Hornschicht) absorbiert. Es kann dabei zu einem Keratinabbau kommen, wobei die Diffusion der Reaktionsprodukte dann sekundäre Kutisreaktionen hervorruft, wie Gefäßerweiterung, eventuell sogar Ödembildung und Infiltration.

Die Strahlung im Bereich UV-B hat eine ausgesprochene Erythemwirkung mit einer sog. sekundären oder „indirekten" Pigmentierung. Bei dieser handelt es sich um einen Folgeprozeß des Erythems. Das UV-B ist vor allem für die akuten fototraumatischen Reaktionen an der Haut und die krebserzeugenden Spätfolgen verantwortlich.

Die Strahlung im Bereich UV-A besitzt eine vorwiegend pigmentierende Wirkung als sog. „Direktpigmentierung". Sie bewirkt aber auch degenerative Hautveränderungen, wie Elastizitätsverlust, Pigmentanomalien und als Spätfolgen eine vorzeitige Atrophie der Haut. Außerdem ist es der auslösende Faktor für fototoxische und fotoallergische Lichtausschläge.

Die UV-Strahlen haben jedoch auch günstige biologische und physiologische Wirkungen, und zwar entsteht unter ihrem Einfluß Vitamin D_2 und D_3 aus dem Provitamin Ergosterin des Hautfettes; sie erhöhen den Calciumspiegel und beeinflussen das vegetative Nervensystem anregend und belebend.

Jedoch hat die Belichtung auch Allgemeinreaktionen zur Folge, die sekundär auf die Wirkung von Produkten zurückgehen, die durch die Bestrahlung entstehen. So kann man nach einem Lichtbad, eine Blutdrucksenkung feststellen, eine Erhöhung des Grundumsatzes, eine Steigerung der Abwehr gegenüber Infektionen, wahrscheinlich durch eine allgemein anregende, belebende, stimulierende und aktivierende Wirkung des Lichtes auf den Gesamtorganismus.

Die spezifischen Lichtreaktionen der Haut, Erythem und Pigmentierung, werden jedoch ausschließlich durch den ganz bestimmten, kurzwelligen Strahlenbereich UV-B hervorgerufen.

Lichterythem und Pigmentation

Wenn die Einwirkung des Lichtes ein bestimmtes, verträgliches Maß überschreitet – dies kann beim ersten Sonnenbad eines Jahres schon nach einer halben Stunde sein – dann kommt es zu Auflösungserscheinungen der Eiweißkörper in den Hautzellen. Es vollzieht sich ein Abbau der Proteine mit der Folge, daß sich ein Erythem, eine Rötung der Haut, ein Ödem bilden kann. Bei stärkerer Lichteinwirkung kann es zur Blasenbildung und schließlich sogar zu Nekrosen kommen. Dabei zeigt sich histologisch, daß sich die Veränderungen um so tiefer in die Epidermis hinein erstrecken – bis zu den obersten Kutisschichten – je intensiver und je länger die Lichteinwirkung bestand.

Der typisch erythem-auslösende Bereich liegt ausschließlich in der UV-B-Strahlung zwischen 285 und 315 nm, mit einem Maximum für die menschliche Haut bei 297 nm.

Das Lichterythem und die dabei sich abspielenden Reaktionen sind primär ausgesprochen hautzerstörende, destruktive Prozesse. Die Schädigung der Epidermiszellen durch die Lichtstrahlung führt zu einer Zellproliferation, die sich im Gewebe als Akanthose äußert.

Erst die darauf folgenden Reaktionen des Organismus, speziell in der Hautregion, bestehen in überwiegenden Vorgängen der Regeneration und des Zellaufbaues, sowie in einer Rückbildung und Ersetzung der geschädigten Epidermis-, bzw. Endothel- und Bindegewebszellen. Als Folgeerscheinung tritt eine vermehrte Hornbildung auf, eine Verdickung der Hornschicht und eine Vermehrung der Schuppung.

Für die kosmetische Wirkung jedoch ist ausschlaggebend, daß als Folge dieser akuten Lichtreaktion der Haut eine sogenannte „indirekte" intensive und anhaltende Pigmentierung als deren sekundäres Phänomen eintritt. Erythem und Pigmentation sind anhand einer Vielzahl von Untersuchungen eindeutig ein sich bedingender Folgeprozeß.

Lediglich zur Ergänzung möchte ich darauf hinweisen, daß bei einer sehr intensiven Lichteinwirkung auch Depigmentierungen eintreten können, und zwar dann, wenn zu hohe Lichtquanten die pigmentbildenden Zellen selbst schädigen oder zerstören.

„Direkte" Pigmentierung

Im Gegensatz zum UV-Bereich B, dem erythemauslösenden, hat der UV-Bereich A ausschließlich eine bräunende, pigmentvermehrende Wirkung. Allerdings ist diese „direkte" Pigmentierung zeitlich von nicht sehr langer Dauer, außerdem ist sie auch nicht sehr intensiv ausgeprägt. Es handelt sich dabei um meist vorübergehende Umwandlungen von Melanin-Vorstufen in Hautpigment.

Diese Fähigkeit, „direkt" – also ohne Erythem – zu pigmentieren, ist jedoch altersbedingt. Außerdem gibt es eine Vielzahl von Menschen, deren Haut dazu nicht befähigt ist.

Chronische Lichtwirkungen

Normalerweise verschwinden die Erscheinungen des Lichterythems ohne weitere nachteilige Folgen für die Haut. Eine mehrfache Wiederholung erythemerzeugender Lichteinflüsse kann jedoch zu bleibenden, chronischen Hautveränderungen führen.

So kann eine ständige, starke Lichteinwirkung zu einer sogenannten „Landmanns"- oder „Seemanns"-Haut führen, zu einer senilen Elastose, einer vorzeitigen Hautalterung, zu Teleangiektasien, Hyperkeratosen, fleckigen Hyperpigmentierungen und sogar zu malignen Hauttumoren.

Daraus folgt, daß den angenehmen und erwünschten, gesundheitsfördernden Wirkungen des Lichtes im Extrem auch sehr nachteilige, gesundheitsschädigende Folgen entgegenstehen. Darum muß man notwendig nach einem Schutz der Haut vor den schädlichen Einwirkungen von Lichtstrahlen fragen.

Lichtschutz der Haut

Der natürliche Lichtschutz

Schon die äußersten Hautschichten, insbesondere die Hornschicht, stellen bereits einen natürlichen Lichtschutz dar. Denn sie haben die Fähigkeit, vor allem das erythemerzeugende Ultraviolett B zu absorbieren.

Daraus erklärt es sich, daß je nach Dicke der Hornschicht auch die Erythemreaktion verschieden ist: Eine dünne Hornschicht bedingt eine höhere Lichtempfindlichkeit, während eine dicke Hornschicht (Hornhaut) einen ziemlich ausgeprägten Lichtschutz darstellt. Aus dieser unterschiedlichen Ausprägung der Hornschicht erklärt sich u. a. die individuelle Lichtempfindlichkeit bei verschiedenen Menschen.

Da das Hautpigment vorwiegend kuppelartig den Basalzellen der Epidermis aufsitzt, so schützt es eigentlich mehr die Kutis als die Epidermis vor Lichteinwirkungen. Das Melanin verwandelt durch Absorption den größten Teil der einfallenden Lichtenergie in Wärme und neutralisiert so mögliche Schädigungen durch die Strahlung in der darunterliegenden Kutis.

Darum kommt Miescher zu der bildlich vergleichenden Feststellung: „Wie die Hornschicht der Sonnenschirm für die Epidermis ist, so ist es die Pigmentschicht für die Kutis."

Wie jedoch die Folgeerscheinungen zu intensiver Lichteinwirkung, Erythem und Pigmentation zeigen, genügen Hornschicht und Pigmentschicht allein nicht, um die Haut optimal zu schützen. Man braucht daher einen künstlichen Lichtschutz.

Der künstliche Lichtschutz

„Lichtschutzmittel sind Präparate, welche die menschliche Haut vor den schädlichen Wirkungen des Lichtes schützen sollen." Das Problem dieses Lichtschutzes aber liegt darin, daß verschiedene, zum Teil sich gegenseitig ausschließende Forderungen erfüllt werden sollen:

(a) selektiv die erythemauslösenden UV-B-Strahlen aus dem Sonnenlicht in Grenzen herauszufiltern und zugleich

(b) die direkt bräunenden UV-A-Strahlen möglichst ungehindert passieren zu lassen, um eine „direkte" Pigmentation nicht zu beeinträchtigen; und schließlich sogar

(c) den degenerativen Lichtschäden vorzubeugen.

Würde man ein deckendes, vollständig lichtundurchlässiges Lichtschutzpräparat anwenden, so wäre wohl die Forderung (a) nach einem absoluten Lichtschutz vollkommen erfüllt. Aber man würde mit allen schädlichen auch alle positiven Lichtwirkungen verhindern, insbesondere jegliche Bräunung. Dies aber ist kosmetisch das stärkste Gegenargument gegen einen vollkommenen, 100 %igen Schutz vor Licht. Da außerdem die Strahlen im UV-A-Bereich nur in manchen Fällen und auch dann nur zu einer relativ geringen und kurzzeitigen Pigmentierung führen, ist es in der Praxis gar nicht einmal erwünscht, daß der wohl Erythem hervorrufende, aber zugleich intensiv pigmentierende UV-B-Bereich vollkommen ausgefiltert wird.

Das Problem des Lichtschutzes besteht also darin, einen „goldenen Mittelweg" zu finden, zwischen einem ausreichenden Schutz vor Lichterythemen und einer dennoch genügenden Pigmentierungswirkung.

Aufgrund von Untersuchungen — nach Ippen — dringen die Lichtfiltersubstanzen offenbar in die Hautschicht ein und erzeugen somit in ihr, nicht etwa (nur) auf der Haut die eigentlich wirksame UV-Filterschicht. Hieraus erklärt sich die Tatsache, daß eine Bewertung von Lichtschutzmitteln allein aus dem physikalischen Absorptionsspektrum nicht möglich ist. Zu der rein physikalischen Vorhersage der Lichtschutzwirkung einer Substanz muß man neben der

(a) physikalischen UV-Absorption

(b) den Verteilungskoeffizienten zwischen Präparate-Grundstoffen und Hornschicht und

(c) die Affinität zwischen Filtersubstanz und Keratin bzw. der sogenannten „Kittsubstanz" berücksichtigen.

Die genannten Anforderungen an einen optimalen Lichtschutz kann man erfüllen, indem man eine Auswahl spezifischer Lichtschutzsubstanzen miteinander kombiniert. Der UV-B-Bereich mit seiner Erythem erzeugenden Wirkung wird so herausgefiltert, daß bei normaler Anwendung und Lichteinwirkung lediglich ein leichtes, eventuell sogar nur unterschwelliges Erythem entsteht. Dieses ist genügend Voraussetzung für eine nachfolgende, erwünschte, „indirekte" Pigmentierung. Wohl wird dadurch die Intensität der Bräunung am Anfang etwas beeinträchtigt, jedoch keinesfalls verhindert, und die Gefahr von Lichterythemen oder Entzündungen ist praktisch gebannt.

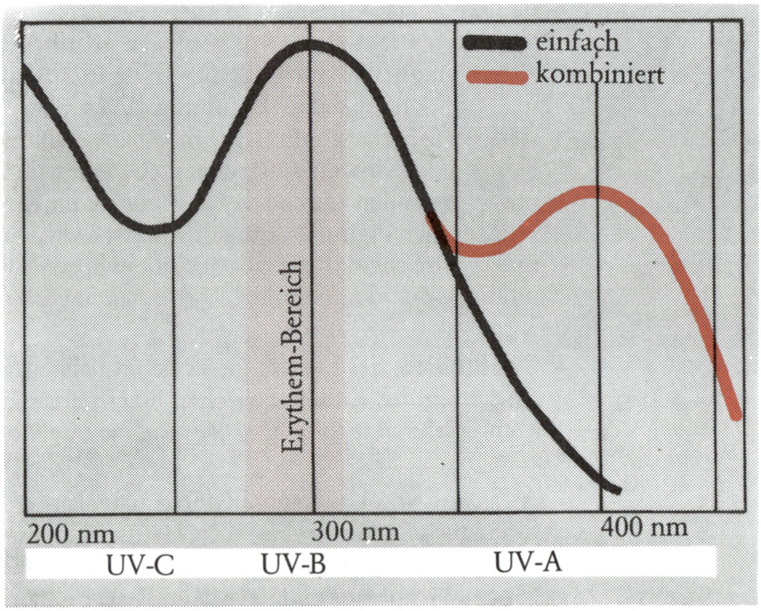

Kombination von Lichtschutzfaktoren

Durch eine Kombination von Lichtschutzfaktoren hat man eine bestmögliche Lösung gefunden, Schädigungen der Haut zu vermeiden, ohne auf die Vorteile des Sonnenlichtes verzichten zu müssen. –

Licht- oder Sonnenschutzfaktor

Die Zahl des Licht- oder Sonnenschutzfaktors nach Ellinger/ Schulze bezeichnet den Multiplikationsfaktor, wieviel mal länger sich jemand mit aufgetragenem Präparat in der Sonne – unter sonst gleichen Bedingungen – aufhalten kann, als mit ungeschützter Haut. Lichtschutzfaktor 3 besagt also, daß man sich dreimal solange der Licht- und Sonneneinwirkung aussetzen kann, als man dies mit bloßer Haut tun dürfte.

Hierbei spielen die individuellen Eigenschaften der Haut eine sehr große Rolle. Je nach Lichtempfindlichkeit, Vorbräunung, Hautdikke, Körperregion und anderen persönlichen Momenten ist die Individualzeit der Verträglichkeit verschieden. Der relative Wert des Lichtschutzpräparates bleibt jedoch im Verhältnis seines Faktors in bezug auf jede Haut im Mittelwert gleich. –

Ungelöst war in diesem Zusammenhang noch das Problem, ob und inwieweit es möglich sei, degenerativen Lichtschäden vorzubeugen, eventuell sogar sie vollkommen zu verhindern. Bisher hat eine hochdosierte Zuführung von Vitamin A bzw. beta-Carotin, zusammen mit Vitamin E, Kollagen und dem natürlichen Feuchtigkeitsfaktor, gute vorbeugende Erfolge für die Haut gezeitigt.

Damit wäre die Möglichkeit gegeben, den chronischen Lichtschädigungen der Haut vorzubeugen und sie bis zu einem gewissen Grade auch nachträglich noch zu bessern und auszugleichen.

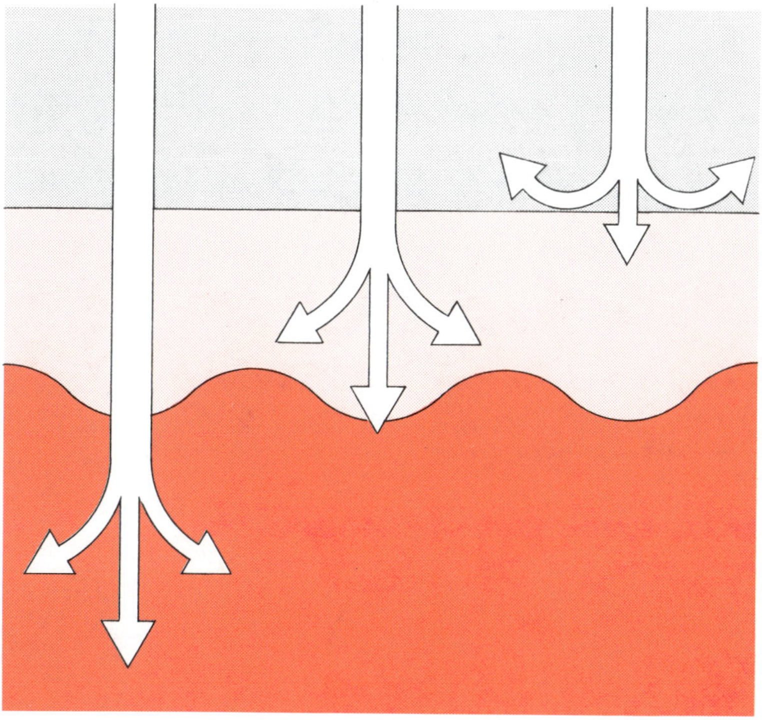

So ist entsprechend den Forderungen nach einem gesunderhaltenden Lichtschutz der Haut und unter Berücksichtigung des Wunsches nach einer Pigmentation des Teints ein bestmögliches Optimum an Schutz und Vorbeugung gegen Lichtschäden der Haut gegeben, wenn folgende Momente erfüllt sind:

(1) Eine Lichtschutz-Emulsion, die leicht permeierend, die Haut nicht belastet;

(2) eine aufeinander abgestimmte Kombination von Lichtschutzsubstanzen, welche den erythemauslösenden UV-B-Bereich zu einem bestimmten Grad herausfiltrieren,

(3) den UV-A-Bereich in leichtem Maße abschirmen und

(4) durch einen Gehalt an Vitamin A oder beta-Carotin mit Vitamin E, Kollagen und dem NM-Faktor Lichtschäden vorbeugen, zumindest sie in ihrer Auswirkung negativer Hautbeeinflussung verzögern.—

Zur Biochemie der Pigmentbildung und ihre kosmetische Beeinflussung

Grundlegend gibt es neben den exogenen Pigmenten, die durch äußere Einwirkung entstehen, in der Haut zwei verschiedene Arten von endogenen Pigmenten:

(1) die hämoglobinogenen Pigmente, welche durch den Abbau von Blutfarbstoff entstehen und

(2) die autochthonen oder autogenen Pigmente, insbesondere das Melanin, welches wir allein betrachten wollen.

Aufgabe Das Hautpigment Melanin hat die Eigenschaft, die ultravioletten Strahlen des Lichtes abzuschirmen und damit die Haut und auch die inneren Organe vor deren schädigender, photochemischer Wirkung zu schützen.

Vorkommen In der Epidermis befindet sich das Melanin vor allem in den Zellen der Basalschicht in Form von Körnchen, welche gleichmäßig verteilt, eine Art „Pigmentkappe" bilden.

In der Lederhaut finden wir das Melanin, gleichfalls als gefärbte Körnchen, in den sog. Melanozyten (Melaninzellen) bzw. Chromatophoren („Farbträger"), aber auch in Form freier Körnchen, insbesondere in der subpapillären Zone.

Entstehung In bezug auf die Pigmentsynthese und Ablagerung kann man zwei verschiedene Zelltypen unterscheiden:

(1) die Melanoblasten oder Melanozyten; sie sind vereinzelt liegende spindel- oder sternförmige spezialisierte Nervenzellen, welche mit den sie umgebenden Zellen des Gewebes in eine symbiotische Wechselwirkung treten.

(2) Die Chromatophoren sind hingegen Hautzellen, welche selbst kein Pigment zu bilden vermögen, jedoch die Eigenschaft besitzen, das Melanin besonders intensiv in sich aufzunehmen, einzulagern und zu speichern.

Uns interessieren im vorliegenden Zusammenhang vor allem die Melanozyten.

Tyrosinase In der Mikrosomenfraktion dieser Zellart hat Fitzpatrick das Ferment Tyrosinase feststellen können, welches als Biokatalysator die Synthese des Melanins bewirkt:

Dopa Tyrosin, eine Aminosäure des Organismus, wird durch dieses Enzym Tyrosinase zu Dioxyphenylalanin, abgekürzt Dopa genannt, hydroxyliert und dieses Dopa wiederum zu Dopachinon oxydiert.

Melanogen Anschließend folgen noch weitere chemische Oxydationsreaktionen über Melanogen, als deren Endprodukt durch Polymerisation, d. h.

durch Zusammenlagerung von Molekülen, das unlösliche Tyrosin-Melanin entsteht als ein an Eiweiß gebundenes Biochrom.

Die sich dadurch bildenden Melaningranula werden von den Melanozyten, also den pigmentbildenden Zellen, an die Basalzellen der Epidermis abgegeben, welche das Pigment in sich aufnehmen und – nachdem die Membranen durch enzymatische Verdauung aufgelöst worden sind – kappenartig oberhalb des Zellkernes schichten.

Für die pharmakologische und kosmetologische Beurteilung ist ausschlaggebend, daß für die Intensität der Hautpigmentierung weniger die Anzahl der Melanozyten in der Epidermis entscheidend ist, als vielmehr deren Tyrosinase-Aktivität.

Biochemische Daten

Wenn man die grundlegenden biochemischen Reaktionen betrachtet, so spielen sich dabei

Oxydation

(1) Oxydationsprozesse ab, und zwar die Oxydation des Tyrosins über Dopa, Dopachinon und weitere Zwischenstufen, wie Melanogen, schließlich zum eigentlichen Tyrosin-Melanin.

Kupfer

(2) Andererseits ist biochemisch ausschlaggebend, daß Tyrosinase ein Kupferproteid ist, für dessen Aktivität es unbedingt notwendige Voraussetzung ist, daß das Kupfer einwertig, also in reduziertem Zustande vorliegt.

Reduktion

Zur Aktivierung der Tyrosinase ist daher ein immerwährender Reduktionsprozeß notwendig, um das inaktive zweiwertige Kupfer in die aktive einwertige Form zu bringen.

Daraus ergeben sich als Schlüsselmomente für eine Beeinflussung des Pigmentvorganges:

(1) die Oxydation zu Melanin,

(2) die Reduktion zum einwertigen Kupferproteid und

(3) das Kupfer selbst als spezifisches Enzymelement.

Jede fördernde Einflußnahme auf die vorgenannten Prozesse bewirkt eine Intensivierung der Pigmentbildung, während jeder hemmende Einfluß zu einem Pigmentmangel bis zum Pigmentschwund führt.

Dies ist notwendig zu wissen, für die Erkenntnis der Ursachen von Pigmentstörungen als Überpigmentierungen bzw. Pigmentdefizit, wie auch umgekehrt für die möglichen Maßnahmen einer therapeutischen oder kosmetischen Beeinflussung durch die Behandlung.

Die zur Melaninbildung führende biochemische Reaktionskette ist somit ein komplexes System, welches abhängig ist von

(a) der Synthese des Enzyms Tyrosinase;

(b) der Verfügbarkeit des Substrates Tyrosin;

(c) der Anwesenheit oder Abwesenheit von Aktivatoren bzw.

(d) von Inhibitoren, d. h. hemmenden Substanzen.

Eine Erhöhung der Tyrosinase-Aktivität und damit eine Erhöhung der Pigmentbildung wird durch

(1) ultraviolette Strahlen hervorgerufen, indem sie

(a) über die Bildung von Dopa, die Reduktion zu einwertigem Kupfer bewirken und

(b) pigmenthemmende Stoffe (Sulfhydril-Gruppen) oxydieren und damit unschädlich machen.

(2) Durch Hormone, und zwar durch einen Mangel an Nebennierenrindenhormonen (Morbus Addison) und durch einen Überhang an Corpus luteum-Hormon, z. B. während der Schwangerschaft. Eine Hemmung der Tyrosinase-Aktivität und damit einen Pigmentmangel bis zum Pigmentschwund bewirken

(1) alle jene Substanzen, welche das wichtige Kupfer binden;

(2) Schwermetalle, welche das Kupfer verdrängen, wie Quecksilber, Gold, Silber u. a.;

(3) Stoffe, welche das Tyrosin verdrängen oder die Tyrosinoxydation verzögern,

(4) Antioxydantia sowie

(5) reduzierende Substanzen wie z. B. Ascorbinsäure, Vitamin C.

Dieselben Maßnahmen und Stoffe können nun zur entgegengesetzten Beeinflussung der Pigmentation angewandt werden.

Betrachten wir die Pigmentstörungen soweit sie kosmetisch von Bedeutung sind, so finden wir als

Hyperpigmentierungen

Hyperpigmentierungen
die Epheliden oder Sommersprossen als eine verstärkte Tyrosinase-Aktivität der Melanozyten in umschriebenen Bezirken;
das Chloasma oder Schwangerschaftsflecken, welche hormonal bedingt sind (Corpus luteum-Hormon),
die Berloquedermatitis.

Die Entstehung der Alterspigmentierungen ist biochemisch noch nicht eindeutig geklärt.

Depigmentierungen

Depigmentierungen sind grundlegend zurückzuführen auf eine Hemmung der Tyrosinaseaktivität.

Darüber hinaus aber ist Lerner der Ansicht, daß im Bereiche adrenergischer Nervenendigungen Stoffe produziert werden, welche die Pigmentbildung hemmen und daher als sog. „Aufheller" wirken. Nach Lebeuf kann es sich auch um einen Erschöpfungszustand der Melanozyten handeln, während Pinkus der Ansicht ist, daß eine Art Ansteckung benachbarter Melanozyten im Gewebe eine Blokkierung der Pigmentbildung hervorruft, wobei die hemmende Substanz selbst noch unbekannt ist.

Hyperpigmentationen

Hyperpigmentierungen sind im Verhältnis zu den Depigmentierungen leichter zu behandeln, wenn auch hier nicht immer mit vollem Erfolg, wobei man mit der Möglichkeit steter Rückfälle rechnen muß.

Wasserstoffperoxyd

Der Einfluß des Wasserstoffperoxyds, d. h. von aktivem Sauerstoff, beruht auf einer oxydativen Bleichung des bereits gebildeten Melanins zu farblosen Oxydations- und Spaltungsprodukten des Hautpigmentes. Es bewirkt rein oberflächlich oxydativ eine Aufspaltung farbgebender Doppelbindungen, von Biochromen zu sog. Leukoverbindungen.

Vitamin C

Ascorbinsäure oder reines Vitamin C ist ein starkes Reduktionsmittel und es verhindert die für die Melaninbildung notwendigen Oxydationsprozesse. Dabei wird das Vitamin C jedoch selbst zu inaktiver Dehydroascorbinsäure oxydiert bzw. bei einer nochmaligen Oxydation selbst zerstört.

Das heißt, die pigmenthemmende Wirkung der Ascorbinsäure ist stets nur solange gegeben, als noch aktive Substanz vorliegt, wobei die Wirkdauer infolge der außerordentlich starken Labilität nur kurz ist.

In der Erfahrung hat sich zur biokosmetischen Behandlung von Überpigmentierungen auch frischer Zitronensaft, Gurkensaft und außerdem Zitronensäure aufhellend und bleichend erfolgreich erwiesen. Die Anwendung ist dabei ganz einfach: Man trägt den frischen Saft auf die gereinigten Pigmentflecken auf und läßt ihn vollkommen in die Haut einziehen. Anschließend gibt man eine der individuellen Konstitutionen des Teints entsprechende Pflegecreme auf.

Eine andere Möglichkeit der Anwendung besteht darin, den Zitronen-, Gurkensaft oder die Zitronensäure zur Biologischen Schälung hinzuzufügen und somit Hautschälung und Depigmentation unmittelbar miteinander zu verbinden. —

Pigmentanomalien

Normalerweise ist das Hautpigment ein natürlicher Lichtschutz. Aber es können auch Anomalien vorkommen, und zwar angeboren oder erworben. Sie können in einer Pigmentvermehrung, aber auch in einem Pigmentmangel bestehen.

Melanodermie

Leukodermie

Der Überschuß an Pigment zeigt sich meist als eine umschriebene Pigmenthäufung in Form von Flecken als Melanodermie (von Melanin, dem Namen des Pigmentes), während ein Pigmentmangel sich als Leukodermie oder vollkommene Depigmentierung zeigen kann. Häufig kommen sogar beide Fälle bei ein und demselben Menschen als örtliche Pigmentverschiebungen und Pigmentverlagerungen vor.

Epheliden

Die Sommersprossen sind kleine, rundliche oder unregelmäßige Pigmentflecke von meist gelblicher Farbe; die Oberhaut selbst ist dabei unverändert. Sie finden sich vor allem bei Menschen mit blonden oder rötlichen Haaren. Im Frühjahr und Sommer treten sie stärker hervor und sitzen an den Stellen, welche der Sonneneinwirkung besonders ausgesetzt sind.

Die Behandlung durch Schälen und Bleichen ist meist von vorübergehendem Erfolg, da die Neigung zur Neubildung von Sommersprossen konstitutionsmäßig bedingt ist.

Berloque-Dermatitis

Die Erscheinung der sog. „Berloquedermatitis" kommt gerade im Frühjahr und im Sommer sehr häufig vor, wenn man, meist im ersten Urlaub nach dem Winter, eine durch Schweiß feuchte Haut mit Kölnisch Wasser anspritzt oder anreibt und sich anschließend der Sonnenbestrahlung aussetzt.

Als Ursache kommen vor allem Bestandteile der ätherischen Öle im Bergamottöl und auch in den Citrusölen in Frage, welche die Haut photosensibilisieren.

Meist bilden sich diese Pigmentierungen erst nach längerer Dauer zurück; als Behandlung ist die gleiche zu empfehlen wie bei Sommersprossen, wobei hier sogar die Möglichkeit eines bleibenden Erfolges gegeben ist.

Allerdings ist als vorbeugende Maßnahme unbedingt im Frühjahr ein täglicher Lichtschutz zu empfehlen.

Chloasma uterinum „Schwangerschaftsflecken"

Schwangerschaftsflecken nennen wir die fleckenförmigen Pigmentanhäufungen an der Stirn und um den Mund, welche während der Schwangerschaft auftreten können. Auch Antikonzipienz-

Präparate („Antibabypille") können gleichartige Hyperpigmentationen hervorrufen.

Leukoderma Leukoderma nennt man fleckenförmige, pigmentarme Hautstellen, die meist rundlich sind und einzeln stehen. Da die Depigmentierung nicht vollständig ist, sind die Flecken nicht reinweiß und häufig sogar nur aus naher Entfernung und bei günstiger Beleuchtung zu erkennen. Die Haut selbst ist im Bereich der Flecken unverändert.

Vitiligo Vitiligo ist die fleckenförmige, vollständige Entfärbung der Haut. Auch hier zeigt die Haut selbst keinerlei Veränderung. Lediglich das Pigment fehlt, auch mikroskopisch, vollkommen. Vitiligo entsteht meist erst während des späteren Lebens. Die äußerlich auffallende Veränderung entsteht und besteht ohne Beeinträchtigung des Gesundheitszustandes. Es handelt sich also um eine rein kosmetische Störung.

Ganzheits-Kosmetik

Zur Ganzheits-Kosmetik

Es gibt zwei Auffassungen über den Begriff und die Praxis einer Ganzheits-Kosmetik:

(a) Einmal, daß die Kosmetik nicht nur Gesicht, Hals, Dekolleté und Hände betreuen und pflegen soll, sondern darüber hinaus auch den ganzen Körper, Arme, Brust, Cellulite am Bauch, an Hüfte und Oberschenkeln sowie die Behandlung der Beine, Füße und die Intimpflege mit einschließt.
Dabei steht primär die Pflege von außen her im Vordergrund des Interesses. Aber es gibt heute auch eine „innere Kosmetik", welche vorwiegend auf der Basis von Polyvitamin-Präparaten, Weizenkeimextrakten, Gelee Royale, Spurenelementen u.a. die BioKosmetik von innen her unterstützt.

(b) Die zweite Definition der Ganzheits-Kosmetik erweitert die Ziele und Aufgaben des Körperlichen auf das Seelische im Sinne einer Psychokosmetik und, in Grenzen der jeweiligen individuellen Lebenseinstellung und Möglichkeiten, auf das Geistige.

Dieser umfassende Aufgaben- und Tätigkeitsbereich ist im Rahmen einer BioKosmetik gut zu erfüllen, denn ihre grundlegende Auffassung ist bereits die Basis einer ganzheitlichen Lebenseinstellung.

Woher kommt der Gedanke einer harmonischen „Ganzheit des Menschen"?

Schon in den Mysterien des Heilkultes von Asclepios, in den Schriften von Paracelsus, in den Büchern von Hufeland und C.G. Carus u.v.a., sprachen diese Heilenden vom Menschen als einem Mikro-Kosmos im großen umfangenden Makro-Kosmos des Weltalls.

Dieser uns heute mythisch anmutende Vergleich entspricht aber den tatsächlichen Gegebenheiten auch im Sinne der modernen Naturwissenschaft und Erkenntnistheorie.

Denn im Menschen sind tatsächlich alle Sphären der uns bekannten Welt vereint:

Die Sphäre des Energetischen und Materiehaften – wie in den Kräften und Elementen der Gestirne,
die Sphäre des Lebendigen – wie in der Pflanze,
die des Seelischen – wie im Tier, und schließlich – als typische

und alleinige Sphäre des Menschen – das Geistige als Vernunft und schöpferische Genialität.

Dabei dominiert die jeweils höhere Sphäre über die niedrigeren, von ihr umfaßten. So umfängt das Geistige das Seelische und das körperhaft Lebendige, das Seelische wiederum das Leibliche mit seinen unmittelbaren, energetisch-nervlichen an Materie gebundenen Vorgängen und Prozessen im Stoff- und Energiewechsel des Organismus.

Dieser unabdingbare Zusammenhang der in uns Menschen vereinten Schöpfungs-Sphären ist der Grund dafür, daß einmal das körperliche Befinden, wie Gesundheit oder Krankheit, sich seelisch als Frohsinn oder Niedergeschlagenheit auswirken können. Andererseits aber ist diese integrative Einheit der Schlüssel dazu, daß Sie in der Praxis durch eine seelisch herzliche Art der Behandlung und Betreuung eine heilende, harmonisierende Wirkung auf die körperlichen Geschehnisse im Innern und in der äußeren Erscheinung auszuüben vermögen. Je nach Art Ihrer Behandlungsabsicht empfindet Ihre Klientin das Berühren ihrer Haut als beruhigend, ausgleichend oder aber als anregend, belebend. Dies alles geschieht, weil wir Menschen ein in uns selbst untrennbares Ganzes von einander umfassenden Natursphären darstellen als eine integrative Einheit. –

Cellulite

Panniculose

Wenn wir von Cellulite sprechen, so meinen wir damit, wissenschaftlich ausgedrückt, eigentlich Panniculose. Vom schulmedizinischen Standpunkt aus ist die Cellulite keine Krankheit, sondern eine Störung des Befindens. Dies ist der Grund, weshalb kombinierte, biokosmetische Behandlungen indiziert und vertretbar sind, wie Massagen, Wechselbäder, Sauna, Gymnastik, Diät u.a.

Die Bildung der Cellulite scheint eine Eigenheit der weiblichen Gewebestruktur zu sein, da deren Bindegewebe wesentlich weicher und nachgiebiger ist. Die männlichen Bindegewebefasern überkreuzen sich und stützen sich auf diese Weise gegenseitig. Die Fasern des weiblichen Bindegewebes hingegen verlaufen senkrecht zur Hautoberfläche und sind dadurch Belastungen von außen und auch von innen her schutzloser ausgesetzt.
Die Cellulite kommt vor allem an den Oberschenkeln, an Bauch und Hüfte, aber auch an den Oberarmen vor. Es treten dabei Fett- und Bindegewebsvermehrungen auf, die oft zu einer Unförmigkeit dieser Region führen.

Zur Erklärung möchten wir darauf hinweisen, daß das Bindegewebe aus drei Elementen besteht:
(a) den Bindegewebszellen,
(b) den Bindegewebsfasern und
(c) der Grundsubstanz, welche physiologisch-chemisch vor allem die organischen Säuren, Mucopolysaccharide genannt, enthält.
Diese Substanzen erscheinen im Elektronenmikroskop als Fadenmoleküle, welche mit den Bindegewebsfasern ein Netzwerk bilden. Auf diese Weise geben sie der Haut Form und Festigkeit.

Nun ist es so, daß die Moleküle dieser Mucopolysaccharide unter dem Fermenteinfluß größere Molekülverbände darzustellen vermögen, andererseits aber auch wieder durch andere Enzyme aufgespalten werden. Man nennt den ersten Vorgang Polymerisation, den ihm entgegengesetzten zweiten, Depolymerisation.

In einem gesunden Unterhautbindegewebe stehen diese beiden Vorgänge in einem polaren Gleichgewichtszustand. Nun meint man, daß bei der Bildung der Cellulite eine vermehrte Polymerisation, das heißt eine vermehrte Zusammenlagerung zu größeren Molekülen im Vordergrund steht. Daraus resultieren eine Veränderung des

Stoffwechsels, eine Einlagerung von Wasser und Fett, eine Verhärtung der betreffenden Hautareale mit einer unregelmäßigen Bildung von Knötchen und Fasern in der Subcutis.

Diagnostische Symptome:

Als typische Erscheinungen der Cellulite können wir an der Haut folgende diagnostische Symptome feststellen:

(1) Die Haut ist schlaffer als normal, manchmal erscheint sie auch geschwollen, ödematös. Beim Zusammenschieben (Kneiftest) tritt eine eigenartige Felderung auf, welche ihr den Namen der „Orangenhaut" eingebracht hat.

(2) Die Konsistenz der Haut ist verändert, und zwar fühlen wir beim Abheben das Gewebe derber, gröber. Man fühlt Erhebungen, Verklebungen, Dellen und Grießelungen.

(3) Die Hauttemperatur ist kühler als bei der normalen Haut.

(4) Auch die Hautfarbe ist verändert, und zwar ist sie blaß, fahl, gelblich.

(5) Vor allem ist auch die Empfindlichkeit der Haut verändert, sie schmerzt beim Abheben.

Physiologische Befunde:

Bei der Cellulite finden wir u.a. auch noch als ganz eindeutige Befunde Erweiterungen der Lymphgefäße in der oberen Lederhaut, außerdem eine mäßige Flüssigkeitsaufnahme in den kollagenen Fasern. Man könnte z.B. die Cellulite charakterisieren als eine lokale Adipositas, welche von einer Lymphstauung und einem geringen Ödem im Bindegewebe begleitet ist.

Zur exakten Charakterisierung spricht Ricox von vier Hauptsymptomen der Cellulite:

(1) Eine Vergrößerung der einzelnen Zellen im subkutanen Bindegewebe;
(2) eine erhöhte Festigkeit des genannten Gewebes;
(3) eine erhöhte Oberflächenempfindlichkeit der Haut und schließlich
(4) eine verminderte Beweglichkeit der Haut durch die gesteigerte Festigkeit.

Hauptcharakteristika der Cellulite:

Die vorgenannten Erscheinungen der erhöhten Festigkeit und der schwereren Verschiebbarkeit kommen daher, daß die Cellulitegewebe Depots darstellen, in denen sich große Flüssigkeitsmengen unsichtbar und ohne Schwierigkeiten verbergen können. So erklären sich auch die enormen täglichen Gewichtsschwankungen der „Wohlproportionierten". Dieser gestörte Wasserhaushalt ist im übrigen eines der Hauptcharakteristika.

Die Wasserspeicherung im Gewebe, vor allem der unteren Gliedmaßen, läßt sich natürlich auch sehr häufig zurückführen auf eine verminderte Lymphstromtätigkeit.

Ursachen der Cellulite:

Als Ursachen der Cellulite gibt Kermogant generell Veränderungen im subkutanen Bindegewebe an. Dabei treten Verschiebungen im pH-Wert des Gewebes auf und in Verbindung damit stellen sich Auswirkungen auf das Elektrolyt-Gleichgewicht ein. Das Ergebnis ist dann Wasserretention und vermehrte Einlagerung von Fettsubstanzen. Diese Stoffwechselveränderungen werden vor allem durch die hormonelle Umstellung bei Frauen in den Wechseljahren hervorgerufen.

Behandlung der Cellulite:

Für die Behandlung der Cellulite gibt es speziell entwickelte biokosmetische Präparate, deren Wirkstoffe das Gewebe entwässern, die Durchblutung und den Lymphstrom in der Haut beschleunigen und damit die Flüssigkeitsretentionen abbauen.

Das heißt, man will in den Vordergrund eine Behandlung stellen, welche die Geschmeidigkeit des Gewebes fördert, durch anregende, stimulierende Wirkstoffe die Haut und das Bindegewebe entwässert und dadurch entschlackt.

Von der BioKosmetik und der Biotherapie her verwendet man zur Behandlung der Cellulite gerne und mit gutem Erfolg Algen, auch die Pflanzenextrakte und Preßsäfte von Arnika und Birke mit einem hohen Gehalt an Salicin u.a. sowie Calendula, Echinacea, Efeu, Lavendel, Rosmarin, Roßkastanie und außerdem wegen ihres hohen Kumaringehaltes Steinklee und Waldmeister. Von der physiologischen Behandlungsseite her haben sich Leber-und Galleextrakte zur äußeren Behandlung gut bewährt. Hinzu treten zur ergänzenden innerlichen Darreichung die Vitamine der B-Gruppe, am besten als Gesamtkomplex, sowie Vitamin C und Citrin. –

Cellulitebehandlung im Institut:

Aufgrund der vorgenannten Ursachen und Erscheinungen der Cellulite stellen wir einen biokosmetischen Behandlungsplan auf:

(1) Erwärmung:
Wärmen Sie mit großem Vorteil die zu behandelnden Haut- und Gewebestellen vor, und zwar durch Infrarot-Bestrahlung, durch gut warme Kompressen oder ein Bad mit belebenden Kräuterzusätzen, wie Lavendel, Rosmarin, Thymian u.a., zur Stimulation der Durchblutung, generell des Kreislaufs und des Lymphstromes.

(2) Entfettende Reinigung:
Falls noch nicht bei der vorhergehenden Behandlung geschehen, reinigen Sie jetzt die betroffenen Hautstellen entfettend, damit Sie in der nachfolgenden Iontophorese eine optimale Stromwirkung erreichen.

(3) Iontophorese:
Tragen Sie das spezifische Cellulite-Präparat auf die zu behandelnden Hautpartien auf und legen die positive Elektrode (Anode) darüber. Wie Sie wissen, wandert in diesem Falle die Cellulite-Flüssigkeit vom positiven Pol (Anode) zum negativen Pol (Kathode) hin und entwässert dadurch lokal das Gewebe unter der Anode.

(4) Lymphmassage:
Anschließend führen Sie eine klassische, noch besser aber eine spezifische Lymphmassage durch.
(Aufgrund vielfacher praktischer Erfahrungen hat sich eine sog. „Zupfmassage" besonders gut bewährt).

Heimbehandlung:

Auch zuhause kann man eine erfolgreiche Cellulite-Behandlung durchführen:

Zuerst soll Ihre Klientin den ganzen Körper – insbesondere natürlich die sogenannten Cellulite-Zonen – mit einem Massage-Handschuh trocken massieren, dabei stets von den Füßen zum Herz hin streichen!

Damit die nachfolgenden Cellulite-beeinflussenden Wirkstoffe besser und intensiver von der Haut aufgenommen werden, empfehlen wir ein Duschbad mit einem entsprechend wirksamen Duschgel oder Schaumbad.

Nach dem leichten Trockenfrottieren der Haut kann Ihre Klientin zu der Behandlung dann eine spezifische Cellulite-Lotion in die Haut einmassieren.

Diese kombinierte Massage-Dusch-Lotion-Behandlung sollte Ihre Klientin als Kur, wenn möglich jeden Tag vornehmen. Immer jedoch empfehlen wir in der BioKosmetik, die Heimbehandlung Ihrer Klientin durch eine gezielte Therapie in Ihrem Institut zu intensivieren.

Weitere Maßnahmen zur Behandlung der Cellulite:

Da die Erscheinungen der Cellulite oft von einer mehr oder weniger ausgeprägten Adipositas begleitet sind, empfehlen wir zusätzlich eine Cellulite-Diät und eine Cellulite-Gymnastik.
Eine kleine Anweisung für die diätetische Pflege finden Sie auf den Seiten 480 ff. und außerdem Anregungen und Hinweise zur Bewegungsbehandlung auf den Seiten 469 ff.

Massage des Körpers mit dem Handschuh

Die Körpermassage mit einem Handschuh, und zwar in der typischen Borsten-Schlingen-Wirkart, hat sich in der Praxis sehr gut bewährt: Sie trainiert und lockert die Muskeln, und das Bindegewebe wird durch die Handhabung gestrafft. Vor allem die sogenannten Problemzonen an der Hüfte, am Oberschenkel und am Leib gleichen sich besser aus, sie kommen, wie man heute sagt, „besser in Form".

Wirkungen:

Auch abgestorbene Hautzellen werden abgerubbelt und dadurch öffnen sich die Poren und die Haut kann besser perspirieren als Voraussetzung für eine periphere Regeneration und die Sorption von Wirksubstanzen.

Durch diese Bürstenmassage ist es möglich, den Kreislauf auf natürliche Weise von außen her in Bewegung zu bringen. Äußerlich sichtbar ist eine eintretende, deutliche Hautrötung, d.h. die Durchblutung der Haut wird verstärkt und als Folge davon wird sie elastischer.

Zur praktischen Anwendung:

Wir führen die Bürstenmassage folgendermaßen durch:

Beginnend an der Fußsohle streichen wir immer dem Herzen zu. So werden mit langen Aufwärtsstrichen Waden, Kniekehlen und die Oberschenkel massierend belebt und durchblutet.

Den Leib (Bauch) behandeln wir von links nach rechts kreisend, um einmal die Haut zu straffen, zum anderen aber zugleich die Verdauung anzuregen. Dabei sollte sich die Haut ruhig leicht röten; denn dies ist ein Zeichen für die bereits einsetzende intensivierte Durchblutung und Lymphbewegung.

Brust und Dekolleté allerdings dürfen von Ihrer Klientin oder auch Ihnen in der Praxis nur sehr leicht und zart massiert werden, um insbesondere den Brustmuskel und das sehr zarte Bindegewebe zu beleben, ohne es in irgendeiner Weise zu verletzen.

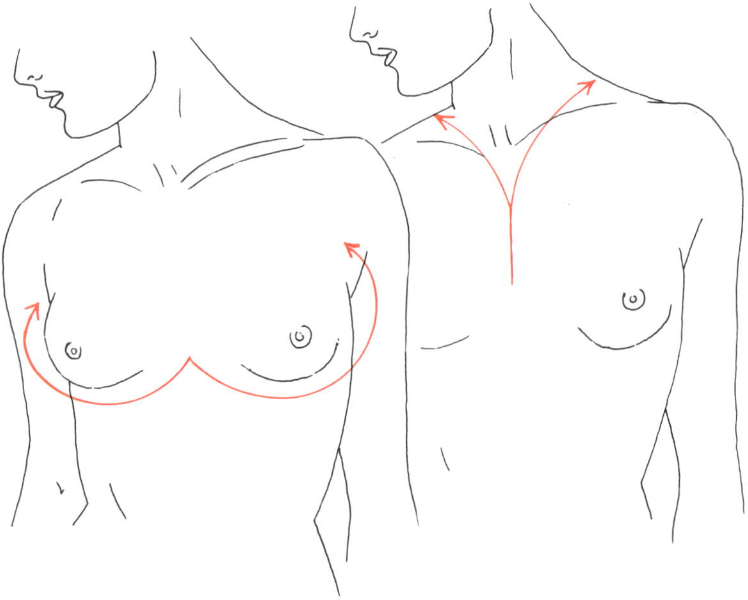

Für diese Art der Trockenmassage des Körpers gibt es ganz spezielle, aus der Natur gewonnene Bürsten, wie zum Beispiel aus den Blättern der Sisalagave, oder aus Luffa, einem Schwammkürbis, welcher der Gärung ausgesetzt, ein stark entwickeltes Gefäßbündelnetz als verbleibendes Gerippe bester physiologischer Eigenschaften hinterläßt.

Diese Trockenmassage-Handschuhe können selbstverständlich auch benetzt mit entsprechenden Wirksubstanzen oder ätherischen Ölen intensiv angewandt werden.

Akupressur („Manupressur")

Grundlage der Akupressur ist die aus der jahrhundertealten chinesischen Heilkunst überlieferte Akupunktur. Diese geht davon aus, daß den ganzen Körper besondere Nervenbahnen, die Meridiane und Mediane, durchziehen. Sie führen jeweils zu ganz bestimmten einzelnen Organen und zeigen deren Gesundheits- oder Krankheitszustand an.

Entlang dieser Meridiane haben wir Menschen meist mehrere besonders sensible Nervenpunkte mit einer ausgeprägten Empfindlichkeit geringeren oder gesteigerten Grades. Durch deren spezifische Behandlung ist es möglich, den Status des jeweils dazugehörigen Organes heilend, anregend, oder beruhigend, zu beeinflussen.

Diagnostisch, wie therapeutisch, geschieht dies dadurch, daß man die einzelnen Nervenpunkte entweder mit goldenen Nadeln, dem chinesischen männlichen Prinzip Yang entsprechend, oder mit silbernen Nadeln, nach dem weiblichen Prinzip Yin, ansticht. Bei der Akupressur werden genau dieselben Nervenpunkte mit den Fingern oder mit den Händen gedrückt, „gepreßt".

Im Grunde handelt es sich somit bei der Akupressur um eine spezifische Nervenpunkt-Massage, die wir in verschiedenen Gesichts- und Körperzonen sowohl im Sinne einer Anregung, wie auch einer Beruhigung ausführen können.

Bereits durch jede fachgerechte Massage werden die Nervenpunkte schon von sich aus überstreichend berührt und dadurch angesprochen, ohne sie allerdings gezielt und intensiv bevorzugend anzugehen.

Auch die Lymphdrainage behandelt mehr oder weniger bewußt die Nervenbahnen, also die sogenannten Meridiane und Mediane der Akupressur.

Die Behandlungsmethoden der Akupressur haben den Sinn, die Nervenpunkte zu beeinflussen, um dadurch die Funktionen des Organismus auf dem Wege einer Regelung des autonomen Nervensystems anzuregen oder zu beruhigen; jeweils nach dem individuellen Status der neurovegetativen Befindlichkeit.

Diese Wirkungen geschehen dadurch, daß zwischen dem Druckpunkt unter der Haut und den jeweiligen zugeordneten Organen Reflexe entstehen, die auf physiologisch-physikalische Weise elektrische Impulse aussenden. Dadurch wird, je nach Anwendung der

Akupressur, über das autonome Nervensystem das entsprechende Organ belebt, normalisiert oder ausgleichend beruhigt.

Es entsteht eine Reflexbeziehung zwischen den Akupressurpunkten und den einzelnen Organen und Organsystemen.

Akupressurtechniken: Die Akupressur kann, von der Art der Anwendung her gesehen, in verschiedenen Techniken ausgeführt werden, mit folgenden Möglichkeiten der Ausübung des Druckes:

(a) mit der Fingerkuppe des Daumens, des Zeigefingers oder des Mittelfingers,
(b) der Fingerfläche der genannten Finger,
(c) dem Handballen oder
(d) der ganzen Handfläche.

Daraus ersehen Sie, daß in der Akupressur beziehungsweise in der lokalisierten Nervenpunkt-Streichmassage alle Massagearten und Massagegriffe zur Anwendung kommen können. Jedoch mit dem Unterschied, daß wir die einzelnen neurovegetativ ansprechbaren und wirksamen Nervenpunkte bewußt als Zentralphänomene herausgreifen und sie dementsprechend direkt angehen.

In der BioKosmetik wollen wir in den Mittelpunkt unserer Akupressurbehandlung, wie stets, die Momente der Ästhetik stellen, und zwar in folgendem Sinne:
Anregung oder Beruhigung der Hautfunktionen und des Hautgeschehens in Form von akupressiven Sonderbehandlungen

Akupressurbehandlungen: des Gesichtes, speziell der Augenpartie,
des Halses und des Dekolletés,
des Nackens,
der Hände und Arme,
der Brust und des Rückens.

Am Anfang markieren Sie die für Ihre Behandlung wichtigen Nervenpunkte mit einem Tupf Creme oder einem leicht tönenden Fettstift stets beidseitig, denn sie sind auf beiden Gesichts- und Körperhälften symmetrisch angeordnet. Daher behandeln wir die nachfolgend beschriebenen Nervenpunkte immer zugleich beidseitig.

Eine Ausnahme bilden jedoch die einzeln vorhandenen Akupressurpunkte der Gefäßsysteme „Konzeptions-Gefäß" und „Gouverneur-Gefäß", die sich auf der Mittelachse des Körpers befinden.

Eine der wichtigsten Maßnahmen der Behandlung ist es, die jeweils persönlichen Akupressurpunkte zu finden. Denn sie sind bei jedem Menschen individuell angelegt. Man kann sie ertasten oder auch messen – und zwar mit einer Maßlehre, der Breite am linken Daumengelenk. Man nennt diese Daumenbreite der jeweiligen Klientin deren „sun".

Wie akupressiere ich? Massieren Sie wie gewohnt. Wenn Sie jedoch in die Region eines der gezeichneten Nervenpunkte kommen, legen Sie zuerst die Kuppe des Mittelfingers auf, drücken etwa 6 Sekunden lang den betreffenden Nervenpunkt an und beginnen nunmehr mit leichten, weichen, spiralförmigen Bewegungen den jeweiligen Nervenpunkt entweder anregend-belebend, oder beruhigend-ausgleichend zu beeinflussen:

Anregung Zur Anregung der Hautfunktionen beginnen wir etwa einen Zentimeter seitlich des Nervenpunktes und gehen in spiraligen Bewegungen auf den Nervenpunkt hin, zentripetal, in immer kleiner werdenden Kreisen. Dort beginnen wir mit der Fingerkuppe den Druck auf den Nervenpunkt selbst auszuführen und üben diesen Druck etwa 6 Sekunden lang aus. Danach lösen wir den Fingerdruck und fahren mit der Massage fort.

Beruhigung Um eine beruhigende, ausgleichende Wirkung auf das Hautgeschehen zu erreichen, gehen wir vom Nervenpunkt selbst aus, üben mit der Fingerkuppe den bewußten akupressiven Druck etwa 6 Sekunden lang aus, lösen den Druck und massieren dann vom Nervenpunkt aus beginnend, in größer werdenden Spiralbewegungen leicht und zart nach außen. Dadurch mildern wir vor allem lokale Spannungen und Verkrampfungen.

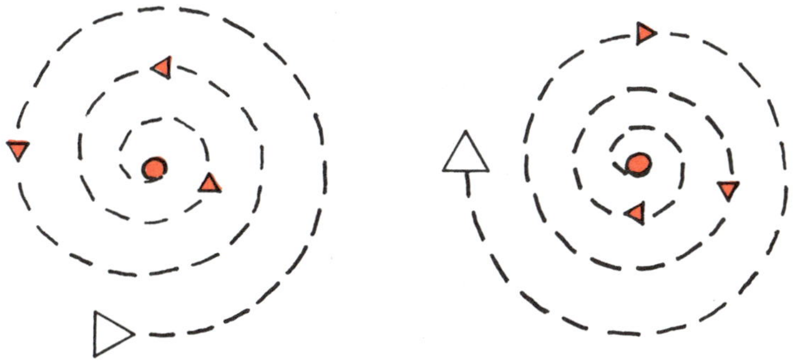

Anregung   Beruhigung

Anschließend an die lokale Akupressurbehandlung streichen Sie die Gegend um den Nervenpunkt leicht aus und gehen dann in gleicher Weise von einer Nervenmarkierung zur nächstfolgenden. Auf diese Art verbinden wir in der BioKosmetik Akupressur als Nervendruck-Behandlung, mit einer zentripetal (anregenden) oder zentrifugal (beruhigenden) kreisenden Massagebewegung.

Meridiane und Gefäßsysteme: In der Akupressur gibt es, wie in der Akupunktur, 12 Meridiane, die jeweils verschiedenen Organen zugeordnet sind, und zwei Gefäßsysteme. Es bedeuten als Kennzeichnung in den Abbildungen die jeweiligen Initialen:

B	Blasen-Meridian
DE	Dreifacher Erwärmer-Meridian
Di	Dickdarm-Meridian
Dü	Dünndarm-Meridian
G	Gallenblasen-Meridian
H	Herz-Meridian
KS	Kreislauf-Sexus-Meridian
Le	Leber-Meridian
Lu	Lungen-Meridian
M	Magen-Meridian
MP	Milz-Pankreas-Meridian
Ni	Nieren-Meridian
GG	„Gouverneur„-Gefäß
KG	Konzeptions-Gefäß

Anmerkung: Unsere Akupressurbesprechung berührt den Leber- und den Milz-Pankreas-Meridian nicht. Denn beide haben ihre Akupressurpunkte überwiegend in den Füßen und Beinen und verlaufen bis zur Bauchregion hin.

Um Ihnen ein interessantes Beispiel über die Länge eines Meridians zu geben, gehen wir hier auf die Verlaufsbahn des Dreifachen Erwärmer-Meridians näher ein: Er beginnt neben dem Nagel des Ringfingers, verläuft über den Handrücken und setzt sich vom Handgelenk über den Außenarm zum Ellenbogengelenk und weiter bis zur Halsregion fort. Von dort zieht er um das Ohr bis zu seinem Endpunkt, an das äußere Ende der Augenbraue!

Die folgenden Abbildungen zeigen Ihnen alle wichtigen Akupressurpunkte, auf den Meridianen der Gesichts- und Körperzonen, die für unsere biokosmetische Massage relevant sind.

Im Gesicht finden wir eine Vielzahl von Nervenpunkten der bereits vorgestellten Meridiane:

Stirne (M 1)
Augenbrauen (G 14)
Mitte zwischen den Augenbrauen (Yin Tang)
Innenseite beider Augenbrauen (B 2)
innere Augenwinkel (B 1)
äußere Augenwinkel (G 1)
Wangenknochen (Dü 18)
Nasenflügel (Di 19)
Mundwinkel (M 7)
Kinngrube (KG 24)
Kieferknochen (M 8)

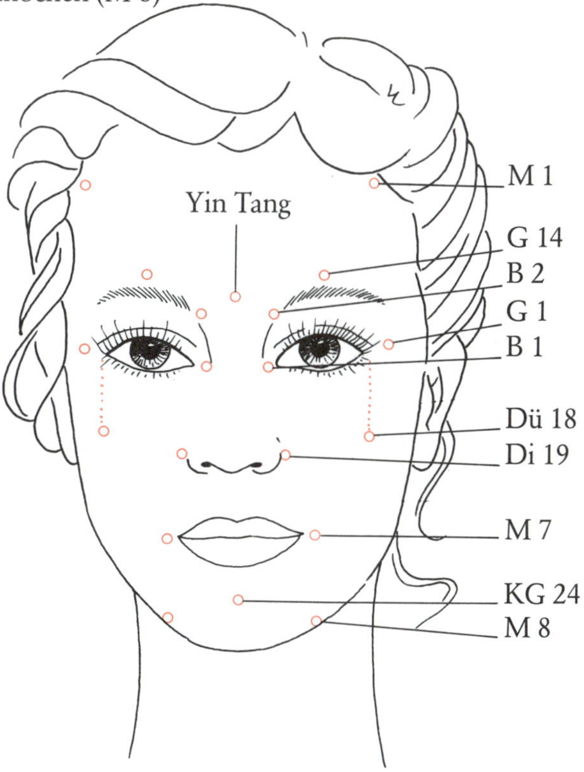

Zur anregenden oder beruhigenden Nervenpunktmassage und Akupressur können Sie verschiedene Übungen anwenden.

Akupressur des Gesichtes: Nervenpunkte im Gesicht zur Verbesserung der Hautfunktionen und damit des Aussehens:

Wir beginnen in der Mitte der Nasenwurzel, dem Mittelpunkt der Verbindungslinie zwischen den Augenbrauen. Dies ist ein wichtiger Beruhigungspunkt, Yin Tang genannt, der immer in der Behandlung berücksichtigt werden sollte. Dann massieren wir die Innenseite beider Augenbrauen (B2, gegen Augenfalten) und gehen weiter, zu den beiden Seiten der Nasenflügel (Di 19).

Anschließend behandeln wir die Nervenpunkte neben den Mundwinkeln (M 7), in der Kinngrube (KG 24) und gehen schließlich zu den Akupressurpunkten des Unterkieferknochens (M 8 und M 3) über.

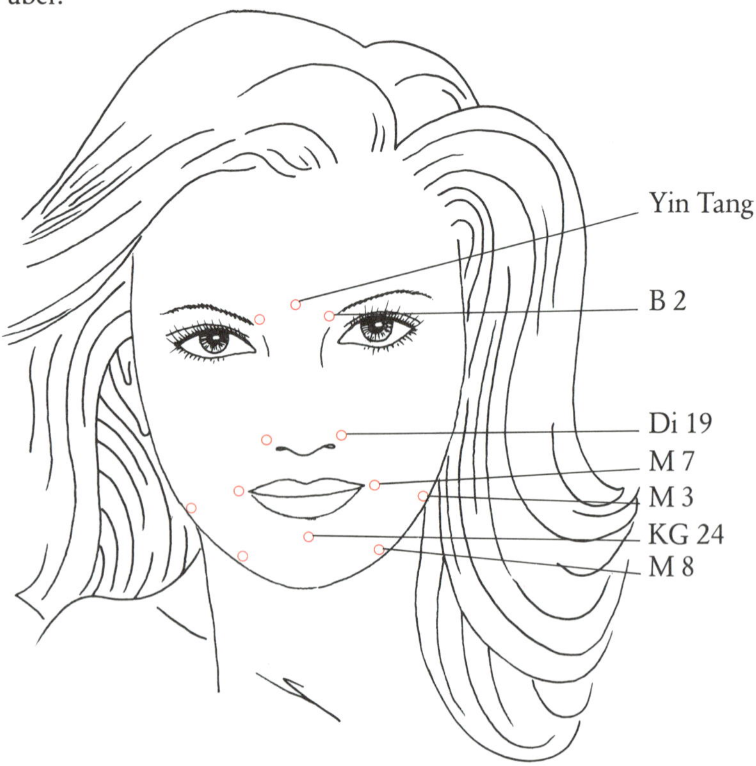

Belebung der Augenpartie

Eine weitere Art zur Intensivierung der Hautfunktionen im Gesicht, speziell der Augenpartie, ist:

Zuerst massieren wir mit leichtem Druck den Akupressurpunkt M 1 an der Außenseite der Stirne.

Anschließend behandeln wir G 14 über der Mitte der Augenbrauen und gehen weiter zum Beruhigungspunkt Yin Tang.

Nun kann Ihre Augenmassage folgen, wobei Sie abschließend beidseitig die Punkte B 1 und G 1 mit einem Spreizgriff (Zeige- und Mittelfinger) akupressieren. Sie beenden diese Behandlung am Akupressurpunkt Dü 18 am Jochbein.

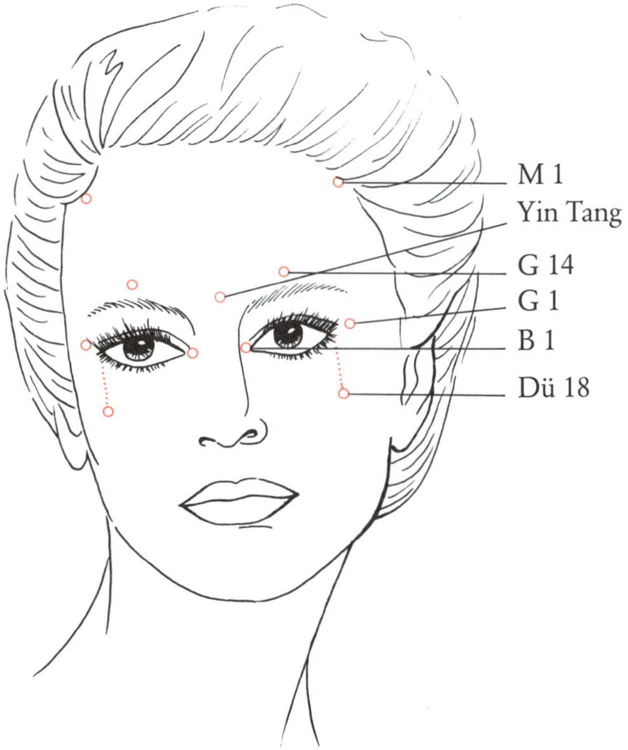

Akupressur in der Ganzheitskosmetik

Zur Erweiterung der Akupressur in der Ganzheitskosmetik behandeln wir die Nervenpunkte an Hals und Dekolleté.

Behandlung des Halses: Zur „Verjüngung" der Haut und damit zur Verbesserung des Aussehens der Halspartie wird zusätzlich eine Behandlung der Nervenpunkte beidseits des Halses, also in der Umgebung der Schilddrüse, empfohlen (M 10 und M 11). Dabei wird die Tätigkeit der Schilddrüse angeregt. Wenn hierdurch auch eine Wirkung auf die Haut – und in Grenzen auf die gesamte Vitalität des Organismus – gegeben ist, so möchte ich jedoch darauf hinweisen, daß diese Akupressur auf keinen Fall bei nervösen Klientinnen oder solchen mit einer Überfunktion der Schilddrüse angewendet werden darf!

Bei der Dekolleté-Massage behandeln wir folgende Nervenpunkte:

Dekolleté-massage: Am Brustbein beginnend führen wir eine etwas kräftigere Streichmassage durch, indem wir vom Brustbein zu den Schlüsselbeinen hin den Brustmuskel stärken und kräftigen. Hierbei regen wir die Akupressurpunkte des Konzeptionsgefäßes (KG 17 bis KG 20) an. Abschließend akupressieren wir noch unterhalb des Schlüsselbeines insbesondere den Punkt Lu 2 (ergänzende Brust-Behandlung siehe Seite 449).

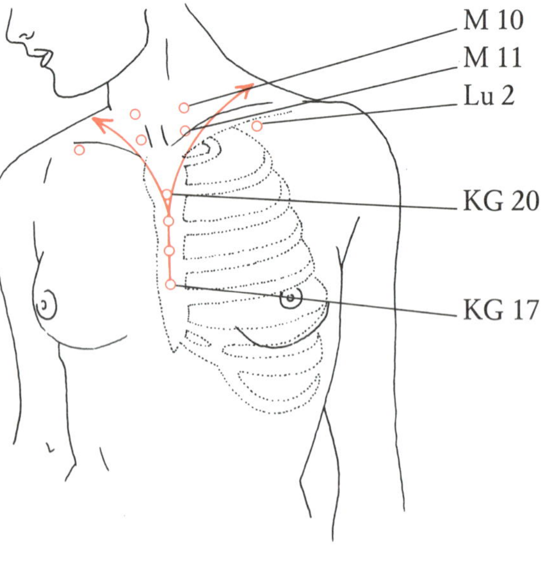

Akupressur des Nackens und der Schultern:

Wichtige Nervenpunkte berühren wir auch bei der Nacken- und Schultermassage:

Direkt unterhalb des Hinterhauptknochens, über der Medulla oblongata, befindet sich der Akupressurpunkt GG 16. Er ist ein ganz besonders wichtiger Punkt für das Wohlbefinden, die geistige Wachheit und Aufnahmefähigkeit.

Am unteren Rand des Hinterhauptes liegen beidseits die Punkte B 10.
Tiefergehend können wir noch B 11 und B 12 ansprechen und weitermassieren zu DE 15, der sich in der Mitte der Schulterlinie befindet. Etwas oberhalb behandeln wir danach G 21.

Die Nacken- und Schultermassage beenden wir auf Di 15, der in einer Grube am Rande beider Schultern liegt (diese finden Sie am leichtesten bei etwas angehobenen, angewinkelten Armen).

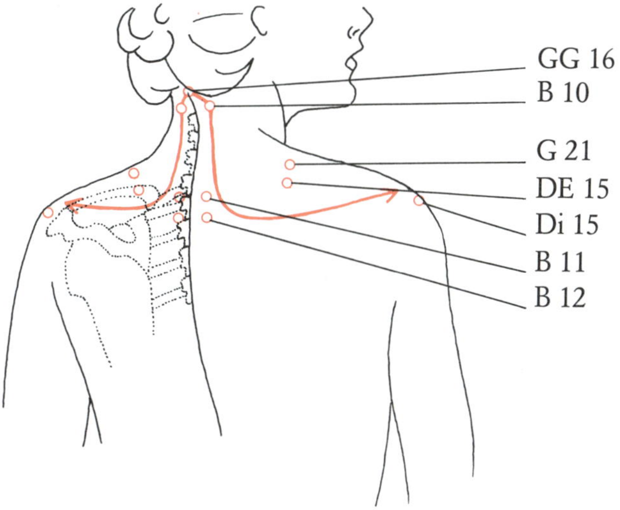

Eine Hand- und Armmassage ist für die häufig überanstrengte Muskulatur dieser Partien besonders wohltuend. Sie ist deshalb bei jeder Behandlung zu empfehlen. Wir führen hier in erster Linie eine beruhigende (zentrifugale) Nervenpunktmassage durch.

Die Hände sind in bevorzugt reichem Maße mit Nervenpunkten ausgestaltet. Hier beginnen oder enden neben den Fingernägeln einige der wichtigsten Meridiane! Wir wollen durch die bewußte Massage dieser Meridiane und ihrer Akupressurpunkte eine Entlastung und Entspannung der Hände, der Arme, ja sogar der Schulter- und Nackenpartie erreichen.

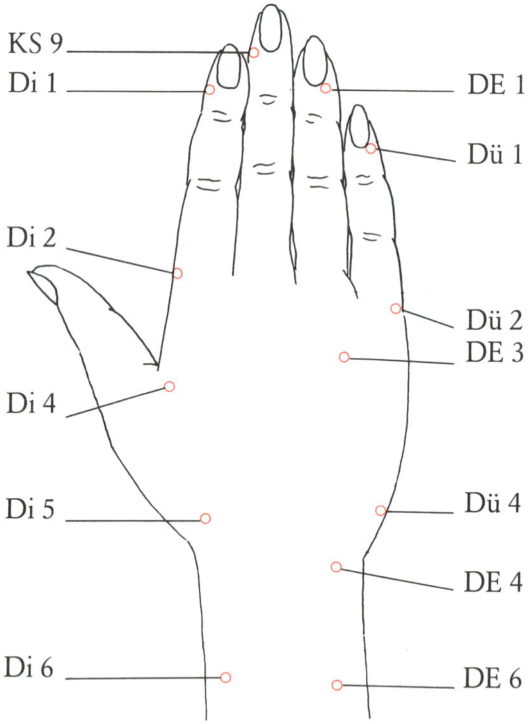

Nervenpunkte auf Handrücken und Handinnenfläche:

An der äußeren Nagelkante des kleinen Fingers befindet sich der erste Punkt (Dü 1) des Dünndarm-Meridians, der über die radiale Kante der Hand (mit Dü 2 und Dü 4) verläuft.
Neben dem Nagel des Ringfingers liegt der erste Punkt (DE 1) des

Dreifachen Erwärmer-Meridians, der über den Handrücken (DE 3) zum Handgelenk (DE 4, DE 6) führt.

Neben dem Nagel des Mittelfingers finden wir den letzten Punkt (KS 9) des Kreislauf-Sexus-Meridians, der in der Handinnenseite (mit KS 8 und KS 7) weiterverläuft.

Der Dickdarm-Meridian beginnt mit Di 1 neben dem Nagel des Zeigefingers. Seine Nervenbahn zieht mit Di 2, Di 4 und Di 5 durch den Handrücken und steigt mit Di 6 in den Arm auf. Di 4 sollte als wichtiger Stoffwechselpunkt immer behandelt werden, außer bei Menstruation und Schwangerschaft.

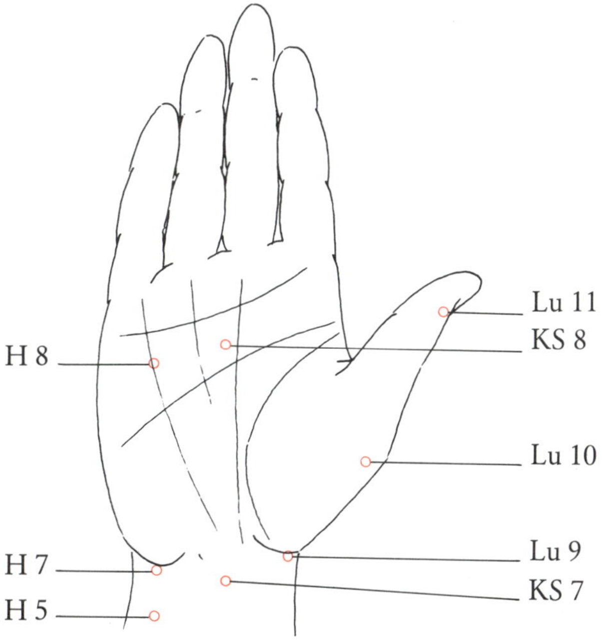

Neben dem Nagel des Daumens endet der Lungen-Meridian (bei Lu 11). Von dort führt er zur Handinnenfläche (am Daumenballen finden wir Lu 10) und zur Handgelenksfurche (Lu 9).

Auch der Herz-Meridian zieht vom kleinen Finger zur Innenseite der Hand (H 8). An der Handgelenksfurche können Sie den wichtigen, entspannend wirkenden Beruhigungspunkt H 7 akupressieren und enden bei H 5.

Akupressur der Arme:

Nervenpunkte an den Armen:

Bei der Handmassage haben wir bereits den Dickdarm-Meridian an Di 4 (einem wichtigen Stoffwechselpunkt) angesprochen und können nun seine Akupressurpunkte Di 10 und Di 11, die wichtig für die Haut sind, behandeln. (Di 11 finden wir am besten bei gebeugtem Arm, am Ende der entstehenden Beugefalte).

Desweiteren sollten Sie immer bei der Armbehandlung den Dreifachen Erwärmer-Meridian am Punkt DE 6 ansprechen.

Am Innenarm haben wir drei wichtige Punkte des Herz-Meridians (H 4, H 3 und H 1) dargestellt, die die Durchblutung von Armen und Beinen günstig beeinflussen und ausgleichend (H 1 und H 3) wirken. H 3 bezeichnen wir als einen Punkt der Lebensfreude und des psychischen Ausgleichs.

Der Lungenpunkt (Lu 5) liegt in der Ellenbeuge seitlich der Bizepssehne und begünstigt die Ausscheidungsprozesse der Haut.

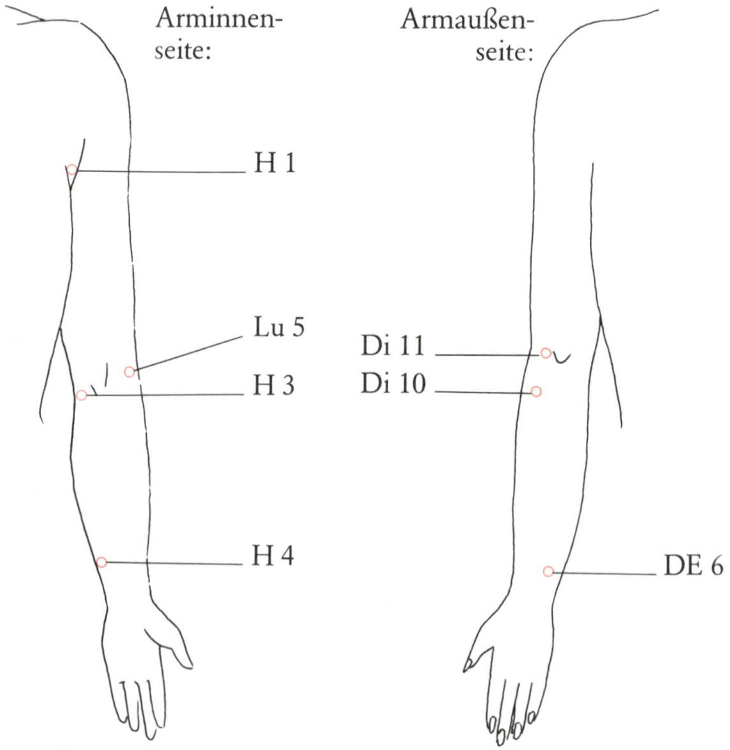

Mit der Körpermassage, speziell der Brust und des Rückens, können Sie vor allem jenen Frauen helfen, welche ihr körperliches Wohlbefinden als gestört erfühlen.

Brustmassage: Nervenpunkte bei einer Behandlung der Brust:

Wir legen die Innenflächen unserer Hände leicht gewölbt an der Unterseite der Brust an und streichen ganz vorsichtig mit beiden Händen, weit kreisend, von der Mitte zur Seite hin, bei einem leichten Druck oder Zug nach oben.
Dabei berühren wir die Akupressurpunkte KG 16, KG 15, M 18, G 22 sowie H 1.

Als ergänzende Behandlung empfehlen wir immer die Dekolleté-Pflege auf Seite 444.

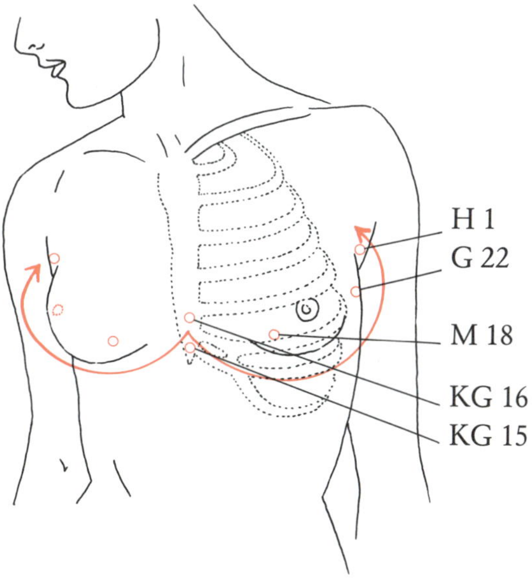

Bei der Massage des Rückens wollen wir Muskelverspannungen lösen und beginnen dazu mit der bereits beschriebenen Nackenmassage – und gleiten abwärts in den Nacken-Schulterbereich.

Rückenmassage: Nervenpunkte bei der Behandlung des Rückens:

Besonders beruhigend ist eine Massage auf beiden Seiten der Wirbelsäule bis zum Beckenkamm. Wir berühren dabei zweifingerbreit neben der Wirbelsäule die Druckpunkte B 11 bis B 25 sowie B 47 bis B 36.

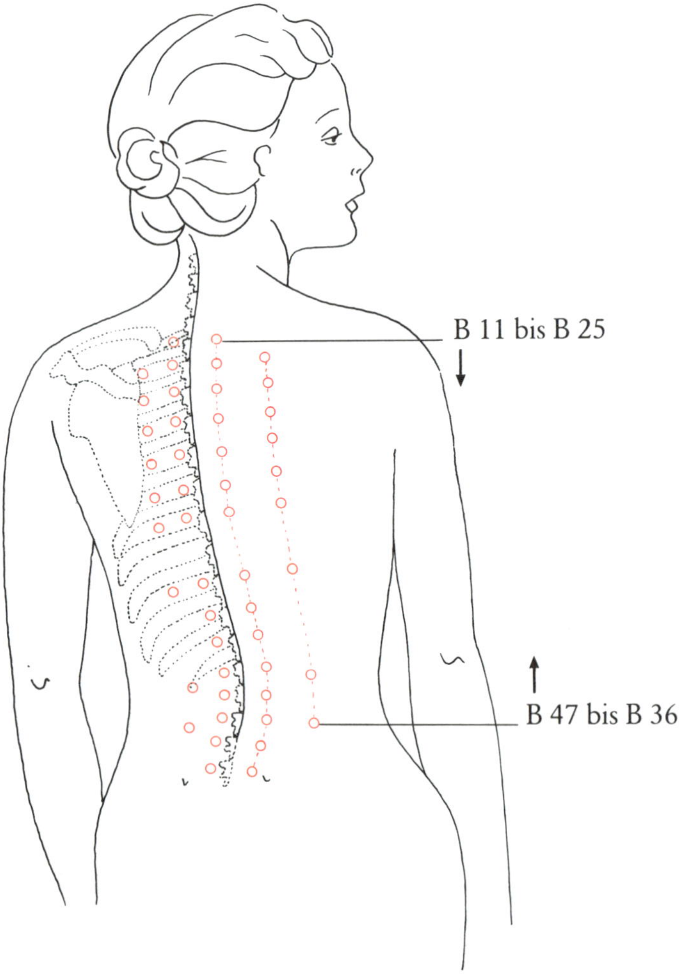

Abschließende Betrachtungen für die Behandlung im Institut

In den verschiedenen Gesichts- und Körperzonen können Sie vor allem jene Bereiche und Nervenpunkte behandeln, die Ihre Klientin bereits bei der Massage als verkrampft und verspannt empfindet – denn besonders diese Akupressurpunkte bedürfen der Behandlung.

Wenn Ihre Klientin zum Beispiel eine belastete Schulter- und Nakkenpartie hat, ist es sinnvoll diesen Bereich auf Nervenpunkte abzutasten und diese während der Massage bevorzugt zu akupressieren. Diese Art der Behandlung bedarf einer aufmerksamen Beobachtung der Klientin und ihrer individuellen Befindlichkeit.

Die vorgestellten verschiedenen Akupressurkombinationen erfassen die für unsere BioKosmetik wichtigsten Meridiane mit besonders gut auffindbaren Akupressurpunkten. Sie erreichen durch Ihre ganzheitliche Behandlung eine wesentliche Verbesserung der Hautfunktionen mit belebenden oder beruhigenden Impulsen.

Eine ganzheitliche biokosmetische Betreuung wirkt sich auf das persönliche Wohlbefinden positiv aus und ist eine Aufforderung an Ihre Klientin, sich bewußt mit ihrem eigenen Körper und seiner Gesunderhaltung auseinanderzusetzen.

Farb-Licht-Therapie

Die „Sprache" der Farben ist international.

Die Farben behaupten in den Naturerscheinungen einen hohen Platz, indem sie unserem höchsten Sinnesorgan, dem Auge, besonders zugeeignet sind. Durch dessen Vermittlung wirken sie auf das Gemüt und seine Stimmungen. Deshalb kann man Farbe als ein Element der Kunst zu den höchsten, aber auch zu den tiefsten ästhetischen Eindrücken anwenden.

Wir Menschen empfinden meist eine große Freude an Farben. Unsere Augen bedürfen ihrer, ebenso wie des Lichtes. Dabei nehmen unsere Augen die Farben aber nicht nur passiv als Empfindung wahr, sondern sie bringen die Farben selbst hervor. Dadurch entstehen spezifische physiologische Zustände, welche sich auf das Gemüt und seine „himmelhoch jauchzende" oder „zu Tode betrübte" Stimmung auswirken. Deshalb spielt die Farb-Licht-Therapie in der Ganzheitskosmetik eine ganz wichtige psychophysische Rolle.

Was wissen wir über die Wirkung der Farben auf das physiologische Geschehen im Organismus und auf das seelische gemüthafte Stimmungsbild von uns Menschen?

Aufgrund neurovegetativer Untersuchungen (Becher) konnte nachgewiesen werden, daß der jeweilige Farbreiz vom Auge aus über das vegetative System zum Zwischenhirn geleitet wird. Vom Zwischenhirn aus wird dann über die Hypophyse und das neurovegetative System das von der Farbe jeweils angeregte Zusammenspiel der Organe gesteuert. Diese Regulation kann auf Anregung, Belebung (ergotrop) eingestellt sein, aber auch auf Ruhe, Beruhigung, Ausgleich (trophotrop).

Zunächst einmal gehen wir zurück auf die physiologische und psychologische Farbenlehre Goethes. In der neuesten Zeit aber verdanken wir sehr ausführliche Erfahrungen und Erkenntnisse dem Farbpsychologen Lüscher aus der Schweiz mit seinen heute ja bereits berühmt gewordenen Lüscher-Farbtests.

Die Grundfarben sind Rot, Gelb und Blau. Hinzu kommen die jeweiligen Zwischenfarben, zwischen Rot und Gelb = Orange, zwischen Gelb und Blau = Grün, und zwischen Blau und wiederum Rot = Violett.

Wir wollen beginnen mit den Ausführungen Goethes in seiner Farbenlehre über die „sinnlich-sittliche Wirkung der Farbe":

Rot Er sagt zu Rot (§ 792 bis 800): „Die Wirkung dieser Farbe ist so einzig wie ihre Natur. Sie gibt einen Eindruck sowohl von Ernst und Würde, als von Huld und Anmut. Jenes leistet sie in ihrem dunklen, verdichteten, dieses in ihrem hellen, verdünnten Zustande. Und so kann sich sowohl die Würde des Alters wie auch die Liebenswürdigkeit der Jugend in diese eine Farbe kleiden."

Im Volksmund ist Rot die Farbe der Liebe, aber auch des Zornes; das heißt, es ist stets mit starken emotionalen Regungen verbunden. So ist allgemein Rot die Farbe der Dynamik, es regt daher das vegetative Nervensystem an, beschleunigt den Herzschlag und damit den Puls, es erhöht die Atmung, aber auch den Blutdruck.

Rot wirkt daher immer erregend und auf den Betrachtenden imponierend. Daher waren die Mäntel der Könige, der Kardinäle und der Saum der römischen Senatoren-Toga rot. Darum ist es politisch die Farbe der Herrschaft, aber auch die Farbe des Aufruhrs, der Revolution, der Umwälzungen. Rot entspricht dem antiken Element des Feuers, dem cholerischen Temperament und ist das zeitliche Zeichen einer dynamischen Gegenwart.

Aber auch in der religiösen Symbolik wird Rot als der Ausdruck der flammenden Liebesglut sinngemäß angewandt, die auf den Häuptern der durch den Heiligen Geist Erleuchteten schwebt.

Orange Zu Orange, was er Rotgelb nennt, sagt Goethe folgendes (§ 772f):

„Da sich keine Farbe als stillstehend betrachten läßt, so kann man das Gelb bisher leicht durch Verdichtung und Verdunkelung ins Rötliche steigern und erheben. Die Farbe wächst an Energie und erscheint im Rotgelben mächtiger und herrlicher.
Das Rotgelbe gibt dem Auge das Gefühl von Wärme und Wonne, indem es die Farbe der höheren Glut, sowie den milderen Abglanz der untergehenden Sonne repräsentiert."
Durch die bunte Mischung der Grundfarbe Rot mit Gelb wird aber die ursprüngliche Erregung mehr und mehr aufreizende, hektische Erregtheit.

Gelb Wir Menschen verbinden die Vorstellung von Gelb gerne mit der Sonne. Gelb erscheint uns daher wie die Sonne, hell und leuchtend, es wirkt leicht, strahlend, anregend und daher heimelig wärmend. Die Helligkeit des Gelbs und die geschliffene, brillierende Oberfläche ergänzen sich in der wertvollen Anschauung des glänzenden Goldes.

So sagt ja auch Goethe: „Gelb ist die nächste Farbe am Licht. Sie führt in ihrer höchsten Reinheit immer die Natur des Hellen mit sich, und besitzt eine heitere, muntere, sanft reizende Eigenschaft."
So bedeutet Gelb eine Hinwendung nach außen hin im Sinne einer Extraversion, aber nicht besitzergreifend oder willensmächtig wie bei Rot, sondern im Gedanken einer Erwartungshaltung.
Ein gelber Kreis strahlt zentrifugal aus, seine Bewegung kommt aus dem Zentrum und nähert sich beinahe sichtbar dem Menschen. Es ist ein Streben zum Menschen hin, welches sich bis zur Aufdringlichkeit verstärken kann. Daher beunruhigt Gelb oft den Menschen, regt ihn auf und zeigt den Charakter einer in der Farbe sich darstellenden Gewalt, welche aufdringlich auf das Gemüt einwirkt.

So ergibt Gelb den Zustand einer erregten Spannung; zugleich aber führt es auch zu einer Entladung, zu einer Auflösung der Erregungsspannung. Wir können Gelb mit einer sich entladenden, dynamischen, bewegten Energie vergleichen; im Gegensatz zu Grün mit seiner aufladenden, in sich ruhenden Energie.

Gelb ist eine Grundfarbe und repräsentiert das psychische Grundbedürfnis, sich entfalten zu wollen. Denn in der Entwicklung und im Fortschritt liegt der eigentliche persönliche Sinn aller Veränderung. In der Veränderung steckt alle Hoffnung, vor allem aber auch ein Streben nach Erfüllung und froher Glückseligkeit.
Andererseits aber gilt Gelb als die Farbe einer befreienden Lösung von erregenden Spannungen, wie wir oben festgelegt haben. Wenn aber die gespannten Hoffnungen bei einem Menschen enttäuscht werden, so tritt jener Seelenzustand ein, den der Volksmund meint: „Gelb ist die Farbe des Neides."

Grün Grün heißt Willensanspannung und Selbstbehauptung. Hierüber schreibt Kandinsky: „Im Grün sind Gelb und Blau als paralysierte Kräfte verborgen, die wieder aktiv werden können, eine lebendige

Möglichkeit liegt im Grün." Und er schreibt weiter: „Absolutes Grün ist die ruhigste Farbe, die es gibt; sie verlangt nichts, ruft nirgendhin. Es ist ein mit sich zufriedenes Element." So ähnlich schreibt ja auch Goethe in seiner Farbenlehre, daß unser Auge im Grün eine reale Befriedigung findet. Vor allem, wenn beide Mutterfarben sich in der Mischung genau das Gleichgewicht halten, so daß keine vor der anderen in den Vordergrund tritt. Dann ruht das Auge und das Gemüt auf diesem gemischten Grün.
Die reizstarke Bewegung des Gelbs und die beruhigende, zurücktretende Bewegung des Blaus heben sich gegenseitig im Grün auf und werden in ihm statisch gehalten. So ist das reine Grün rein konservativ.

Blau Blau stellt ein körperliches und seelisches Grundbedürfnis dar: Die Ruhe.
Es kann sein, daß die angenehme, wohltuende Farbempfindung des blauen Himmels und des blauen Meeres im Sinne einer psychosomatischen Beruhigung zu einer Harmonie hingeführt hat.
So schreibt Kandinsky: „Blau ist die typisch himmlische Farbe. Sehr tiefgehend entwickelt es das Element der Ruhe. Je tiefer das Blau wird, umso mehr ruft es den Menschen in das Unendliche, weckt in ihm die Sehnsucht nach Reinem und schließlich Übersinnlichem."
In seiner „Ästhetik" schreibt ein anderer Autor, Köstlin: „Blau ist ein äußerst zahmer und kühlender Kontrast gegen alles Beunruhigende, Grelle, Schwüle und Angreifende, ein Bild des Friedlich-Sanften und Erquickend-Frischen ..."
So sagt auch Goethe vom Blau: „Wir sehen das Blau gerne an, weil es nicht auf uns dringt, sondern weil es uns nach sich zieht ..."

Bei physiologischen Untersuchungen kann man auch wirklich feststellen, daß beim Betrachten vor allem von Dunkelblau eine vegetative Beruhigung eintritt, es wirkt entspannend, befriedend auf den Herzschlag, den Puls, den Blutdruck, die Atemtätigkeit, und damit wird der ganze Körper auf Erholung eingestellt.

Blau ist die farbliche Darstellung eines biologischen Bedürfens, rein körperlich der Ruhe, seelisch der Befriedung als des Eintrittes von Frieden, Zufriedenheit und Beständigkeit, wie der Volksmund sagt: „Blau ist die Farbe der Treue." So suchten die Menschen der Romantik nach der „blauen Blume" als ihrem Lebensideal.

Violett Das männliche Rot und das weibliche Blau mischen sich zu Violett. In ihm heben sich daher die beiden Gegensätze Rot und Blau, aktiv und passiv, auf. Darum hat Nikolaus Cusanus für Violett den Gedanken einer Harmonie der Gegensätze, „Coincidentia oppositorum" geprägt.

Goethe sagt über Violett, das er Blaurot nennt: „Wenn sich das Blau sehr sanft ins Rote steigert, erhält es dadurch etwas Wirksames. Aber dieses Violett belebt nicht, sondern macht vielmehr unruhig. . . . so wünscht man mit dieser Farbe immer fortzugehen, um einen Punkt zu finden, wo man ausruhen könnte. Jene Unruhe nimmt bei weiter fortschreitender Steigerung zu, deswegen verwendet man es bei Kleidung, Band oder sonstiger Zierart nur sehr schmal und hell; da es dann seiner bezeichneten Natur nach einen ganz besonderen Reiz ausübt."

In der mittelalterlichen Glasmalerei der Kirchenfenster bedeutet Violett die Farbe der Buße, der Demut, der Bescheidenheit und Abgeschiedenheit. Nun gibt es aber auch tatsächlich eine physiologische Wirkung in allem Erleben und Denken durch den Gegensatz von Subjekt und Objekt. Das heißt, die blaue Ruhe wird vom roten Impuls angeregt und umgekehrt; der rote Impuls wird durch die blaue Ruhe ausgeglichen, ja so erhoben, daß eine sensible Empfindsamkeit daraus geboren wird.

Zur praktischen Anwendung der Farb-Licht-Behandlung haben wir verschiedene Möglichkeiten:

(1) Rot, Orange, Blau und Grün sind für eine Bestrahlungsanwendung die gebräuchlichsten Farben.

Die Farb-Licht-Bestrahlung selbst beginnt schon mit Infrarot, was ja neben seinem Wärmeeffekt zusätzlich durch seine Färbung wie Rotlicht zu wirken vermag.
Zur Anregung bei einer geringen Durchblutung oder einer zu Atrophie neigenden Haut geben Sie Rot- oder Orangelicht; indem Sie entweder eine derartig gefärbte Lichtbirne wählen oder in einen Weißlichtstrahler den entsprechenden Farbfilter einschieben bzw. vorblenden.

Bei einer gereizten, sensiblen Haut können Sie Blaulicht wählen und während der Packung einstrahlen lassen. Ihre Klientin kann dabei ohne weiteres die Augen schließen oder sogar Augenkompressen aufliegen lassen. Denn die Farb-Licht-Wirkung zeigt sich auch auf der Haut selbst unmittelbar.

Bei Seborrhoe und Akne hat sich eine grüne Lichtbestrahlung als ausgleichend, harmonisierend bewährt. Wenden Sie diese Farbe möglichst auch bei geschlossenen Augen Ihrer Klientin an. Denn Grünlicht läßt die Haut eigenartig, „magisch" verfärbt erscheinen.

(2) Die Farbgestaltung Ihrer Behandlungskabine hängt zunächst von Ihrer persönlichen Einstellung und Farbvorliebe ab.
Hellweiß wirkt kühl, aber läßt die Räume „klinisch," hygienisch erscheinen. Eine Kabine in reinem Blau erscheint wohl weit, aber eigentlich leer und kalt – ein Raum in (zartem) Grün bietet den Augen eine reale Befriedigung. Man will für immer bleiben. Denn symbolisch ist Grün ja die Farbe der „Hoffnung." (Vgl. Goethe, Farbenlehre I, 917).

Hierbei wählt man für die Farben der Wände und der Vorhänge gerne helle, lichte Nuancen, Rosé, Bleu, ein zartes Resedagrün, ein helles, lichtes, warmes Gelb oder Orange, aber auch ein ganz feines, leichtes, silbriges Grau, vor allem dann, wenn man es wagt, die andere Ausstattung farbenfroh zu wählen.
Die psychische Wirkung entspricht ganz den Erfahrungen, die wir oben dargelegt haben. Dabei ist vor allem von Bedeutung, daß die Dauereinwirkung eine Intensivierung der Beeinflussung hervorruft.

Wenn Sie mehrere Kabinen ausstatten, so können Sie jede in einer anderen Farbe an Wand und Vorhang ausgestalten. Dabei werden Sie in Ihrer Praxis die Erfahrung machen, daß manche Ihrer Klientinnen entweder immer wieder die gleiche, oder aber, je nach Stimmung, eine sie ansprechende Farbe bevorzugt und Sie sogar darum bittet.

(3) Im Zusammenhang mit der Farbgebung der Kabine selbst berücksichtigen Sie auch die Farbwahl Ihrer Wäsche, Ihrer Handtücher, der Liege und der Abdecktücher und eventuell auch Ihrer Behandlungswagen und Möbel.

Hierbei kann man generell mit sehr ansprechendem Erfolg Ton-in-Ton wählen als besonders ruhige und dezente Art der Kombinationen.

Sehr auffallend und etwas kontrastreich und dadurch unruhig wirken die Komplementärfarben Rot, kombiniert mit Grün, Gelb mit Violett oder Orange mit Blau. Bei dieser Art der Farbwahl für die Ausstattung spielen in jedem Falle auch Zwischenfarben wie Braun, ein dezentes Grau und selbstverständlich Weiß, außer den vorgenannten Grundfarben, eine tragende oder ergänzende Rolle im Rahmen einer Farb-Therapie.

Es ist verständlich, daß all diese Arten einer möglichen Farbgebung sich auf das Gefühl Ihrer jeweiligen Klientin auswirken, im Sinne und mit dem Ziele eines heimeligen Geborgenseins, einer fachlich zuverlässigen Atmosphäre der Hilfe (des Geholfenwerdens) und menschlicher Harmonie zum gegenseitigen Wohle. –

Aroma-Therapie

Unter „Aromatherapie" verstehen wir die behandlungsmäßige Anwendung von natürlichen, ätherischen Ölen aus der Pflanzenwelt.

Deshalb wird eine echte BioKosmetik nur mit naturgewonnenen, ätherischen Ölen veredelt, um durch sie sowohl auf die Hautfunktionen Einfluß zu nehmen, wie auch psychisch ansprechend zu wirken. Schon die Verwendung eines Parfums ist Aromatherapie, welche anregend, beruhigend oder auch erogen wirken kann und Sympathie oder Abneigung erregt.

Zur praktischen Anwendung:

In der BioKosmetik haben wir im Rahmen der Aromatherapie folgende Möglichkeiten der Anwendung:

Pflege, Gesundung und Heilung mit ätherischen Ölen durch das Einatmen der Düfte, durch ätherische Ölbäder, Kompressen, Inhalationen, meist in Verbindung mit Ozon, sowie durch die Gesichts- und Körperbehandlung.

Aufgrund vielfältiger Erfahrungen aus der Praxis (Jones) bringt die Verwendung von ätherischen Ölen bei der Massage die intensivste und umfassendste Wirkung.
Wohl entfalten die ätherischen Öle ihre Wirksamkeit hauptsächlich über den Geruchssinn; ihr Einfluß jedoch dringt bis in wesentlich tiefere Schichten des Organismus. Dabei löst der Reiz des Duftes eine sofortige und unmittelbare Wirkung im neurovegetativen System aus, und dies ist der Grund, weshalb die ätherischen Duftkomponenten einen besonders starken Eindruck auch auf das Gefühl, das Gemüt und die seelische Befindlichkeit ausüben.

Die physiologische Eigenschaft der ätherischen Öle, sehr leicht und gut in die Haut zu permeieren, kommt der Intensität ihrer Wirkung zugute. Sie können perkutan bis in die Interzellular-Flüssigkeit vordringen und von dort in das Lymphsystem und in die allgemeine Blutzirkulation aufgenommen werden.

Außerdem zeigen bereits viele ätherische Öle peripher auf der Haut desinfizierende, antiseptische Eigenschaften, und sie können sogar bei Behandlungen von kosmetischen Hautstörungen zellbildend wirken. Durch ihren anregenden und belebenden Einfluß in den Geweben bewirken bestimmte ätherische Öle, daß sich Flüssigkeitsansammlungen und Lymphstauungen in den Geweben, wie zum Beispiel bei Cellulite, durch die Förderung des Abflusses über das Lymphsystem schnell auflösen.

Um die Wirkung einiger wichtiger ätherischer Öle darzulegen, wollen wir unterscheiden zwischen solchen, die anregend und solchen, welche beruhigend wirken.

Belebende ätherische Öle:

Anregend und belebend auf das Befinden, auf den Kreislauf, auf die peripheren Hautvorgänge wirken:

Fichtennadel, Latschenkiefer, Lavendel, Neroli, Orangenöl, Pfefferminz-, Rosmarin- und Zitronenöl, um einige der wichtigsten zu erwähnen, sowie die den ätherischen Ölen verwandten Substanzen Kampfer und Menthol.

Beruhigende ätherische Öle:

Beruhigend und ausgleichend hingegen wirken folgende ätherische Öle:

Baldrian, Basilikum, Eukalyptus, Hopfen, Kamille, Myrrhe, Nelke, Rose, Salbei, Thuja, Thymian und Wacholder, um auch hier die bekanntesten zu nennen.

Die Klassifizierung in anregende, beziehungsweise beruhigende ätherische Öle ist die Basis für die Aromatherapie in der Bio-Kosmetik. Durch Kombinationen können Sie die Anwendungsweise individuell gestalten, erweitern oder gleichsinnig wirkende Öle auswählen und gezielt applizieren.

In diesem Zusammenhang möchten wir darauf hinweisen, daß die Aromatherapie noch weitere physiologische Wirkungen zu entfalten vermag, wie zum Beispiel eine intensive Anregung der Atmung und des Kreislaufes, eine Erhöhung der Durchblutung und der Temperatur der Haut. Über die interessanten psychischen Wirkungen der ätherischen Öle haben wir in dem Kapitel über „Hauttypus und Perspiration" ausführlich gesprochen. –

Pflege des Atmens

Die Atmung ist eine tiefste und grundlegende, vitale Funktion. Mit dem Atmen beginnt und endet das Leben.

Auch gesetzlich gilt ein Kind als lebend geboren, wenn seine im Mutterleib noch unentfalteten Lungenbläschen vom ersten Atemzug an aufgebläht gefunden werden. Bis dahin ist es noch keine Person, sondern noch „keimendes Leben", das heißt, Teil des mütterlichen Organismus.

Mit dem letzten Hauch entweicht, wie für uralte Anschauung so auch nach unserem heutigen Vorstellen, das individuelle Leben aus dem Körper, um ins allgemeine Leben der Natur zurückzukehren. Das Atmen ist somit in seinem das ganze Leben begleitenden Auf und Ab eine der notwendigsten, lebensbedingenden und lebenserhaltenden Daseinsäußerungen.

Die alten Griechen verstanden unter ‚pneuma', wie sie den Atem nannten, noch die Ganzheit und Verbundenheit des stofflichen Austausches zwischen Organismus und Außenwelt, wie auch den dynamischen, seelischen Vorgang. Unsere deutschen Worte „Hauch" und „Odem" geben diesen zweifachen Sinn von pneuma wohl am besten wieder.

Bei dem Vorgang der Atmung handelt es sich nicht nur um die Tätigkeit eines einzelnen Organs. Denn beim Ein- und Ausatmen werden Mund und Nase, die zwei Lungenflügel, Wirbelsäule und Schultergürtel (Schlüsselbein und Schulterblätter) bewegt; ebenso die Muskelwände des Brustkorbs und das Zwerchfell. Alle diese Teile spielen jeder an seinem Platze mit, um eine richtige Durchatmung zu ermöglichen. Umgekehrt aber unterliegen diese ihrerseits wieder bei ihrer eigenen Gestaltung dem Einfluß der Atemtätigkeit.

So steht die Atmung, im Gegenspiel, wiederum in energisch-aktiven Beziehungen zu zahlreichen anderen Organtätigkeiten. Von allen Alterationen der Lungen- und Zwerchfellbewegung wird insbesondere das zwischen den Lungen eingebettete, auf dem Zwerchfell ruhende Herz und damit der gesamte Blutkreislauf betroffen. Die Leber wird vom Zwerchfell bei seiner Bewegung ausgedrückt, und ist damit von Bedeutung zum Beispiel bei Leberstauungen. Nun hat das Leberinkret – nach Spiro – einen hemmenden (vagotropen) Einfluß auf die Herzaktion, insbesondere bei Rhythmusanomalien.

Dies waren mehr mechanische Wirkungen der Atmung. Viel tiefer aber wirken ihre nervösen Zusammenhänge. So wird die Atmung von dem übergeordneten Atemzentrum im verlängerten Mark aus reguliert. Dementsprechend gibt der Organismus bald mehr Kohlendioxid ab, bald nimmt er mehr Sauerstoff auf. Unter dem Einfluß seelischer Erregungen ist die Kohlensäureausscheidung der Atmungsluft deutlich herabgesetzt.

Nun ist aber eine seelische Erregung nicht nur eine Erregbarkeitsänderung des Atemzentrums, sondern eine Angelegenheit des ganzen Organismus, insbesondere der sogenannten Tiefenperson, des endokrin-autonomen Apparates, der „Körpersäfte", in welchen die Ionenverhältnisse eine wesentliche Rolle spielen.

An sich verläuft die Atmung unbewußt. Aber wir sind auch in der Lage, sie willentlich zu betätigen. Das heißt, die Atmung ist einerseits gekoppelt an das unbewußt-autonom gesteuerte Geschehen im Organismus mit der zugleichen Möglichkeit ihrer bewußt willentlich gesteuerten Betätigung.

In dieser Möglichkeit, in eine an und für sich unbewußt (autonom) gesteuerte Funktion direkt bewußt einzugreifen, liegt die ganz einzigartige Bedeutung der Atmung im Organismus.

Darin mag wohl der Grund dafür liegen, daß man den Atemübungen so große psychophysische Einflüsse auf den Menschen zuschreibt. In allen noch naturverbundenen Anschauungen und Bräuchen wird daher auf eine kultisch von Wissenden gelenkte Atmung größter Wert gelegt (Yoga, Alt-Ägypten u. a.). Intuitiv haben die naturnäher empfindenden Menschen der früheren Zeiten gefühlt, daß mit der Atmung lebendige, belebende und stärkende Kräfte in den Körper des Menschen einströmen, ihn gesund erhalten, ja sogar fähig sind, ihn zu heilen.

In diesem Zusammenhang möchte ich an ein physiognomisches Phänomen erinnern: Der naive Mensch pflegt das Gefühl der Freiheit in die Brust zu verlegen; der Freie atmet kräftig ein und aus, während der Knecht, der Unfreie in engem Raum spärliche Luft gedrückt atmet. Man kann sogar noch einen Schritt weiter gehen und zwischen Atmen und Freisein Analogien feststellen. In beiden besteht für den Menschen ein relatives Vermögen, aus der bewußten Sphäre individuellen Lebens in die starre Gesetzmäßigkeit unbewußten und ungewollten Geschehens eingreifen zu können. Wohl besteht dabei immer eine große Gefahr; denn der Einfluß bewußter Willensimpulse in den autonom ablaufenden Fluß des vegetativen Geschehens kann lebensgefährliche Folgen haben. Dies trifft auch für die Atmung zu, wenn wir sie isoliert und willkürlich beeinflussen wollen. Daher wäre es falsch, Atemübungen als reine Willensexerzitien, als Dressur zu tätigen.

Die ideale Atmung ist wie die ideale Freiheit eine freie Eingliederung des Bewußten in die organische Notwendigkeit. Vorschrift, Wissen und Willen sind nur der vorübergehend notwendige Umweg zum Unbewußten, in eine Erfühlung des an sich unbewußt Lebendigen.

Das richtige Atmen ist daher derjenige physiologische Vorgang, den der atemübende Mensch mehr und mehr als ein höheres selbsttätiges Geschehen in sich erleben lernen soll, dessen Wellen von Ein und Aus sein ganzes leib-seelisches Wesen durchziehend erspüren soll. Atmen ist also nicht ein Wollen und eine Arbeit, sondern eine „Gnade", von der Goethe sagt:

„Im Atemholen sind zweierlei Gnaden:
Die Luft einziehen, sich ihrer entladen.
Jenes bedrängt, dieses erfrischt,
so wunderbar ist das Leben gemischt.
Du, danke Gott, wenn er dich preßt,
und dank' ihm, wenn er dich wieder entläßt."

(Goethe, Westöstlicher Diwan)

Da für uns — leider — keine kultischen Atemvorschriften mehr existieren, müssen wir deshalb die vollkommenste Art des Atmens suchen, und zwar nach dem Vorgenannten als beseelte eingeordnete, sich einordnende Atmung (Respiration) bei künstlerischer Gymnastik, als Gesang, als rhythmisches Lesen u. a.

Wenn wir uns etwas mit der Atemlehre befassen wollen, so werden wir feststellen, daß es eine Vielzahl von Atmungsmethoden gibt, die sich in ihrer Auffassung unterscheiden, ja zum Teil sogar widersprechen. Es ist daher nicht einfach, eine natürliche Form zu finden, die Atmung auf ihre ursprüngliche natürliche Art zurückzuführen und in ihr zu pflegen und zu intensivieren, sowohl im Sinne einer gesundheitserhaltenden, wie auch einer heilenden Lebensfunktion.

Wenn wir von einer Ganzheit Körper — Seele — Geist ausgehen, und versuchen, die einzelnen Funktionen menschlichen Lebens in diese Ganzheit sphärisch einzustufen und einzufügen, so stimme ich mit der Ansicht von Egenoll überein:

„Die Atmungsfunktion im menschlichen Organismus ist eine animalische (tierische) Funktion". Das Tier jedoch atmet stets unbewußt. Der Mensch aber als ein geistiges Wesen, kann durch Erkenntnis und Willen seinen Atem veredeln und durch Üben kräftigen. –

3 Phasen

Wir wollen in unserer Atemlehre – wie viele andere einer natürlichen Auffassung ebenfalls – drei Phasen des Atmens bringen:

(1) die Ausatmung,

(2) die Atempause und

(3) die Einatmung.

(Es gibt Atemlehren, die vier Atemphasen für notwendig erachten: (1) Ausatmen, (2) Atempause, (3) Einatmung und auch hier nochmals (4) eine Atempause nach dem Einatmen. – Aufgrund eigener Übungen und Erfahrungen ziehe ich selbst die drei-phasige Atmung vor, denn ich empfinde stets das Gefühl, daß die Atempause nach dem Einatmen unnötig anspannt, die inneren Organe stagnierend preßt und sie hemmend staut.)

Ausatmung

Zu (1) die Ausatmung (= Phase zur Entspannung)
Es klingt für unsere europäischen Ohren zunächst unverständlich und widersprüchlich, wenn wir sagen:

„Die Ausatmung ist die wichtigste Phase des Atmens!"
Denn wir meinen landläufig immer, die Einatmung sei die eigentlich ausschlaggebende Atemtätigkeit; dies trifft jedoch nicht zu.

Denn wenn jemand gelöst, vollständig, tief ausatmen kann, dann atmet er schon im Prinzip natürlich und richtig.

Warum aber ist die Ausatmung so bedeutungsvoll? Dafür gibt es zwei Gründe:

(a) Die Ausatmung reinigt innerlich durch die Ausscheidung von Kohlendioxid (Kohlensäure), dem Verbrennungsprodukt (dem Endprodukt) aus dem Kohlehydrat-Stoffwechsel; dadurch wird der Organismus entsäuert, entschlackt und entgiftet und damit in seinen tiefen Funktionen gefördert und belebt.

(b) Außerdem löst, lockert und entkrampft die Ausatmung. Dies ist insofern gerade für uns heutige Menschen wichtig, da unser Organismus mehr als in früheren ruhigeren Zeiten zur Verkrampfung, zur Verspannung neigt.

Mangelhafte Entsäuerung und die Verkrampfungen und Verspannungen unserer Organe und unseres Körpers sind die Hauptursachen für eine Vielzahl der heutigen, immer mehr zunehmenden sogenannten Zivilisationskrankheiten, wie Asthma, Herzasthma, Angina pectoris, Hypertonie, Herzinfarkt, Kreislaufstörungen, Magen-Darm-Spasmen u. a. auch Hautveränderungen.

Im übrigen, unser Leben beginnt mit einer Ausatmung, mit dem ersten Schrei („cum primo clamore") und mit dem letzten Seufzer hauchen wir unser Leben aus!

In diesem Zusammenhang möchte ich nur ganz kurz darauf hinweisen, daß Atemnot nie durch einen Mangel an Sauerstoff, nie durch ein Zuwenig an Einatmen verursacht wird, sondern stets durch einen Überschuß an Kohlendioxid (Kohlensäure), durch eine ungenügende Ausatmung. Daher ist die Ausatmung für uns eine Befreiung aus einer inneren Bedrängnis, es ist ein Weg zur Entspannung.

Atempause

Zu (2) die Atempause (= Stadium der Ruhe)

Die Atempause nach der Ausatmung ist der konstanteste Ausdruck wirklichen inneren Entspannt-Seins.

Man kann dies sehr gut an sich selbst beobachten, daß nach einem Seufzer, der ja eine tiefe Ausatmung darstellt, eine angenehm entspannende Ruhepause in Atmung und Bewegung folgt. Diese Atempause ist zur Entspannung der Nerven in unserer heutigen ruhelosen Zeit ein natürliches Heilmittel.

Die Atempause birgt aber sogar zwei Möglichkeiten in sich:
Die tief innere Lockerung, Entspannung und Ruhe durch ein stilles, geduldiges Abwarten und die aus dieser Gelöstheit entwicklungsfähige seelische und geistige Konzentration.

In dem Zustande der Atempause überkommt den Menschen das Gefühl eines In-Sich-Selbst-Ruhens, gelöst, er-löst von der Außenwelt. In dieser Stimmung des Entspanntseins erhöht sich die Fähigkeit, sich innerlich sammeln und konzentrieren zu können. So ist die Atempause das Moment zu der Möglichkeit einer inneren Meditation und Andacht; sie kann zur schöpferischen Pause werden. Denn schon Cicero sagte in seinem Büchlein über das Greisenalter: „Der gelöste, entspannte Mensch allein ist schöpferisch, ihm kommen die Gedanken wie Blitze." So ist die Atempause auch in der indischen Philosophie das Ausgangsmoment zur inneren Sammlung und Konzentration; so kommt auch der Schlaf zum Menschen nur in der Atempause.

Die Atmung wird damit aus einem Arbeiten an sich durch das Erlebnis der Atempause zu einem „Arbeiten in sich". In ihr können wir wiederum lernen, in uns hineinzuhorchen, uns selbst zu beobachten, das Klopfen des Herzens bewußt zu vernehmen, den lebendigen Atem in seinem rhythmischen Wechsel zu erfahren, ja unseren ganzen Körper in seinen lebendigen Prozessen zu erfühlen und zu erspüren in einer harmonischen Gesundheit oder aber in dem bedrückenden Gefühl beginnender Gefahren und Krankheiten, die unserem Organismus drohen.

Einatmung

Zu (3) die Einatmung (= in Spannung setzen)

Grundsätzlich sollten wir nur durch die Nase einatmen; im Prinzip auch durch die Nase ausatmen, wenn wir nicht in besonderen Übungen bestimmte Zwecke durch eine Mundausatmung erreichen wollen, wie bei Sprach- oder Tonübungen.

Warum ist die Naseneinatmung so bedeutungsvoll und lebenswichtig? Die Nase reinigt die einzuatmende Luft von Staub, Rauch, Krankheitskeimen, befeuchtet sie, wärmt sie vor, prüft sie auf angenehme Duft- oder unangenehme Gestankstoffe. Die Nase ventiliert einen Großteil der Kopfregion und damit aller Vorgänge im Organismus: So ist das Ohr mit dem Nasenraum verbunden; zu den Stirnhöhlen (Oberkiefer-, Keilbein- und Siebbeinhöhlen) führen Öffnungen. Überall dort verlaufen lebensnotwendige Nervenendigungen und Drüsen, die durch die stete Verbindung mit Frischluft, angeregt, belebt und damit gesunderhalten werden. Außerdem dosieren wir durch die Nasenatmung die Menge der einzuatmenden Luft unbewußt physiologisch richtig.

Damit ist die Nase das wichtigste Organ zur Vermittlung einer tiefgreifenden Ventilation im gesamten menschlichen Organismus. Zugleich ist die Nasenatmung ein natürliches, gesundheitsförderndes Mittel, um „verklebte" Nasen zu öffnen.

Vorbild für richtiges Atmen: das gesunde Kind

Das beste Vorbild für richtiges naturgemäßes Atmen ist das gesunde schlafende Kleinkind. Nachdem es ausgeatmet hat, pausiert es erheblich länger als die eigentliche Atemtätigkeit des Ein- und Ausatmens selbst dauert. Hier folgen sich zwei Zeiten, man könnte sogar sagen, zwei Gezeiten: Die Phase der zweifachen Atembewegung und die Phase der Atemruhe, einer für Herz und Lunge durch ihre immerwährende Tätigkeit und Beanspruchung sehr förderliche Heilpause. Während dieser Atempause ist der ganze Körper des Kindes völlig gelöst und entspannt, die Lunge verharrt in ihrer Kontraktion ohne Anstrengung, während das Herz seinen Rhythmus auf leise und sanft einstellt und dabei Kraft spart.

Schulung des Atmens

Wenn wir das Atmen naturgemäß schulen wollen, dann beruht dies im Prinzip darin, daß wir bewußt nachahmen, was uns das gesunde Kleinkind in seinem Schlaf unbewußt vormacht. Dabei ist — wie oben bereits erwähnt — für die Reinigung des Organismus die wichtigste Phase, eh und je, die Ausatmung. Denn durch sie werden belastende Schlacken des Körpers ausgeschieden.

Die Voraussetzung der Elastizität

Optimale Elastizität ist das Kennzeichen belebter Substanz und lebendiger Organe im Vollbesitz ihrer Funktion. Von der richtigen Elastizität hängt ihre Leistungsfähigkeit in hohem Grade, wenn nicht ausschließlich, ab. Vollelastisch heißt dabei vollwertig funktionsfähig zu sein. Daher ist es eine unbedingt notwendige Voraussetzung für den Erfolg einer Atembehandlung, daß insuffizienten Organen ihre verlorengegangene Elastizität wiedergegeben wird. Dabei kann die lebendige Elastizität einmal als Versteifung, zum anderen auch als Erweichung, als Erschlaffung beeinträchtigt werden.

Nun hängt die richtige Elastizität sehr eng mit der Fähigkeit zu einer guten Atmung zusammen. Denn bei einer mangelhaften Atmung wird die harmonische Elastizität des Körpers durchgängig gestört. Brustkorb, Wirbelsäule und Becken erstarren, während die Weichteile des Bauches zum Beispiel erschlaffen.

Optimale Funktion aber bedingt und verlangt eine bestmögliche Elastizität als notwendigen gemeinsamen Heil- und Heilungsfaktor. Denn mit einer erhöhten Elastizität eines Gewebes oder eines Organs ist zugleich eine erhöhte Durchblutung, Durchwärmung, Ernährung, Regeneration, Innervation und damit der allgemeinen Widerstandsfähigkeit verbunden.

Die beste Atmung wird also darin bestehen, die adäquate, individuell optimale Luftmenge zwanglos in der längsten Zeit mit dem geringsten Druck sich bewegen zu lassen. Nur so ist das Wort „Es atmet mich" zu verstehen. Dabei ist dieses Sichvollziehen des Atmens bewußt zu beobachten und zwangslos, ohne Anstrengung, allein durch die Vorstellung zu lenken und zu führen, wobei Führen und Geführtwerden ineinander übergehen.

Eine feine Kontrolle guten Atmens leistet unser Ohr. Es hört die leisesten Nebengeräusche, es hört aber auch unsere Stimme, vor allem die klingenden Vokale. Eine schöne klangvolle Stimme ist der Triumph einer edlen Atmung und zugleich ein unfehlbarer Gradmesser für sie. Denn ein feinfühliges Ohr kann aus dem Klang, aus der Reinheit einer Stimme die Stimmung und die Gesinnung einer Menschenseele empfinden.

Zur Ästhetik der Bewegungstherapie

Das eigentliche Ziel einer Bewegungstherapie ist der Körper als Angriffspunkt und Mittel, eine Harmonisierung des ganzen Menschen zu erreichen. Sie ist also im Prinzip Arbeit an der Persönlichkeit. Denn der Körper in all seinen Reaktionen, in Bewegung und Ruhe, im Versagen und Gelingen, spiegelt die positiven und negativen Seiten und vor allem auch die seelische Gestimmtheit eines Menschen wider.

Gymnastik

In der Hauptsache handelt es sich bei der Bewegungstherapie um Gymnastik. Dies ist von Bedeutung! Denn die Leistungen in der Gymnastik unterliegen, im Gegensatz zum Sport, keinem von außen her gegebenen Maßstab. Sie sind jeweils ganz individuell auf das Vermögen des Einzelnen abgestimmt und nur ganz persönlich in bezug auf diesen einzelnen Menschen zu beurteilen. Alles Vergleichen mit anderen muß daher als von außen gegebener Maßstab entfallen.

Gymnastik ist somit eine grundsätzlich individuelle, ästhetische Körperbildung, deren eigentlicher Sinn darin besteht, ganz allgemeine lösende und aufbauende Wirkungen auf den Körper im ganzen über seine Bewegungsorgane zu erzielen. Aus der Art und Weise, wie der Einzelne die Gymnastik durchführt, kann man wichtige diagnostische Einsichten bekommen. Seelische Einstellung, sowohl charakterlicher, wie neurotischer Art drücken sich nämlich in Haltung und Bewegung aus, in der Weise, sich mit dem Raum auseinanderzusetzen, in der Anpassung an die Gruppe, im Rhythmus und im Tempo der Bewegung.

Dazu gibt es 6 Leitpunkte:

(1) Spannung — Lösung

(2) Gleichgewicht

(3) Körpergefühl

(4) Rhythmus

(5) Raumgefühl und

(6) Gemeinschaftsbeziehung.

Spannung — Lösung

Zu (1) Spannung — Lösung

Der Wechsel von Spannung und Entspannung (Lösung) ist der Ausdruck des Lebens. In diesem Wechsel von Systole und Diastole stellen sich die beiden Grundhaltungen alles Lebendigen dar: Ausdehnung und Kontraktion, Extention und Konzentration, Extravertieren und Introvertieren, das Hinströmen zum Du und das Sichzurückziehen ins Ich.

Normalerweise besteht der natürliche Ausgleich, eine rhythmische Harmonie im Wechselspiel dieser polaren Tendenzen. Hier zeigt sich die Äquivalenz von Leib und Seele besonders deutlich. Der Körper ist bewegte Gestalt, auf dem sich jede seelische Regung, jede Stimmung, jeder Affekt in sichtbare oder unsichtbare Muskelspannung umsetzt. Die Muskulatur ist nie ganz ohne Bewegung, denn auch im Ruhezustand ist sie von kleinen, kaum merklichen Spannungen und Entspannungen durchwaltet.

Körperhaltungen und -bewegungen sind das früheste Verständigungsmittel des Menschen. Für den Säugling vollzieht sich der Affektaustausch ausschließlich in Bewegungsvorgängen, für das Kleinkind vorwiegend. Diese ursprüngliche Verständigungsweise wird im Laufe der Entwicklung mehr und mehr durch die Sprache ersetzt. So ist uns heute als Erwachsenen das Verständnis für den Sinn von Körperhaltungen ziemlich verlorengegangen, wie dies in den Tanzfiguren und rhythmischen Bewegungen der Primitiven noch nach wie vor gegeben ist. Diese frühesten Ausdrucksphänomene sollen durch eine Bewegungstherapie wieder belebt werden und vor allem dem Menschen zu einer der natürlichsten Lebensäußerungen verhelfen.

Wenn affektiv bedingte Bewegungsimpulse sich längere Zeit hindurch nicht in entsprechende Bewegungen haben umsetzen können, dann entsteht eine Stauung. Die notwendige Entspannung und Entladung unterblieb, so daß die angestauten Antriebe zur Verkrampfung führen. Solche Verkrampfungszustände kann man nicht durch Einsicht, oder den Versuch, sich zu entspannen, loswerden. Die gestauten Antriebe müssen in Bewegung umgesetzt werden, um die lösende Entspannung zu vollziehen. Dies ist nur möglich durch eine Bewegungstherapie, durch einen Lauf, einen Ritt, ein paar Schwungübungen. Dabei zeigt sich darüber hinaus auch eine Änderung der Stimmung als psychisches Phänomen.

Als Beispiel für den Ausdruckswert von Haltung und Bewegung möchte ich zwei Beispiele anführen: Das körperliche Ausdrucksbild eines depressiven Stimmungszustandes ist: Der Brustkorb ist eingesunken, die Bauchdecke schlaff nach vorne gewölbt, die Halswirbel sind wie ineinander geschoben; hängende Schultern, ein unelastischer Gang, zaghafte, träge Bewegungen vervollständigen dieses Bild eines vollkommenen Spannungsmangels. Der betreffende Mensch wird gewissermaßen mit seinem Gewicht nicht fertig. Das Auftriebsvermögen, mit dem unsere Muskelkonstitution normalerweise das Körpergewicht aufhebt oder spielend überwindet, ist verloren.

In der manischen Phase ist das körperliche Ausdrucksbild vollkommen konträr: Die Haltung hat sich gestreckt, Wirbelsäule und Kopf sind aufgerichtet, der Gang ist federnd. Die belastende Schwere hat sich in Auftrieb, Leichtigkeit, Abkehr vom tragenden Grund verwandelt.

Man sieht daraus, wie sehr sich die körperlichen Haltungen dem jeweiligen psychischen Zustand entsprechen.

Gleichgewicht

Zu (2) Gleichgewicht
Gleichgewicht in dem Wechsel von Spannung und Entspannung, von Systole und Diastole, ist das Zeichen von Gesundheit im Leiblichen, wie im Seelischen. Gleichgewichtsübungen sind ein feiner Indikator für den inneren Zustand. Starke Affekte stören das körperliche Gleichgewicht und entsprechende Übungen mißlingen. Wenn daher äußerlich ruhig erscheinende Menschen nicht fähig sind, schwierige Gleichgewichtsübungen auszuführen, so kann man daraus sicher schließen, daß im Unbewußten Angst, Unsicherheit, Aggressionen verdrängt oder unterdrückt sind.

Körpergefühl

Zu (3) Körpergefühl
Im Körpergefühl spricht sich die Beziehung vom bewußten Ich zum eigenen Körper aus. In der heutigen Zeit finden wir häufig Menschen, bei denen diese Beziehung gestört ist, entweder zu schwach oder vollkommen zerstört.

Für das Heilsein des ganzen Menschen aber ist es notwendig, die Verbindung zur eigenen Leiblichkeit wieder herzustellen, dem Menschen wieder zu einem bewußten Umgang mit seiner kreatürlichen, leiblichen Seite hinzuführen. Fehlt dieser Umgang, so finden wir das Gefühl eines angsterregenden Ausgeliefertseins an die Natur.

Der gesunde Mensch hingegen sollte wieder dahin kommen, die Realität seines Leibes, diesen lebensnotwendigen Teil seines natürlichen Wesens in sich anzunehmen und anzuerkennen, um ihn verantwortlich zu pflegen, zu betreuen, zu führen und zu geleiten. Heute überwiegen meist die beiden Extreme, von der älteren Generation alles Körperliche und Leibliche als sündhaft zu verdrängen, oder aber bei der jungen Generation, allem Leiblichen und Körperlichen hilflos zu verfallen.

Rhythmus

Zu (4) Rhythmus

Rhythmus ist lebendige Bewegung, im Rahmen eines regelmäßigen Ablaufes. Ludwig Klages hat den Rhythmus definiert als „die Wiederkehr des Ähnlichen in ähnlichen Fristen". Abläufe der organischen Natur sind ausnahmslos rhythmisch, niemals metrisch. Dem Rhythmus steht der Takt als eine mechanische Zeiteinteilung gegenüber, die Klages definierte als „die genaue Wiederholung des exakt Gleichen". Der Rhythmus einer Bewegung wird dabei bestimmt durch die jeweils individuellen körperlichen Gegebenheiten: Das Schwereverhältnis von Rumpf und Gliedern, das Gegenspiel von Impuls und Ruhe, den Wechsel von Spannung und Entspannung. Dabei kann der Rhythmus angeregt und belebt werden durch Musik oder auch durch eine Geräuschrhythmik.

Diagnostisch ist dabei interessant, daß der psychisch gesunde Mensch ohne Schwierigkeiten fähig ist, seine Bewegungen einem gegebenen Rhythmus anzupassen oder einer inneren Vorstellung nachzubilden. Unsichere, schwache Menschen hingegen haben stets Angst, sich zu verlieren und sind daher nur schwer fähig, sich anzupassen. Ein schwaches Ich zeigt sich darin, daß es den eigenen individuellen Rhythmus neben dem eines anderen Menschen nicht durchzuhalten oder durchzusetzen vermag. Wenn man diese letzte Tatsache bei einem Menschen beobachtet, so kann man daraus mit ziemlicher Sicherheit schließen, daß es sich nicht um eine gute psychische Anpassung handelt, sondern vielmehr um ein Sich-Verlieren an die Umwelt. Denn eine echte Anpassung ist im Wesen der Freiheit des Gebens und Nehmens begründet.

Raumgefühl

Zu (5) Raumgefühl

Ebenso wie Musik oder eine andere Art der Rhythmik verlangt der Raum ein Sichanpassen an etwas Gegebenes. Raum ist daher eine Aufforderung für den Bewegungsdrang. Denn die Bewegung vollzieht sich im Raum, sie füllt ihn, ebenso wie die Schrift das Blatt Papier. Ebenso wie in der Graphologie ist auch hier die Bewegung eines Menschen im Raume diagnostisch von Bedeutung, ob er die Vor- oder Rückbewegung, die rechte Seite oder die linke vorzieht, die Aufwärtsbewegung, das Schwebende oder ob ihm mehr die Abwärtsbewegung, das Fallen liegt und gelingen. Dies alles kann zur

Erkennung und zur Heilung von pathologischen Eigenschaften mit herangezogen werden.

In der Art, wie ein Mensch geht, kann sich ein Konfliktzustand anzeigen, z. B. eine Aktionbereitschaft im Vorwärtsdrängen des Oberkörpers, andererseits aber ein ängstliches Zurückhalten des Beckens als Hemmung und Regressionstendenz. Auch die Bewegung nach links oder rechts gelingt häufig verschieden gut. Unbewußte Aggressionen, Angstzustände, Hemmungen und Konflikte zeigen sich in den Raumrichtungen sehr anschaulich: Die Abwehr unbewußter Tendenzen mit einer Neigung zur linken Seite, oder eine einseitige Orientierung nach der aktiven, rationalen, verstandesmäßigen Seite mit einer Bevorzugung der rechten Seite (einen analogen Bedeutungscharakter findet man auch bei Links- bzw. Rechts-Händern!).

Daraus ergibt sich, daß man sich auf zweierlei Art mit dem Raum befassen kann, und zwar

(a) mit dem Verstand und dem bewußten Willen, also rational, berechnend, wie z. B. beim Turnen, wenn Übungen bewußt in eine Beziehung zum Raum gebracht werden oder beim Theater in der Choreographie, wo der Raum nach ästhetischen Gesichtspunkten ganz bewußt aufgeteilt wird.

(b) Man kann sich aber auch passiv dem Raum hingeben, wie etwa beim Tanz, wo der Einzelne, das Paar oder die Gruppe sich fortbewegen, sich drehen, die Richtung ändern, ohne eigentlich einem vorgegeben bewußten Plan zu folgen. Beide Formen, den Raum aufzufassen und zu ergreifen, werden in der Gymnastik geübt.

Gemeinschaftsbeziehung

Zu (6) Gemeinschaftsbeziehung

Es ist erziehungsmäßig vorteilhafter, auch in der Gruppe zu arbeiten. Denn dieses ist ein ausgezeichnetes Mittel, das Verhältnis des Einzelnen zur Gemeinschaft kennenzulernen und entsprechend zu lenken und zu leiten. Denn bei Gemeinschaftsübungen liegt kein Nebeneinander von Einzelübenden vor, sondern eine im Raume aufeinander und zueinander sich abstimmende Gemeinschaftsbewegung. Die einzelnen Teilnehmer sind zueinander eine bewußt und unbewußt zu akzeptierende Realität. Der Einzelne lernt, sich tätig einem Gesamt einzufügen und einzuordnen. Dabei muß er sich selbst dennoch durchsetzen, ohne mit anderen in Konflikt zu geraten.

Man kann dabei die einzelnen Gruppenmitglieder abwechselnd die Führung übernehmen lassen, indem sie etwas vormachen, die Gruppe anführen, um dabei sowohl das Führen wie das Sichführenlassen zu lernen, im Sinne einer echten Anpassung an eine Gemeinschaft. –

Mit diesen sechs Leitpunkten ist wohl die Möglichkeit der Bewegungstherapie nicht erschöpft. Aber sie sind ausreichend, um den Inhalt und die Möglichkeiten der diagnostischen und therapeutischen Anwendung darzulegen.

Die Bewegungstherapie, insbesondere die Gymnastik, erfaßt komplex den gesamten Menschen. Ihre Wirkung ist nicht nur auf die Übungszeit allein begrenzt, sondern hält nach. Außerdem ist der große Vorteil, daß man Gymnastik und Bewegungstherapie ganz individuell und gezielt einsetzen kann. Das größte Anwendungsgebiet für die Bewegungstherapie sind Psychoneurosen:

(a) Das notwendige Bedürfnis nach Bewegung wird ausgeglichen; angestaute Bewegungsimpulse werden dadurch abgeleitet, und zwar gestaltend, nicht etwa blind oder ins Leere.

(b) Hemmungen werden gelöst; Schüchternheit, Minderwertigkeitsgefühle, Angstzustände können dadurch abreagiert und durch ein „positives Training" (F. Künkel) überwunden werden.

(c) Wem gesunde Selbstkritik fehlt, wo eine Neigung zu narzißtischem Selbstgenuß den Menschen vom eigentlichen pulsierenden Leben abschließt, führt die Bewegungstherapie aus dieser egozentrischen Haltung zu der Aufgabe hin, aus dem eigenen Leiblichen, aus dem persönlichen Körperlichen etwas zu machen, es zu gestalten.

So wird aus einer falschen neurotischen Selbstbezogenheit eine produktive gesunde, und es stellt sich die Erkenntnis und Einsicht ein, daß es nicht darauf ankommt, nur „schön" zu sein, sondern „man selbst", echt, wahr; daß man das Wagnis „zu sich selbst" wagt, allenfalls sogar zur eigenen Unschönheit.

(d) Viele Menschen sind in der heutigen Zeit körperfremd, sie lehnen den eigenen Körper und die eigene Körperlichkeit ab. Damit aber sind Selbstunsicherheit und Verdrängungen ins Bewußtsein gehoben und führen, insbesondere in der Pubertät und bei Asthenie zu Unsicherheitsgefühlen der Umwelt und dem Leben gegenüber.

(e) Heute finden wir vor allem in der Jugend als zentrales Symptom von Neurosen einen Haltungsverfall.

Haltung hat ja bekanntlich eine Doppelbedeutung, sowohl das Innere wie auch die äußere Erscheinung betreffend, und von dem Ursinne des Wortes und der Sprache her ist dieser geheime Zusammenhang auch gemeint. Der Mensch, insbesondere der junge oder der kranke Mensch, muß sich dieses Wertes bewußt werden und lernen, seine eigene persönliche, echte Haltung gegen Modehaltungen und Kollektivsuggestionen, insbesondere der heutigen Massenmedien wahren zu lernen.

Die persönliche Haltung wiederzugewinnen und dies bewußt zu erleben, ist ein Integrationsvorgang, des sich selbst bewußten Ichs mit dem wirklichen wahren Werten des Lebens.

Zur Methodik

Aus diesen individuellen Gesichtspunkten heraus ergibt sich notwendig, daß eine Bewegungstherapie nicht mechanisch nach einem starren Schema arbeiten kann. Die beste Grundlage ist die sogenannte rhythmische Körperbildung. Dabei ist die Persönlichkeit des Behandelnden wichtiger als jegliche Methodik: Elastisches Vorgehen, Einfühlung, konstruktive Begabung und psychologische Schulung! –

Ismakogie

Ismakogie als eine funktionsgerechte Bewegungslehre ist aus der Kosmetik von Frau Professor Anne Seidel, Wien, geschaffen worden.

Was heißt Ismakogie?

Bedeutung

Die Wortschöpfung bedeutet „Physiologisch ideale Schwingungsrhythmik aller beeinflußbaren Muskeln im Alltagsleben nach erkennbaren, körpereigenen Ordnungsgesetzen", als Lehre „-logie". Man kann Ismakogie, aus dem Griechischen ableitend, auch definieren als „die Lehre von der lebendigen Schwingungsrhythmik aller muskulären Wechselbewegungen."

3 Stufen

Sie führt über 3 Erfahrungsstufen zum Ziel ihrer Aufgaben:

(1) Bewußtes Üben muskulärer Bewegungen und Gegenbewegungen, systematisch die einzelnen Muskeln und Muskelgruppen des Körpers erfassend;

(2) die bei diesen Übungen sich abspielenden Vorgänge, Zusammenhänge und Rhythmen, innerlich empfindend, miterleben und

(3) die primär auslösenden Funktionen und ihre Auswirkung auf die komplexen Kontakte zu anderen benachbarten Muskelgruppen als Bewegungskette erkennen, um sich darin die den ganzen Körper durchpulsende Leistungseinheit bewußt zu machen.

Grundgedanke

Der Grundgedanke der ismakogischen Übungen ist somit das bewußte Einsetzen der quergestreiften Muskulatur in ihrer polar zueinander gerichteten Wechselwirkung zwischen Streck- und Beugeaktionen, zwischen Längs- und Querspannung des Körpers. Dazu wird sich die Atmung naturgemäß von selbst situationsgerecht und sinnvoll koordinieren.

Dabei werden in der Ismakogie 3 besondere Phasen aller Muskelbewegungen und -zustände herausgestellt:

(a) Längsspannung,
(b) Querspannung und
(c) Ruhespannung,

und zwar sowohl der Muskeln im einzelnen selbst, wie auch des ganzen Körpers.

Längsspannung

Längsspannung ist dann gegeben, wenn ein Muskel ganz ausgestreckt ist und der Körper als Ganzes sich zu seiner optimalen Höhe aufrichtet. Man spricht daher auch von einer körper-kosmetischen „Streck-" und „Schlankspannung".

Querspannung Querspannung liegt vor, wenn ein Muskel sich zusammenzieht; beim Körper, wenn er bei tiefem Einatmen sich aus der vorangegangenen Streckhaltung breit in das Becken absinkend, ausweitet. Dabei kommt es, ganz unbewußt, zu einem Voll-Einatmen, das Brust, Bauch, Flanken und Rücken spürbar erfüllt.

Ruhespannung Ruhespannung ist die Bewegungsphase, bei welcher die einander polar, antagonistisch entsprechenden Muskelpartien in einem gegenseitigen Gleichgewichtszustand vorübergehender Bewegungslosigkeit, momentaner Ruhe verharren.

Man nennt dieses Stadium daher auch „Bereitschafts-" oder „Grundspannung", aus der heraus jeweils die Bewegungen des Streckens und des Beugens ausgelöst werden.

Die Übungen der Ismakogie erfassen im Sitzen, Stehen, Liegen und Gehen alle quergestreiften Muskelpartien von den Füßen beginnend, über die Hüften, die Wirbelsäule entlang bis zu den Halswirbeln, die Schultergelenke, Nacken, Kopf, Hände, Finger und das Gesicht, also den ganzen Körper.

Sitzen Das Sitzen

Sitzen, Stehen und Liegen sind die 3 „Ruhespannungen". Im Sinne der Ismakogie ist die Idealform des Sitzens dann gegeben, wenn der Körper 4 rechte Winkel bildet und zwar

(1) zwischen Fuß und Unterschenkel im Sprunggelenk;
(2) zwischen Unterschenkel und Oberschenkel im Kniegelenk;
(3) zwischen Oberschenkel und Stamm im Hüftgelenk und
(4) zwischen Hals und Kinn über das Hals-Kopfgelenk.

Diese Grundhaltung im Sitzen nennt man „Pharaonensitz". Dabei suchen die Füße möglichst feste Berührung mit dem Boden und versuchen, den ganzen Körper vom Boden wegzuheben. Dadurch streckt sich die Wirbelsäule, der Oberkörper wird aus dem Becken herausgehoben, langgestreckt und schlank.

Stehen Das Stehen

Das Stehen ist neben dem Sitzen die häufigste Haltungsform im Alltagsleben. Dazu gibt es eine alte Lebensregel: „Stehe stets mit beiden Beinen auf dem Boden und im Leben!".

Das heißt, die Beine sollten, jetzt auf die Ismakogie übertragen, möglichst immer beide gleichmäßig belastet werden.

Beim funktionsgerechten, möglichst barfüßigen Stand haben die Fersen und die Fußaußenkanten intensiven Kontakt mit dem

Boden. Die Fersen sind leicht zueinander, die Vorderfüße leicht voneinander gerichtet, wobei der Abstand der Fersen im Stehen etwa der Weite des Hüftgelenkes entspricht. Denn so ist Ruhe- oder Grundspannung gegeben, die gleichsinnig nach oben der Wirbelsäule entlang über den Nacken bis zum Scheitel hin aufrichtend wirkt.

polarer Wechsel

Es zieht sich dabei ein harmonischer, polarer Wechsel von „breit" und „schmal" von den Füßen bis zum Kopf durch den ganzen Körper hindurch:

Vorderfüße — breit; Fersen — schmal;
Knie — breit; Körpermitte (Gesäß, Hüften) — schmal;
Schultern — breit; Gesicht — schmal.

Dabei erscheinen die für das ästhetische Aussehen so wichtigen Partien wie von selbst am vorteilhaftesten, nämlich

Gesäß und Hüften	schmal,
Schultern	breit und
Gesicht	schmal!

Liegen

Das Liegen

Beim Liegen auf dem Rücken bildet der Körper von Natur aus 2 rechte Winkel:

(1) zwischen Fuß und Unterschenkel und
(2) zwischen Hals und Kinn.

Dabei ist es richtig, so flach zu liegen, daß der rechte Winkel zwischen Hals und Kinn erhalten bleibt; die Arme neben dem Körper, die Handflächen nach unten. Die Beine liegen ebenfalls nebeneinander, nicht etwa überkreuzt o. ä.

Beim Liegen auf dem Bauch werden die oft verspannten Schultern, das Rückgrat, die Hüften vollkommen vom Körper getragen, ohne irgendeine Selbstbelastung. Außerdem gibt eine vollkommen intensive Fühlung mit der Unterlage die geborgene Empfindung einer Boden- und Erdverbundenheit.

Gehen

Das Gehen

„Das Gehen verrät Charakter und Stimmung!" Darum ist richtiges Gehen eine Grundübung der Ismakogie:

Das Gehen sollte stets aus der Hüfte heraus erfolgen: Beim Abrollen von der Ferse bis zu den Zehen den Vorderfuß leicht nach außen wenden, jedoch beim Abheben etwas nach innen, im Sinne einer Beugehaltung, drehen!

Die Beine tragen federnd den Körper. Ferse vor Ferse setzen, als wollte man auf einer geraden Linie schreiten; dabei über die Wirbelsäule groß und über den Nacken zu einem hohen Scheitel gerade aufgerichtet gehen!

Das rhythmisch federnde Gehen, vor allem barfuß, vermittelt dem Körper bei jedem Schritt Fühlung mit dem Boden und gibt ihm, im Widerstand, eine natürliche Streckung.

Aus diesen Grundpositionen, Sitzen, Stehen, Liegen und Gehen werden die jeweils funktionsgerechten, ismakogischen Übungen vorgenommen, gesondert oder jederzeit auch im Alltag, nach dem Motto: „Der Alltag als Übung".

gegenseitiges Muskelspiel

Wenn man dabei im Sinne der Ismakogie bewußt einen Teil der Muskeln zu einem gegenseitigen Muskelspiel aktiviert, so bewirken das bewußte Strecken in die Längsspannung und die nachfolgende Beugehaltung oder Querspannung einen harmonischen Bewegungsablauf im ganzen Körper.

Bei den Übungen das Verhalten der beteiligten Muskeln und Muskelgruppen beobachten, führt ganz von selbst zu einer bewußten Kontrolle und Korrektur der Bewegungen während der immer wieder sich abwechselnden Phasen der Längs- und der Querspannung, der Tätigkeit und des Ruhestadiums. Daher sollte man von Anfang an sich in die Übungen hineindenken, sich in sie einfühlen, um sie bewußt mitzuerleben.

Durch dieses bewußte Sich-Einfühlen vertieft sich das Bewußtsein für den eigenen Körper, für alles Leibliche zu einem vom Seelischen getragenen Menschenbild. Mit den Worten von Graf Dürckheim könnte man sagen, daß durch diese innere Einfühlung in die Bewegungen, der sonst nur von außen her betrachtete Körper, „den man hat", zu dem beseelten Leib wird, „der man ist".

Diätetik

Das griechische Urwort „Diaita" meinte die „Lebensführung" als Ganzes, nicht allein die Art und Weise der Ernährung. Demgegenüber hat Diät heute oft einen negativen Beigeschmack, nämlich den eines geringeren Geschmackserlebens. Die Kunst des Umganges mit den Naturprodukten und die lebendige Entwicklungsfähigkeit der Verdauung aber, vor allem bereits im Munde, führen zu einer biologisch wohl fundierten Speisenfolge und Speisekarte.

So entscheidet der Sprachgeist zwischen „Lebens"- und „Nahrungs"-Mitteln. Diese Unterscheidung ist recht fruchtbar für eine gesunderhaltende Lebensweise. Ein Lebensmittel ist immer ein Naturprodukt, das mit der Ernte weitgehend tischfertig ist, um mundgerecht zu werden. Es ist ein „Mittel" zum „Leben" und damit ein Vermittler von Lebensvorgängen, mit denen sich der Organismus des Menschen bei der Aufnahme auseinandersetzen muß.

Lebensmittel

Nahrungsmittel

Ein Nahrungsmittel dagegen ist immer das Ergebnis einer technischen Verarbeitung; wohl geht es auch ursprünglich auf Naturprodukte zurück, aber es ist eine menschliche Errungenschaft. Die Grundstufe alles Lebendigen ist das Pflanzenreich, auf dem alle Lebenserhaltungen gründen. Denn auch das tierische Leben, wie das menschliche, ist von der Pflanze abhängig.

Lebensmittel sind somit naturgegeben, Nahrungsmittel hingegen sind aus ihnen abgeleitet. Dabei ist jeder technische Vorgang stets mit Verlust an Qualität verbunden, mit einer Denaturierung. Weil dabei fast stets eine Hitzeeinwirkung verknüpft ist, fallen ihr zahlreiche naturgegebene Eigenschaften und Eigentümlichkeiten zum Opfer, wie Vitamine, Fermente und in ihren Eigenschaften und in ihrer chemischen Zusammensetzung noch unerforschte Substanzen, welche unter dem Begriff der Vitalstoffe oder Biokatalysatoren zusammengefaßt sind.

Vitalstoffe

Reife, naturfrische und unbehandelte Pflanzensubstanz, vor allem Früchte und Samen, sollten die ersten Repräsentanten eines Lebensmittels im ursprünglichen Sinne des Wortes sein. Moderne Forschungsmethoden zeigen auf mancherlei Wegen, daß der unbehandelte Same als Naturkonserve seine Vitalität weitgehend bewahrt. Praktische Wege zum Genuß des Getreidehöchstwertes ist die Bereitung von Breiarten aus Gerste, Hirse, Roggen, Weizen, Hafer, Buchweizen.

Auf einem biologisch optimal ablaufenden Verdauungsprozeß baut Kollath seine Frisch-Schrot-Ernährung auf, insbesondere sein

Kollath-Frühstück „Kollath-Frühstück":

60 g Vollkornweizenschrot
15 g Haselnüsse
der Saft einer Orange und
¼ l frische Milch.

Diese Ernährung mit Frischbrei-Zubereitungen ist die schonendste Form der Nahrungsaufnahme. Die Verdauung verläuft im Magen und im Darm bei ihr stetig und gleichmäßig, in einem natürlichen Rhythmus.

Aber auch hier kann man nicht ein primitives „Zurück zur Natur" predigen, denn aufgrund unserer bisherigen Ernährungsgewohnheiten werden wir wohl noch biologisch vernünftige Kompromisse eingehen müssen. Eine neue Ernährungswissenschaft muß daher „vom Menschen her gesehen" werden und nicht nach irgendwelchen anderen Gesichtspunkten, wie der Tierzucht, der Rentabilität, chemischer Analysen o. ä. Heute werden wir noch manche Diätfrage aus dem Stegreif oder auch aus einem eigenen, noch vorhandenen Naturgefühl heraus entscheiden müssen.

Woran aber können wir uns jetzt schon orientieren? Denn der Gaumen ist kein Ersatz für eine fehlende natürliche Instinktgewißheit und einen Mangel an ursprünglicher Weisheit.

Darum hat Kollath eine ganz schlichte einfache Formulierung getroffen, indem er sagt: „Ganzheit und Frische oder das Natürliche so natürlich wie möglich!" Und im gleichen Sinne hatte Hippokrates vor gut zweitausend Jahren gesagt: „Alle frischen Lebensmittel geben mehr Kraft als die anderen, denn sie sind dem lebendigen Urzustande näher."

Eine sachgemäße, lebensgemäße Beurteilung unserer Ernährungsweise wird stets den Lebenswert der verwendeten Lebensmittel veranschlagen, der im Moment des Verzehrens noch erhalten geblieben ist. In diesem Sinne müssen wir das von der Natur gegebene Ganzheitsgefüge betrachten, welches unserem menschlichen Stoffwechselsystem für eine lebendige Auseinandersetzung erhalten bleibt. So ist und bleibt das Wort „das Natürliche so natürlich wie möglich" eine Grundforderung für unseren Speisetisch. Sie läßt sich in Wirklichkeit viel öfter in die Tat umsetzen, als wir zunächst denken.

„roh oder gekocht" Wenn wir uns fragen, ob wir „roh oder gekocht" bevorzugen sollen, so können wir dazu sagen, daß auch hier eine Mischung für den

Körper wohl verträglich ist. Kollath allerdings berichtet, daß bei pflanzlicher Frischkost das Darminnere sauerstoffarm bis sauerstoff-frei ist, während bei Kochkost bis zum Enddarm Sauerstoff nachweisbar ist. Die Fermente einer ungekocht aufgenommenen Nahrung verbrauchen den mitverschluckten Sauerstoff. Einige vierhundert Jahre vor Christus empfahl Diokles von Karystos: „Das Gemüse esse man ungekocht voraus. Gekochtes nehme man dann als nächsten Gang. Das Obst bilde den Beschluß." Die Ästhetik des Stoffwechsellebens ist somit auch eine Frage der Ernährungsgewohnheiten.

Wenn man die vielen Diätvorschriften liest, so fragt man sich wohl, ob man alle diese wohlgemeinten Ratschläge und Hinweise auch unbedingt berücksichtigen muß, oder ob es genügt, wenn man sich die Freiheit nimmt, diejenigen sich herauszusuchen, die einem „liegen"?

Nun ist es allerdings so, daß auch der Mensch wie die ganze Natur einer gewissen Trägheit unterliegt und dadurch ist auch hier „aller Anfang am schwersten". Ein ganz strenges Diät-Diktat braucht man nicht unbedingt aufstellen. Dennoch ist es ein guter Anhalt, gerade für den Anfang und für die Einführung in eine gesunde Lebenshaltung und Lebensgestaltung. Aber die freie Verfügbarkeit nach Appetit und Einsicht als ein Stück eigener Aktivität und Beweglichkeit möchte ich mir eigentlich gerne bewahren.

gutes Kauen

Daß der Verdauungsprozeß mit einem guten Kauen anfängt, dessen sollte man sich bei jedem Essen bewußt sein. Man wird also Speisen wählen, an denen man seine Kaufähigkeit üben und kontrollieren kann. Denn es ist ja so, daß die Abhandlungen, die Rezeptsammlungen und Diätanweisungen für die Ernährung des gesunden und des kranken Menschen so groß sind, daß es schwierig ist, den rechten und richtigen Weg zu finden, um so mehr als sich manche Autoren und Schulen zu widersprechen scheinen.

Diese Vielfalt aber soll uns nicht beeinträchtigen, sondern im Gegenteil, sie will uns sagen, daß wir uns vor Einseitigkeit und Starre bewahren sollen; denn eine Patentlösung für alle und jeden in Fragen seiner persönlichen richtigen Ernährung gibt es nicht. Man muß sich vielmehr das Vorgehen gleichsam „im Gespräch mit seinem eigenen Leibe" und seiner jeweiligen Gesundheitslage erarbeiten. Dabei bleibe der Gaumen nicht ungefragt! Denn eine wirkliche Lebenskunst weiß auch auf diesem Instrument mit Kennerschaft zu spielen, achtet sie doch in allem und jedem die Naturgesetzlichkeit als ihre Grundlage.

Lebensmittel/ Mensch

Bei der Ernährung stehen sich ja immer zwei Wesen gegenüber: das Lebensmittel und der Mensch, den Carrell als „das unbekannte Wesen" charakterisiert hat. Es geht also immer wieder um zwei Grundgegebenheiten: die Gesundheit des Menschen als einen Gleichgewichtszustand der in ihm waltenden aufbauenden und abbauenden Energie- und Stoffwechselprozesse und auf der anderen Seite die naturbelassene Ganzheit seiner Lebensmittel.

Beide sind sie veränderlich und dennoch liegt in ihnen ein gewaltiger, von der Entwicklung her gegebener Unterschied: Während seines ganzen Lebens ist der Mensch ein Werdender, ein sich immer wieder von neuem Gestaltender und Vergehender. Seine Gesundheit kann sich zum Guten und zum Bösen entfalten. Das naturgewonnene Lebensmittel aber ist in einem Endstadium; es hat, recht gewonnen, die Höhe seiner Entwicklung erreicht. Keine menschliche Maßnahme kann seinen naturgegebenen Wert noch mehr erhöhen. Jede Nahrungsaufschließung bedeutet in Wirklichkeit eine Antastung seines Vollwertes und damit eine Gefährdung seines Lebensnutzens. Diejenige Diätetik wird daher für den Menschen den größtmöglichen Gewinn bringen, welche den höchsten Lebenswert unverändert an den Menschen heranbringt. Darum gilt das Wort, „das Natürliche so natürlich wie möglich" zu belassen.

Wenn wir die Forderung gestellt haben, „unsere Nahrung so natürlich wie möglich" zu belassen, so liegt in den beiden Worten „wie möglich" die Folgerung, daß man die Nahrung zwar verändern kann, in manchen Fällen auch muß, daß uns aber Grenzen gesetzt sind. Diese Grenzen zu erkennen und zu beachten, dies ist die Aufgabe einer „natürlichen Wissenschaft von der Ernährung". Durch die ungeheure Vielfalt der Bestandteile unserer Nahrung ist es schwierig, die physiologische Bedeutung der einzelnen Komponenten genau zu kennen. Nach neuesten Untersuchungen können Mängel und Schäden erst oft in den nächstfolgenden Generationen festgestellt werden.

Bei diesen physiologischen Untersuchungen stellte sich auch heraus, daß unser lebendiger Organismus die aufgenommene Nahrung kompliziert, wie von einer unbewußten Vernunft geleitet, von Organ zu Organ gezielt verteilt: Lebenswichtige Funktionen werden bevorzugt versorgt, die möglicherweise bei einem Mangel in der

Nahrung weniger lebenswichtigen Organen entzogen werden. Dabei ist von ausschlaggebender Bedeutung, daß ausreichend Eiweiß in bester Qualität gegessen wird. Dieses Eiweiß kann aber wiederum seine lebenserhaltende Aufgabe nur dann erfüllen, wenn der unbewußte, vegetative Prozeß der inneren Verteilung und Steuerung („Paraplasie") mitwirkt. Fehlen bestimmte essentielle Stoffe, wie Vitamine, Fermente u. a., dann können sich im Laufe von Jahren Gesundheitsschäden zeigen, die wir bisher oft mit dem Begriff der „Alterskrankheiten" bezeichnet und abgetan haben, die aber in Wirklichkeit chronische Mangelkrankheiten sind, die man hätte vermeiden können.

„Paraplasie"

Ein heute besonders akutes Problem ist die „verlängerte Lebenserwartung": Aus einer früher durchschnittlichen Lebenserwartung von etwa 30 Jahren ist eine Lebensdauer von 65 bis 70 Jahren geworden. Es geht somit um die Lebensfrage und den Lebenswunsch, bei der nunmehr verlängerten Lebensdauer sich aber auch länger gesund zu erhalten. Das heißt, der Wunsch ist, ein verlängertes Leben bei möglichst bester Gesundheit!

Dabei ist das tragende und wichtigste Moment der lebendige Organismus des einzelnen Menschen mit seinen individuellen, ganz persönlichen, psychosomatischen (leib-seelischen) Reaktionen; die Natur des einzelnen Menschen ist der eigentlich wirkende Faktor.

Man muß daher unbedingt, zu aller üblich gewordenen verallgemeinernden Statistik, das für den jeweiligen ganz bestimmten Menschen dominierende, ganz persönliche, selbst bezogene Moment der „Individualistik" hinzufügen, um zu wirklich lebensnahen und naturgemäßen Erkenntnissen der Ernährungsforschung zu gelangen. Chemie und Physik allein genügen nicht, denn wir haben es ja bei uns Menschen mit Wesen zu tun, die über das Körperliche hinaus, Leben haben und Seele, und sogar Geist haben können oder sollten!

„Individualistik"

Auch hier dürfen wir nicht darauf vergessen, daß wir eine neue, noch unbekannte, unmeßbare Größe betrachten und behandeln, das „Leben"! Darum haben wir in unseren Betrachtungen ja auch alle Lehre von der Gesundheit auf eine biologische oder biotische Grundlage gestellt.

Nun weiß man heute ja, daß nicht nur Unterernährung die Gesundung eines Menschen zu beeinträchtigen vermag, sondern auch eine Überernährung, ein Überfluß an vom Körper nicht zu verdauender und verarbeitender Nahrung. Nun gibt es noch andere Einteilungen und Differenzierungen in bezug auf die Eigenschaften der Lebensmittel:

„Übersäuerung"

So stellt Hay den Begriff der „Übersäuerung" in den Vordergrund seiner diätetischen Betrachtungen und stellt dem gegenüber die unbedingte Notwendigkeit einer überwiegend „basischen" Ernährung. Damit will er verständlicherweise einen ausgeglichenen, harmonischen „Säure-Basen-Haushalt" im Organismus als Voraussetzung seiner Gesundung erreichen.

Sogenannte „Basenmahlzeiten" sind ihm vor allem alle Gemüse, ferner Obst und Milch in roher und gekochter Form. Hay trennt daher Eiweiß- und Kohlehydratmahlzeiten, die er als „Säure-Bildner" bezeichnet. Fette und Öle, Salate, Gemüse und Obst hingegen bezeichnet er in seinem Sinne als „neutrale" Speisen und läßt sie daher sowohl zu Eiweiß — Fleisch, Fisch, Eier — wie auch zu Kohlehydraten — Brot, Kartoffeln, Mehlspeisen — essen. Dabei soll man auch jede Eiweißart und jede Kohlehydratart voneinander trennen, also nicht Fisch und Eier, Brot und Kartoffeln zusammen.

„Trennkost"

Diese sogenannte Haysche „Trennkost" hat ihren physiologischen Sinn darin, daß die Kohlehydrate ja schon im Mund durch die Diastase vorverdaut werden, Eiweiß hingegen noch nicht. Eiweiß wird in der Hauptsache im Magen durch Pepsin und die Magensalzsäure aufgelöst und verdaut. Zuviele Kohlehydrate zugleich im Magen würden diese eiweißverdauenden Substanzen verdünnen und umhüllen und somit deren Tätigkeit beeinträchtigen. Bei eiweißempfindlichen Menschen kann dies zu Störungen im Organismus führen, vor allem auch mit entsprechenden Folgen für die Haut. Denn unvollständig verdaute Eiweißbausteine, Proteine und Proteide, können über die Haut nach außen ausgeschieden werden und somit zu Effloreszenzen, zu Ausschlägen führen.

So ist vor allem bei Hautunreinheiten, Seborrhoe, Neigung zu Akne und Dermatosen eine vernünftige diätetische Ernährungsweise sehr zu empfehlen. Die täglich möglichen Erfahrungen beweisen die ausgezeichnete Wirkung von Ernährungsumstellungen auf — wenigstens vorübergehend — basische Kost, Rohkost, vor allem in Form von Obst, fettarme und auch einmal fleischlose Ernährung. Denn im Prinzip kommt es darauf an, das Richtige zu essen, zugleich in einem wohl abgestimmten Maße und in einer den physiologischen Gegebenheiten des Körpers angepaßten Aufteilung oder Trennung. —

Vollwertdiät bei Hautunreinheiten

Bei Hautstörungen in der Jugend und auch in späteren Lebensjahren sind neben hormonalen Einflüssen oft Reizzustände des Magen — Darmes und auch der Leber — Galle mitbeteiligt.

Hierfür gibt es mehrere Möglichkeiten einer Schondiät, wie zum Beispiel Weizendiät oder die Milch-Brötchen-Diät nach Dr. F. X. Mayr, ebenso das auf Seite 481 genannte Kollath-Frühstück. Aber man muß nicht immer gleich eine strenge Diät halten, sondern es gibt dafür zunächst einmal allgemeine wichtige Leitregeln:

(1) Grundlegend, möglichst naturbelassene Lebensmittel aus biologischem Anbau essen!
Zu jeder Mahlzeit reichlich Frischobst und Rohsalate, sowie über den ganzen Tag verteilt etwa ½ l Sauermilch (Buttermilch).

zu empfehlen

(2) Erlaubt und zu empfehlen sind:
Frucht- und Gemüsesäfte, insbesondere auch Sauerkrautsaft und milchsauer vergorene Säfte von Möhren, Tomaten und roter Beete;

getrocknete Pflaumen, Birnen, Pfirsiche, weiche Feigen, Datteln, Rosinen, Fruchtschnitten, Backobst;

Rohsalate aus grünen Blättern, wie Endivien, Blattsalat, Feldsalat, Kresse, Chicorée, Löwenzahn und Gemüsefrüchten wie Gurken, Paprika und milchsaure Gemüsesalate; Rohkost aus feingeriebenem Wurzel- und Knollengemüse.

Nur ganz leicht angedünstete Gemüse von Möhren, Randen, jungem Kohlrabi, Sellerie, Gurken, jungen Bohnen, Chicorée, Schwarzwurzeln, Fenchel, Artischocken, Spargel, Spinat und Mangold.

Kartoffeln als gedämpfte Kartoffeln, Pellkartoffeln und vor allem in der Schale gebackene Kartoffeln.

Gemüsebrühe, Gemüse- und Kartoffelsuppe, alle Gerichte aus Vollkorn-Haferflocken, Vollwertweizenflocken, Weizenschrot, Hirseflocken oder Naturreis, außerdem Vollkornzwieback, Vollkornknäckebrot und alle Vollkornbrote.

An Milcherzeugnissen:

Vor allem Sauermilch und Magerquark.

An Fleischgerichten:

Mageres Kalb- und Rindfleisch, mageres Geflügel, magere Fische, je nach Verträglichkeit gekocht oder gegrillt.

An Fetten und Ölen nur solche mit einem hohen Gehalt an essentiellen Fettsäuren, wie Sonnenblumenöl, Leinöl, Distelöl, Sojaöl.

begrenzen (3) In kleinen Mengen, wenn verträglich, erlaubt:

Frischkornbrei aus eingeweichtem, nicht gekochtem Vollkornschrot; gröbere Vollkornbrote, Nüsse und Nuß-Schnitten, Eier, Obstkompotte; wenn verträglich auch in kleineren Mengen Bohnenkaffee und ab und zu schwarzen Tee.

meiden (4) Schädlich und nachteilig für Akne sind:

Weißbrot und Backwaren aus weißem, gebleichtem Mehl, Torten, Kuchen und Feingebäck, Schokolade, Pralinen, Puddingspeisen; gehärtete Fette, Butterschmalz, Schweineschmalz, Gänsefett, Rindertalg, Nierenfett, Hammelfett, Kakaofett, Speck, Schlagsahne, Majonaisen;

fettes Fleisch, fette Fische, Wurstwaren, gepökeltes und geräuchertes Fleisch, Marinaden.

Diätplan-Muster Muster einer Vollwertdiät bei Akne

Morgens: Nach dem Aufstehen einen ¼ l reinen Heilsprudel (ohne Geschmack) leicht anwärmen und auf nüchternen Magen schluckweise trinken.

Bis zum Frühstück sollten darüber etwa 15 Minuten Zwischenpause sein. Dann zum Frühstück

1 Yoghurt oder Dickmilch mit etwas Rohzucker, Datteln, Feigen, etwas Nüsse darübergestreut und dann über das Ganze reichlich Haferflocken.

1 Tasse Hagebutten-, Birkenblätter-, Lindenblüten- oder gemischten Kräutertee, mit Rohzucker oder noch besser mit Honig gesüßt;

dazu 1 Kapsel kombinierter Vitamine, besonders A und B-Komplex.

Mittags: 1 Tasse Gemüsebouillon mit Ei oder Grießklößchen oder Reis; Gemüse roh oder ganz leicht angedünstet, je nach Jahreszeit:

Sellerie, Karotten, Blumenkohl, Randen, junger Spinat, junger Kohlrabi, Schwarzwurzeln, Feldsalat, Gurken, Kopfsalat, Endivie, Kresse, Radieschen.

Dazu eventuell, falls das Gemüse leicht angedünstet ist, zwei mittelgroße Bouillonkartoffeln.

Abends: Vollkornbrot, Nußbutter. Verschieden angemachte Müsli mit Nüssen, Dörrfrüchten, Datteln, Feigen, Rosinen;

oder

Vollkornschrotbrei mit Ahorn-, Sanddorn- oder Birkenelixier (-saft).

Die vernünftige und leichte Diät kann man bei länger andauernden Fällen von Seborrhoe, Akne und akneähnlichen Hauteffloreszenzen intensivieren, indem Sie Ihrer Klientin wöchentlich einmal, möglichst am gleichen Wochentag, einen

Vollsafttag empfehlen.

Dadurch wird der Körper einer recht intensiven Säftereinigung, wie man im Volksmund sagt, einer „Blutreinigung", unterzogen und man kann sehr häufig ein wesentliches Zurückgehen der Akne schon nach zwei bis drei Tagen feststellen.

Ein Vollsafttag kann folgendermaßen durchgeführt werden:

Morgens: 1/4 l frischen Frucht- oder Gemüsesaft
1 Glas (150 ml) Nuß-, Mandel- oder Pinienmilch
1 Tasse Kräutertee.

Mittags: 1/4 l Fruchtsaft
1/4 l Gemüsesaft
1/4 l Sojamilch.

Abends: 1/4 l Gemüsesaft
1 Glas Mandel-, Nuß- oder Pinienmilch
1 Tasse Kräutertee.

Sie finden ausführliche und eingehende Anleitungen für Rezepte und Speisepläne im Bircher-Benner-Handbuch 10 für Hautkranke und Hautempfindliche angegeben.

Wirkstoffe

Natürliche ätherische Öle

Eine Vielzahl von Heilkräutern und Zierpflanzen enthalten als Stoffwechselprodukte ätherische Öle. Sie fallen durch ihre intensive Reizung des menschlichen Geruchssinnes auf. Durch dieses Ansprechen des Empfindungsvermögens werden ganz persönliche und individuelle Geruchserlebnisse ausgelöst: Man empfindet den Geruch ätherischer Öle angenehm anregend, belebend, frisch, stimulierend, erogen oder aber dumpf, betäubend, unangenehm, im Extrem abstoßend und häßlich.

Der Geruchssinn ist mit der Hypophyse, einem Bestandteil der Ursinnessphäre, zeitlebens in Verbindung. An das Geruchsorgan ist das ursprüngliche Witterungsvermögen gebunden, wie es heute in ausgeprägter Form ja noch bei Tieren gegeben ist. Es ist in dieser animalischen Form eine Art der Sinneswahrnehmung, die daher bei uns Menschen heute hirnfern und erbgedächtnisnah geblieben ist.

Es ist daher auch schwierig, Gerüche prägnant in Worten und Begriffen auszudrücken, darzustellen.

Eigenartig bei dieser Sinneswahrnehmung ist, daß sie nur ganz zart und verschwebt an uns vorüberzugehen braucht, um dennoch uns innerlich stärker und tiefer zu berühren als die übrigen Sinnesempfindungen. Die allerfeinsten, oft unbewußt bleibenden Geruchsreize wirken häufig psychisch am stärksten. Tierische Brunftstoffe in ganz geringer unterschwelliger Feinheit bewirken einen erotischen Effekt, eine erotische Euphorie. Denken wir aber auch an die psychischen Tiefenwirkungen von Gerüchen und Düften, wie zu Weihnachten der Geruch brennenden Nadelholzes, aus dem ein urtümliches Heimaterleben, ein Gefühl der Heimatgeborgenheit aufsteigt. Denken wir vor allem auch an den Duft des Weihrauches, von Myrrhen und balsamischen Räucherstäbchen Indiens, um zu erkennen, wie sehr Duft und Geruchsempfindung die bildhafte Sphäre der Ursinne, das unbewußte Erbgedächtnis anregen, beleben oder auch bildhaft schöpferisch zu beeinflussen vermag. Durch die Geruchsempfindung dominiert das Gefühl, die Erfühlung, Intuition und Instinkt. Und je feiner der Duftreiz, um so mehr ist die psychologische und biologische Reaktion irrational.

Hier knüpft die Therapie ätherischer Öle an, die von dem Ursinne des Organs, des Geruches, unmittelbar dem Sympathicus zugeleitet wird und damit hinein in die zentrale Steuerung des Bios.

Gerade natürliche ätherische Öle haben pharmakologische und kosmetologische Wirkungen, die man auch biokosmetisch anwenden kann. Denn sie werden sehr leicht perkutan resorbiert. So kann man mit echten Coniferen-Ölen und Rosmarin intensiv stimulieren, anregen und beleben, durch Lavendel-Öl kräftigen und stärken und durch ätherisches Kamillen-Öl, mit Azulen angereichert, beruhigen, besänftigen, entspannend müde machen.

Blüten-Öle beleben und regen an, psychisch wie auch vegetativ. Sie unterstützen und intensivieren daher die Wirkung regenerierender und aufbauender Wirkstoffe in kosmetischen Präparaten.

So kann man die kosmetologische Wirkung der jeweils applizierten Substanzen und Grundstoffe weitgehend unterstützen und im Sinne einer potenzierten Synergie verstärken.

Außerdem wirken sie zum Teil stark desinfizierend und bakterizid. In verträglicher Dosis angewandt, sind ätherische Öle daher für die Kosmetik ein wichtiges Mittel zur desinfizierenden Behandlung von Hautunreinheiten.

Die Wirkung der ätherischen Öle kann man folgendermaßen erklären (Binz):

(a) durch eine normalerweise in physiologischen Grenzen bleibende Reizung auf alle absondernden Drüsen;

(b) durch einen hemmenden Einfluß auf Mikroben und Fermente und damit deren Prozesse und

(c) durch eine direkte Anregung peristaltischer Muskulatur.

Aus diesem Grunde verwendet man in allen BioKosmetika ausschließlich natürliche ätherische Öle, die jeweils auf den Indikationsbereich des bestimmten Präparates spezifisch abgestimmt sind. Die angewandten ätherischen Öle und ihre Kompositionen sollen haut- und allergiegetestet sein, nur in einer physiologisch absolut verträglichen Dosis inkorporiert werden, so daß eine dezente und vornehme ästhetische Note mit einer optimalen physiologischen Verträglichkeit und Wirkung verbunden ist.

Angereicherte Wirksubstanzen aus der Natur

Die exakte wissenschaftliche Kosmetologie verlangt physiologische Nachweise ihrer Wirkungen. Diese Wirkungen sind exakt nur durch ganz bestimmte, chemisch faßbar definierte Reinsubstanzen in ihren physiologischen Wegen, Umsetzungen (Metabolisierung), Neutralisierung, eventuellen Ablagerungen und schließlichen Ausscheidungen zu verfolgen.

Nun haben diese rein dargestellten Substanzen den Vorteil, daß man ihre Wirkung – im Rahmen der allgemein zutreffenden Statistik – genau kennt und daher sie auch ganz gezielt für ganz bestimmte Symptome einsetzen kann, wobei man generell aufgrund klinischer Untersuchungen oder aber auch individuell die Mengen genau dosieren kann. Das heißt, die isolierten Reinstoffe bieten:

(a) exakte, festgelegte, überprüfte und jederzeit nachprüfbare Wirkung,

(b) dadurch eine gezielte Behandlungsmöglichkeit und zwar

(c) unter einer genauen, eventuell sogar individuell abstimmbaren Dosierung.

Pharmakologische Untersuchungen haben jedoch andererseits ergeben, daß die isolierten Reinsubstanzen im Organismus dann verträglicher wirken, ja sogar mit einem breiteren Wirkbereich, wenn die in der natürlichen Ursprungspflanze sie begleitenden Neben- und Synergiestoffe auch noch vorhanden bleiben und nicht vollkommen entfernt werden. Der biopharmazeutische Weg, diese Kombination und Konzentration zu erreichen, besteht darin, daß man bei der Verarbeitung der Frischkräuter und der Drogen, jedoch auch von tierischen Organen, diejenige Aufschließung wählt, welche den gewollten und bestimmten Wirkstoff in angereicherter Konzentration herauslöst, bei zugleicher Gewinnung der Neben- und Synergiesubstanzen. Dabei wird das ursprüngliche Verhältnis der definierten Wirksubstanz zu den Nebenstoffen zugunsten der ersteren stark erhöht, mengenmäßig standardisiert, um die entsprechende bereits definierte Wirkung zu erreichen. Entsprechend dem physikalischen und chemischen Verhalten müssen die anzureichernden Wirksubstanzen auf verschiedene Weise gewonnen werden, durch wässrige, alkoholische, ätherische o. a. Extraktion, durch Aufschließen mit Säuren als Hydrolysate, leicht flüchtige durch fraktionierte Destillation oder Wasserdampfdestillation, ferner kristallisierende Körper durch Eindampfen und Umkristallisieren u. v. a. Möglichkeiten der Aufbereitung.

In der Biopharmazie und in der BioKosmetik verwendet man mit Vorliebe derartige naturgewonnene, ja man kann mit Recht sagen, naturveredelte Wirk- und auch Grundsubstanzen. Sie beinhalten sowohl die Möglichkeit zu einem exakten Wirkungsnachweis, wie sie auch der biologischen Anforderung gerecht werden, körperverwandt, hautfreundlich, physiologisch adäquat wirksam zu sein. Denn sie wirken an sich selbst bereits unmittelbar Hautsubstanz ergänzend (substituierend), da sie ja in ihrer Konstellation physiologisch mit den körpereigenen Substanzen gleichartig, zumindest verwandt sind.

Aus der Vielzahl möglicher Anreicherungen von Wirksubstanzen aus der Natur wollen wir einige nennen, welche heute für die BioKosmetik von Bedeutung geworden sind:

(1) Aus dem Tierreich:

Dermatogen aus Gewebe- und Organ-Extrakten,
Fermente (Enzyme) aus dem Magen und der Bauchspeicheldrüse,
Gelee royale aus Weiselfuttersaft,
Kollagen und Elastin jugendlicher tierischer Haut,
Lecithin aus Eigelb oder Knochenmark,
Milzextrakt,
Thymusextrakt,
Wollwachs- und Cholesterinverbindungen aus dem Wollfett der Schafe u. a.,
Zellkernsubstanzen aus Gewebe-Aufschlüssen,

(2) Aus der Pflanzenwelt:

Aescin (Aesculin) als Roßkastanien-Eluat,
Allantoin aus Pflanzen-Abkochungen,
Aloe vera Gel aus Aloe-Blättern,
Azulen aus Kamillen- und Schafgarben-Öl,
Bisabolol aus Kamillen-Extrakt,
Calendula-Extrakt aus Calendula (Ringelblumen)-Blättern,
Essentielle Fettsäuren aus pflanzlichen Fetten, Ölen und Wachsen,
Glycyrrhizin aus Süßholz-Hydrolysat,
Hamamelin aus Hamamelis-Extrakt,
Hyaluronsäure aus Biofermentationen,
Hypericin aus Johanniskraut,
Iridin (Irisin) aus Iris-Tinktur,
Pflanzenkeim-Lecithin aus Weizen-, Hafer-, Mais-, Reis-Keimen,

Phytostimuline und Phytooestrogene aus Vegetationsspitzen von Jungpflanzen und Pflanzenkeimen,
alle aus der Natur gewonnenen Vitaminkonzentrate und -komplexe, vor allem Carotin als Provitamin, Vitamin A, E, essentielle Fettsäuren, Biotin, Inosit, Phosphatide usw.,
Salicin aus Weidenrinde,
Saponine aus Seifenwurzel und Roßkastanie,
Schleimdrogen aus Algen,
Tannin aus China-, Eichenrinde, Ratanhia, Tormentillwurzel u.a.

Wir ersehen aus dieser Zusammenstellung, daß nahezu alle bedeutungsvollen Wirksubstanzen in der BioKosmetik als angereicherte, konzentrierte Komplexe aus der Natur gewonnen werden. Von den pharmakologischen und kosmetologischen Eigenschaften her gesehen, gehören Aucubin, Azulen, Bisabolol und Glycyrrhizin zusammen, da sie alle wohl von verschiedener physiologischer Basis her dennoch gleichsinnig wirken: beruhigend, ausgleichend, entzündungshemmend, reizungslindernd, granulierend, antiödematös u. ä. Dies hat eine wichtige Bedeutung für die praktische Anwendung. Einmal besteht die Möglichkeit, die einzelnen angereicherten Wirksubstanzen miteinander zu kombinieren, im Sinne einer sich gegenseitig potenzierenden Erhöhung des Gesamteffektes (entsprechend der „Regel der potenzierenden Synergie"). Andererseits aber kann man den einen Wirkstoff durch einen gleichsinnig wirkenden ersetzen, falls für jenen eine Überempfindlichkeit, eine Allergietendenz bestünde. So kann man in der Dermatologie zum Beispiel Cortison-empfindliche Patienten, in der Kosmetik Azulen-allergische Klientinnen mit Aucubin, Bisabolol oder Glycyrrhinzin symptomfrei behandeln.

Aescin Der Samen der Roßkastanie (Aesculus hippocastanum) wurde schon seit alters her in der Volksmedizin mit Erfolg angewandt. Insbesondere kamen als Indikationsbereich alle diejenigen Erscheinungen infrage, die man als Stauungssymptome klassifizieren kann, wie – auf die BioKosmetik bezogen – ästhetisch störende Lymphstauungen in den Geweben.

Die Wirkung des in der Roßkastanie enthaltenen Wirkstoffes Aescin ist, die Permeabilität der Blut-Gewebeschranke zu normalisieren, auszugleichen und den verminderten Venentonus zu erhöhen.

Die pharmakologischen Untersuchungen ergaben, daß der hauptsächliche Wirkstoff, das Aescin der Roßkastanie, ein Saponin ist, welches für die stauung-lösende Wirkung des Extraktes verantwortlich ist. Allerdings hat nur der Extrakt der Roßkastanie in seiner Gesamtheit den gewünschten venen-tonisierenden Effekt, also mitsamt seinen Begleitsubstanzen; das Aescin allein nicht.

Dies ist der Grund, weshalb wir in der BioKosmetik auch hier dem Gesamtextrakt der Roßkastanie für entschlackende, entwässernde, Ödem lösende Behandlungen den Vorzug geben.

Allantoin

In der Volksmedizin verschiedener Länder wurde Allantoin schon seit vielen Jahrhunderten als Wundheilmittel verwendet, vor allem als Abkochung aus Pflanzen, wie Getreidekeimen, Kastanienrinde, Schwarzwurzeln u.a. Erst 1912 gelang der Nachweis, daß die wirksame Substanz dieser Pflanzen Allantoin ist.

Die Wirkung von Allantoin in der Dermatologie und in der BioKosmetik ist komplex und vielseitig. Sie äußert sich in nacheinander beobachtbaren Erscheinungen:

Zunächst wird unter seinem Einfluß unerwünschtes nekrotisches Gewebe entfernt; es tritt eine Reinigung des Wundgebietes, eine Förderung und Beschleunigung der Zellproliferation ein. Gesundes Granulationsgewebe wächst nach und es vollzieht sich unter seinem Einfluß eine glatte und gute Epithelisierung.

Allantoin fördert daher auch in kosmetischer Anwendung die Zellregeneration bei einer durch äußere Einflüsse besonders beanspruchten und angegriffenen Haut, sowie es ihrer vorbeugenden Pflege und Gesunderhaltung dient.

Bei Seborrhoe und Akne wirkt es keratolytisch (hornschichtlösend). Wie Azulen normalisiert es Irritationen und Reizzustände einer hypersensiblen, hyperergischen Haut. Es macht eine rauhe, rissige Haut auch äußerlich wieder glatt und geschmeidig. Man verwendet es daher auch in Handpflegepräparaten.

Die Wirkung des Allantoins soll physiologisch darin bestehen, daß es eine vorübergehende lokale Vermehrung der Leukozyten (weißen Blutkörperchen) hervorruft. Wahrscheinlich verursacht es auch eine Verstärkung des Lymphstromes. Allerdings bleibt die Wirkung des Allantoins stets lokal begrenzt, es treten also keine Fernwirkungen ein.

Aloe vera Die dicken, fleischigen Blätter der Aloe liefern das wichtige Aloe vera-Gel, einen farblosen Saft, der sich zu einer gelartigen Masse verdickt.

Nur dieses innere farblose Aloe vera-Gel, oder auch Aloe-Filet genannt, enthält die gewünschten und notwendigen dermatologisch und kosmetologisch wertvollen, lokal anwendbaren Extrakte für die Kosmetik.

Die Gewinnung des Aloe-Natursaftes geschieht bei einer Kaltverarbeitung, um die Wirksubstanzen nicht zu zerstören, welche temperaturempfindlich sind. Durch diese Kaltverarbeitung bleibt die gesamte Enzymaktivität und somit ihre volle Wirksamkeit unverändert erhalten.

Der Aloe-Saft enthält eine Vielzahl an wertvollen Wirkstoffen, wie Enzyme, Vitamine, Saccharide, Aminosäuren und Sterole, neben den ja in jeder Pflanze mehr oder weniger vorhandenen Spurenelementen. Die Gesamtheit all dieser Aloe vera-Inhaltsstoffe ist es, welche gemeinsam einen synergistischen, positiven Effekt auf der Haut hervorrufen.

Über Aloe-Extrakte liegen sehr viele klinische Arbeiten bereits vor, insbesondere, soweit sie die BioKosmetik berühren, die antibiotische Wirkung, der abheilende Effekt bei Seborrhoe und Akne, ferner die entzündungshemmende, ausgleichende Wirkung bei Reizungen, Rötungen und Entzündungen der Haut. Ferner ist die Aloe ein milder Feuchtigkeitsspender in, wie auch unter der Hornschicht.
Die beruhigende, ausgleichende und Reizungen lindernde Eigenschaft des Aloe-Saftes geht entsprechend den heutigen biokosmetischen Erkenntnissen auf schleimbildende Kohlehydrat-Polymere zurück.

Wenn wir die Eigenschaften von Aloe vera zusammenfassen, so ergeben sich folgende Momente: Es wirkt wundheilend, entzündungshemmend, feuchtigkeitserhaltend, weichmachend, pflegend und schützend. –

Azulen Die Heilwirkung der Kamille ist den Menschen seit den ältesten Zeiten bekannt. Schon die Ärzte des Altertums kannten sie und empfahlen die Verwendung von Kamillenabsuden zum Auswaschen und Behandeln von Wunden und zur Heilung innerer Erkrankungen.

In der Volksmedizin und in der Naturheilkunde wird die Kamille auch heute noch zur Behandlung einer Vielzahl von Krankheiten und Beschwerden verwendet. Dies ist verständlich, wenn wir an die vielseitigen Wirkungen der Kamille denken: Sie heilt und stillt Schmerzen, sie beruhigt und lindert Reizungen, Rötungen und Entzündungen.

Mit diesen Erfahrungen allein gab sich die heutige Wissenschaft aber nicht zufrieden. Sie wollte genau wissen, welcher spezifische Stoff in der Kamille die vielen, an ihr so geschätzten Eigenschaften hervorbringt. Der tiefblaue Anteil des ätherischen Kamillenöles, das Azulen, hatte schon von vornherein die Aufmerksamkeit auf sich gelenkt und er wurde daher auch besonders eingehend in seinen praktischen Auswirkungen untersucht. Man stellte dabei fest, daß das Azulen einer der hauptsächlichen Träger der an der Kamille seit altersher so geschätzten und bewährten Heilwirkungen ist.

Heubner und seine Mitarbeiter hatten zuerst den entzündungshemmenden Effekt des Azulens nachweisen können und damit die alten Erfahrungen der Medizin pharmakologisch systematisch erwiesen.

Klinisch zeigte Azulen

(a) eine entzündungsabkürzende,
(b) eine entzündungshemmende,
(c) eine antiallergische und
(d) eine regenerative Wirkung.

Man erklärte die Erfahrungen mit Azulen, daß es Histamin abbinde und dadurch den histamin-überempfindlichen allergischen Organismus desensibilisiere; ferner, daß es das reticulo-endotheliale System aktiviere und dadurch bei Entzündungsprozessen granulationsanregend und epithelisierend wirke. Dies würde heißen, daß primär eigentlich nicht die Entzündungsvorgänge durch Azulen gehemmt oder verlangsamt werden, sondern daß der Prozeß der Heilung beschleunigt wird.

Beschleunigung des Heilungsprozesses

Entzündliche Erscheinungen der Haut, Reizungen, Rötungen, Irritationen und allergische Symptome, insbesondere auch der Schleimhäute, klingen unter dem Einfluß von Azulen gut und bald ab. Innerhalb kurzer Zeit normalisiert sich der Hautstatus. Die regenerative Wirkung des Azulens zeigt sich insbesondere bei der guten Granulation und Abheilung von Hauteffloreszenzen, wie bei Erosionen, Eiterbläschen, Pusteln u.ä.

Kosmetologisch ist das Azulen so anzuwenden, daß es seine beruhigende, entzündungshemmende und regenerative Wirkung möglichst gezielt und intensiv zu entfalten vermag. Ausschlaggebend für die Wahl der Präparateform und deren Zusammensetzung ist dabei die jeweilige individuelle Konstitution der zu behandelnden Haut.

Bisabolol Lange Zeit glaubte man, das Cham-Azulen sei der alleinige Träger der an der Kamille so geschätzten entzündungshemmenden Eigenschaften. Durch chromatographische Untersuchungen aber fand man eine Reihe von terpenoiden Verbindungen, darunter als Hauptbestandteil (−) alpha-Bisabolol. Es bildet mit bis zu 50 Prozent sogar den überwiegenden Bestandteil des Kamillenöles, ist also in viel höherem und größerem Maße als das Azulen darin enthalten.

Bei den daran anschließenden Untersuchungen an UV-überstark bestrahlter Haut wurde dessen antiphlogistische Wirkung eindeutig nachgewiesen. Eine Kombination von Bisabolol und Azulen zeigte bei den Versuchen einen deutlich verstärkten Effekt auf die Heilung von Verbrennungen sogar zweiten und dritten Grades, was für den oben genannten synergistischen, sich in der Wirkung potenzierenden Effekt spricht.

Die Wirkung des Bisabolols beruht daher sicher auf einer Verstärkung und Intensivierung der natürlichen Regeneration im Sinne einer heilenden Hyperämie (ich möchte in diesem Zusammenhang hinweisen auf die Ausführungen von Professor Bier über Hyperämie als Heilfaktor!).

In gleicher Weise wirkt sich wahrscheinlich der verspannungs- und krampflösende Effekt von Bisabolol aus.

Aus all diesen genannten Gründen verwendet man in der BioKosmetik Bisabolol kombiniert mit Azulen und Kamillen-Gesamtextrakt für die Pflege und Behandlung einer empfindlichen, zu Reizungen und zu Rötungen neigenden Haut, sowie auch in Präparaten zur Pflege der Haut nach dem ja belastenden und häufig auch irritierenden Sonnenbad, vor allem dann, falls sich anfänglich irgendwelche Anzeichen von stärkerer Lichtbelastung zeigen sollten.

In diesem Zusammenhang möchte ich noch erwähnen, daß Bisabolol auch auf natürliche Weise bakteriostatisch wirkt, das heißt, das Wachstum von Bakterien hemmend zu beeinflussen vermag. Dies ist ein Moment, das bei einer Neigung zu Akne auch kosmetisch im Sinne einer Vorbeugung gegen Infektionen von Bedeutung werden kann.

Calendula

Schon die alten Kräuterbücher heben die Calendula-Pflanze als Heilmittel für alle erdenklichen Verletzungen und Schädigungen der Haut und des Gewebes hervor. Auch in der heutigen Phytotherapie werden mit Calendula-Extrakten sehr gute Erfolge zur Heilung der Haut und ihres Gewebes hervorgehoben, insbesondere die Beruhigung von Entzündungen und sogar eine Minderung der Sensibilisierung.

In der BioKosmetik hat Calendula, ihr Preßsaft und ihr Extrakt einen beruhigenden, ausgleichenden Einfluß auf die überempfindliche, hypersensible, leicht zu Irritationen und Sensibilisierung neigende Haut. Früher wie auch heute verwendet man daher Calendula-Aufgüsse (Kompressen) zur Stärkung und Tonisierung der Haut.

Wenn wir die Wirkungen von Calendula und ihren Extrakten zusammenfassen wollen, so können wir sagen, daß sie die Granulation und Gewebeneubildung beschleunigen und anregen. Insbesondere muß man immer wieder die entzündungshemmenden Eigenschaften und ihre beruhigende Wirkung auf die Haut hervorheben. Trotzdem aber hat Calendula eine leicht durchblutungsfördernde Wirkung.

Ganz allgemein kann man sagen, daß pflanzliche Gesamtextrakte nicht nur die isolierten Aktivstoffe enthalten, sondern darüber hinaus auch eine Vielzahl natürlicher begleitender Stoffe, welche eine synergistische Eigenschaft besitzen. Dieses komplexe Gefüge aller in einer biologischen Harmonie gegebenen Einzel-Wirksubstanzen ist der Grund für ihre vielseitige Wirksamkeit.

Dermatogen

Pflanzliche und tierische Gewebe können, auf lebendiges Gewebe gebracht, die Funktionstätigkeit und den vegetativen Stoffwechsel anregen. Diese Erfahrung gilt auch für Extrakte, welche aus pflanzlichen und tierischen Geweben und Organen gewonnen werden. Man nennt die für die biologische Aktivität verantwortlichen Wirksubstanzen Vitagene, Biogene, Wuchsstoffe, Regenerations- und Revitalisations-Substanzen u. a.

Die Wirkung dieser Extrakte besteht in zwei Momenten, und zwar
(a) einmal als Biokatalysatoren vegetativ die Stoffwechselprozesse anzuregen und zu beleben und zum anderen
(b) selbst unmittelbar als Gewebesubstanz ergänzend (substituierend) sich auszuwirken.

In unserem Jahrhundert hat vor allem der Arzt und Biologe Filatov Untersuchungen und Beobachtungen auf dem Gebiete der Gewebebehandlung durchgeführt. Die sich in den verschiedenen pflanzlichen und tierischen Geweben abspielenden biochemischen Umwandlungen lassen Stoffe entstehen, welche die Lebensvorgänge des Stammgewebes stärken und intensivieren. Filatov nannte diese Substanzen „Biogene Stimulatoren", das heißt „lebenerzeugende Reizsubstanzen". Es handelt sich dabei um ein natürliches komplexes Gefüge meist aminosäureartiger Verbindungen, die sich gegenseitig in ihrer Wirkung verstärken, ohne daß man sie bisher chemisch eindeutig definieren konnte. Ihre Wirkungen kann man aus der medizinischen und aus der kosmetischen Erfahrung als epithelisierungsfördernd, revitalisierend definieren.

Diese pflanzlichen und tierischen Gewebe- und Organextrakte gibt es in wässriger und in öliger Form, je nach den zu lösenden und zu extrahierenden Wirkstoffen.

Elastin

Die dominierenden Elemente des Bindegewebes sind die kollagenen und die elastischen Fasern. Dabei bilden diese in der Haut ein oberflächliches, unter der Epidermis spinnennetzartig verlaufendes Geflecht. Sie besitzen die Eigenschaft, elastisch zu sein, wie ja ihr Name sagt, und sie sind daher für die Dehnungsmöglichkeit und die selbsttätige Kontraktionsfähigkeit des Bindegewebes und damit der Haut verantwortlich.

Wie Kollagen das Grundgerüst der kollagenen Fibrillen darstellt, ist es Elastin für die elastischen Fasern. Es lag daher nahe, die guten Erfolge des Kollagens auf die periphere Haut, auf den Feuchtigkeitsgehalt und sogar auf den Zustand des Bindegewebes mit Elastin zu kombinieren, ebenfalls aus Jungtierhaut gewonnen. Dadurch würde die Applikation den ursprünglichen natürlichen Gegebenheiten noch mehr entsprechen. Zum anderen will man durch eine erwünschte synergistische Potenzierung die Intensität des Erfolges mit Kollagen erhöhen.

Die Anwendung von Elastin für sich allein oder in Verbindung mit Kollagen entspricht somit einer Substitution physiologisch ungenügend vorhandener oder degenerierter biotischer Substanzen, insbesondere bei atrophierender, belasteter, überbeanspruchter Haut.

Feuchtigkeitsfaktor (NMF bzw. NFF)

Die Physiologie beschäftigt sich seit längerer Zeit eingehend mit der Durchfeuchtung der Haut als einem besonders wichtigen Problem der BioKosmetik.

Die Hornschicht junger Haut enthält den natürlichen Feuchtigkeitsfaktor NFF in genügendem Maße, mit dem Ergebnis, daß die Haut in der Lage ist, peripher genügend Feuchtigkeit aufzunehmen und sich damit elastisch zu erhalten. Von diesem äußeren Feuchtigkeitsfaktor muß man jedoch den Feuchtigkeitsgehalt der Epidermiszellen selbst als deren Zellturgor unterscheiden.

Mit zunehmendem Alter wird sowohl das Gewebe in der Haut, wie auch der äußere Feuchtigkeitsspiegel der Epidermis, ärmer an Wassergehalt. Diese Art „Altern" ist somit analog mit einem „Austrocknen" zu charakterisieren. Innerlich läßt der Turgor nach, ebenso wie äußerlich die Haut infolge eines Mangels an Feuchtigkeit rauh und spröde wird, zuletzt welk, faltig, rissig.

Eine verminderte Durchfeuchtung der Haut ist aber nicht allein durch ein Atrophieren bedingt, sondern auch äußere Einflüsse können schuld daran haben, daß der Haut das Fett und damit die Fähigkeit zur Feuchtigkeitsbindung entzogen wird. Denn bei häufigem Waschen, zum Beispiel, wird auch der natürliche wasserlösliche Feuchtigkeitsfaktor der Haut entfernt.

Daher ist es ein bedeutendes Ziel der Biokosmetik, der Haut diese Stoffe im Sinne einer Substitution (Ergänzung) wieder zuzuführen, welche die Eigenschaft haben, ihr Wasserbindevermögen zu normalisieren.

Die heute entwickelten, wasserbindenden Komplexe sind dem natürlichen NMF- bzw. NFF-Faktor sehr angepaßt, um eine möglichst physiologische Feuchthaltung zu erreichen.

Diese Komplexe enthalten neben hygroskopischen Substanzen, Monosaccharide, Disaccharide in Verbindung mit Aminosäuren, Harnstoff und oft auch einen leicht durchblutenden Faktor, da dies für die Hydration vorteilhaft ist.

Glycyrrhizin

Glycyrrhizin ist der hauptsächliche Bestandteil der Süßholzwurzel. Es ist ein Triterpin-Glykosid, welches Glycyrrhetinsäure als Aglykon oder Genin enthält. Glycyrrhizin liegt in der Pflanze als Amonium-, Kalium- oder Calciumsalz vor. Durch Säurehydrolyse spaltet das Glycyrrhizin auf in ein Molekül Glycyrrhetinsäure und zwei Moleküle Glukuronsäure.

Die pharmakologische Bedeutung von Glycyrrhizin bzw. von Glycyrrhetinsäure liegt, sowohl innerlich wie äußerlich angewandt, in seiner entzündungshemmenden, beruhigenden, heilenden, vernarbenden und granulierenden Wirkung bei Entzündungen, Reizungen, Rötungen, Wunden, Geschwüren u. a. Es hemmt außerdem die Bildung von Ödemen und neutralisiert die sensibilisierende Wirkung von Allergenen. So konnten in der Dermatologie bei allergischen Dermatitis, bei Ekzemen, bei Neurodermitis und Psoriasis sehr gute Erfolge erzielt werden, ohne daß Rezidive aufgetreten wären (Evans), wenn die Behandlung nach dem Abklingen der Symptome ausgesetzt wird.

Aufgrund dieser Wirkungen kann man auch Glycyrrhizin in der BioKosmetik zur Behandlung und Pflege einer empfindlichen, leicht reizbaren und geröteten Gesichtshaut, bei Teleangiektasien, nach intensiven Lichtbädern und im Winter als Vorbeugung gegen Schädigung des Teints durch Kälte oder Frost anwenden. Dabei kombiniert man gerne mit Bisabolol und bzw. oder mit Azulen.

Je nach Art der indizierten Behandlung und der Möglichkeit der Präparateform kann man dann im Sinne der eben genannten Kombination Glycyrrhizin entweder mit Kamillenextrakt oder aber im Rahmen einer Packung oder Maske mit dem ja dunkel gefärbten Süßholzwurzelextrakt kombinieren und verwenden. Diese zuletzt genannte Zusammensetzung läßt sich vor allem in Verbindung mit Huminsäuren aus Moorextrakten durchführen gegen Hautunreinheiten auf der Basis neurovegetativer Belastungen.

Hamamelin

Hamamelin wird durch Extraktion und Umkristallisation aus den Blättern und der Rinde des Hamamelisstrauches gewonnen.

Außerdem gewinnt man unabhängig davon, durch Wasserdampfdestillation, das aromatisch riechende, schwach desinfizierend, angenehm anregend und belebend wirkende ätherische Öl und kombiniert es dann bei der Herstellung entsprechender biokosmetischer Präparate mit dem Hamamelis-Extrakt bzw. dem angereicherten Wirkstoff Hamamelin.

Hamamelin wirkt leicht adstringierend auf die Haut, es fördert die Epithelisierung, die Granulation, die Verschorfung und wirkt durch eine maßvolle Eiweißfällung bakteriostatisch. Daher ist es eine erfolgreiche und beliebte Wirksubstanz zur Behandlung von öliger und trockener Seborrhoe, bei Jugend-Akne und akneiformen Effloreszenzen, in Lotions, aber auch in Cremes und Pasten.

Wenn wir die einzelnen Wirkungen der genannten Substanzen überwiegend nach dermatologischen und pharmakologischen Begriffen definiert und gekennzeichnet haben, so hat dies seinen notwendigen Sinn darin, daß die Erfolge und Wirkungen auf eine geschädigte Haut wesentlich schneller, intensiver und vor allem präziser zu beobachten und festzustellen sind. Wir brauchen dann nur – unter Berücksichtigung der intakten Hautoberfläche und ihren Resorptionskriterien – die Erfolge in die jeweiligen Erscheinungsbereiche der pflegenden, die Gesundheit der Haut fördernden und sie erhaltenden BioKosmetik zu übertragen.

Hyaluronsäure

Die Hyaluronsäure ist wohl ein in der Natur weitverbreiteter Stoff. Aber erst seit einigen Jahren wird sie in der Biokosmetik eingesetzt, weil auch heute noch die Herstellung einer reinen Hyaluronsäure aufwendig und kostspielig ist und vor allem ursprünglich nur in kleinen Mengen möglich

Struktur

Hyaluronsäure ist eine hochmolekulare Verbindung. Ihr polymeres Molekül enthält 1000 bis 10000 sogenannter Disaccharideinheiten, die in einer unverzweigten, schraubenförmigen Helix (Spirale) verbunden sind.

Vorkommen und Gewinnung

Hyaluronsäure als eine exakt definierte Substanz wird heute aus den verschiedensten Organen, Geweben, Körperflüssigkeiten und Biofermentationen isoliert. In jedem Bindegewebe ist Hyaluronsäure enthalten und füllt vor allem den Raum zwischen den kollagenen und elastischen Fasern und den Zellen aus. Aufgrund ihrer spiraligen Struktur ist sie wesentlich für die viskoelastischen Eigenschaften dieses Gewebes von Bedeutung.

Im Bindegewebe und in den Körperflüssigkeiten finden wir die Hyaluronsäure stets mit Eiweißsubstanzen verbunden. Man gewinnt daher heute reine Hyaluronsäure durch einen enzymatischen Abbau der mit ihr verbundenen Proteine. Bei diesen Vorgängen und Operationen kann ein kontrollierter Abbau der langen Molekülkette erreicht werden, so daß Hyaluronsäuren unterschiedlicher Molekülgröße und Viskosität darstellbar sind.

Eigenschaften

Zu den dominierenden Eigenschaften der Hyaluronsäure gehört ihre extrem hohe Viskosität in wässriger Lösung. Hyaluronsäure kann mehr Wasser binden als jede andere uns heute bekannte polymere Verbindung. Selbst in einer nur 2%igen wässrigen Lösung bildet die Hyaluronsäure einen gelartigen, festen Körper. Er ist viskoelastisch, das heißt er läßt sich durch Wasserzusatz weiter und weiter verdünnen. Dadurch bildet die Hyaluronsäure infolge dieser starken hydrophilen Eigenschaften, selbst in niedrigen Konzentrationen, hochviskose Lösungen.

Hautfeuchtigkeitsspeicherung

Wohl wird die Hyaluronsäure wegen ihres hohen Molekulargewichtes nicht resorbiert, sondern bildet einen feinen, elastischen Oberflächenfilm, der die Feuchtigkeit fühlbar auf der Hautoberfläche aufrecht erhält.

Die außergewöhnlich hohe Fähigkeit der Hyaluronsäure, peripher Wasser auf der Haut zu binden, hat verständlicherweise das Interesse in der Biokosmetik geweckt. Um so mehr, als man festgestellt hat, daß in der alternden Haut ein deutlicher Abfall der Konzentration an Hyaluronsäure gegeben ist. Daraus ergab sich der Gedanke, die Hyaluronsäure als hervorragenden Feuchthaltefaktor auf der Hautoberfläche und im Stratum Corneum anzuwenden.

Wenn man daher wässrige Lösungen von hochmolekularer Hyaluronsäure auf die Haut aufträgt, so verdunstet zunächst nur sehr langsam ein Teil des Wassers, aber es bleibt trotzdem ein stark wasserhaltiger, viskoelastischer Film auf der Hautoberfläche zurück. Dieser Film ist lichtdurchlässig, außerdem luftdurchlässig, so daß er die, wenn auch nur relativ geringe Hautatmung, und insbesondere aber die Perspiration nicht behindert. Weiter ist es möglich, in den Hyaluronfilm Wirkstoffe einzugeben, die dann wie in einer Art Reservoir sukzessive an die Haut und in die Haut absorbieren und resorbiert werden.

biokosmetische Wirkung

Der Hyalurongelfilm erhöht wesentlich das Hautgefühl im Sinne einer verbesserten Glätte, Geschmeidigkeit und Elastizität. Auch sind die Oberflächenlinien der Haut weniger sichtbar als vorher. Der Effekt verbleibt also oberflächlich, wenn auch als eine Art Barriere-Reservoir. Denn die Hyaluronsäure selbst wird von der intakten Haut wegen ihrer hochmolekularen Konstitution nicht resorbiert. Andererseits aber verbleibt ihr Film für mehrere Stunden erhalten.

Für die Anwendung in der Praxis ist jedoch von Bedeutung, daß jede Zufuhr von Energie, sei es Wärme oder UV-Bestrahlung, das Molekül abbauen und damit die Viskosität vermindern.

Zu der Wirkung und den Wirkungsnachweisen der Hyaluronsäure sind vor allem ihre sehr positiven Eigenschaften zu erwähnen, daß sie nicht hautreizend, also auch nicht allergen wirkt, nicht in irgendeiner Weise toxisch, nicht komedogen, sondern generell ein sehr angenehmes, geschmeidiges Hautgefühl schenkt.

Ihre auch bei niedriger relativer Luftfeuchtigkeit sehr große Wasseraufnahmefähigkeit prädestiniert sie vor allem für die Pflege einer trockenen Haut, welche gerade bei niedriger relativer Feuchtigkeit – zum Beispiel in zentralgeheizten Räumen – für die hier sehr schwerwiegenden Probleme einer Austrocknung der Haut die dominierende Rolle ihrer Wirkung spielt.

Hypericin

Das Johanniskraut ist in den Monaten Juni und Juli leicht an seinen leuchtend gelben, sternförmigen Blüten zu erkennen. Wenn man seine Blätter gegen das Licht hält, so sieht es aus wie perforiert. Diese hellen Punkte in den Blättern sind Zellen mit einem wohlriechenden ätherischen Öl.

In den Johanniskrautblüten findet man zwei auffällige Blütenfarbstoffe, das sattrote Hypericin und das gelbe Glykosid, Hyperosid.

Das Hypericin ist ein fotodynamischer Wirkstoff, welcher unter dem Einfluß von Licht anregend, belebend, aktivierend wirkt. Es ist ein wertvolles Stimulans für das gesamte Drüsensystem und außerdem ein ausgezeichneter Wirkstoff gegen Hypersensibilität und Hyperergie. Dadurch hat es sich bei Reizungen, Rötungen, Entzündungen der Haut, man kann sagen seit Jahrhunderten, bestens bewährt.

Außerdem enthalten die Samen von Johanniskraut eine antibakterielle Substanz.

Nach Hagenström und Neumann verwendet man heute als bestes Lösungsmittel zur Herstellung des Johanniskrautöles, Weizenkeimöl. Dadurch wird das Hypericin und auch die antibakterielle Fraktion, zusammen mit den ätherischen Ölen der Blätter gemeinsam als Komplex gelöst.

Die Behandlung der Haut mit Johanniskrautöl kann durch eine Bestrahlung mit UV-Licht wesentlich aktiviert und zu seiner vollen Wirksamkeit geführt werden.

Wenn man Johanniskrautöl mit einer Vitaminbehandlung, vor allem aber auch mit embryonalen Frischzellen und Frischzellextrakten verbindet, so ist das eine ausgezeichnete Behandlungsmöglichkeit vor allem zur Revitalisation einer zu Atrophie neigenden reiferen, einer besonders anspruchsvollen Behandlung beanspruchenden Haut.

Außerdem ist Johanniskrautöl ein sehr gutes Sonnenschutzmittel. Denn es wirkt als Lichtfilter, fördert die Bräunung der Haut und verhütet sogar Verbrennungen, obwohl Hypericin selbst bei einer Belichtung die Haut sensibilisiert.

Bei Menschen, welche gegen Blütenpollen und Blütenfarbstoffe überempfindlich reagieren, können vereinzelt auch bei Anwendung von Johanniskrautöl Unverträglichkeiten auftreten. Bei der heutigen Verarbeitung der Biokosmetika als wasserhaltige Emulsionen, tritt keine Allergie auf, im Gegenteil, die entsprechende Zubereitung kann sogar antiallergisch wirken und daher zur Behandlung von Sensibilisierungen angewandt werden.

Verwendung

Die Hypericin-Lösungen müssen stark verdünnt werden. Denn nur so zeigen sie keine nachteiligen Wirkungen, sondern positive Wirkungen auf den gesamten Energie- und Stoffwechsel. So kann man eine erhöhte Zellatmung feststellen, eine Steigerung der Vitalität, eine erhöhte Regenerationsfähigkeit.

Gute Wirkungen zeigt in dieser verdünnten Lösung das Hypericin auch auf die Wundheilung, auf die Regenerationsfähigkeit atrophierender Gewebe.

Die Verwendung von Johanniskrautöl hat auch in der Kosmetik stark an Bedeutung gewonnen, vor allem seit das Johanniskraut mittels Weizenkeimöl aufbereitet wird oder auch als alkoholischer Extrakt.

Den antibakteriellen Stoff aus Hypericum (Johanniskraut) nennt man heute Imanin und er hat sich bereits mit sehr gutem Erfolg in der Ophthalmologie sowie in der Behandlung von Hautsensibilisierungen, ja gegen Allergien und deren Symptome in 1%iger wässriger Lösung hervorragend bewährt.

Inosit-Phosphatide

Die Inosit-Phosphatide sind Begleitstoffe, welche vor allem im Sojaöl und anderen phosphatidhaltigen pflanzlichen Ölen vorkommen. Zu der Stoffgruppe der Phosphatide gehört auch das Lecithin. Diese hochwertigen Substanzen werden in der Kosmetik zusammen mit Vitamin E zur äußerlichen Behandlung der Haut verwendet. Dabei wirken sie auf die Haut rückfettend, machen sie geschmeidig und elastisch. Ihre Wirkung ist ähnlich dem Lecithin aus Soja.

Kieselsäure-Drogen

Kieselsäurehaltige Kräuter und Pflanzen wirken festigend auf das Bindegewebe. Daher wirken sie besonders gut bei unreiner Haut, bei Hautjucken und verständlicherweise auch bei Akne. Bäder mit diesen Drogen bewirken eine stärkere Durchblutung des peripheren Gewebes und damit ein anhaltendes Wärmegefühl. Auch dienen sie zur Festigung der Fingernägel und der Haare.

In diese Wirkstoffgruppe gehören vor allem der Schachtelhalm (auch Zinnkraut genannt) und Schafgarbe.

Lysozym

Lysozym ist eine körpereigene Substanz mit einem breiten Wirkungsspektrum.

Erstmalig beschrieben und auch entdeckt wurde Lysozym bereits 1922 von dem Erfinder des Penicillins, Fleming. Im Gegensatz zu den Antibiotika, die ja einen Siegeszug in der ganzen Welt angetreten haben, wird Lysozym nicht aus Pilzen, sondern aus Drüsensekreten gewonnen. Man kann es im Blut, im Liquor, in den Tränen, im Speichel, im Fruchtwasser und in der Muttermilch nachweisen. Außerdem ist es ein Bestandteil aller Gewebe, wie der Milz, der Lunge, des Gehirns, der Niere, der Muskeln, der Placenta u. a.

Die größte Konzentration von Lysozym findet man im Hühnereiweiß, nämlich 9 g pro Liter. Aus ihm stellt man es auch als kristalline Substanz rein dar.

Wenn man die Zusammenhänge zwischen Geweben und ihrem Lysozymgehalt betrachtet, so fällt auf, daß gerade in diesen Drüsen keine aufsteigenden Infektionen beobachtet werden. Daher sieht Orzeckowski einen direkten Zusammenhang zwischen dem gerade in diesen Drüsen stark vertretenen Lysozym und der Immunkapazität des Organismus.

Lysozym hat verschiedene, interessante Eigenschaften, und zwar wirkt es einmal, wie bereits erwähnt, allgemein steigernd auf die Abwehrbereitschaft des Organismus. Darüber hinaus aber wirkt es auf verschiedene Keime unspezifisch ein, indem es durch seine enzymatische Aktivität die Zellwand auflöst und damit den Weg zur Einwirkung anderer körpereigener Abwehrstoffe vorbereitet und öffnet.

Aufgrund seiner physiologischen Wirkungen ist Lysozym für uns in der BioKosmetik ein wertvoller Wirkstoff, vor allem bei Seborrhoe, bei einer Neigung zu Akne, insbesondere dann, wenn die Gefahr von nachträglichen Infektionen besteht, außerdem bei einer gereizten, geröteten, zu Irritationen und Entzündungen neigenden Haut und schließlich auch zur Narbenbehandlung.

Milzextrakt

Die Spezialfraktion eines wässrigen Extraktes aus frischen, kontrollierten Rindermilzen, ist bestimmt für besonders hochwertige Hautpflegeprodukte.

Dieser Milzextrakt aktiviert und reaktiviert die Geweberegeneration; das bedeutet, er bewirkt eine signifikante Anregung der Zellatmung, was man durch die Messung der Sauerstoffaufnahme des Gewebes im sogenannten Warburg-Testsystem nachweisen kann.

Außerdem stimuliert er das Wachstum von Fibroblastenkulturen, wobei die Steigerung des Zellmetabolismus durch eine Auszählung der vermehrten Zellpopulation bewiesen wird.

Aus diesem Grunde verwendet man den Milzextrakt in der Biokosmetik zur Unterstützung des natürlichen Revitalisationsvermögens der Haut und zur Stärkung gegen hautschädigende Einflüsse bei aggressiven Umweltbelastungen, wie auch bei einer Hypersensibilität und Hyperergie des Teints. Aufgrund seiner niedermolekularen Wirksubstanzen eignet sich gerade der Milzextrakt besonders zur liposomalen Verkapselung. Denn die im Milzextrakt vorliegenden wasserlöslichen Biostimulatoren lassen sich mit Hilfe dieses modernsten Systems einer intrakutanen Permeation auf wirkungsvolle, nachweisbare Weise in die Epidermis inkorporieren.

Nuclein-Säuren und deren Stoffwechsel

Die Epidermis erneuert sich innerhalb etwa 28 Tagen (Regenerationszeit). Diese Erneuerung ist eng mit dem Nucleinsäure-Stoffwechsel verbunden.

Die Untersuchungen über diese Zellregeneration wurde anhand des Einbaues radioaktiver Substanzen nachweislich verfolgt und bestimmt. Diese Bestimmungen befaßten sich vor allem mit der

Synthese der Desoxiribonucleinsäure (DNS), in den man Thymidin, eine Nucleinbase, mit sogenannten „schwerem" Wasserstoff, H3, eingebaut wurde. Die entsprechende Synthese bei der Ribonucleinsäure (RNS) erfolgte über die beiden Nucleoside, Cytidin und Uridin, gleichfalls wieder mit angelagertem „schwerem" Wasserstoff.

Injiziertes 3H-Thymidin wird von den Basalzellen der Epidermis aufgenommen. Nach 10 bis 14 Tagen erscheinen diese im Stratum granulosum (Körnerschicht).

Die beiden anderen Nucleoside 3H-Cytidin und 3H-Uridin werden bei der gesunden Haut am meisten in die RNS des Stratum basale eingebaut.

Zelleigene Elemente der Haut bewirken einen enzymatischen Abbau der Nucleinsäuren. Daher kommt es, daß bei der zunehmenden Verhornung der Epidermis bis zur Hornschicht hin, sowohl die Endstufen, die Bausteine der Nucleinsäuren nur noch in sehr geringer Konzentration nachweisbar sind. D. h. also, daß der Organismus, speziell sein Organ Haut dafür Sorge trägt, daß die lebenswichtigen Kernsubstanzen der Zellen, DNS und RNS, möglichst dem Körper erhalten bleiben.

Der Nuclein-Stoffwechsel insbesondere in Bezug auf die Synthese scheint in der Haut dem der übrigen Organe zu entsprechen. Der Abbau der Nucleinsäuren jedoch zur Hornschicht hin spricht dafür, daß die Haut einen eigenen Stoffwechselweg der Auflösung und des Abbauens besitzt. Dabei können die Nucleoside, die Pyrimidine oder ihre entsprechenden Verbindungen ins Blut übertreten oder aber bereits in der Epidermis wiederum für eine neue Synthese von DNS und RNS verwandt werden (Salvage-Pathway).

Placenta-Extrakt

Die Placenta (Mutterkuchen) ist das lebensnotwendige Zwischenorgan zwischen dem Mutterleib und dem werdenden Kind. In ihr konzentrieren sich zahlreiche lebenswichtige Wirksubstanzen, wie Vitamine, Fermente, Aminosäuren und lebensnotwendige Vorstufen dazu, aus denen die Placenta dann hochwertige Stoffe selbst aufbaut. All diese Substanzen sind einerseits Nahrungsstoffe für den Embryo und sie sind andererseits „Katalysatoren des Lebendigen" um die Lebenssubstanzen und auch Sauerstoff für den Aufbau und den Stoffwechsel des keimenden Wesens zu gewährleisten.

Andererseits geben die Substanzen und deren Abbauprodukte wiederum dem endokrinen Stoffwechsel der Mutter Impulse, so daß sich ein lebhaftes Wechselspiel zwischen dem mütterlichen Organismus und dem embryonalen Körper ergibt.

Die tierische Placenta wurde schon in der ganz frühen Medizin angewandt, zur Wundbehandlung und zur Erneuerung geschädigten Hautzellgewebes. Hatte man ursprünglich die ganzen Placenten aufgelegt, so verwendete man sie später als Brei, in Salben inkorporiert.

Heute ist es jedoch möglich, den Zellsaft und die Zellsubstanz schonend und hochwertig aus der Placenta herauszulösen, um den hohen Gehalt an biologisch wertvollen Stoffen möglichst zu erhalten. Man verwendet den Placenta-Zellsaft als flüssigen, wässrigen oder öligen Extrakt als besonders wirksame und für die Praxis beste Präparateform.

Zur Herstellung dieser Extrakte verwendet man heute die Placenten aus dem dritten und vierten Trächtigkeitsmonat. Denn in dieser Zeit ist die Placenta besonders reich an Wirksubstanzen.

In einem elektrostatischen Feld werden die feinvermahlenen Placenten bis in die einzelnen Zellen und Zellkernsubstanzen schonend aufgeschlossen. Dadurch bleiben die wertvollen Placentawirkstoffe in ihrer natürlichen Struktur erhalten, wie vor allem die wichtigen Zellkernsubstanzen, Desoxiribonucleinsäure (DNS) und Ribonucleinsäure (RNS). Sie sind von grundlegender Bedeutung für die Neubildung und Vermehrung der lebenden Zellsubstanz. Man hat daher den wässrigen Placenta-Extrakt als „Biostatischen Organkomplex mit Zellkernsubstanzen" charakterisiert.

In der biokosmetischen Behandlung konzentriert sich die Anwendung von Placenta-Extrakten zur Erhöhung der Durchblutung in den peripheren Kapillargefäßen und zur Anregung der Epithelisierung der Haut. Wir erreichen damit eine biologische Revitalisation bei einer atrophierenden Haut.

Regenerations-Komplex „Dark-Repair-System"

Nucleinsäuren nehmen in besonders intensiver Weise UV-Licht in sich auf. Sie absorbieren die UV-Strahlen intramolekular. Daher ist vor allem die Desoxiribonucleinsäure (DNS) besonders empfindlich gegenüber Lichtschädigungen.

Dabei entstehen innerhalb des Großmoleküls der DNS zwischen zwei Thymidin-Resten neue Bindungen, welche beide an sich anomale Ringverbindungen bilden. Durch diese unphysiologische lokale Veränderung wird das ganze DNS-Molekül, welches als fadenförmige Doppelspirale normalerweise vorliegt, „verbogen", „lokal verdickt".

Bei der normal intakten Haut werden diese Veränderungen an der DNS – Verdickungen, Verdichtungen, Verbiegungen der Struktur, ja Brüche der Doppelspirale – durch ein Enzym-System „repariert", das sogenannte Dark-Repair-System:

Dieses Enzym-System trennt zunächst den defekten Molekülabschnitt aus der DNS-Doppelspirale heraus. Dadurch entsteht eine Lücke, welche mit Hilfe eines Bestandteiles dieses Systems, einer Polymerase, durch niedermolekulare Bausteine wieder geschlossen wird.

Daß dabei die „richtige" Folge der entsprechenden Nucleinsäuren bzw. Pyrimidin-Basen getroffen wird, erfolgt durch die Orientierung anhand der komplementären, intakten DNS-Spirale.

Die Funktion dieses komplexen Enzym-Systems einmal aufzuspalten und zum anderen zu synthetisieren, zu reparieren, läßt sich schematisch beschreiben als ein stetiges Entlanggleiten des Systems an den DNS-Doppelspiralen. Kommt es an eine geschädigte Stelle der DNS, so erfüllt es dort seine regenerierende Funktion. Erkennbar und nachgewiesen wurde diese Tätigkeit vor allem durch den Einbau von radiomarkiertem Thymidin, welches an die Stelle eines zerstörten und danach herausgespaltenen ursprünglichen, lichtgeschädigten Molekülteiles tritt.

Dieses Dark-Repair-System ließ sich auch in der menschlichen Haut nachweisen. Dabei kann es allerdings soweit kommen, daß die Fähigkeit des natürlichen Dark-Repair-Systems nicht mehr ausreicht, wenn zu große Strahlenmengen zu große Schäden an der DNS hervorgerufen haben. Dann kommt es zu nicht mehr reparierbaren funktionellen und strukturellen Schädigungen der Hautzellen.

Dieselbe Unfähigkeit Schäden an der DNS zu reparieren, liegt auch bei der gealterten, atrophischen Haut vor. Daraus resultiert dann die kosmetologische Folgerung, durch eine Anwendung des Dark-Repair-Systems diejenigen Katalysatoren für die Haut zu ersetzen, zu substituieren, welche ihr fehlen.

Hinzu allerdings kommt als unserer Ansicht nach notwendige Ergänzung und Vervollkommnung, daß man zu diesem Enzym-

System durch entsprechende embryonale Extrakte und Wirksubstanzen zugleich die Desoxiribonucleinsäure und die Ribonucleinsäure in Substanz darreicht.

Salicin Salicin wurde 1830 bereits von le Roux aus Weidenrinde gewonnen. Wir finden es heute in der Rinde, aber auch in den Blättern der meisten Weidenarten, vieler Pappelarten, aber auch in den Blütenknospen von Kamille und Veilchenwurzel.

Salicin ist ein Glykosid, welches eine erweichende Wirkung auf die Haut besitzt; es koaguliert Eiweiß und bei einer Anwendung auf der Haut wird es gut resorbiert, es erhöht durch seine erweichende Wirkung auch die Resorption anderer Wirksubstanzen intrakutan. Dadurch vermittelt es die Durchblutung, die Lymphbewegung und die lokale Entwässerung und Entstauung.

Schon Matthiolus empfiehlt 1626 in seinem „New-Kreuterbuch" die Wirkung von Salixrinden-Extrakt als Adstringens bei unreiner Haut in der Kosmetik. Außerdem wirkt Salicin bei entzündeter, geröteter Haut ausgleichend, beruhigend und heilend.

Saponin-Drogen Saponine sind besondere Substanzen mit Glykosidcharakter, chemisch jedoch verschieden zusammengesetzt. Ihr Name stammt von dem lateinischen „sapo" = Seife, da sie in Wasser stark schäumen und auch eine intensive Reinigungswirkung besitzen.

Ihre Bedeutung für die BioKosmetik liegt daher hauptsächlich darin, als biologische Reinigungssubstanzen und Schaumbildner zu dienen. Denn sie reinigen nicht nur, sondern haben zusätzlich noch die seit vielen Jahren, ja Jahrhunderten erkannte Eigenschaft, auf sämtliche Körperdrüsen anregend und funktionserhöhend zu wirken. Man nimmt Saponine daher auch heute noch in der Naturheilkunde zu Waschungen bei Ekzemen, Skrofulose und chronischen Hautausschlägen.

Außerdem wirken die Saponine auf die Oberflächenspannung vermindernd ein, emulgieren andere Stoffe und fördern dadurch die Resorption; sie sind daher sogenannte „Sorptionsmittler" für nicht oder nur schwer aufnahmebereite Substanzen.

Die wichtigsten Saponinquellen sind heute Quillaja-Rinde (Cortex quillajae), Seifenwurzel (Radix saponariae) und vor allem bei uns die Roßkastanie (Aesculus hippocastanus).

Schleim-Drogen Durch die in diesen Pflanzen und Kräutern aufgespeicherten Schleimsubstanzen, wie Gummi, Stärke, Cellulose, Pektine u.a., wirken sie entzündungshemmend und reizmildernd. Wir verwenden sie daher vor allem bei Entzündungen, Reizungen, Rötungen, wobei die Pflanzenschleime ausgleichend, normalisierend, leicht kühlend und, wahrscheinlich auch durch Adsorption, ableitend wirken.

Man verwendet daher biokosmetisch Pflanzenschleime gerne zur Behandlung einer empfindlichen Haut, bei Reizungen, Rötungen, bei Neigung zu Hautirritationen, sowohl als Emulsions-Cremes, halbflüssige Emulsionen, wie auch als Packungen und Masken.

Zu den bekanntesten Schleim-Drogen gehören Agar-Agar, Carrageen, Isländisch und Irländisch Moos, Tragant, Fucus und aus Hölzern abgebaute Cellulose.

Agar Agar ist ein wasserlösliches Kolloid, extrahiert aus verschiedenen Rhodophyceen-Arten. Dies ist das älteste und auch bekannteste Algenprodukt. Es besteht in der Hauptsache aus einem Polysaccharid-Komplex.

Es findet wegen seiner Gel-bildenden, verdickenden und stabilisierenden Eigenschaften eine ausgedehnte Anwendung in der Kosmetik, in der Lebensmittelchemie und außerdem für mikrobiologische Zwecke.

Laminaria Die Laminarien (Braunalgen) sind an den Küsten der nördlichen Meere in vielerlei Arten weit verbreitet. Zahlreiche Laminarien sind die wichtigsten Rohstoffe für die Gewinnung von Alginsäure und Alginaten.

Algin Die Alginsäure ist ein saurer Membranschleim und ein typischer Bestandteil dieser Braunalgen. Die Salze der Alginsäure nennt man Alginate. Die Alginsäure besitzt eine große Reaktionsfähigkeit und bildet mit Alkalien, Ammonium, Aminen und organischen Basen wasserlösliche Salze. Deren Viskosität kann man entsprechend dem jeweils gewünschten Verwendungszweck variieren und ganz bestimmt einstellen. Alginate von hohem Reinheitsgrad spielen auch in der Kosmetik eine bedeutsame Rolle, insbesondere als Emulgatoren zur Herstellung wässriger Emulsionen mit fetten Ölen und Wachsen. Außerdem wirken sie für feste Bestandteile als Suspendiermittel und Stabilisatoren. So kann man auch Cremes auf der Basis von Alginaten als Schutzkolloid herstellen, da sie filmbildend wirken.

Chondrus crispus Diese Alge liefert vor allem die Droge Carrageen. Diese ist schon seit früherer Zeit in vielen Arzneibüchern offiziell und dient ebenso wie die Alginate als Emulgator und Schutzkolloid. Von besonderer Bedeutung ist der enthaltene Wirkstoff Carrageenan.

Carrageenan Dieser Algenrohstoff liegt als ein Salzgemisch vor. Man unterscheidet bei der Extraktion das „Kalt"-Verfahren, und mit heißem Wasser das „Heiß"-Carrageen. Auch hier kann man die Gelstärke und die Geliertemperatur je nach dem Verwendungszweck vielfach variieren. Carrageenan wird in der Kosmetik als Emulgator verwendet, außerdem ebenfalls wie die anderen Meeresalgen-Schleimstoffe als Stabilisatoren, Suspendier- und Verdickungsmittel.

Fucus Die Fucaceen bilden vielfach ausgedehnte Wiesen im Meer, die bei Ebbe trockenliegen. Die bedeutendste dieser Art ist der Blasentang, Fucus vesiculosus, an der deutschen Ost- und Nordseeküste. Wegen seines Jodgehaltes wird Fucus vesiculosus zu Cellulite-Präparaten in der Kosmetik verwendet.

In den letzten Jahren hat man sogar in der Parfümerie-Industrie mehrere Fucusarten untersucht, da sie bei der Entwicklung bestimmter Duftstoffe, wie Fougére und Lavendel, mit verwendet werden können.

Tannin-Drogen Als eine weitere Gruppe wollen wir noch die Gerbstoff-Drogen nennen, da wir sie vielfältig in der BioKosmetik anwenden, wenn auch in spezifischen Präparaten.

Gerbstoffe haben die Eigenschaft, auf die periphere Haut in der kosmetisch gegebenen, physiologisch adäquaten Konzentration leicht eiweißfällend und dadurch adstringierend und desinfizierend zu wirken. Daher wählt man die Gerbstoffe vor allem zur Behandlung von öliger und trockener Seborrhoe, also des Status seborrhoicus, des seborrhoischen Zustandes in seiner Gesamtheit und in seinen einzelnen Modifikationen, sowie bei schuppender Haut als Vorbehandlung, bei Neigung zu Akne und akneiformen Effloreszenzen. Dabei verwendet man die Tanninpräparate vor allem auch gegen Schwellungen, Reizungen, Rötungen und Entzündungen.

Als wichtigste Drogen für die Gewinnung von Gerbstoff-Extrakten und angereichertem Tannin kommen in Frage: China- und Eichenrinde, Hamamelisblätter, -rinde und -wurzel, Ratanhiawurzel und Tormentillrhizome.

Thymus Die Thymusdrüse ist ein Organ, welches sich bei uns Menschen in Form eines doppelten Stranges entlang der Luftröhre unter dem Brustbein entlangzieht.

Das griechische Wort „Thymos" bedeutet: Aktivität, Tatendrang und jugendliche Stärke.

Nun bildet sich aber die Thymusdrüse nach den Entwicklungsjahren beim Menschen sehr schnell zurück, sie schrumpft und wird dadurch mit zunehmendem Alter mehr und mehr funktionsschwach. Daher kommt es, daß der Mensch mit dem zunehmenden Schwund der Thymusdrüse die Fähigkeit verliert, sich gegen atrophierende Einflüsse von innen und von außen zu wehren und sie zu überwinden. Dies zeigt sich als ein Symptom, was man als „Immunschwäche" bezeichnet.

Die Leistung der körpereigenen Abwehr bestimmt über Jugend und Alter, über Gesundheit oder Krankheit. Wir aber wissen, daß mit fortschreitendem Alter die Abwehrkräfte schwinden.

Denn bis zu und in den Entwicklungsjahren ist die dafür verantwortliche Thymusdrüse besonders aktiv. Sie bildet ein Abwehrsystem aus, welches Krankheitserreger unter Kontrolle hält, sei es, daß sie sich im eigenen Körper gebildet haben, oder daß sie von außen an den Organismus herangetragen worden sind. Ihre Boten, vor allem die Lymphozyten, vernichten sie. Nach den Entwicklungsjahren aber bildet sich die Thymusdrüse zurück, ja sie stellt nahezu ihre Tätigkeit ein.

Dadurch müssen die im Organismus vorhandenen Abwehrsysteme ohne Thymusaktivität weiterwirken. Es ist verständlich, daß die natürlichen Immunsysteme je nach Konstitution und Kapazität des einzelnen Menschen, früher oder später, mehr oder weniger, aufgebraucht werden und damit die Abwehrkraft des Organismus schwächen.

Die Aufgabe besteht also darin, die zunehmende Immunschwäche, hervorgerufen durch einen Mangel an Thymuswirkstoffen, auszugleichen, zu stärken und damit das körpereigene Immunsystem zu festigen.

Diese Immunschwäche trifft besonders Menschen über 40 Jahre. Daher ist es ratsam, in dieser zweiten Lebenshälfte die Wirkungskraft der eigenen Thymusdrüse durch entsprechende Extraktivpräparate zu verstärken und zu intensivieren.

Da ein Schutz- und Regenerationssystem in das andere eingreift, erklärt es sich, daß funktionelle Störungen oder Mangelerscheinungen auftreten, wenn nur ein einziges Teil ungenügend von Thymusfaktoren aktiviert wird, welches systemabhängig ist. Die damit auftretenden Regenerationsschwächen äußern sich als die atrophierende, fahl, trocken und leblos erscheinende Haut. Diese Erscheinungen vor allem sind es, welche ein Aktivierung durch einen Thymusextrakt benötigen. Man verwendet dazu üblicherweise den Immunstoff THX aus gesunden Kälberthymusdrüsen.

Die Verwendung des Thymusextraktes in der BioKosmetik beruht darauf, daß man auch bei Seborrhoe und Akne eindeutig die Immunkapazität intensivieren und verstärken kann.

Für den Thymusextrakt ist eine rein biokosmetische intrakutane Anwendung aus dem Grunde voll gegeben und gerechtfertigt, da er bei seinem ph-Wert 6 sehr gut in die Haut einzudringen vermag und damit zur intradermalen Wirkung gelangen kann.

Denn die Trägersubstanzen des Thymusextraktes sind Polypeptide und niedermolekulare, sogenannte Prä-Kollagene (d.h. Kollagen bei noch niedrigen Molekularwerten), die eine biochemische Verwandtschaft haben zu den Bausubstanzen in der Epidermis und im Corium.

Der Thymusextrakt intrakutan angewandt, bewirkt zunächst eine Wasserbindung und Quellung. Die aufgenommenen Thymuswirkstoffe kommen bis in die einzelnen Hautschichten und wirken damit bis in die Hautlymphgefäße und in das Bindegewebe der Oberhaut.

Durch die Permeation der Wirksubstanzen kommt es in den davon betroffenen Hautarealen zu einer Aktivierung derjenigen Gewebszellen, welche thymusabhängig sind und welche für die Abwehrkraft und damit die Gesunderhaltung der Haut notwendig und unentbehrlich sind. Es sind dies Lymphozyten, Phagozyten, Thymozyten u.a.

Fermente

Fermente oder Enzyme sind Biokatalysatoren im physiologischen Geschehen. Sie haben ihren Ursprung ausschließlich in lebenden Zellen und entfalten ihren Einfluß entweder bereits in ihnen oder sie werden an andere Stellen des Organismus weitergeleitet.

Fermente bauen sich aus zwei Komponenten auf, die beide unbedingte Voraussetzung für die jeweils spezifische Wirkung sind. Die einzelnen Komponenten für sich allein sind fermentativ unwirksam. Ein Enzym besteht daher aus dem eigentlichen Wirkstoff selbst, dem Co-Ferment oder Agon, und dem Wirkstoffträger, dem Apo-Ferment oder Pheron. Agon und Pheron zusammen bilden das Gesamtferment oder Holo-Ferment.

Agon
Pheron
Holoferment

Viele Vitamine, wie Vitamin B_1, B_2, B_6, Nicotinsäure, Inosit, Biotin und viele andere, spielen im Organismus die Rolle des Co-Fermentes. Die Apo-Fermente sind stets Eiweißkörper.

Definition

Die Fermente sind zu definieren als komplexe organische Substanzen, durch deren Gegenwart physiologisch-chemische Reaktionen in einer ganz spezifischen Art und Geschwindigkeit ausgelöst und vermittelt werden. Sie selbst erscheinen dabei am Ende der Reaktionen unverändert. –

Aus der Vielzahl der Enzyme können wir folgende wichtigsten herausgreifen:

Eiweiß-

Die Enzyme des Eiweißstoffwechsels, des Magens, der Bauchspeicheldrüse und des Dünndarms, Pepsin, Pankreatin, Trypsin, Erypsin;

Kohlehydrat-

die kohlehydratspaltenden Enzyme, deren wichtigstes die Diastase ist;

Fettspaltende Fermente

die fettspaltenden Enzyme, die Lipasen;
Fermente, welche Oxydations- und Reduktionsvorgänge auszulösen vermögen, die Oxydasen.

Die jeweils optimale Fermentwirkung hängt von einer ganz bestimmten Wasserstoffionen-Konzentration (pH-Wert) ab und kann durch dessen Veränderung fördernd, hemmend oder sogar rückläufig beeinflußt werden.

Dabei verlaufen alle im gesamten Stoffwechsel ständig stattfindenden reichen Umsetzungen, Metabolisierungen, mittels Enzymen und Fermenten. Die Verdauung, die Regeneration, der Aufbau der Zellen, der Gewebe, Organe, der Knochen usw. und ebenso ihr Abbau, die Atmung, sie alle sind fermentativ ausgelöst, gesteuert und ausgerichtet.

Fermentwirkungen sind dadurch charakterisiert, daß sie durch eine exakt einseitige Spezifität ausgezeichnet sind. Sie verwandeln nur eine ganz bestimmte Substanz und keine andere weiter, selbst wenn diese biochemisch ähnlich gebaut sei.

In der Biokosmetik verwendet man Fermente insbesondere zur eiweißverdauenden biologischen Schälung der Haut. Dazu verwendet man entweder die Enzyme der Bauchspeicheldrüse, Pankreatin, sowie Trypsin und Erypsin, sowie auch die fermentativen Wirkstoffe der Papaya-Feige, das Papain. Diese Enzyme haben die Eigenschaft, die Kittsubstanz verdauend aufzulösen und die toten, verhornten Epidermiszellen abzulösen und abzutragen. Lebendige, noch intakte Epidermiszellen hingegen werden verschont und unbeeinflußt gelassen. Daher kann man eine Pankreatinschälung auch bei einer empfindlichen, zarten Haut ohne Irritationen durchführen.

Die intensive Wirksamkeit und die sehr gute Verträglichkeit der Fermentbehandlung sind daher der Grund, Pankreas- und Papain-Enzyme als Basis einer biologischen Schälung zu wählen.

Pankreatin

Pankreatin wird aus frischen Bauchspeicheldrüsen von Rindern und Schweinen gewonnen. Es hat die Eigenschaft, als Enzymgemisch sowohl Stärke, wie Fett und insbesondere auch Proteine aufzuspalten, zu „verdauen."

Das wässrige Sekret des Pankreas enthält die von den Drüsenzellen produzierten Verdauungsenzyme, Trypsin, Chymotrypsin, Lipasen und als besonders interessante Fermente Ribo- und Desoxiribonukleasen, welche sogar fähig sind, diese genannten Zellkernsubstanzen aufzulösen.

Papain

Papain ist ein Fermentkomplex, der überwiegend im Milchsaft der Papayafrucht vorkommt. Es löst peripher die Hornsubstanz und die abgestorbenen Zellen der Epidermis auf. Dabei liegt sein eiweißlösendes Optimum bei pH 5. Papain verdaut zunächst nur genuine Proteine, vor allem Albumine, Fibrinogen und Hämoglobin. In geringem Maße wird aber auch Keratin angegriffen und aufgelöst.

Der Eiweißabbau durch Pankreatin und Papain bewirkt eine Eliminierung der Hornzellen und läßt daher nach einer biologischen Schälung die Haut transparent, frisch, gut durchblutet aussehen und vor allem aufgeschlossen sein für die gesteigerte Möglichkeit einer Aufnahmefähigkeit von Wirkstoffen in die Haut. Dadurch wird zugleich der periphere Stoffwechsel angeregt als Voraussetzung für eine Stimulation der Aufbauvorgänge in der Epidermis.

Fette, Öle, Wachse

In der BioKosmetik verwendet man natürliche tierische und pflanzliche Fette, Öle und Wachse, naturbelassen oder naturveredelt. Ihre Zusammensetzung entspricht den natürlichen Bestandteilen des Hautfettes; sie sind daher hautverwandt und hautfreundlich.

Die pflanzlichen und tierischen Fette und Öle sind Verbindungen (Ester) des dreiwertigen Alkohols Glyzerin mit verschiedenen gesättigten oder ungesättigten Carbonsäuren mit 4 bis 24 Kohlenstoffatomen.

In den Fetten der Warmblütler stellen die Palmitinsäure (C 16), Ölsäure und Stearinsäure (beide C 18) den Hauptanteil der Fettsäuren dar. Dies gilt auch für den größten Teil der Pflanzenfette. In vielen Pflanzenölen aber findet man neben der einfach ungesättigten Ölsäure die mehrfach ungesättigten Fettsäuren (Polyensäuren) mit 2 und mehr sogenannten „konjugierten Doppelbindungen" als Linol-, Linolen-, Arachidonsäure, zusammengefaßt unter dem Begriff der essentiellen Fettsäuren, bzw. „Vitamin F".

Fette und Öle, sowie ihre zahlreichen Begleitstoffe, die gleichfalls fettlöslich sind, faßt man in der großen Gruppe der Lipide zusammen. Diese umfassende Gruppe unterteilt man in Neutralfette und Lipoide, zu denen man auch die Wachse zählt, ferner die Phospholipide, wie Lecithin, die Carotinoide, Steroide, langkettige Fettalkohole u. a.

Die Zusammensetzung der Pflanzenfette und -öle hinsichtlich ihres Gehaltes an gesättigten und ungesättigten Fettsäuren ist vom Klima abhängig. Je länger die Samen, welche das Fett enthalten, zur Reifung benötigen, um so größer ist ihr Gehalt an ungesättigten Fettsäuren. Für eine bestimmte Art bleibt die Zusammensetzung eines Pflanzenfettes weitgehend konstant. Dies trifft jedoch für tierische Fette nicht zu; deren Qualität und Eigenart ist sehr stark von der Qualität der aufgenommenen Nahrung abhängig.

Wir wollen nun einige wichtige Fette und Öle erwähnen, welche in der BioKosmetik Anwendung finden:

Tierische Fette

Bienenwachs

Bienenwachs ist ein Stoffwechselprodukt der Honigbiene. Es ist das Baumaterial für die Honigwaben. Man gewinnt es, indem man die geschleuderten Waben mit heißem Wasser kocht und das geschmolzene Wachs in Form von Blöcken, Tafeln oder Kuchen ausgießt. Bienenwachs hat einen angenehm leicht honigartigen Geruch. Sein

Hauptbestandteil ist die Verbindung (Ester) der Palmitinsäure mit Melissylalkohol. Man verwendet das Bienenwachs als Konsistenz gebende Substanz bei der Herstellung von Masken, Pflastern und Salben, aber auch als Zusatz zu Lippenstiften, deren Elastizität und Haftfähigkeit es erhöht.

Lebertran Lebertran ist ein Öl, das aus den Lebern verschiedener Fischarten gewonnen wird. Er wird in der Heilkunde seit vielen Jahrhunderten als wertvolles Therapeutikum verwendet. Innerlich gibt man ihn zur Vorbeugung und Heilung von Dysfunktionen des Kalk- und Phosphorstoffwechsels, die sich vor allem in Veränderungen am Knochensystem als Rachitis äußern.

In die Dermatologie hat man Lebertran als lokal wirksamen Heilstoff zur Behandlung zerstörten Hautgewebes eingeführt, und er ist seitdem ein wichtiger Bestandteil von Präparaten bei infizierten und schlecht heilenden Wunden, sowie bei Verbrennungen und bei einem Aufliegen von Kranken und Kindern. Ausschlaggebend für die Wirkungen sind die im Lebertran natürlich vorhandenen Vitamine A und E, sowie der hohe Anteil an ungesättigten Fettsäuren, Vitamin F.

Durch besondere Verfahren ist es heute möglich, den Lebertran als Konzentrat zu desodorieren und dadurch die wertvollen Eigenschaften des natürlichen Lebertrans auch biokosmetisch einzusetzen.

Murmel-, Nerzöl Diese tierischen Öle sind schon in der Naturheilkunde beliebt gewesen, da sie dem menschlichen Hautfett in seinen physikalischen Daten und seinen chemischen Bestandteilen nach sehr nahekommen. Sie spreiten sehr leicht auf der Haut und permeieren daher gut. Ihr allerdings etwas eigenwilliger, herber, strenger Geruch begrenzt ihre Verwendbarkeit mehr auf Körperpflege-Präparate und für Hautpflege-Präparate auf eine geringere, unterschwellige Dosierung. Sie werden daher mehr als eine Art Wirkstoffzusatz verwendet, weniger als Grundstoff.

Walöl Walrat (Cetaceum) Neben Walöl war Walrat das wichtigste Produkt des Walfangs. Er stammt aus einem Öl-Wachs-Gemisch, das in der Kopfhöhle des Pottwals enthalten ist. Nach dem Erkalten scheidet sich der Walrat als fester Wachsbestandteil ab, während das Walöl flüssig zurückbleibt. Walrat besteht vorwiegend aus der Verbindung (Ester) der

Palmitinsäure mit Cetylalkohol. Er wird vor allem zu Cremes und für Lippenstifte verarbeitet, insbesondere als physiologische, festigende Substanz. Heute verwendet man ein cetaceumanaloges Produkt aus Pflanzenwachsen und Palmitinsäure-Alkoholen.

Wollwachs

Wollfett, eigentlich Wollwachs, und seine Abkömmlinge werden aus Schafwolle gewonnen. Dabei wird die rohe Schafwolle in der Wollwäscherei durch verschiedene Methoden gereinigt und das wasserfreie Wollwachs gewonnen (Adeps Lanae anhydricus).

Es ist eine hell- bis bräunlich-gelbe, salbenartige Masse von schwachem, charakteristischem Geruch, die bei etwa 40° schmilzt. Wollwachs besteht aus einem Gemisch von freien Wachsalkoholen, Sterinen (Cholesterin, Aknosterin, Lanosterin) und deren Verbindungen mit verschiedenen Fettsäuren (= Wachse). Es dringt leicht in die Haut ein und ist ein guter Träger für medizinisch und kosmetisch wirksame Substanzen.

Vor allem in der BioKosmetik ist Adeps Lanae eine der wichtigsten Cremegrundlagen, und man gewinnt aus ihm auch die besonders hochwertigen Cholesterin- und Isocholesterin-Ester, welche vorzügliche Emulgatoren sind.

Pflanzliche Öle

Avocadoöl

Avocadoöl ist das fette Öl der Avocadobirne und besteht hauptsächlich aus den Glyceriden der Öl-, Linol- und Linolensäure. Außerdem enthält es Phytosterine, Vitamin A und E.

Das Avocadoöl kann man als ein Öl mit Wirkstoffcharakter bezeichnen, aufgrund der eben genannten Sterin- und Vitamingehalte. Es wirkt vor allem als Schutz vor klimatischen Einflüssen in heißen Gegenden, vor dem Austrocknen und Sprödewerden. Kosmetisch verwendet man es daher mit gutem Erfolg bei trockener, schuppender, trocken-seborrhoischer Haut. Außerdem unterstützt und intensiviert das Avocadoöl die Granulation und Verschorfung von Hautverletzungen.

Von biologischer Bedeutung ist sein Vitamingehalt, vor allem aber – nach neuesten Untersuchungen – noch mehr sein Gehalt an Phytosterinen und etwa 2 bis 4% sogenannten unverseifbaren Substanzen. Diese haben die Eigenschaft, verhärtetes und unelastisches Hautgewebe zu erweichen und damit in der Dermatologie – kutan und oral gegeben – gegen Sklerodermie wirksam zu sein.

Erdnußöl Das Erdnußöl stammt aus den Samen der Erdnußpflanze. Es ist klar, blaß-gelb und erstarrt bei 0° zu einer krümeligen Masse. Es besteht aus etwa 15% Linolsäure, die zu den „essentiellen Fettsäuren" des Vitamin-F-Komplexes gehört.

Jojoba-Öl Der Jojobastrauch trägt ovale, etwa 2,5 cm lange Blätter, die mit einer Wachsschicht überzogen sind und daher der Austrocknung bei großer Hitze widerstehen. Die nußartigen Früchte haben die Größe einer Olive und enthalten etwa 50% eines flüssigen Wachses, das von ganz spezifisch chemischer Zusammensetzung ist und sonst in gleicher oder ähnlicher Form bisher in keiner anderen Pflanze vorgekommen ist.

Jojoba-„Öl" ist eigentlich eine Kombination von flüssigen Wachsestern ungesättigter Fettsäuren und ungesättigter Fettalkohole.

Das Jojoba-Öl als flüssiges Pflanzenwachs hat trotz seiner Doppelbindungen (Jodzahl 80) eine hervorragende Stabilität gegenüber Ranzidität. Seine Viskosität ist praktisch unabhängig von der Temperatur und diese Eigenschaften machen daher Jojoba in idealer Weise geeignet für kosmetisch-pharmazeutische Verwendung.

Kakaobutter Kakaobutter ist der Bestandteil des Nährgewebes der Kakaosamen. Die Kakaobutter wird durch Filtrieren und Zentrifugieren aus den Kakaokernen oder der Kakaomasse gewonnen. Sie erstarrt bereits bei normaler Temperatur zu einem gelblich-weißen, festen, etwas spröden Fett mit leichtem Kakaogeruch und mildem Geschmack. Sie besteht aus Glyzeriden verschiedener Fettsäuren (Öl-, Palmitin-, Stearinsäure) und schmilzt etwas unterhalb der Körpertemperatur bei 32–35°.

Man verwendet die Kakaobutter sowohl in der Medizin zur Herstellung von Salben, insbesondere von Zäpfchen, in der Kosmetik vor allem zur Herstellung von Pasten, festeren Cremes und Lippenstiften.

Kokosöl Kokosöl stammt von der Kokospalme ab. Es wird aus dem Nährgewebe der Kokosnuß gewonnen. Es wird daraus warm gepreßt, wobei es nach dem Erkalten zu einer weißen, festen Masse erstarrt. Da es in den Ursprungsgebieten, den Tropen, flüssig bleibt, nennt man es Kokosöl, bei uns Kokosfett. Es dient, zum Teil gehärtet, als Salben- und Cremegrundlage.

Leinöl Leinöl ist das im Nährgewebe der Leinsamen enthaltene fette Öl. In der BioKosmetik und auch in der Diätetik verwendet man nur das kaltgepreßte, auch kalt „geschlagene" Leinöl, welches die beste und feinste Qualität darstellt und insbesondere auch noch einen sehr hohen Gehalt an Linol- und Linolensäure besitzt (bis zu 80%). Die Zusammensetzung schwankt je nach Anbaugebiet, Erntezeit und Herkunft.

Man verwendet Leinöl zum Teil auch biokosmetisch, aber gleichfalls mehr als Vitamin-F-Wirksubstanz, denn als ausgesprochenes Grundöl. Medizinisch verarbeitet man Leinöl zu einem Brandliniment, zusammen mit Aqua calcariae.

Mandelöl Die Samen des Mandelbaumes enthalten 30–50% fettes Öl. Es ist hellgelb, geruchlos und von sehr mildem, angenehmem, leicht nußartigem Geschmack. Auch bei niederen Temperaturen bleibt es flüssig. Wohl enthält es ebenfalls nur wenig essentielle Fettsäuren (höchstens 15%), aber es ist ein sehr feines und mildes Grundöl für Hautpflegemittel in Form der Mandelmilch, für Reinigungs-Emulsionen und für Reinigungs-Öle, insbesondere auch bei empfindlicher Haut und für Säuglinge.

Mohnöl Mohnöl ist der Bestandteil der Mohnsaat. Das kaltgepreßte Mohnöl ist leicht gelblich, sehr dünnflüssig, schmeckt süß und riecht sehr angenehm aromatisch. Man verwendet es daher gerne als Zusatz von Salben, Cremes und Emulsionen; allerdings ist es selten.

Olivenöl Olivenöl stammt aus dem Fruchtfleisch der kirschgroßen Oliven des Ölbaumes. Das Fruchtfleisch enthält bis zu 50% fettes Öl, welches klar, gelb bis grünlich-gelb und dünnflüssig ist. Es ist verhältnismäßig beständig und neigt nur wenig zum Ranzigwerden. In der Masse enthält es zu ungefähr 75% Glyzeride der Ölsäure, der Palmitin- und ca. 12% Linolsäure. Es enthält also nur eine geringe Menge der ungesättigten, essentiellen Fettsäure. Man verwendet das Olivenöl – ebenfalls die Kaltpressung – biokosmetisch zur Cremes und zu Körperölen.

Rizinusöl Dieses Öl stammt aus den Samen von Ricinus communis. Sie enthalten bis 60% fettes Öl. Auch hier ist die beste Qualität durch Kaltpressung zu erhalten. Gegenüber den anderen pflanzlichen Ölen ist Rizinusöl wesentlich dicker-flüssig. Es besteht bis zu 95%

aus dem Glyzerid der Ricinolsäure, einer ungesättigten Hydroxi-Ölsäure.

Das Rizinusöl ist am bekanntesten als gut wirkendes Dünndarm-Abführmittel, aber man kann es auch sehr gut für medizinische und kosmetische Präparate verwenden, insbesondere für Hautschutzmittel, wegen seiner hohen Viskosität und Haftfestigkeit.

Sesamöl Sesamöl wurde bereits im frühen Altertum verwendet. Es wird aus den Samen von Sesamum indicum gewonnen. Das kalt gepreßte Öl ist schwach-gelblich und hat einen angenehmen Geruch und Geschmack. Es enthält gleichfalls einen hohen Prozentsatz essentieller Fettsäuren, und zwar zwischen 38–48% Linolsäure.

Sesamöl enthält Sesamol, einen Wirkstoff, der Oxidationen verhindert und UV-Strahlung absorbiert. Daher verwendet man Sesamöl gerne in Lichtschutzpräparaten, da es das UV-Licht im Erythembereich teilweise abfängt.

Sojaöl Das beste und feinste Sojaöl wird aus der Sojabohne, ähnlich wie bei den verwandten Ölen, durch Kaltpressung gewonnen. Es ist eines der universellsten Pflanzenöle; es ist hellgelb, von angenehmem nußartigem, aromatischem Geschmack und Geruch. Es enthält einen hohen Prozentsatz an ungesättigten essentiellen Fettsäuren, ca. 75%, außerdem Phosphatide, Lecithin, Vitamin E.

Daher eignet sich Sojaöl sehr gut als gehaltvolle Basis für die Herstellung von Körperölen, Sonnenölen und für Wasser-in-Öl-Cremes.

Sonnenblumenöl Sonnenblumenöl wird aus dem Samen von Helianthus annuus durch Kaltpressung gewonnen. Es hat von den ungesättigten Ölen einen der höchsten Gehalte an ungesättigten, essentiellen Fettsäuren, bis zu 75%, davon etwa 58% Linolsäure. Es gehört daher zu den trocknenden Ölen und ist oxidationsempfindlich. Seine Anwendung beruht ebenfalls auf dem hohen Gehalt essentieller Fettsäuren, im Sinne eines Wirkstoffes, wie als Grundöl, analog den anderen genannten Pflanzenölen hohen ungesättigten Fettsäuregehaltes.

Weizenkeimöl Weizenkeimöl wird durch Auspressen oder Extraktion der Weizenkeime gewonnen. Diese enthalten etwa 6–10% Öl, welches blaßgelb, dickflüssig ist und einen eigenwilligen, jedoch angenehmen Geruch besitzt. Es besteht überwiegend aus Glyzeriden ungesättigter Fettsäuren, und zwar Linolsäure rund 53%, Linolensäure ca. 6% und

Ölsäure etwa 25%. Daneben enthält es noch natürliche Mengen von Vitamin E, Carotin (Provitamin A), Provitamin D, Lecithin und Enzyme.

Man verwendet es heute vor allem in der Diätetik als vitaminreiches Diätspeiseöl – wie auch Maiskeimöl – sowie in der BioKosmetik. Denn es wird von der Haut gut und rasch aufgenommen und ist daher eine ideale biologische Träger- und Wirksubstanz.

Veredelte Derivate

Aus den Naturfetten, -ölen und -wachsen, gewinnt man durch Destillation, Extraktion und Konzentration bestimmte Gruppen von entsprechenden Substanzen tiefer, mittlerer oder höherer Kohlenstoffketten, jeweils mit bestimmten physiologischen Eigenschaften für die Haut. So ist das Walöl das natürliche Ausgangsprodukt für eine Vielzahl von isolierten Fettalkoholen, Fettglyceriden, Wachsalkoholen, Wachsestern u. a. Verbindungen. Je nach den entsprechenden Wirkungen, die wir auf der Haut erreichen wollen, wählen wir die entsprechenden Gruppen gezielt heraus, wie zum Beispiel solche, welche besonders leichtflüssig sind, die auf der Haut gut spreiten und daher mehr als die ursprünglichen Gemische in die Haut penetrieren und permeieren.

Die isolierten Cholesterin- und Isocholesterinverbindungen für sich sind konzentrierte, aus der Natur gewonnene Emulgatoren für andere Fettsubstanzen, die selbst kein Wasser und keine wasserlöslichen Substanzen aufzunehmen vermögen.

Durch Kombinationen verschiedener Gruppen ist es möglich, die Grundlagen für biokosmetische Cremes und Emulsionen so zu gestalten, daß sie dem menschlichen Hautfett in seinen physikalischen Daten und seinen chemischen Eigenschaften sehr nahe kommen.

Diese veredelten Naturderivate gibt es meist unter bestimmten, spezifischen Eigennamen; ausschlaggebend ist bei ihnen für die Verwendung in der BioKosmetik, daß sie den physiologischen Gegebenheiten der natürlichen, gesunden Haut entsprechen, mit ihnen identisch, zumindest adäquat sind. Diese veredelten Derivate haben gegenüber den rohen Ausgangsprodukten den Vorteil, daß sie gegen Oxidation und Zersetzung widerstandsfähiger und daher haltbarer sind, ohne daß sie an ihrer biologischen und physiologischen Wirksamkeit eingebüßt haben.

Gelee Royale

Herkunft

Der Name „Gelee Royale" ist französischen Ursprungs. Übersetzt könnte man es „Königliches Gel" nennen. Die Imker hier bei uns bezeichnen es „Bienenkönigin-Futtersaft" oder „Weisel-Futtersaft". Dabei versteht man unter „Weisel" die Larven der Bienenköniginnen.

Dieses Gelee Royale ist eine gel-artige, weiße Substanz, die von jungen Arbeitsbienen als ein hochwirksames Konzentrat erzeugt wird. Unter seinem Einfluß (des Gelee Royale) wandeln sich normale Arbeitsbienenlarven innerhalb von 5 Tagen in Königinnenlarven um.

Die enorme Wirkung dieses Konzentrates innerhalb des Bienenvolkes zeigt sich darin, daß unter seinem Einfluß eine Königin etwa 4 mal größer wird als eine Arbeitsbiene und außerdem eine 50fach längere Lebenserwartung hat. In diesen nur 5 Tagen erreicht die Königinlarve eine etwa 3000fache Gewichtszunahme, wobei ihre Geschlechtsorgane unter dem hormonellen Einfluß der Gelee Royale-Fütterung sich voll entwickeln. Durch diese enorme Steigerung der Vitalität ist die Bienenkönigin in der Lage, täglich bis zu 2000 befruchtete Eier zu legen.

Gewinnung

Nur aus den fingerhutförmigen Zellen für die königlichen Larven kann man Gelee Royale gewinnen. Dadurch ist die Gewinnung mengenmäßig sehr stark begrenzt. Darum haben die Imker ein eigenes Verfahren ausgearbeitet, indem sie einen Rahmen mit kleinen Wachsschälchen in den Bienenstock einstellen und mit Arbeiterinnenlarven belegen. Diese Wachsschälchen werden nun von den Arbeitsbienen ausgebaut und die jungen Larven reichlich mit Königinnen-Futtersaft versorgt, die sogenannte Königinnen-Zucht.

Nach 3 Tagen ist das Gelee Royale am reichlichsten vorhanden und von besonders guter Qualität. Die Larven werden mit einer Pinzette aus dem Schälchen entfernt und das Gelee Royale auf dem Boden, am besten durch Absaugen, entnommen.

Aufbewahrung

Sofort nach seiner Entnahme wird das Gelee Royale in Glas abgefüllt und hermetisch verschlossen. In einer Atmosphäre zwischen 0°C und 5°C und unter Lichtabschluß ist das Gelee Royale dann viele Monate haltbar.

Zusammensetzung

Bei einer generellen schematischen Untersuchung zeigt sich, daß sich das Königinnengelee als außerordentliches Eiweißkonglomerat darstellt mit 31% Proteinen. Es ist überaus reich an Nährstoffen bei einer sauren Reaktion von pH zwischen 3,5 und 4,5. Die Konzentration des Gelee Royale erscheint vor allem wunderbar angeglichen an die Konzentration des Blutplasmas. Wenn man die Proteine bestimmt, dann kann man feststellen, daß vor allem die wichtigsten Aminosäuren, wie Lysin, Argenin und Cystin, überwiegend vorliegen.

Neben Mono-Sacchariden und Enzymen ist das Gelee Royale ein Gemisch von Vitaminen, vor allem der B-Gruppe mit einem besonders hervorzuhebenden Reichtum an Inosit und an Pantothensäure.

In diesem Zusammenhang wollen wir nicht vergessen, daß in ihm auch Spurenelemente für die Stoffwechselvorgänge im Zellularbereich von wesentlicher Bedeutung sind.

Eingebettet in dieses Protein-Gel-Konzentrat scheint eine hormonanaloge Substanz aufgrund der biologischen und physiologischen Erfahrungen hypothetisch vorhanden zu sein.

Weitere Untersuchungen haben ergeben, daß das Gelee Royale auch einen antibiotischen Faktor enthalten muß, der besonders bakterizid auf Proteusbakterien und Kolibakterien wirkt.

Aus all diesen biologischen Fakten muß man schließen, daß in dem Gelee Royale intensiv aktive Biokatalysatoren enthalten sind. Der belgische Biologe de Belvefer rechnet dieses biologisch aktive Wirkprinzip der noch nicht ganz aufgeklärten Fraktion des Gelee Royale zu, welche ca. 3% des Gesamtwirkstoffes ausmacht.

Wirkungen und Anwendungen

Wenn man die Wirkungen von Gelee Royale betrachtet, so kann man interessanterweise feststellen, daß es nicht nur physiologische, sondern darüber hinaus auch psychologische Wirkungen, insbesondere auf reifere Menschen, ausübt.

Dies hängt sicher damit zusammen, daß die Regenerationsprozesse im menschlichen Organismus günstig beeinflußt werden.

Primär, wahrscheinlich aufgrund der Tatsache, daß das Gelee Royale vorwiegend auf das Bindegewebe wirkt, und zwar im Sinne einer biologischen und physiologischen Reaktivierung des Bindegewebes, welches aufgelockert wird. Dadurch werden reichlich physikalische Voraussetzungen für eine intensivere Durchblutung und damit für eine Steigerung der Regeneration der Zellen geboten.

Dieser Vorgang zeigt sich in einer Wiederherstellung des normalen Turgors der Haut in ihren einzelnen Schichten, was sich auch rückschließend, in der Muskulatur, den Blutgefäßen und inneren Organen abspielen dürfte.

Man kann eindeutig auf biokatalysatorische Wirkungen des Gelee Royale schließen und außerdem auf biohormonale Wirkungen, obwohl keine Östrogene im Gelee Royale nachzuweisen sind.

Es läßt sich als ein sogenannter „Bio-Feed-Back"-Vorgang erklären, also ein biologischer Rückkoppelungsprozeß, der durch die biokatalytischen und die hormon-analogen Bestandteile von Gelee Royale ausgelöst wird.

Vor allem sind in diesem Zusammenhang die in der Literatur immer wieder beschriebenen, subjektiven Besserungen bei funktionell-vegetativen Belastungen des psycho-physischen Gesamtbefindens absolut eindrucksvoll.

Aufgrund der vorliegenden Erfahrungen ist das Gelee Royale, vor allem im Sinne einer Ganzheitskosmetik, in einer Kombination von innerlicher und äußerlicher Anwendung zu empfehlen.

Biokatalytische Substanzen, wie sie im Gelee Royale vorhanden sind, entfalten, wie bekannt, ihre spezifischen Wirkungen bereits in sehr geringen Dosisbereichen.

Eine Vielzahl von Untersuchungen, sowohl im europäischen Ausland wie auch bei uns in der Bundesrepublik, haben gezeigt und bewiesen, daß:

(a) Gelee Royale nicht nur nährkräftigende, sondern vor allem bioenergetische Eigenschaften besitzt, die

(b) in einer Steigerung der Sauerstoffaufnahme in den Geweben und dabei zu einer Verbesserung des Stoffwechsels führen, insbesondere, wenn es (wie bei uns) mit Vitamin E kombiniert ist;

(c) die Widerstandskraft gegen Belastungen und Kälte erhöhen und insbesonder auch, psychisch gesehen,
eine Stimulation der Lebenseinstellung zur Folge haben, das heißt also,
es bewirkt eine Steigerung der allgemeinen Vitalität.

(d) Außerdem hat Gelee Royale eine die Immunkapazität erhöhende und dadurch bakterizide und antivirale Eigenschaft.

Martinetti unterstrich die spezifisch-dynamische Wirkung von Gelee Royale, indem er in den Mittelpunkt der Wirkungen die signifikante Steigerung der Zellatmung hervorhob, welche er auf das Königinnen-Gelee in Bezug auf die Wiederherstellung einer Zellatmungs-Eurythmie zurückführte.

Beim gesunden Menschen hat daher das Gelee Royale die Wirkung,
- die körperliche und geistige Leistungsfähigkeit im Rahmen der normalen Tätigkeit zu erhöhen,
- die Widerstandskraft gegen körperliche und geistige Belastung, insbesondere während einer zeitweilig intensiven, überfordernden Tätigkeit, zu erhöhen,
- und außerdem die organische Widerstandsfähigkeit (Immunkapazität, Abwehrbereitschaft) zu verstärken und zu intensivieren.

„Die Wirkung des Gelee Royale ist vor allem als Biokatalysator des Stoffwechsels zu deuten, und zwar vor allem auf das zentrale vegetative Nervensystem, welches die unbewußt verlaufenden Funktionen beeinflußt und steuert". (Prof. Dr. Decourt)

Kollagen

Kollagen gehört zu den sogenannten Gerüsteiweißstoffen und ist Grundsubstanz des elastischen und des Stützbindegewebes der Haut und der organischen Knochensubstanz. Die große Bedeutung des Kollagens geht daraus hervor, daß sein Anteil bis zu 30 % des Gesamt-Körpereiweißes betragen kann.

Das Bindegewebe baut sich aus der Matrix, den Elastin- und Kollagen-Fasern sowie den Fibroblasten auf. Das Corium setzt sich vorwiegend aus miteinander verflochtenen kollagenen Fasern zusammen, und auch die Subkutis enthält hohe Anteile an Kollagenen, die allerdings weniger dicht verflochten sind. Sogar die tierische Knochensubstanz weist bis zu 90 % Kollagen auf, ja das Dentin (Zahnbein) ist kollagener Natur.

Für die BioKosmetik sind die Erkenntnisse der Physiologie insofern von besonderer Bedeutung, als der physiologische Aufbau des Kollagens mit der Entwicklung des Bindegewebes verbunden ist.

Jeder Mangel an kollagenem Bindegewebe führt daher unmittelbar zu Alterungsprozessen und damit zu atrophischen Erscheinungen der Haut. So erhält das Corium durch das Kollagengeflecht seine Festigkeit und seine Elastizität. Diese beiden Eigenschaften sind es daher auch, welche die Jugendlichkeit oder das Alter der Haut wiedergeben. Der Aufbau der kollagenen Fasern erfolgt dabei so, daß biosynthetisch in den Fibroblasten Kollagen erzeugt wird und bei dieser Biosynthese entsteht die kollagene Grundsubstanz, die sogenannte „Matrix". In diesen Fibroblasten wird Kollagen auf der einen Seite aufgebaut und entwickelt, auf der anderen Seite jedoch aber auch degeneriert und zerstört.

Ausgangspunkt ist das Tropokollagen, ein bereits hochmolekulares Eiweißmolekül. Diese Vorstufe lagert sich bei der Entwicklung des Gewebes geradlinig zu Protofibrillen zusammen, die anschließend in einer Art Bündelsystem die eigentlichen Fibrillen bilden, aus deren weiteren Anlagerungen dann die Kollagenfasern gebildet werden.

Im Vergleich zu anderen Eiweißkörpern besitzt Kollagen einen besonders hohen Gehalt an Hydroxyprolin, Prolin, Hydroxylysin und Glyzin. Speziell deren hoher Gehalt ist für die Struktur, die Stabilität und die Juvenilität (Jugendlichkeit) des Kollagens von ausschlaggebender Bedeutung.

Die beiden Aminosäuren Hydroxyprolin und Hydroxylysin sind nicht essentiell, denn sie werden zum größten Teil vom Organismus

aus anderen Bausteinen aufgebaut. Bei dieser Biosynthese spielt Vitamin C die Rolle eines Biokatalysators für die Bildung von Hydroxyprolin. Diese Aminosäure ist der charakteristische Bestandteil des Kollagens und ist – wie das gesamte Eiweiß des Körpers – einem steten Aufbau und Abbau unterworfen. In dieser steten Regeneration und Degeneration liegt der Grund für eine Beeinträchtigung der Qualität der Kollagensubstanz, wie aber wiederum die Möglichkeit, in diese Biosynthesen einzuwirken.
Im Zuge des natürlichen Alterungsprozesses reduzieren sich die Stoffwechselaktivität und das Quellungsvermögen des körpereigenen Kollagens. Es treten Verschiebungen in der Relation von elastischen, kollagenen Fasern zugunsten funktionsunfähigen, unelastischen Bindegewebes auf. Dieser Alterungsprozeß des Bindegewebes, sichtbar als atrophische Erscheinungen der Haut, tritt durch eine intermolekulare Zusammenballung, durch eine Agglutination, eine Schrumpfung und Quervernetzung des körpereigenen Kollagens ein. Diese Degenerationsvorgänge im Bindegewebe verlaufen aber nicht gleichmäßig an der Gesamtoberfläche des Körpers. Hautpartien, die der Sonne und dem Tageslicht ausgesetzt sind, also Gesichtshaut, Hals, Hände unterliegen wesentlich intensiveren negativen Einflüssen auf das Bindegewebe als die von Bekleidung bedeckte Haut. Aus dieser Erfahrung ist es verständlich, warum man auch in Sonnenschutzpräparate Kollagen zugibt, um den Abbau und die Degeneration des körpereigenen Kollagens zu verzögern.
Aus der Bedeutung des Kollagens für das Bindegewebe und seine Elastizität ergibt sich seine Anwendung in der BioKosmetik als prophylaktische (vorbeugende) und als substituierende (ergänzende) Wirksubstanz. Aus der biokosmetischen Erfahrung und aus systematischen Untersuchungen haben sich folgende Behandlungsmöglichkeiten mit nachweisbarem Erfolg erwiesen:
(1) Kollagen steigert die Hautelastizität und glättet visuell die Oberflächenstruktur der Haut im Sinne eines „Antifalten-Faktors".
(2) Es erhöht biologisch den peripheren Feuchtigkeitsgrad der Haut und wirkt somit als substituierender Feuchtigkeitsfaktor.
(3) Es intensiviert die Kapillarfunktion der Haut,
(4) verbessert den Hautturgor, und
(5) es schützt durch seine physiologischen Eigenschaften die Haut vor frühzeitigen Alternserscheinungen des Bindegewebes, und
(6) es beugt einer verfrühten Faltenbildung vor, wie sie durch eine zu starke Lichteinwirkung ausgelöst werden kann.

Lecithin

Lecithin ist ein lebenswichtiges Phosphatid und als solches Bestandteil jeder einzelnen Zelle. Es kommt in Fetten, in der Milch, in Pflanzensamen, insbesondere der Sojabohne, im Eigelb, in Pflanzenkeimen, im tierischen Organismus, in Herz, Niere, Leber, in den Nervenzellen, in den Blutkörperchen u. a. vor.

Das allseitige Vorkommen des Lecithins in allen Organen weist auf seine wichtige und notwendige Bedeutung bei allen Lebensprozessen hin: Lecithin ist ein natürlicher, biologischer Öl-in-Wasser-Emulgator und ist daher ein wichtiger Vermittler zwischen den wäßrigen Flüssigkeiten und dem Fett im Körper. Durch seine Emulgatoreigenschaft reguliert es die Durchlässigkeit der Zellwände, regelt dadurch den Stoffaustausch zwischen den Geweben, den Organen und den sie umspülenden Interzellularflüssigkeiten.

Die Zusammensetzung des Lecithins ergibt die biologische Wirksamkeit: Es enthält Glycerin-Phosphorsäure, Cholin und höhere Fettsäure miteinander verbunden. Die Phosphorsäure-Komponente ist die Basis für die Synthese der energetisch bedeutungsvollen Adenyl-Säure. Das Cholin wird in das Gewebehormon Acetyl-Cholin umgewandelt, welches die Übertragung von Nervenimpulsen bewirkt. Aus diesem Grunde gibt man Lecithin innerlich bei Erschöpfungszuständen als Stärkungsmittel und Roborans.

Biokosmetisch verwendet man Lecithin, vor allem Keimlecithin, zur substituierenden Pflege einer trockenen, feuchtigkeitsarmen, zu Atrophie neigenden Haut. Denn Lecithin ergänzt die bei diesen Hautsymptomen fehlenden Phosphatide und wirkt zugleich unmittelbar als ein natürlicher Feuchtigkeitsfaktor der Haut.

Cholesterin und Lecithin als Komponenten

Warum kombiniert man Cholesterin und Lecithin?

Physiologisch-chemisch sind sie Antagonisten; das heißt, sie sind Spieler und Gegenspieler im organischen Stoffwechsel, der sich jedoch in seinen Prozessen gegenseitig bedingt und ergänzt:

Grundlegend für die dermatologische und kosmetologische Wirkung der beiden Substanzen Cholesterin und Lecithin ist, daß beide eine intensive Hautaffinität besitzen. Beide Stoffe wirken im Stoffwechsel nacheinander Hand in Hand. Lecithin erhöht die Permeabilität der Zellmembran, damit allgemein die Permeation und die Resorption von Wirkstoffen. Cholesterin hingegen dichtet nach erfolgter Resorption die Zellmembran ab und fördert dadurch die Epithelbildung.

Liposomen

Größen-Verteilung

Liposomen sind winzig kleine Hohl-Fettkörperchen, sogenannte Vesikel, im Nanometerbereich. Ein Nanometer entspricht dem millionstel Teil eines Millimeters. Die in der Kosmetik eingesetzten Liposomen dürfen höchstens 200 Nanometer groß sein, um wirksam zu sein. Denn die Spalten zwischen den Keratinzellen der Epidermis sind zwischen 200 bis 300 Nanometer groß. Die Liposomen müssen daher eine Größe unter 200 Nanometer haben, um sinnvoll in die Epidermis penetrieren zu können.

Diese kleinen Hohlkügelchen können eine einschichtige („unilamellare") oder eine mehrschichtige („multilamellare") Hülle haben mit einem wässrigen Kern.

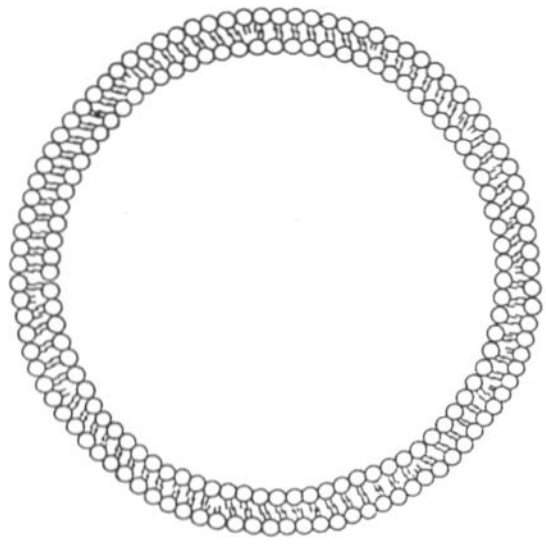

unilamellares Liposom

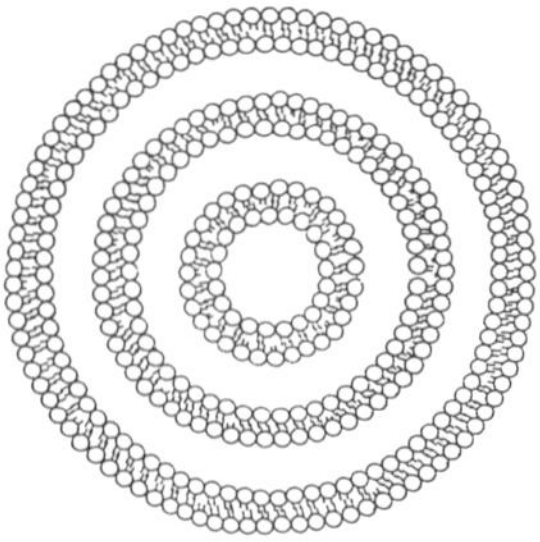

multilamellares Liposom

zur Konstruktion

Die für die Hülle verwendeten Lipidverbindungen, wie Lecithine, Glykolipide, Sphingolipide und andere, haben einen sogenannten ambiphilen Charakter. Das heißt, im einzelnen Molekül ist das eine Ende hydrophil (wasserfreundlich), das andere hingegen lipophil (fettfreundlich). Durch diese Eigenschaft besitzen die Moleküle die Fähigkeit, Doppelschichten zu bilden, welche sich zu einer Kugel – zu einer Sphäre – zusammenlagern mit einem aus Wasser oder aber einer wässrigen Wirksubstanzlösung bestehenden Kern. Auf diese Weise entstehen in der BioKosmetik mit Wirkstofflösungen angereicherte Liposomen.

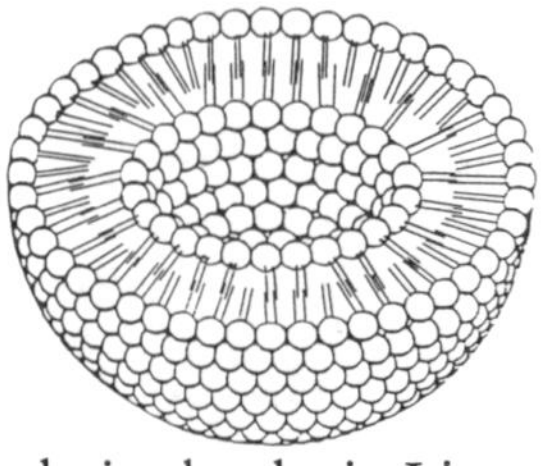

Querschnitt durch ein Liposom

Grundsätzlich ist dazu zu sagen, daß verkapselte Wirkstoffe durch die Liposomenhülle geschützt werden vor beeinträchtigenden Einflüssen, wie Luft, Umweltbelastungen oder auch einem Enzymabbau. Auf diese Weise gelangen sie unbeschadet und geschützt jeweils an den Ort ihrer Wirkung auf und in der Haut.

Herstellung Zur Herstellung von Liposomen verwendet man heute die Mikrofluidisierung oder Kavitation. Bei dieser Verarbeitung werden Suspensionen der Wirkstofflösungen in frontal zueinander gerichteten Flüssigkeitsströmen bei einem Druck von etwa 800 bar gegeneinander gepresst. Unter diesen Bedingungen erfolgt die Liposomenbildung spontan mit einer Verkapselungsrate der Wirkstoffe um 80%.

Stabilität Die Herstellungsmethode entscheidet selbstverständlich über die Qualität der Liposomen und über die Stabilität ihrer Dispersion; sie ist abhängig von

- der Lipidkonzentration und dem Lipidtypus (Lecithine, Phospholipide oder Sphingolipide)
- der Art und der Eigenschaft der jeweils eingekapselten Wirkstoffe
- der Lamellarität (uni- oder multilamellar)
- der Homogenität (der gleichmäßigen Verteilung)
- dem Elektrolytgehalt des Mediums (der elektrischen Aufladung)
- dem ph-Wert (Säuregrad) und
- den Lagerbedingungen (in möglichst kühlem, nicht kaltem Klima).

Die Stabilität kann durch Einlagerung von Sterinen in die Liposomenhülle wesentlich erhöht werden. Die Wahl eines geeigneten Aufbewahrungsmediums, zum Beispiel Glycerin, kann ebenfalls die Stabilität positiv beeinflussen, da es die Möglichkeit einer Zusammenballung vermindert.

Wirkung Wie bekannt, dauert es etwa 30 Tage, bis eine von der Keimzellschicht her entstandene Zelle über die Stachelzellenschicht, die Körnerschicht, die Glanzschicht schließlich in der Hornschicht als totes Teilchen, als Schuppe, abgeschilfert wird. (siehe hierzu Abb. S. 126)

In den Bereichen der Glanz- und der untersten Hornschicht befindet sich die Reinsche Barriere mit ihrer vielfältigen Schutzfunktion. Diese epitheliale Permeabilitätsschranke besteht aus Lipiden, die in den Granularzellen gebildet und in den interzellulären Räumen der Hornschicht eingelagert werden. Hier schließen sie sich zu einer durchgehenden, mehrschichtigen Lamellenmembran zusammen und bilden so primär einen erhöhten Schutz für die Barriere.

Denn die Barriere selbst befindet sich nur etwa ein hundertstel Millimeter unter der Hautoberfläche und ist deshalb gegenüber äußeren Einflüssen sehr empfindlich. Mit Liposomen, insbesondere mit den physiologisch hautverwandten (hautidentischen) Sphingosomen, kann daher die Reinsche Barriere gegen negative Umwelteinflüsse in besonderer Weise saniert und verstärkt werden.

Elektronenmikroskopische Untersuchungen belegen die Wirkungsweise der Liposomen:

Zuerst bilden sie eine Oberflächen-Lipidmembran. Von diesem Oberflächenfilm ausgehend penetrieren sodann die Sphingosomen in die Hornschicht, wo sie sich zu den vorgenannten Lipidlamellen formen. Innerhalb der Hornschicht schließlich aggregieren die Lipidlamellen zu den Lipidmembranen.

Wir erkennen daraus, daß insbesondere die Sphingosomen an sich selbst bereits Wirkstoffe sind, die – aufgrund der physiologischen Lipidzusammensetzung ihrer Membran – sowohl die Schutzfunktion der Reinschen Barriere, als auch die Depotaufgabe der Basalschicht zu unterstützen vermögen.

Diese Eigenschaften erklären sich aus der physiologisch-chemischen Lipidzusammensetzung der Epidermis.

Lipidverteilung in der Epidermis

Die unteren Zellschichten der Oberhaut, im Stratum Malpighii, bestehen zu ⅔ aus Phospholipiden. In der Körnerschicht werden die Lipide umgebaut: Der Phospholipidanteil vermindert sich, während der Sphingolipidanteil sich zunehmend bis zu 60% erhöht.

Lipidmengen in verschiedenen Epidermisschichten:

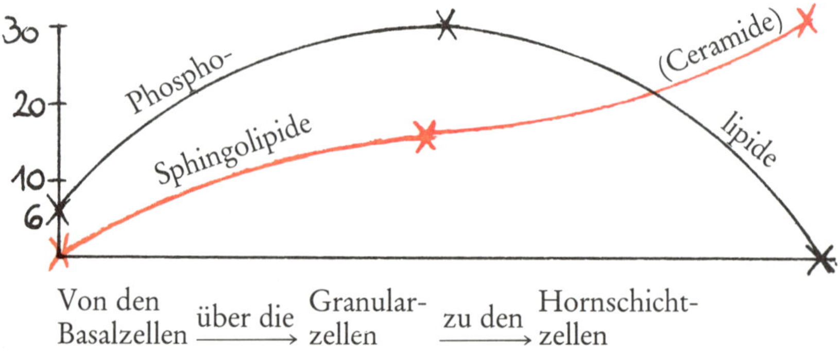

Diese Erkenntnisse über die Zusammensetzung des Hautlipids führen dazu, daß die vorgenannten Sphingosomen, als die Liposomen der neuesten, optimalen Generation heute die frühere Generation auf der Basis von Lecithinen ablösen.

Ferner ist dazu zu sagen, daß die Sphingosomen ausschließlich biologischer Herkunft sind und daher alle physiologischen Ansprüche eines optimalen Biokosmetikums erfüllen. Denn, wie vorher gesagt, finden wir diese überwiegend in den oberen Schichten der Epidermis.

Der Name „Sphingosomen" leidet sich von Sphingosin ab, welches das gemeinsame Strukturmerkmal dieser zu den Ceramiden gehörenden Substanzklasse darstellt.

Transport-System

Die Sphingosomen stellen ein besonders wirksames und insbesondere zuverlässiges Transportsystem dar, um ausgewählte Wirksubstanzen in die Haut einzuschleusen. Aufgrund ihres natürlichen Fettcharakters vermögen sie in die lipophilen Zonen der Haut einzudringen und dadurch die in ihrem Innenraum enthaltenen, hydrophilen Wirkstoffe in die Barriere der Epidermis zu transportieren.

Dabei spielen sich folgende biochemische und physiologisch-chemische Reaktionen und Vorgänge ab:

(1) Die Vesikel öffnen sich durch ihre Wechselwirkung mit der Hautumgebung.
(2) Die Lipidhülle wird durch die Enzyme in der Haut abgebaut und die in den Sphingosomen enthaltenen Wirksubstanzen freigesetzt.

Dabei stehen noch folgende physiologische Vorgänge zur Diskussion, und zwar

(3) die sogenannte Endozytose, das heißt das Eindringen in lebende Zellen und ein dortiges Aufschließen der Liposomen durch fettlösende Fermente, die Lipasen, und
(4) das Verschmelzen der Sphingosomenwände mit den analog gebauten Zellwänden der Hautzellen und deren dortige Freisetzung der Wirkstoffe.

Durch eine derartige sukzessive Freisetzung der angewandten Wirkstoffe kann die Haut diese im Sinne eines Barrieredepots optimal verwerten. Sie wird dadurch bestmöglich in bezug auf ihre natürliche Regeneration intensiviert und in ihren Hautreaktionen angeregt und belebt.

Präparationen

Heute können die verschiedensten Wirkstoffe liposomal verkapselt werden, wie Peptide, Kollagen, Thymus, Elastin, Milz u. a. Organextrakte; Pflanzenextrakte, wie Aloe Vera, Kamille, Kräuterkomplexe u. a.; ganz spezifische Gewebeextrakte, wie Repair Complex, Frischzellen, Hyaluronsäure u. a.; aber auch Monosubstanzen, wie exakt definierte Vitamine, außerdem speziell der Vitamin-B-Komplex, kosmetologisch wirksame und spezifische Wirkstoffkombinationen zur Behandlung von Hautspezifika, wie z. B. von Seborrhoe, einer Neigung zu Akne, einer sensiblen, zu Allergien neigenden Haut, zum Sonnenschutz, zur Desodorierung und vor allem auch zu einer gezielten physiologischen Körperpflege.

Grundsätzlich ist dabei jedoch zu beachten, daß die Liposomen in Präparaten auch tatsächlich als solche Vesikel, als solche Hohlkörperchen vorliegen. Denn die Liposomenhülle löst sich in fast allen fetten Ölen, Emulgatoren und Wachsen eines Produktes. Aus diesem Grunde werden echte Liposomenpräparate am besten in Gelform mit einem nur geringen Fettanteil hergestellt. Denn nur Wirkstoffe in exakter Form von Liposomen-Vesikeln werden tiefer in und von der Haut eingesogen.

Unbedenklichkeit

Durch die erhöhte Penetration der Liposomenpräparate in die Haut wird das Thema der Unbedenklichkeit angesprochen. Hierzu ist zu sagen, daß die Liposomen überwiegend in lipophilen Bereichen der Haut verbleiben und daher eine systemische Spreitung aufweisen, welche das Blut- und Lymphsystem weitestgehend ausschließen.

Tiefen-Einschleusung

Somit gewähren die Liposomen die Möglichkeit, die in der BioKosmetik erwünschte intrakutane Tiefenwirkung optimal zu erreichen, ohne daß irgendwelche unerwünschten Nebenwirkungen einer innerorganismischen Fernwirkung eintreten können.

Milcheiweiß

Milcheiweiß wird aus Magermilch gewonnen, indem man es mittels Labferment ausfällt und anschließend fermentativ zu Polyamiden, bis hinunter zu Tri-, Dipeptiden und Aminosäuren abbaut.

Durch die Zuführung dieses fermentativ aufgeschlossenen Milcheiweißes ermöglichen wir für den Hautstoffwechsel die intrakutane Zufuhr von biogenen Aminen. Auf ihrer Basis ist es der Haut und auch dem Haar möglich, eigene spezifische Aminosäure- und Eiweißkomplexe aufzubauen.

Dadurch erreichen wir eine Normalisierung der Keratinbildung, insbesondere bei einer Tendenz zur Parakeratose und wir bauen Mangelerscheinungen der Haut an essentiellen Aminosäuren vor. Außerdem üben diese lebens- und organnotwendigen Eiweißbausteine des Milcheiweißes einen positiven Einfluß auf Seborrhoe und Akne aus: Sie normalisieren die fettige Degeneration der öligen Seborrhoe und normalisieren bei der trockenen Seborrhoe die lokale Hyperkeratose, insbesondere dann, wenn man sie mit Vitamin A, E und essentiellen Fettsäuren kombiniert.

Phytostimuline

Fermente, Vitamine und Hormone bilden zusammen die lebensnotwendige Gruppe der Bioergine oder Biostimuline. Für die Kosmetik spielen die aus Pflanzenkeimen gewonnenen Wirkstoffe und Bioergine insofern eine wichtige Rolle, da sie ausschließlich lokal auf der Haut wirken und keine Fernwirkungen auf andere Organe entfalten.

Zu den wichtigsten Phytostimulinen gehören Auxin a und b, welche hauptsächlich in Maiskeimen und im Malz vorkommen; ferner Heteroauxin, welches aus Pilzen, Hefezellen und aus frischen Gemüsen gewonnen wird. Sie vermehren die Zellteilung und wirken damit wachstumsfördernd.

Weitere pflanzliche Wuchsstoffe sind die beiden Biosarten, Bios I, heute Meso-Inosit genannt, und Bios II, das heutige Vitamin H oder Biotin, schließlich noch Bios III, Hydroxamino-Buttersäure. Sie kommen in allen frischen Pflanzen vor, stark angereichert in Keimlingen und in den Vegetationsspitzen von Pflanzen und Kräutern, insbesondere im Frühjahr. Besonders reich an allen Phytostimulinen ist der Weizenkeim; in ihm sind alle notwendigen Nähr- und Wuchsstoffe konzentriert enthalten.

Ein Extrakt aus frischen Weizenkeimen und aus ganz spezifischen Kulturen von Edelschimmelpilzen gewonnen, enthält alle im ruhenden Weizenkeim und in den Pilzkulturen enthaltenen wasserlöslichen Wirksubstanzen, insbesondere lebenswichtige Aminosäuren, Fermente, Vitamine, die Phytostimuline und Biostimulantien in konzentrierter, wasserlöslicher und daher leicht resorbierbarer Form.

Dieser pflanzliche Embryonalextrakt bewirkt eine intensivere Durchblutung der Haut; er ist, auch bei großer Empfindlichkeit, bestens verträglich. Außerdem zeigt er sehr gute Erfolge bei Seborrhoe, Hautunreinheiten bis zur Akne und, durch seinen Gehalt an Phytostimulinen und Biostimulantia, vor allem auch bei der Behandlung einer reifen, zu Atrophie neigenden Haut. Da dieser Phytostimulin-Komplex wasserlöslich ist, eignet er sich auch zur Iontophorese.

Die Wirkung aller Phytostimuline ist für den Menschen unspezifisch, das heißt, sie regen allgemein biologisch und physiologisch an, beleben und stimulieren vegetativ, insbesondere in Verbindung mit permeationsfördernden Saponinen, welche die Regeneration der Epidermis von der Keimzellenschicht her beeinflussen.

Zur Gewinnung der Phytostimuline extrahiert man die wirkstoffreichen Keimlinge von Weizen, Reis, Mais, von jungen Frischkräutern im Frühjahr unter schonendster Behandlung bei normaler Temperatur. Heute gibt es außerdem ein neues Verfahren zur Herstellung dieser Extrakte, indem man sie einer Milchsäuregärung zusätzlich unterwirft. Dadurch erhalten die daraus gewonnenen Tinkturen sowohl sämtliche wasserlöslichen Getreidekeim-Wirksubstanzen, sowie darüberhinaus auch die von den Milchsäurebakterien neu gebildeten bioaktiven Substanzen, kombiniert mit abgepufferter Milchsäure.

Allerdings kann man die Phytostimuline selbst nicht einzeln isolieren; man erhält stets einen Komplex dieser biologischen Wirkstoffe, die sich physiologisch im Sinne einer sich potenzierenden Synergie auswirken. Der physiologische Effekt ist nicht unmittelbar biochemisch zu verfolgen, sondern man muß ihn visuell, äußerlich durch Messung und Beobachtung feststellen. Aber man kann eindeutig beobachten, daß die Hautpflege mit Phytostimulinen bei einer Mindestbehandlung von zwei bis drei Wochen zu einer Verbesserung des Hauttonus, zu einer Hebung der Hautelastizität und zu einer funktionellen Beeinflussung des Zellgewebes und seiner Prozesse führt. Die Haut erhält ein glattes, elastisches Relief. So kann man periphere Veränderungen der Hautstruktur durch die äußerliche epiderme Zufuhr von Phytostimulinen korrigieren.

In der BioKosmetik wendet man die naturbelassenen Phytokomplexe zur Behandlung einer trockenen, einer trocken-seborrhoischen und einer sensiblen Haut an, da sie peripher Feuchtigkeit speichernd und allgemein ausgleichend auf die neurovegetative Reaktionslage wirken.

Der große Vorteil von Phytostimulinen besteht in der vollkommenen Unschädlichkeit bei guter physiologischer und kosmetologischer Wirkung. Aus diesem Grunde kann man Phytostimuline erfolgreich zur Behandlung der oben genannten Fälle wie auch gegen Atrophie anwenden, auch schon bei einer noch jugendlichen Haut im Sinne einer Vorbeugung gegen mögliche Mangel- und Ausfallerscheinungen der Haut.

Die Phytostimuline sind daher, zusammen mit den Vitaminen und Fermenten, physiologisch optimale Wirkstoffe gerade für die BioKosmetik durch ihre gute, vielseitige Wirksamkeit, Verträglichkeit und Unschädlichkeit.

Schwefel

Schwefel ist ein wichtiger und unentbehrlicher Bestandteil mehrerer Aminosäuren und somit der Eiweißsubstanz im menschlichen Organismus. Er kommt in den Bindegewebe-Substanzen vor, insbesondere in den für die Hautverhornung bedeutungsvollen Aminosäuren Cystin, Cystein und Methionin.

Bei einem Mangel an Schwefel oder bei Störungen des Schwefelstoffwechsels kommt es zu physiologischen Ausfallerscheinungen der Talgdrüsen und der Schleimhäute in Nase und Mund; Haare und Nägel verkümmern in ihrem Wachstum.

In der BioKosmetik verwendet man besonders aufbereiteten biologisch aktiven Schwefel, und zwar zur Behandlung von Hautunreinheiten, Seborrhoe, Akne und Hyperkeratosen. Dabei kann man einen Umschlag in der Wirkung des Schwefels feststellen: Bis zu einem Gehalt von etwa 5 % wirkt er keratoplastisch, das heißt keratinbildend; in einer höheren Konzentration ab 10 % und größer jedoch keratolytisch, das heißt Hornschicht lösend. Entsprechend seiner physiologischen Wirkung normalisiert Schwefel die Talgdrüsen-Überfunktion bei fettiger Seborrhoe (Seborrhoea oleosa) der Haut, vor allem der Kopfhaut.

Feinstverteilter, elementarer Schwefel kann endoderm und diaderm in die Haut aufgenommen und sowohl in das Haarkeratin, wie auch in die Hornschicht selbst eingebaut werden.

Die physiologische Bedeutung der Vitamine

Für den ungestörten Ablauf aller physiologischen Funktionen benötigt der menschliche Organismus etwa 40 verschiedene Komponenten. Sie alle sind deshalb lebensnotwendige (essentielle) Bestandteile der Nahrung. Zu ihnen gehören die eigentlichen Aufbaustoffe, wie Eiweiß, Fette, Kohlehydrate, Aminosäuren und Mineralsalze sowie auch Wirkstoffe, vor allem die Vitamine und Spurenelemente.

Die Vitamine sind somit lebensnotwendige Substanzen und durch zwei charakteristische Eigenschaften gekennzeichnet:

Bedarf

(1) Der Bedarf eines Menschen an jedem einzelnen Vitamin beträgt nur wenige Mikrogramm bis Milligramm pro Tag. Demgegenüber benötigen wir von den (Makro-)Nährstoffen die mindestens 1000mal größere Menge.

Als Wirkstoffe sind die Vitamine Vermittler (Katalysatoren) bei den Auf- und Abbauvorgängen im Organismus, ohne selbst als Baustoffe zu dienen.

(2) Vitamine sind stets organische Substanzen und unterscheiden sich damit von den anorganischen Spurenelementen, wie Eisen, Kobalt, Jod, Mangan u. a., die aber sonst auch als essentielle Wirkstoffe zu betrachten sind.

Heute kennt man 13 Vitamine. Dabei ist jedes von ihnen als Gruppe von verwandten Stoffen mit gleichartiger Wirkung zu betrachten.

Außerdem gibt es aber noch weitere Substanzen, die man den Vitaminen zuordnen kann, deren Vitaminnatur jedoch noch nicht vollkommen bewiesen ist, wie z. B. Orotsäure (Vitamin B_{13}), Inosit oder Bios I, Rutin oder Vitamin P u. a.

Biofunktion

Die Vitamine haben eine biokatalytische Funktion. Durch ihre Anwesenheit ermöglichen sie den Auf- und Abbau der Nahrungsstoffe und sind somit Werkzeuge der Stoffwechselsteuerung. Die Vitamine der B-Gruppe, ferner die Pantothensäure (Panthenol), die Folsäure und das Biotin werden im Organismus in Fermente eingebaut. Damit haben sie eine grundlegende Bedeutung für den normalen Ablauf des Kohlehydrat-, Fett- und Eiweißstoffwechsels.

Wenn eines oder mehrere Vitamine im Organismus fehlen oder in unzureichender Menge vorhanden sind, dann führt dies zu Störungen des Stoffwechsels, der nervlichen Leistungen, zu Wachstumshemmung, ja zur Krankheit. Ein Mangel an Vitaminen kann auch zu Störungen der Fortpflanzung führen, außerdem zu einer erhöhten Anfälligkeit für Infektionen und Parasiten.

Die Funktionen der einzelnen Vitamine im Energie- und Stoffwechselgeschehen sind sehr spezifisch, so daß im Falle eines Mangels die durchgängige Kette eines oder mehrerer normalerweise durchgängiger Stoffwechselprozesse gestört werden kann.

Hypovitaminosen

Neben den Avitaminosen, bei denen eine oder mehrere Vitamine vollkommen fehlen, gibt es auch sogenannte Hypovitaminosen. Sie äußern sich häufig in nicht eindeutigen Symptomen, wie Veränderungen der Haut, einer verminderten Vitalität und Regsamkeit, einer herabgesetzten Infektionsabwehr u. a. Es gibt aber auch sogenannte latente Hypovitaminosen. Das sind Zustände, die sich normalerweise nicht als Mangelerscheinung zu erkennen geben, bei plötzlicher Belastung (Streß) des Organismus jedoch Mangelerscheinungen auslösen können.

Antivitamine

Außerdem gibt es auch Mangelzustände an Vitaminen durch sogenannte Antivitamine oder Vitamin-Antagonisten. Sie können als Nahrungsbestandteile oder als Medikamente, wie Sulfonamide und Antibiotika, in den Organismus gelangen und hier entweder die Resorption des Vitamins hemmen oder dessen spezifische biochemische Aufgabe stören. So bindet Avidin im rohen Eiereiweiß Biotin und verhindert dadurch die Resorption des Vitamins. Thiaminase, ein Ferment in rohen Fischen, spaltet Vitamin B_1. Der Wirkungsmechanismus der typischen Antivitamine beruht darauf, daß sie eine ähnliche chemische Struktur wie das Vitamin haben und dieses daher von seinem Wirkungsort zu verdrängen vermögen. Auf diese Weise erklärt sich auch die antagonistische Wirkung gewisser Medikamente.

Andererseits gibt es aber auch noch Nahrungskomponenten, welche den notwendigen Vitaminbedarf erhöhen. Eine steigende Eiweißzufuhr bedarf einer Erhöhung des Vitamins B_6, ein erhöhtes Angebot von Kohlehydraten eines erhöhten Bedarfes an Vitamin B_1. Ein steigendes Angebot ungesättigter Fettsäuren bedarf einer Erhöhung des Vitamin E. Ähnliche bedarfssteigernde Substanzen sind bakteriostatische Stoffe, wie zum Beispiel Sulfonamide und Antibiotika.

Wenn die Abwehrkräfte des Körpers angeregt werden, und damit auch der Organismus auf seine Reservestoffe zurückgreift, dann ist dies auch mit einer erhöhten Aktivität des Fermentsystems verbunden. Da die Vitamine ja häufig Fermentcharakter haben, so führt jede Steigerung der Stoffwechseltätigkeit zwangsläufig zu einem erhöhten Verbrauch an diesen betreffenden Vitaminen. Dies gilt nicht nur für die Krankheit, sondern auch für körperliche Anstrengungen und erhöhte Belastungen und Leistungen.

Jeder Mensch ist den ständig wechselnden Einflüssen und Belastungen der Umwelt ausgesetzt. Der Stoffwechsel muß sich diesen jeweiligen Bedürfnissen anpassen, und so ist als Folge davon, auch der Vitaminbedarf — in bestimmten physiologischen Grenzen allerdings — Schwankungen unterworfen. Einen für alle Fälle gültigen Vitaminbedarf kann man daher nicht exakt zahlenmäßig festlegen, sondern es lassen sich immer nur unter bestimmten Voraussetzungen Mittelwerte und Normalwerte experimentell finden. Bei uns Menschen lassen sich daher ganz exakte Vitaminbedarfszahlen nicht mit Sicherheit angeben. Wohl kann man die Mindestmenge bestimmen, die täglich zugeführt werden muß, um das Auftreten von Mangelkrankheiten zu vermeiden. Im Einzelfall jedoch ist mit Abweichungen zu rechnen, da einmal die Ausnützung des dargebotenen Vitamins durch verschiedene Faktoren beeinträchtigt wird, und außerdem der Vitaminbedarf — wie gesagt — bei körperlichen Belastungen und Leistungssteigerungen in nicht abzuschätzendem Ausmaße zunehmen kann. Es ergibt sich somit die Notwendigkeit, den Vitaminbedarf reichlich zu decken, damit auch in ungünstigen Fällen eine ausreichende Versorgung gewährleistet ist.

Dies ist um so leichter durchzuführen, als im Gegensatz zu anderen Wirkstoffen, die meisten Vitamine in großen Mengen aufgenommen werden können, ohne daß es zu irgendwelchen nachteiligen Wirkungen auf den Organismus kommt. Sogenannte Hypervitaminosen sind daher bisher ausschließlich bei unsachgemäßer therapeutischer Anwendung von Vitamin A und Vitamin D beobachtet worden, bei den anderen Vitaminen nicht.

Hypervitaminosen

Die gleiche Substanz muß jedoch nicht für alle Organismen Vitamincharakter haben, da der eine sie selbst aufzubauen vermag, der andere hingegen nicht.

Im Organismus wirken die Vitamine als Biokatalysatoren, wobei sie als Bausteine von Fermenten und Fermentsystemen, als sogenannte „Co-Fermente", den geschlossenen Ablauf der Stoff- und Energiewechselprozesse in Fluß halten und gewährleisten. Ausgesprochene

Bau- und Energiestoffe für die Körperzellen sind die Vitamine jedoch kaum.

Der Unterschied von Vitamin zu Vitamin liegt einmal in der verschiedenen substantiellen Zusammensetzung und molekularen Struktur, sowie physiologisch in der Funktionsspezifität. Die Verwandtschaft und die gegenseitige Umwandlung im Organismus zwischen Vitaminen und Enzymen zeigt sich vor allem auch darin, daß sich jene an ganz spezifische Eiweißkörper anlagern und in dieser Form fermentative, biokatalytische Wirkungen in den Zellen, im Zellgewebe, in den Organen und im Zusammenspiel des gesamten Stoffwechsels hervorrufen.

Neben ihrer Bedeutung als lebenswichtige Faktoren der Ernährung ist die Verwendung für biokosmetische Behandlungen ebenso von wichtiger Bedeutung. In diesem Falle wirken die Vitamine nicht nur im Sinne einer Substitution, sondern einer echten kosmetologischen, biodynamischen Wirkung.

Vitamin A

Vorkommen

Das Vitamin A ist ein schwachgelbliches viskoses Öl, welches in der Butter, im Milchfett, Eigelb und Lebertran vorkommt. Im Pflanzenreich ist das freie Vitamin A selbst nicht zu finden, jedoch seine Provitamine, die Carotine.

Physiologische Funktionen

Dem Vitamin A kommt eine große Bedeutung für die normale Beschaffenheit und für die Erhaltung der Funktion epithelialer Gewebe zu. Es ist im Wechselspiel der Oxydations- und Reduktionsprozesse ein grundlegender Biokatalysator. Es verhindert eine verfrühte oder vermehrte Degeneration des epithelialen Gewebes. Es hemmt eine degenerative Eiweißzusammenlagerung und beugt vorzeitigen Alternserscheinungen des Zell- und Bindegewebes vor. So erhält das Vitamin A den Verhornungsvorgang der Epidermis in seinem normalen Gleichgewicht (Orthokeratose), indem es sowohl einer zu starken (Hyperkeratose), wie einer ungenügenden Verhornung (Parakeratose) vorbeugt. Außerdem wirkt es als Wachstumsferment auf die optimale Ausbildung der Zellen ein.

Wichtig sind auch die Wechselbeziehungen zwischen Vitamin A und verschiedenen Hormonen. So weisen die Sexualdrüsen einen hohen Vitamin-A-Gehalt auf und bei seinem Mangel kommt es zu einer Beeinträchtigung der Sexualfunktion. Ebenso besteht ein Antagonismus (Gegenspiel) zwischen Vitamin A und Thyroxin, dem Hormon der Schilddrüse.

Normalerweise wird Vitamin A in Gegenwart von Fetten und Galle vom Darm resorbiert. Aber es ist eindeutig auch nachgewiesen, daß Vitamin A in und durch die Haut sorbiert wird. Damit ist die Gewähr gegeben, daß durch BioKosmetika dargereichtes Vitamin A seine Epithelschutzwirkung unmittelbar auf und in der Haut entfalten kann.

Mangelerscheinungen

Bei einem Vitamin-A-Mangel kommt es zu charakteristischen Haut- und Schleimhautveränderungen: Die Schleimsekretion versiegt, es zeigen sich eine übermäßige Trockenheit, degenerative Gewebeumwandlungen und eine verstärkte Verhornung der Haut. Wenn der Vitamin-A-Mangel länger andauert, dann breiten sich die Verhornungen auch an den Schleimhäuten der Atemwege, des Verdauungskanals und des Urogenitalsystems aus. Dabei wirkt Vitamin A wahrscheinlich auf den Eiweißstoffwechsel der Epithelzellen unmittelbar ein.

Die klassische Hautveränderung bei einer Verarmung ist die Bildung von aufschießenden, etwa stecknadelkopfgroßen, an das Follikel gebundenen Papeln, meist auf beschränktem Bereich, wie der Jochbeingegend. Häufig sind diese Knötchen von einer Entpigmentierung um das Follikel umrandet. Mit zunehmendem Alter können sich diese papulösen Erhebungen noch stärker ausprägen.

Bei Kindern zeigt sich meist nur eine mehlstaubartig erscheinende Trockenheit der Haut. Sie ist außerdem schlaff, fältelig, und die Schweiß- und Talgdrüsentätigkeit ist auffallend vermindert. Hinzu treten häufig intensive Hyperpigmentationen. Die Haut selbst wirkt glanzlos, die Haare ergrauen vorzeitig, es tritt ein ausgeprägter Haarausfall ein, und die Nägel zeigen eine starke Längsrillung.

Ein besonders auffälliges Symptom der Vitamin-A-Hypovitaminose ist die Nachtblindheit. Der Sehpurpur (Rhodopsin) tritt mit Vitamin A bzw. dessen Aldehyd in katalytische Verbindung. Bei einem Mangel ist der Wiederaufbau des Sehpurpurs gestört; gleichzeitig kommt es zu einer Einschränkung der Farbempfindlichkeit.

Anwendung

So wirkt Vitamin A biokosmetisch gegen eine Hyperkeratose, gegen eine übermäßige Trockenheit der Haut, gegen Komedonenbildung und eine Hyperpigmentation. Außerdem beugt es einer Faltenbildung und Abschuppung der Haut vor und reguliert Dysfunktionen der Schweiß- und Talgdrüsen. Man nennt es daher mit Recht „Epithelschutzvitamin".

Durch diesen Haut- und Schleimhautschutz wirkt das Vitamin A außerdem antiinfektiös, indem es Defekte der Epithelschicht verhindert und so Erregern den Eintritt in den Organismus sperrt. Seine Bedeutung im allgemeinen Stoffwechsel beruht außerdem darin, daß es für die Fettbildung aus Kohlehydraten als Biokatalysator wirksam ist.

Provitamin Carotin

Wenn man dem Organismus Provitamin A, Carotin, zuführt, dann wird es in der Leber und im Darm in Vitamin A umgewandelt. Aber auch die Talgdrüsenzellen der Haut haben die fermentative Fähigkeit, Carotin in Vitamin A aufzuspalten. Dadurch ist es möglich, die einschlägigen Funktionen der Haut durch epidermal angewandte Carotin-Präparate vorbeugend und ausgleichend zu beeinflussen.

Wirkung

Dabei regt Carotin die Tätigkeit der Schweiß- und Talgdrüsen an, ohne sie jedoch über das normale Maß hinaus zu steigern. Diese physiologische Wirkung ist auch bei Seborrhoe von Bedeutung. Vor allem aber unterstützt Carotin die Ausbildung und die normale Keratinisierung der Epidermiszellen; es wirkt damit Überverhornungen entgegen. Außerdem bewirkt es eine leichte Anregung der Durchblutung.

Erscheinungsmäßig wird eine trockene, schuppige, hyperkeratotische Haut geschmeidiger, glatter und elastischer. Auf seborrhoischer Basis entstandene Effloreszenzen granulieren schneller und leichter, bauen teils von selbst ab und werden in geringerem Maße nachgebildet.

Vitamin D

Heute kennt man 12 Provitamine und 5 eigentliche Vitamine D. Daher spricht man von einer „Vitamin-D-Gruppe". Sie sind alle chemisch miteinander verwandt, da sie das gleiche Sterin-Grundgerüst besitzen, wie auch Cholesterin, Ergosterin u. a. Die Vitamine entstehen jeweils aus den Provitaminen, und zwar durch Umwandlung unter ultravioletter Bestrahlung.

Vorkommen Die Provitamine und die Vitamine kommen in der Natur im Lebertran, im Eidotter, in der Milch, in der Butter u. a. vor.

Wirkung Vitamin D wirkt regulierend auf den Calcium- und Phosphorstoffwechsel ein. Unter seinem Einfluß wird Calcium-Phosphat in das Knochengrundgewebe eingelagert. Die Haut ist fähig, Provitamine D zu speichern, welche, wie gesagt, an sich unwirksam sind und erst unter dem Einfluß von UV in Vitamine D umgewandelt und damit aktiviert werden.

Mangelerscheinungen Eine unzureichende Zufuhr oder das Ausbleiben einer endogenen Bildung von Vitamin D, infolge Sonnenmangels, führen vor allem bei Kleinkindern zur Rachitis. Aber auch bei Erwachsenen kann es zu einer Knochenerweichung kommen, zu Osteomalazie. Als allgemeine Symptome der Rachitis zeigen sich Wachstumsstörungen und vor allem Deformationen des Knochenbaues. Daher spricht man auch beim Vitamin D vom „antirachitischen Vitamin".

Anwendung Dermatologisch verwendet man Vitamin D vor allem bei Ekzemen, Psoriasis und bei Sklerodermie. Man hat es auch bei anderen Dermatosen angewandt, die einer Therapie sonst schwer zugänglich sind.

Vitamin E

Vorkommen

Vitamin E kommt vor allem in den Keimen von Gramineen, also Getreiden vor, aber auch in anderen Pflanzen sowie in Fleisch, Milch und im Eidotter. Es gibt eine Vitamin-E-Gruppe: α-, β-, γ-und δ-Tokopherol. Sie unterscheiden sich bei gleicher Grundstruktur in ihrer Konfiguration und ihren Seitenketten.

Physiologische Wirkungen

Die grundlegende physiologisch-chemische Wirkung besteht darin, daß die Tokopherole als Antioxydantia Oxydationsvorgänge im Organismus zu hemmen vermögen. Durch ihre antioxydative Wirkung vermindern sie den Verbrauch an Sauerstoff in der Muskulatur, insbesondere in der Leber. Alpha-Tokopherol nimmt bei der Zellatmung und den damit zusammenhängenden Energie liefernden Prozessen eine besondere Stellung ein. Es steht dabei in Verbindung mit den gelben Atmungsfermenten und den Zellkernsubstanzen.

Dem Vitamin E kommt eine ganz besondere Bedeutung für die Existenz der Zellen zu. Bei einem Mangel an Vitamin E treten Störungen der Muskulatur und des Nervensystems ein, wobei insbesondere das Empfindungsvermögen, die Sensibilität leidet, verursacht durch organische Degenerationserscheinungen. Seine biochemische Wirkung besteht darin, daß es im Stoffwechsel leicht oxydierbare Stoffe vor einer verfrühten Veränderung schützt.

Pharmakodynamisch bewirkt Vitamin E bei einer atrophierenden Haut eine Erhöhung der Durchblutung, eine Normalisierung des Kreislaufs, eine Förderung der perkutanen und intrazellulären Sorption, wodurch es die Zellneubildung und die optimale Ausgestaltung der Epithelzellen unterstützt. Allgemein physiologisch wirkt Vitamin E über die Hypophyse tonisierend und leistungssteigernd.

Pharmakologisch auffällig ist das günstige Zusammenwirken der Vitamine E und A zu einer gemeinsamen antiatherosklerotischen Wirkung. Die kombinierte Gabe beider Vitamine führt zu einer deutlichen Verminderung des Cholesteringehaltes im Blut.

Infolge seiner antioxydativen Eigenschaft setzt Vitamin E den Grundumsatz der Gewebe und damit deren Sauerstoffverbrauch herab; ferner schützt es leicht oxydierbare Vitamine, wie Vitamin A und die Carotine vor einer Oxydation. Als zentralen Angriffspunkt der Vitamin-E-Wirkung betrachtet man das diencephal-hypophysäre System. Das alpha-Tokopherol wird sogar direkt als ein „Regulator der Hypophysenfunktion" betrachtet. Denn über die Hypophyse beeinflußt Vitamin E die Synthese und Ausschüttung von Geschlechtshormonen und nimmt damit Einfluß sowohl auf die männliche, wie auf die weibliche Physis und Psyche. Darüber hinaus wirkt es gleichfalls, via Hypophyse, in den Kohlehydratstoffwechsel und Wasserhaushalt hinein.

E-Avitaminosen konnte man beim Menschen bisher noch nicht nachweisen; die vorteilhafte und günstige Wirkung des Vitamin E beim Menschen beruht daher in der Hauptsache auf dem kosmetodynamischen Effekt hoher Dosierung.

Anwendung In der Dermatologie und in der BioKosmetik kann man Vitamin E mit gutem Erfolg bei einer trockenen, fettarmen, feuchtigkeitsarmen, zu Atrophie neigenden Haut, beim seborrhoischen Zustand, bei einer Tendenz zu Akne, bei Licht- und Gewerbedermatosen, zur Behandlung von Keloiden anwenden. Es wirkt dabei tonisierend und vor allem auch leicht durchblutend auf den Zustand der Haut. Dadurch ist es bei allen Fällen einer Atrophie ein optimales Mittel der Wahl, vor allem im Rahmen der BioKosmetik.

„Vitamin F“ – essentielle Fettsäuren

Definition

Essentielle Fettsäuren, wie Linolsäure, Linolensäure, Eleostearinsäure, Arachidonsäure u. a. sind mehrfach ungesättigte Fettsäuren mit sog. konjugierten Doppelbindungen.
Diese essentiellen Fettsäuren entsprechen nicht ganz dem klassischen Vitaminbegriff; denn sie sind zugleich Nahrungsmittel und außerdem nur in höherer Dosierung wirksam. Für den menschlichen Organismus sind sie jedoch unbedingt lebensnotwendig, so daß man für sie den Begriff der „Vitagene” vorgeschlagen hat.
Aufgrund der wissenschaftlichen Untersuchungen und ihrer semantischen Präzisierung sollte man ausschließlich die biologisch optimal wirksame und in der Praxis bedeutendste ungesättigte essentielle Fettsäure, die cis, cis-Linolsäure als Vitamin F bezeichnen und damit zugleich exakt definieren.

Physiologische Wirkungen

Das Vitamin F hat eindeutig zwei Hauptfunktionen, und zwar eine den Fettstoffwechsel regulierende und eine wachstumsfördernde Wirkung. Bei seinem Fehlen treten schwere Gesundheitsstörungen auf:
Das Wachstum hört auf, das Körpergewicht bleibt stehen, die Haut wird trocken und es entstehen zunächst trockene, schuppende Ekzeme, begleitet von einer allgemeinen Hautentzündung, einer Dermatitis. Außerdem tritt ein zunehmender Haarausfall ein. Sogar der allgemeine Gesundheitszustand verschlechtert sich zusehends und es zeigen sich innerlich Veränderungen der Leber und der Nieren. Gibt man nur geringe Mengen essentieller Fettsäuren, so hören die vorgenannten krankhaften Zustände auf.
Vor allem von Bedeutung ist die Wirkung des Vitamin F im Rahmen der Atherosklerose-Forschung. Heute wird allgemein anerkannt, daß es den pathologisch erhöhten Spiegel der Blutlipide und des Cholesterins herabzusetzen vermag.

Anwendung

Die Vitamin-F-Fettsäuren beheben trockene, welke und fahle Zustände der Haut. Außerdem vermindern sie die Anfälligkeit für Ekzeme und Akne. Unter der Pflege mit Vitamin F normalisiert sich das Hautgewebe, das Unterhautzellgewebe wird gestärkt, die Talgdrüsenfunktion normalisiert sich, und die Widerstandsfähigkeit der Haut wird gesteigert.
Dermatologisch und kosmetologisch verwendet man daher essentielle Fettsäuren bei trockener Seborrhoe, Akne, Schuppung und Sprödigkeit der Haut, Xerodermie, Ekzemen und Haarausfall, mit dem pharmakologischen Ziel, die Granulation und die Epithelisierung zu begünstigen und zu beschleunigen.

Vitamin K

Vorkommen
Wirkung

Vitamin K, Phylochinon, kommt als Vitamin K_1 und K_2 vor. Die Hauptwirkung des Vitamin K liegt in dem sehr komplizierten Prozeß der Blutgerinnung. Durch seinen Einfluß auf das Prothrombin nimmt Vitamin K auch Einfluß in die immunologischen Vorgänge. Außerdem ist es an Redoxvorgängen im Zellstoffwechsel beteiligt und ist außerdem auch mit der fermentativen Atmungskette verbunden.

Normalerweise wird Vitamin K von den Dickdarmbakterien gebildet. Es kommt daher im allgemeinen in reichlicher Menge im Organismus vor. Allerdings kann eine Verabreichung von Sulfonamiden und Antibiotika über längere Zeit hindurch zu einer Schädigung der Bakterienflora des Darmes führen und damit zu einer Störung der bakteriellen Vitamin-K-Synthese. Bei einem Mangel treten Blutungen auf infolge eines zu geringen Gehaltes des Blutes an Prothrombin. Die Blutgerinnung ist ein fermentativer Vorgang, wobei sich das im Blutplasma vorhandene Protein, Fibrinogen, durch das Fibrin-Ferment so verändert, daß es aus dem flüssigen (Sol-) in den festen (Gel-)Zustand übergeht.

Anwendung

Aus diesem Grunde verwendet man Vitamin K dermatologisch bei Blutungen in das Gewebe, Purpura, zusammen mit Vitamin P bei einer kapillaren Gefäßwandschwäche.

Äußerlich auf die Haut aufgebracht wirkt Vitamin K als Durchblutung förderndes Stimulans.

Vitamin-B-Komplex

Zu diesem viel gebrauchten Komplex gehören die Vitamine B_1, B_2, B_6 und B_{12}, außerdem die sogenannten Vitamin-B-Faktoren, Biotin, Folsäure, Niacin, Niacinamid und Pantothensäure bzw. Panthenol. Sehr häufig rechnet man hierher auch Inosit und Cholin, doch ist ihr Vitamin-Charakter noch nicht endgültig anerkannt.

Die Wirkstoffe des Vitamin-B-Komplexes kommen in der Natur meist gemeinsam vor. Auch im Stoffwechsel des menschlichen Organismus bilden sie eine funktionelle Einheit, da sie die Bestandteile verschiedener Co-Enzyme darstellen und somit unentbehrliche Glieder von ganzen Reaktionsketten sind. So spielen sie bei der Zellatmung, dem Kohlehydratumsatz, dem Auf- und Abbau der Fette und Aminosäuren eine tragende und ausschlaggebende Rolle. Außerdem aber sind sie am Energiestoffwechsel beteiligt und dadurch zur Aufrechterhaltung der Lebensvorgänge unentbehrlich.

Durch diese enge Verknüpfung und die Mannigfaltigkeit ihrer Funktionen ist es verständlich, daß der Ausfall eines einzigen Faktors des B-Komplexes auch die Wirkungsmöglichkeit der anderen Vitamine beeinträchtigt. Dies ist der Grund, weshalb bei einem Vitamin-B-Mangel die Erscheinungen sehr vielseitig und verschieden sein können. Sie betreffen hauptsächlich das Wachstum, die Haut und die Schleimhäute, das Blut und das Nervensystem.

Vitamin B1

Vorkommen Vitamin B_1, Aneurin oder heute auch Thiamin genannt, findet sich vorzugsweise in den äußeren Zellschichten von Getreiden, wie Weizen, Roggen, Gerste, Hafer, Reis, außerdem in der Hefe und in Hülsenfrüchten.

Wirkung Das Vitamin B_1 ist im Organismus als Ferment wirksam, insbesondere im Kohlehydrat-Stoffwechsel. Es spielt als Co-Enzym (Cocarboxylase) eine zentrale Rolle im Stoffwechsel der Kohlehydrate, aber auch der Fette und der Proteine, indem es eine verbindende Brückenstellung zwischen den einzelnen Stoffgruppen einnimmt. Dadurch erfüllt Vitamin B_1 eine lebenswichtige und zentrale Enzym-Funktion im Organismus und beeinflußt indirekt auch den Wasserhaushalt. Außerdem wirkt es fördernd bei Erregungsübertragungen an den Synapsen des vegetativen Nervensystems und wird daher auch als „zweiter Vagusstoff" bezeichnet. Zwischen ihm, den Hormonen der Nebennierenrinde und des Nebennierenmarkes besteht eine synergistische Beziehung gegenseitig sich unterstützender und potenzierender Wirkung.

Mangelerscheinungen Bei der großen Anzahl von organischen Reaktionen des Vitamin B_1 ergeben sich verständlicherweise vielseitige Energie- und Stoffwechselstörungen bei einem Thiaminmangel. Dabei sind die Anfangszeichen einer B_1-Hypovitaminose beim Menschen vielseitig und dadurch uncharakteristisch. Sie können sich in Appetitlosigkeit, Müdigkeit, verminderter Leistungsfähigkeit, Reizbarkeit, leichten Ödemen der Haut, einer peripheren Gefäßerweiterung mit einem ausgeprägten Füllungszustand der Venen äußern.

Da Vitamin B_1 im Organismus unter anderem auch als säureabbauendes Ferment wirkt, so entsteht bei seinem Mangel oder seinem Fehlen eine Übersäuerung, eine Acidose und damit eine Verminderung der Alkalireserve im Blut und in den Geweben. Es kommt physiologisch zu einer Erhöhung des Milchsäurespiegels, zu einer Anhäufung von Brenztraubensäure und Adenylsäure und damit generell zu einer Erhöhung der Säurewerte im Serum und Plasma. Diese Verschiebungen im physiologischen Säure-Basen-Gleichgewicht können zu neurovegetativen Störungen führen und, als Sekundärfolge, die Ursache für das Auftreten von Reizungen, Rötungen, Erythemen, Irritationen, Bläschen und Blasenbildung, sowie akneiformen Hauteffloreszenzen bilden.

Anwendung Vitamin B_1 hat sich als Wirkstoff bei den vorgenannten Hautsymptomen, auch bei Seborrhoe, Neigung zu Akne und Disposition zu

Allergien bewährt. Der Hinweis zur Erklärung dieser Wirkungen ergibt sich aus der vorgenannten physiologischen Wirkung des Vitamin B_1 als säure-abbauendes Enzym.

Bei der Behandlung der Haut mit Vitamin B_1 ergibt sich ihre periphere und endoderme Wirkung aus den vorgenannten physiologischen Eigenschaften des Säureabbaues und damit der Möglichkeit, eine Acidose aufzuheben und durch die Fähigkeit zur Neutralisation wiederum eine natürliche Alkalireserve herzustellen.

Innerlich in physiologischer Dosis wirkt Thiamin beruhigend, ausgleichend und neutralisierend auf neurovegetative Störungen ein, was auf seine Eigenschaft als „zweiter Vagusstoff" zurückzuführen ist. Außerdem bewirkt es eine Neutralisierung und Harmonisierung des Säure-Basen-Gleichgewichtes durch die bereits erwähnte Erhöhung der Alkalireserve, speziell der Calciumionen. Dadurch tritt im Stoffwechsel eine Förderung der im Energiestoffwechsel wichtigen Phosphorilierungsprozesse ein, mit einer dadurch bewirkten Widerstandskraft und Leistungsfähigkeit bei erhöhter Beanspruchung und Belastung.

Vitamin B 2

Vorkommen

Vitamin B_2 ist Lactoflavin und Lactoflavinphosphorsäure; es kommt frei nur in der Milch vor, sonst gebunden in der Molke, Hefe, in Eiern, organisch in der Leber und auch im Herzmuskel.

Wirkung

Auch das Vitamin B_2 wirkt im Organismus als Ferment und zwar ist es das Co-Enzym des „gelben Atmungsfermentes". Als ein wechselndes Reduktions-Oxydationssystem (Redoxsystem) ist es am Umsatz fast aller Nahrungsstoffe für den Organismus beteiligt. Den physiologisch-chemisch verschiedenartigen Reaktionen liegt jedoch ein einziger gemeinsamer Wirkungsfaktor zugrunde, nämlich die Fähigkeit zu Oxydoreduktionsprozessen der Kohlehydrate, der Fette, der Eiweißstoffe und der Nucleinsäuren. Außerdem bewirkt es den Einbau des zentralen Fe(Eisen)-Atoms in das Ringsystem des Blutfarbstoffes Hämoglobin. Auf dieser gleichen Basis des Redoxvorganges greift das Vitamin B_2 zusammen mit Vitamin A und Nikotinsäureamid in den Sehvorgang ein.

Auf der Haut und intrakutan sorbiert wirkt Vitamin B_2 leicht durchblutungsfördernd, sowie turgorerhöhend. Außerdem wirkt es beruhigend bei einer Überempfindlichkeit, bei einer Hyperergie, sowie bei Symptomen einer Jugendakne.

Auch diese Erscheinungen sind auf die Funktion des Lactoflavins, Redoxsystem zu sein, zurückzuführen. Es baut auch Histamin ab, welches physiologisch stets als sensibilisierender Stoff auftritt. Dadurch neutralisiert Lactoflavin eine übersteigerte Reagibilität, Symptome einer Überempfindlichkeit, wie Reizungen, Rötungen, Erytheme u. a.

Die gute Wirkung von Vitamin B_2 bei Seborrhoe und Jugendakne erklärt sich daraus, daß es die für eine übersteigerte Talgproduktion verantwortlichen Hormone, Testosteron, Androsteron u. a. oxydiert und damit wirkungslos macht.

Mangelerscheinungen

Da ein Teil des Bedarfes an Vitamin B_2 durch bakterielle Synthese im Darm gedeckt wird, kommen schwere Mangelerscheinungen selten vor, Mangelsymptome leichteren Grades jedoch häufiger, insbesondere dann, wenn durch Sulfonamide, Antibiotika und Tuberkulostatika die körpereigene Bakterienflora des Darmes gestört ist.

Ein Mangel an Vitamin B_2 zeigt sich deutlicher als ein Aneurinmangel. Es entstehen Rhagaden und Entzündungen an den Lippen und an der Lippenschleimhaut, die zur Mazeration und Furchung an den Lippen und an der Zunge führen können. Außerdem entstehen lamellös schuppende, Seborrhoe ähnliche (seborrhoide) Erytheme im Bereich der Nasolabialfalten, der Augenwinkel und um den Mund. Diese Erytheme können sich auch dunkel verfärben und hyperkeratotisch grob abschuppen. In diesem Zusammenhang möchte ich noch auf den eigenartigen Befund hinweisen, daß die Schuppen bei Psoriasis einen besonders hohen Gehalt an Vitamin B_2 aufweisen.

Anwendung Durch seine spezifischen Wirkungen auf die Haut verwendet man Laktoflavin zur Behandlung eines alternden, zu Trockenheit neigenden Teints, ferner bei Seborrhoe und einer Neigung zu Akne, sowie bei Reizungen, Rötungen und Entzündungsneigungen einer empfindlichen, leicht irritierbaren Haut.

Vitamin B 6

Vorkommen

Vitamin B_6, Adermin, kommt chemisch in drei Formen vor, nämlich als Pyridoxin, Pyridoxal und Pyrodoxamin. Man findet es im Mais, in der Melasse, in grünen Gemüsen und in der Milch.

Physiologische Wirkung

Die Komponenten der Vitamin-B_6-Gruppe sind in jeder lebendigen Zelle vorhanden, ebenso wie die anderen Bestandteile des Vitamin-B-Komplexes. Das Pyridoxal ist die wirksame Gruppe zahlreicher Enzyme, die insbesondere eine beherrschende Stellung im Eiweißstoffwechsel einnehmen:

(a) Es baut eine Reihe von Aminosäuren in primäre Amine um, wie Histidin in Histamin.

(b) Es wandelt Aminosäuren in Ketosäuren um und, je nach physiologischer Situation, auch umgekehrt. Dieser Umwandlungsprozeß ist also reversibel (umkehrbar).

(c) Pyridoxal beeinflußt den peripheren Hautstoffwechsel, indem es die schwefelhaltige Aminosäure Cystin in Cystein biokatalytisch umsetzt.

Außerdem ist Vitamin B_6 innerorganisch an der Bildung und Verwertung mehrfach ungesättigter Fettsäuren, der essentiellen Fettsäuren beteiligt, die man als „Vitamin F" bezeichnet.

Mangelerscheinungen

Da Vitamin B_6 im Eiweißstoffwechsel eine dominierende Stellung einnimmt, tritt bei einem Mangel vorwiegend eine Störung des Eiweißauf- und -abbaues ein. Es zeigen sich degenerative und atrophierende Erscheinungen verschiedener Organe, ein Wachstumsstillstand, außerdem treten Störungen in der Funktion des Zentralnervensystems ein.

Auf der Haut zeigt sich als klassisches Symptom häufig eine Dermatitis, mit Juckreiz oder Brennen der Haut, Erythembildung mit einer nachfolgenden graugelben Schuppung der Haut, entzündliche Veränderungen der Haut und der Schleimhäute, sowie Seborrhoe ähnliche Hautentzündungen.

Anwendung

In der Hauptsache verwendet man Vitamin B_6, meist zusammen mit den beiden anderen B_1 und B_2, zur Behandlung von Seborrhoe und einer zu Akne neigenden Haut, speziell bei Jugendakne. Es kommt dabei zu einer Tonisierung, einer leichten Durchblutungssteigerung und „Aufhellung" der Haut, wobei die seborrhoische Komponente gebessert wird und Papeln und Pusteln der Akne zum Teil rückresorbiert werden.

Aufgrund seiner physiologischen Eigenschaften als Transaminase von Aminosäuren wirkt es gleichfalls wie B_2 neutralisierend. Dies spielt vor allem eine Rolle bei einer gereizten, geröteten, irritierten Haut, wobei durch Anwendung von Vitamin B_6 Ödeme zurückgehen und selbst bei intensiver Lichteinwirkung keine Lichterytheme entstehen.

Niacinamid

Das Niacinamid nannte man früher auch Antipellagra-Vitamin, „PP-Faktor", da bei seinem Fehlen pellagröse Hautveränderungen im Gesicht und an den Händen aufgetreten sind.

Vorkommen

Das Niacinamid ist in der Tier- und Pflanzenwelt weit verbreitet und tritt in freier, wie in gebundener Form, in Enzymen auf.

Physiologische Eigenschaften

Physiologisch hat das Niacinamid die Eigenschaft zweier wichtiger Fermente, nämlich des sogenannten Coenzyms I und Coenzyms II. Beide Substanzen vereinigen sich mit verschiedenen Eiweißkörpern zu Biokatalysatoren jeweils spezifischer Wirkung. Sie sind Zwischenträger zu den „gelben Fermenten", deren prosthetische Gruppe das Vitamin B_2, Laktoflavin darstellt. Die beiden Coenzyme sind an fast allen physiologischen Reaktionen im Organismus beteiligt, wie am Kohlehydrat-, Fett-, Eiweiß-, Hormon-, Vitamin- und Mineralstoffwechsel. Außerdem bewirkt Niacinamid den Aufbau des Blutfarbstoffes mit und reguliert den Pigmentstoffwechsel auf der Basis des Hämins.

Mangelerscheinungen

Bei einem Mangel an Niacinamid tritt zunächst eine Rötung der Haut ein; später wird sie trocken und rissig. An den dem Sonnenlicht ausgesetzten Hautpartien kommt es zu entzündlichen Veränderungen. Außerdem zeigen sich nervöse Störungen zentraler, wie peripherer Natur. Mangelerscheinungen können bei uns durch Resorptions- und Verwertungsstörungen zum Beispiel nach Magen-, Darm-Operationen u. a. auftreten. Auch bei einer Applikation von Antibiotika und Sulfonamiden kann es zu einer Unterdrückung der bakteriellen Vitaminsynthese im Darm oder zu einer Verdrängung der Niacinsäure kommen. Das Ergebnis ist dann eine Vielzahl entzündlicher Hauterscheinungen, Erytheme, bräunliche Schuppung, Hyperkeratose, Rhagaden, Blasen, Krusten u. a.

Anwendung

Zur Hautbehandlung kann man Niacinamid gleichfalls wiederum mit den anderen Vitaminen des B-Komplexes kombinieren und bei Erythemen, beim seborrhoischen Status, und bei Lichtdermatosen anwenden. Die guten Behandlungsergebnisse, vor allem bei Dermatosen, sind jedoch rein empirisch gefunden worden.

Vitamin B12

Vorkommen

Das Vitamin B_{12} wurde erst vor einigen Jahren als der grundlegende Faktor für die Neubildung der roten Blutzellen gefunden. Man nimmt heute an, daß Vitamin B_{12} mit dem „Extrinsic-Faktor" von Castel identisch ist.

Es kommt in tierischen Organen vor, wie Leber, Niere, Gehirn u. a. und man gewinnt es heute zum größten Teil aus den Rückständen von Streptomycinkulturen.

Es beeinflußt physiologisch die Umwandlung von Neutralfetten in die wichtigen Phosphatide. Außerdem wirkt Vitamin B_{12} als Biokatalysator an der Synthese von Purinen, Nucleinsäuren, Proteinen und anderen organischen Substanzen mit. Es ist an der Bildung von Ribose und Desoxyribose beteiligt, so daß es die für den Zellkernaufbau unentbehrlichen Ribonukleinsäure und Desoxyribonukleinsäure aktiviert bzw. direkt bewirkt. Vitamin B_{12} bildet aus der Folsäure und ihren Abkömmlingen, unter Mitwirkung von Vitamin C, eine aktive Wirkform, den „Citrovorum-Faktor".

Dadurch greift das Vitamin B_{12} unmittelbar in die Bildung der Zellen ein, nicht nur der roten Blutkörperchen und beeinflußt somit auch die Bildung des Zellgewebes, damit der Haut und der Schleimhaut. Es steigert allgemein das Wachstum und alle damit in Verbindung stehenden regenerierenden, aufbauenden, zellerneuernden Prozesse.

Mangelerscheinungen

So zeigen sich als Mangelerscheinungen von Vitamin B_{12} neben der perniziösen Anämie Wachstumsstörungen, Dermatitis, Veränderungen des Zellgewebes, Degenerationen des peripheren und zentralen Nervensystems.

Anwendung

So verwendet man in der Dermatologie und in der Kosmetologie Vitamin B_{12} mit Erfolg bei seborrhoischen Hautaffektionen, Teleangiektasien, atrophischen Symptomen und neurogenen Erscheinungen.

Biotin

Vorkommen

Biotin nannte man früher auch Vitamin H oder „antiseborrhoisches" Vitamin. Es kommt in der Natur wahrscheinlich in allen Zellen vor, wenn auch meist nur in einer sehr geringen Konzentration. Biotin ist in Fetten überhaupt nicht, in Wasser nur sehr gering löslich.

Biotin beteiligt sich – wahrscheinlich auch im Rahmen von Fermentsystemen als Coenzym – an einer Reihe wichtiger Stoffwechselreaktionen. Es wirkt mit im Reaktionsverlauf der Harnstoffsynthese, dem Aufbau des Purinringes, und beim Abbau der Kohlehydratzwischenstufen im Organismus. Außerdem bewirkt es im Eiweißstoffwechsel die Freisetzung von NH_2 – bei einigen Aminosäuren und greift außerdem in den Stoffwechsel der ungesättigten Fettsäuren ein.

Mangelerscheinungen

Ausgesprochene Avitaminosen von Biotin mit charakteristischen Symptomen sind bisher nicht bekannt. Aber es gibt Anzeichen und Tendenzen einer Hypovitaminose, vor allem verursacht durch Arzneimittel, wie Sulfonamide und Antibiotika, welche sich als degenerative Veränderungen der Haut und der Haare äußern: Die Haut verfärbt sich grau-fahl, gleichfalls die Schleimhäute, die zugleich schlecht durchblutet werden. Die Haut wird trocken, die Hornschicht schilfert schuppig ab; die Talgproduktion versiegt nahezu vollkommen.

Anwendung

Dies ist der Grund, weshalb man Biotin dermatologisch und kosmetologisch bei einer trockenen Seborrhoe, bei einer Xerodermie, gegen dystrophische Störungen der Haut und der Schleimhäute, sowie bei Wachstumsstörungen der Nägel anwendet.

Folsäure

Vorkommen

Folsäure ist im Tier- und Pflanzenbereich weit verbreitet. Hauptsächlich liegt sie in Form ihrer Konjugate (Verbindungen) mit Glutaminsäure vor. Im Organismus entfaltet die Folsäure ihre Wirkung in Form des sogenannten Citrovorum-Faktors (Folinsäure). Auch dieser Faktor kommt in der Natur gebunden vor.

Wirkung

Fol- und Folinsäure bewirken eine Mehrzahl lebenswichtiger Stoffwechselumsetzungen. Über Thymin, einem Bestandteil der Desoxyribonukleinsäure des Zellkerns greift das Vitamin auch in den Aufbau der Zellkernsubstanz ein. Sie spielt dadurch eine außerordentlich wichtige Rolle für die Regeneration der Zellkerne in der Epidermis bei Psoriasis. Außerdem beeinflußt die Folsäure die Verwertung der Glutaminsäure und des Tyrosins im Organismus und beeinflußt die Synthese des Kreatins. Bei der Umwandlung der Folsäure in den Citrovorum-Faktor sind Vitamin C und Vitamin B_{12} maßgeblich beteiligt.

Mangelerscheinungen

Als Mangelerscheinungen kann es zu atrophischen Erscheinungen lymphatischer Organe und auch der Haut kommen, zu Störungen des Wachstums, zur Verminderung der Antikörperbildung, wie zu Haut- und Schleimhautveränderungen. Wie bei Biotin können Antibiotika und Sulfonamide, ferner Barbitursäureverbindungen die bakterielle Synthese im Darm stören bzw. die Folsäure aus ihren enzymatischen Verbindungen verdrängen.

Panthenol

Vorkommen Panthenol bzw. die Pantothensäure ist im Pflanzen- und Tierreich weit verbreitet. Sie gehören zur Vitamin-B-Gruppe und sind für die Aufrechterhaltung der Gewebefunktion im Organismus verantwortlich, insbesondere für die Assimilationsprozesse. Damit sind sie für die Substanz aufbauenden Stoffwechselvorgänge von Bedeutung.

Wirkung Panthenol hat auch Einfluß auf den Eiweißstoffwechsel, insbesondere auf die schwefelhaltigen Aminosäuren. Daher spielt es eine sehr wichtige Rolle für die Keratinisierung der Epidermis, der Haare und der Nägel.

Mangelerscheinungen Bei einem Mangel an Panthenol kommt es zu Wachstumsstörungen, zu einem vorzeitigen Ergrauen der Haare, zur Hyperkeratose, Erythemen, Pigmentationen und einer gesteigerten Lichtempfindlichkeit. Zusammen mit Niacinamid, Adermin steht Panthenol in einer engen Beziehung zu den pellagrösen Erkrankungen des Menschen.

Anwendung In entsprechend hoher Dosierung gegeben, beschleunigt Panthenol die Epithelbildung, wirkt granulierend, epithelisierend und entzündungshemmend bei Sonnenbrand, Dermatosen, Reizzuständen und entzündlichen Prozessen der Haut; durch diese Eigenschaften macht es die Schleimhäute widerstandsfähiger gegen Infektionen. Dermatologisch und biokosmetisch hat Panthenol insofern eine besondere Bedeutung erhalten, als es in hoher Dosierung (100–500 mg) fähig ist, eine Azulen-Sensibilisierung zu neutralisieren. Man kombiniert daher die beiden Substanzen, um dadurch die Möglichkeit zu haben, auch einer Azulen-Allergie, bei Hautreizungen, Rötungen, Irritationen u. a. vorbeugend zu begegnen.

Vitamin C

Vorkommen

Vitamin C, l-Ascorbinsäure, findet sich in größeren Mengen in Hagebutten, schwarzen Johannisbeeren, Apfelsinen, Zitronen, in fast allen Gemüsen und vor allem in gekeimten Samen. Der Tagesbedarf eines Menschen wird auf etwa 70 mg pro Tag geschätzt.

Physiologische Wirkungen

Vitamin C ist ebenfalls ein Reduktions-Oxydationssystem, ein „Redoxsystem". Es beeinflußt die Bildung des Bindegewebes, der Knochen, des Knorpels und der Zähne. Dadurch wirkt es auf das Wachstum fördernd und beeinflußt als H_2-Überträger den Kohlehydratabbau, den Fettstoffwechsel und den Umbau der aromatischen Aminosäuren, Tyrosin und Phenylalanin. Es beeinflußt die Bildung der Interzellularsubstanz und damit die Verfestigung des Gewebes und der interzellulären Grenzflächen, wie die Kapillarendothelien.

Vitamin C fördert außerdem die bereits genannte Umwandlung der Folsäure in deren aktive Wirkform, den Citrovorum-Faktor, welcher in die Reifungsvorgänge der roten Blutzellen eingeschaltet ist. Dadurch wird Vitamin C auch ein Katalysator der Zellatmung.

Ascorbinsäure intensiviert die Arbeitsfähigkeit der Muskeln und die Funktionen des Zellstoffwechsels durch eine Aktivierung der Fermentsysteme. Außerdem ist Vitamin C an der Biosynthese der Nebennierenrindenhormone beteiligt. Da es in hohen Dosen gegeben, einen Abbau des Histamins bewirkt, beeinflußt es auch Allergosen in einem ausgleichenden, beruhigenden, normalisierenden Sinn. Ferner beeinflußt es die Bildung von Hyaluronsäure zum Aufbau der Kittsubstanz der Epidermis.

Mangelerscheinungen

Bei einem Mangel an Vitamin C stellen sich Wachstumsstörungen ein und außerdem, im Extrem, Skorbut, eine Krankheit, die sich in Haut- und Schleimhautblutungen äußert. Diese Blutungen beruhen auf einer toxischen Schädigung der Kapillaren, einer erhöhten Gefäßbrüchigkeit. Ferner zeigen sich eine verzögerte Wundheilung, Störungen des Knochenwachstums und der Zahnbildung. Auch die Keimdrüsen stellen bei einem Mangel an Vitamin C die Produktion an Geschlechtshormonen ein.

Anwendung

In der BioKosmetik verwendet man Vitamin C in konzentrierter reiner Form oder als konzentrierten Zitronensaft zum Bleichen von Hyperpigmentationen, auch in Kombination mit Gurkenextrakt.

Rutin/Vitamin P

Im Pflanzenreich kommen mehrere Glykoside vor, bei denen sich Vitamin-P-Wirksamkeit nachweisen läßt. Sie liegen meist als gelbe Farbstoffe vor, wie das Rutin in Citrusfrüchten und Eukalyptus; Citrin, ebenfalls in Citrusfrüchten, Paprika, Hagebutten, schwarzen Johannisbeeren u. a.

Physiologische Funktionen

Rutin zeigt unter diesen genannten Verbindungen die ausgeprägteste Vitamin-P-Wirkung. Es beeinflußt die Durchlässigkeit der Kapillarwände für kolloidal gelöste Substanzen; es wirkt dadurch hemmend auf eine Ödembildung ein. Es normalisiert eine erhöhte Permeabilität der Kapillargefäße und baut kapilläre Blutungen ab. Man nennt es daher „Permeabilitätsvitamin". Die physiologische Wirkung beruht dabei auf einem Antioxydanseffekt. Heute ist man jedoch der Ansicht, daß nicht das Rutin unmittelbar die Festigkeit der Kapillarwände verursacht, sondern das Hormon des Nebennierenmarkes, Adrenalin. Rutin schützt dieses Adrenalin vor einer vorzeitigen Metabolisierung, wodurch eigentlich die Festigung und der Schutz der Kapillarwände bewirkt wird.

Zwischen Rutin und Vitamin C besteht ein Synergismus gegenseitiger Wirkungserhöhung. Außerdem kann Rutin allergischen Erscheinungen vorbeugen und sie zum Teil normalisieren (Ödemrückbildung).

Mangelerscheinungen

Aufgrund der vorgenannten physiologischen Eigenschaften führt ein Mangel an Rutin zu einer Abnahme des Kapillarwiderstandes, und es erhöht die Durchlässigkeit für Eiweiß. Mangelndes Rutin erleichtert somit das Auftreten kapillärer Blutungen ins Gewebe (Purpura).

Anwendung

Rutin hat eine Schutzwirkung bei allen Symptomen einer erhöhten Kapillarpermeabilität und Membrandurchlässigkeit, man verwendet es daher zusammen mit Vitamin C und K bei Teleangiektasien, Purpura, Kapillarschäden und statischen Ödemen.

Qualitätssicherung in der BioKosmetik

Wenn wir uns zunächst fragen: „Was bedeutet Qualität eines kosmetischen Produktes", so können wir diese Qualität definieren als die Summe aller Eigenschaften, die für den Verbraucher von Bedeutung sind, um seine Wertschätzung für dieses Produkt zu erlangen.

Das Qualitätsbewußtsein des Verbrauchers wächst mit steigendem Lebensstandard. Daher muß heute Qualität ständig weiterentwikkelt werden unter Berücksichtigung der neuesten Erkenntnisse aus Forschung und Wissenschaft.

Dies gilt gerade und im besonderen für das Gebiet der BioKosmetik, denn zu keiner Zeit war das Bewußtsein des Verbrauchers so sensibilisiert wie heute im Hinblick auf die eigene Gesundheit, eine gesunde Lebensführung und eine heile und intakte Umwelt.

Eben dieses wachsende Interesse an der Qualität von Kosmetika setzt sowohl Hersteller, als auch die Fachkosmetikerin, insbesondere unter dem Einfluß der Medien, kritischer Betrachtung aus.

Nehmen wir Qualität als das Kriterium zur Beurteilung von Kosmetika, so ist sie untrennbar verbunden mit den Begriffen dermatologischer Unbedenklichkeit und Sicherheit, kosmetologischer Wirkung und gleichbleibender Güte.

Neben dem Können der Fachkosmetikerin, trägt auch die Qualität der angewandten Präparate entscheidend zum Erfolg der kosmetischen Behandlung bei.

Qualitätsprüfungen

Um diese sicherzustellen ist es notwendig, daß die verschiedensten Qualitätsprüfungen den gesamten Herstellungsprozeß eines Produktes begleiten. Beginnend vom Wareneingang, über die Produktion, bis zur Endkontrolle des Fertigproduktes.

Heute verstehen wir unter dem Begriff der Qualitätssicherung eine schon bei den Rohsubstanzen frühzeitig einsetzende Prüfung; hinein bis in alle Stufen der Produktentstehung. Qualitätssicherung ist somit der Oberbegriff einer steten, durchgängigen Qualitätskontrolle.

Wareneingang

Bei der Wareneingangskontrolle werden alle ankommenden Rohstoffe, Grundstoffe und Wirksubstanzen, bevor sie überhaupt zur Verarbeitung gelangen, auf Identität, Reinheit und Qualität mit Hilfe von physikalischen, chemischen und mikrobiologischen Methoden untersucht.

Bereits während des Fabrikationsprozesses von Vormischungen, Wirkstoffkonzentraten und allen Halbfertigpräparaten werden immer wieder einzelne Proben entnommen und entsprechend geprüft.

Erst bei Erfüllung der vorgegebenen Prüfkriterien wird zur Weiterverarbeitung, bzw. Abfüllung freigegeben.

Deutsches Arzneibuch

Grundlage für alle Prüfungen ist das Deutsche Arzneibuch, das in seiner neuesten Ausgabe bereits das Europäische Arzneibuch beinhaltet, die EG-Richtlinien, die rechtlichen Vorschriften des Lebensmittel- und Bedarfsgegenständegesetzes mit der dort integrierten Kosmetikverordnung, das Eichgesetz, insbesondere auch die Vorschriften der Food- and Drug Administration (FDA) in den U.S.A., die internationale Gültigkeit besitzen und sehr strenge Vorschriften und Prüfungsmethoden verlangen.

FDA und CTFA

Mikrobiologie

Ein besonderes Anliegen ist die einwandfreie mikrobiologische Beschaffenheit biokosmetischer Präparate. So hat bereits im Sinne einer umfassenden Qualitätssicherung bei der Formulierung und Rezeptierung neuer Präparate die Auswahl der Rohstoffe durch vorherige Überprüfung unter Ausschluß mikrobiologisch belasteter Rohstoffe zu erfolgen.

Während der Entwicklungsphase werden vom Labor die gefertigten Versuchschargen auf ihre mikrobiologisch einwandfreie Qualität untersucht, die Bedingungen für die Fertigung in der Produktion festgelegt und diese als Herstellungsanweisung an die zuständigen Produktionsabteilungen weitergegeben.

Zur keimfreien Herstellung gehört in jedem Falle auch die Sauberkeit und Hygiene der Räume, der Produktionsmaschinen und des Personals mit steriler Arbeitskleidung.

Produktionsräume werden allnächtlich durch Bestrahlung mit kurzwelligem UVC-Licht desinfiziert und täglich mit Desinfektionslösungen gereinigt.

In besonders kritischen Bereichen der Halbfertigpräparate, insbesondere in der Sterilfiltration, wird der Produktschutz durch das Anlegen von sterilen Gesichtsmasken und Handschuhen in besonderer Weise gewährleistet. Dazu gehört auch ein disziplinierte individuelle Personalhygiene.

Hier sei kurz die rechtliche Situation bezüglich der mikrobiologischen Qualität von Kosmetika erwähnt.

Aufgrund einer Vereinbarung des Industrieverbandes Körperpflege-Waschmittel mit dem Bundesgesundheitsamt sind auf nationaler und EG-Ebene Belastungen von 1000 (10^3) Keimen pro Gramm Kosmetikum zulässig; pathogene Keime sind auszuschließen. Die Vorschriften der Food- and Drug-Administration in den USA sind wesentlich strenger und erlauben nur 100 (10^2) Keime pro Gramm.

Neben der Sicherstellung der mikrobiologischen Qualität ist die Gewährleistung des chemisch-physikalischen Zustandes biokosmetischer Präparate von eminenter Wichtigkeit, das heißt im Hinblick auf die praktische Anwendung muß die Stabilität der Produkte gesichert sein.

Temperaturtest

Dazu werden die kosmetischen Fertigprodukte einer eingehenden Stabilitätsprüfung unterzogen, deren Grundprinzip der Lagertest der Produkte bei + 6 Grad, bei Raumtemperatur und bei + 37 Grad Celsius ist. Dieser Temperatur-Stress-Test muß erfolgreich durchlaufen werden, bevor eine neue Spezialität Marktreife erlangt.

Zentrifugentest

Der Zentrifugentest ist gewissermaßen ein Zeitrafferverfahren des Lagertests. Die Emulsion wird für 10 Minuten in der Ultrazentrifuge einer Beschleunigung ausgesetzt, die dem 20000fachen der Erdschwere entspricht.

Unter diesen extremen Bedingungen wird getestet, ob die aus feinsten Öl- und Wassertröpfchen bestehende Emulsion in ihre einzelnen Phasen auseinandertrifftet, im äußersten Falle sich in ihre einzelnen Phasen, Öl und Wasser, vollständig auftrennt.

Der Grad der im Zentrifugenglas zu beobachtenden Auftrennung, ist ein Maß für die Stabilität der Emulsion.

Zur Charakterisierung des physikalisch-chemischen Zustandes der BioKosmetika verwendet man außerdem eine Vielzahl von physikalischen und chemischen Untersuchungsmethoden, die selbstverständlich auch dazu dienen, die Qualität von Grundstoffen und Wirksubstanzen zu kontrollieren.

Schmelz-, Tropfpunkt

Die Messung des Schmelz- oder Tropfpunktes dient zur Ermittlung des Schmelzverhaltens von Cremes auf der Haut in Bezug auf eine möglichst gute und intensive Spreitung und Absorption.

Peroxidzahl

Ein ganz besonders wichtiger Punkt ist die Ermittlung der Peroxidzahl. Diese ist ein Maß für die Frische von pflanzlichen Fetten und

Ölen. Die Doppelbindungen der essentiellen ungesättigten Fettsäuren haben die unangenehme Eigenschaft mit dem Luftsauerstoff zu reagieren unter Bildung von sogenannten Peroxiden, diese wiederum führen zum Ranzigwerden der naturbelassenen fetten Öle. Essentielle Fettsäuren sind in einem hohen Maße in den in BioKosmetika verwendeten pflanzlichen Ölen enthalten und für deren kosmetische Wirkung von erheblicher Bedeutung.

pH-Wert Eine der wichtigsten Bestimmungen bei der Untersuchung von pflegenden Produkten wie Lotionen oder Cremes ist die Messung des sogenannten pH- oder Säurewertes eines Präparates. Er ist gerade für BioKosmetika ein grundlegender Faktor für die Hautverträglichkeit, da doch die Erhaltung des normalen physiologischen Säurespiegels der Haut die Grundlage für die Abwehr bakterieller Infektionen der Haut darstellt.

Teilchengröße Auch optische Bestimmungsmethoden werden zur Ermittlung der Qualität eingesetzt. Mit Hilfe eines hochauflösenden Mikroskopes ist es möglich, die Teilchengröße von Emulsionen zu bestimmen.

Brechungsindex Ein Refraktometer dient zur Ermittlung des Brechungsindexes der insbesondere bei ätherischen Ölen als Spezifikum und Merkmal der Reinheit dient.

Viskosität Es ist festzustellen, daß die instrumentelle Analytik in modern eingerichteten Untersuchungslaboratorien einen besonders breiten Raum einnimmt. Dazu gehört auch der Einsatz eines Rotationsviskosimeters zur Bestimmung von Zähigkeit und Fließverhalten von Präparaten.

Denn im Hinblick auf die Applikation von Kosmetika ist die Viskosität von großer Wichtigkeit. Eine Creme z. B. soll zunächst an den Fingerspitzen oder an der Handinnenfläche verweilen und darf nicht abtropfen bevor sie auf die vorgesehene Hautfläche gebracht wurde. Nach Applikation soll sie jedoch durch Finger- oder Handballendruck sehr leicht verteilbar sein. Ein solches Verhalten, nämlich die Änderung der Viskosität unter dem Einfluß einer Scherkraft, die im beschriebenen Falle von den Fingern oder dem Handballen aufgebracht wird, nennt man strukturviskoses oder thixotropes Verhalten.

Ähnliche Fließeigenschaften werden auch bei der Applikation eines Nagellackes erwartet. Bei der Entnahme des Lackes aus dem Behältnis mittels des Pinsels, darf der Lack keinesfalls abtropfen. Bei Auftragen des Lackes auf den Nagel, muß der Lack gut fließfähig und verteilbar sein. Der Pinseldruck bringt hier die Scherkraft auf und veranlaßt den Nagellack, frei zu fließen, um sofort bei Absetzen des Pinseldruckes seine ursprüngliche Viskosität wieder anzunehmen, da sonst die Gefahr des Abtropfens des Lackes vom Nagel bestünde.

plastische Substanzen

Ein analoges Verhalten zeigen andere plastische Substanzen wie beispielsweise Lippenstifte oder Mascara, die eigentlich einen sehr kompakten und massiven Eindruck machen und doch bei der Einwirkung eines nur geringen Druckes sanft auf die entsprechenden Gesichtspartien aufgetragen werden können. Hier wird besonders deutlich, warum eine exakte Viskositätseinstellung bei diesen Applikationsformen von größter Bedeutung ist.

Fotometrie und Chromatographie

Eine weitere wichtige Aufgabe der Qualitätssicherung ist die qualitative und quantitative Bestimmung von Wirkstoffen mit Hilfe der Spektralfotometrie, der Dünnschichtchromatographie, der HPLC und der Gaschromatographie.

Ein Spektralfotometer z. B. erlaubt die Durchlässigkeit eines Stoffes bei Strahlung unterschiedlicher Wellenlänge zu messen. Da nun viele Substanzen Strahlung einer stoffcharakteristischen Wellenlänge absorbieren, ist die Spektralfotometrie in idealer Weise geeignet, diese Stoffe quantitativ nachzuweisen, da die Intensität der absorbierten Strahlung ein direktes Maß für die Konzentration des absorbierenden Stoffes darstellt.

Man verwendet diese Methode z. B. zur Bestimmung von Vitaminen, aber auch zur Bestimmung der Konzentration von UV-Filtern in der Sonnenkosmetik.

Auch die chromatographischen Methoden sind geeignet, Einzelsubstanzen quantitativ zu erfassen.

Freigabe

Bei all diesen Untersuchungen geht es in erster Linie darum, vorgegebene Standardwerte innerhalb der Toleranzgrenzen einzuhalten und somit eine stets gleichbleibende Produktqualität sicherzustellen. Für Rohstoffe sind die Sollwerte zumeist von den bereits eingangs erwähnten Arzneibuchspezifikationen festgelegt. Sollten diese Werte innerhalb der Toleranzgrenzen nicht erreicht werden, so ist es selbstverständlich, daß solche Rohstoffe nicht zum Produktionseinsatz gelangen.

In gleicher Weise erhalten Fertigprodukte, die hausinternen Qualitätsanforderungen nicht entsprechen, keine Freigabe und können somit nicht in den Verkauf einfließen.

Einige zahlenmäßige Auswertungen von Sorptionen

Penetration von Substanzen in und Permeation durch die menschliche Haut

(A) Steroide

(I) Hydrocortison;

(1) Ausscheidung im Urin nach lokaler Applikation unter Okklusion bei Kindern:

normale Haut	cirka 24 %
ekzematöse Haut	cirka 36 %

(2) Ausscheidung im Urin nach lokaler Anwendung unter verschiedenen Bedingungen:

	% der applizierten Menge
unveränderte Haut	0,46
unter Okklusion	4,48
nach Hornschichtabriß	0,91
nach Hornschichtabriß und Okklusion	14,91

(3) Messung der Ausscheidung im Urin nach lokaler Applikation in Abhängigkeit von der Lokalisation in 5 Tagen:

Lokalisation	% der applizierten Menge
Unterarm (innen)	1,04
Unterarm (rückseitig)	1,19
Handinnenfläche	0,78
Rücken	1,26
Kopfhaut	4,41
Achselhöhle	3,07
Stirn	7,65
Kinnbogen	12,25

(4) Penetration in excidierte Haut (Mamma) aus verschiedenen 1 %igen Zubereitungen nach 100 min Anwendungsdauer:

	Vaseline	Wasserhaltige Wollwachs-alkoholsalbe	Wasserhaltige hydrophile Salbe	Polyäthylen-glykolsalbe
Hornschicht	61 200	17 100	48 600	5 100
Epidermis	55,2	65,4	58,0	11,1
Cutis	47,7	6,2	24,2	0,86

(II) Weitere Steroide

(1) Ausscheidung im Urin nach lokaler Applikation von $4 mg/cm^2$ in Aceton unter Okklusion in 5 Tagen

Steroid	% der applizierten Menge
Hydrocortison	1,87
Hydrocortison-acetat	2,55
Cortison	3,38
Corticosteron	8,78
17-Hydroxidesoxicorticosteron	8,41
Desoxicorticosteron	12,55
17-Hydroxiprogesteron	14,76
Progesteron	10,81
Fluocinolon-acetonid	1,34
Dexamethason	0,40
Oestradiol	10,62
Testosteron	13,24

(2) Permeabilitätskonstante K_p und Diffusionskonstante D für menschliche Hornschicht

Steroid	$K_p \cdot 10^{-6}$ (cm/Std)	$D \cdot 10^{-13}$ (cm^2/sec)
Progesteron	1 500	160
Pregnenolon	1 500	220
Hydroxipregnenolon	600	155
Hydroxiprogesteron	600	166
Cortexon	450	135
Testosteron	400	195
Cortexolon	75	36,1
Corticosteron	60	39,2
Cortison	10	13,1
Aldosteron	3	4,9
Oestron	3 600	870
Oestradiol	300	72,4
Oestriol	40	19,3

(3) Penetration in excidierte Haut (Mamma) aus verschiedenen 0,1 %igen Zubereitungen nach 100 min Anwendungsdauer:

Steroid	Hautschicht	Vaseline	Wasserhaltige Wollwachsalkoholsalbe	Wasserhaltige hydrophile Salbe	Polyäthylenglykolsalbe
Fluocinolon-acetonid-acetat (Fluocinonid)	Hornschicht	2850	990	88	768
	Epidermis	0	0,012	0,05	1,4
	Cutis	0,003	0,003	0,008	0,17
4-Chlortestosteron-acetat	Hornschicht	576	103	212	1000
	Epidermis	0,89	0,44	1,14	3,95
	Cutis	0,046	0,13	0,31	0,002
Fluoroformylon	Hornschicht	291	537	738	512
	Epidermis	0,041	0,058	0,38	0,082
	Cutis	0,008	0,013	0,082	0,002

(B) Weitere Wirksubstanzen

(1) Salicylsäure
Ausscheidung im Urin nach lokaler Applikation aus verschiedenen Vehikeln in 5 %iger Zubereitung:

Vehikel	% der applizierten Menge
Vaseline	7,40
Eucerin cum aqua	17,37
Lanette	14,85
Polyäthylenglykol	2,21

(2) Nikotinsäure und Nikotinsäureaethylester
(Vitamin-B-Gruppe) Permeation durch excidierte Haut in 4 Std.

	% der applizierten Menge	
	Nikotinsäure	Nikotinsäureaethylester
Epidermis intakt	0,001	37,0 (!!)
Epidermis entfernt	28,0	59,0

(3) Verschiedene organische Substanzen

Ausscheidung im Urin innerhalb 5 Tagen nach lokaler Applikation:

Substanz	% der applizierten Menge
Acetylsalicylsäure	21,81
p-Aminobenzoesäure	28,37
Coffein	47,56
Harnstoff	5,99
Hexachlorophen	3,10
Nikotinsäure	0,34
Nikotinamid	11,08
Phenol	4,40
Salicylsäure	22,78

(4) Penetration in excidierte Haut (Mamma) aus verschiedenen 0,1 %igen Zubereitungen nach 100 min Anwendungsdauer:

Substanz	Hautschicht	Vehikel			
		Vaseline	wasserhaltige Wollwachsalkoholsalbe	wasserhaltige hydrophile Salbe	Polyäthylenglykolsalbe
Coffein	Hornschicht	3930	5620	3970	1630
	Epidermis	65,8	44,1	163,4	69,6
	Cutis	4,3	2,7	31,8	5,2
Noradrenalin	Hornschicht	674	1660	3430	1960
	Epidermis	0,34	0,00	0,215	2,51
	Cutis	0,009	0,048	0,42	0,52
Heparin	Hornschicht	2,05	4,01	38,20	1,41
	Epidermis	0,003	0,019	0,008	0,23
	Cutis	0,001	0,000	0,000	0,000

(5) Permeation durch excidierte Haut in 24 Std. aus verschiedenen Vehikeln:

Vehikel	% der applizierten Menge
Dimethylsulfoxid	29,23
Dimethylacetamid	7,39
Dimethylformamid	2,28
Benzol	0,44

Alphabetisches Sachwortregister

B

E

F

G

H

J

K

M

O

P

St

T

U

X

Z

Erklärung der Fremdwörter und Fachbegriffe

A

Abdomen – Unterleib, Bauch

absolut – für sich betrachtet, unabhängig

Absorption – Molekulare, gleichmäßige Verteilung eines Stoffes in einem anderen flüssigen oder festen Körper

Absorptionsspektrum – das Spektrum (Farbenband des Lichtes, Vergleich: Regenbogen) mit dunklen Linien und Streifen bei denjenigen Wellenlängen, deren Licht von gasförmigen, flüssigen oder festen Substanzen nicht durchgelassen (absorbiert) wird

Abstraktion – Verallgemeinerung; Hervorhebung unter Verzicht auf untergeordnete Merkmale

ACTH – Adreno-corticotropes Hormon; Hormon des Hypophysen-Vorderlappens, regt die Nebennierenrinde an

adäquat – angemessen, passend

adaptieren (Adaptation) – anpassen (Anpassung) Anpassungsvermögen von Organen

Adenylsäure – eine organische lebenswichtige Säure im Stoffwechsel der Kohlehydrate

Adermin – Vitamin B_6

Adrenalin – Hormon des Nebennierenmarks; regt das sympathische System an

adrenergisch – Ansprechbarkeit von Nerven auf Adrenalin

Adsorption – Anlagerung und Anreicherung eines Stoffes an der Oberfläche eines anderen Körpers

Adstriktion – (Adstringens, adstringieren) Zusammenziehung (zusammenziehendes Mittel)

Aescin – ein Saponin aus dem Samen der Roßkastanie; wirkt stauungslösend in dem es die Permeabilität der Blut- und Gewebeschranken normalisiert

Ägide – Leitung, Obhut, Schutz

Äquivalenz – Gleichwertigkeit

Ästhetik – (1) Lehre von der Sinneserkenntnis (2) Empfindungswelt des Schönen in der Natur und Kunst

Ätherische Öle – leicht flüchtige, meist wohlriechende Öle pflanzlicher Herkunft, Duftstoffe

Ätiologie – die Lehre von den Krankheitsursachen

Affekt – heftige Gemütsbewegung und -erregung

Affekterythem – durch Freude, Begeisterung, Überraschung, Zorn u. a. seelische Erregungen ausgelöste Erytheme

Affektion – Befall durch eine Krankheit, vor allem dermatologisch

Affinität – Verwandschaft, Neigung zu chemischer Verbindung

Agar Agar – aus Rotalgen gewonnener Schleimstoff als Verdickungsmittel in der Kosmetik und Nahrungsmittelindustrie

Agens, Agentien (Mz.) – Triebkraft, treibende, wirksame Ursache

Agglutination – Zusammenballung von Fasern oder Zellen

Aggregatzustand – physikalischer Zustand: gasförmig, flüssig, fest

Aggression – Angriff

Agonist – *Antagonist* – „Spieler" und „Gegenspieler" bei physiologisch-chemischen Prozessen im Organismus

Air pollution episodes – periodisch auftretende Schübe besonders intensiver Luftverschmutzung

Akanthose – Vermehrung der Zellen in der Stachelzellenschicht der Epidermis

Akkord (Duft-) – die sinnvolle Verbindung mehrerer ätherischer Öle und Duftstoffe zu einer harmonischen, in sich geschlossenen Komposition

akneiform – akneähnliche Hauterscheinungen

Akne indurata – (indurare = verhärten) Akne mit Bildung von harten, schmerzhaften, blauroten Knoten

Akra, Akren – die „gipfelnden" Teile des Körpers, Nase, Kinn, Hände, Füße u. a.

Aktion – Unternehmung, Vorgehen, Vorgang, Prozeß

Aktivator – Beschleuniger von Prozessen

Aktivierung – Auslösen und Anregen von Tätigkeiten

Akupressur (Manupressur) – Nervenendpunktbehandlung auf der Grundlage der jahrhundertealten chinesischen Akupunktur

akut – schnell einsetzend und verlaufend (meist bei fieberhaften Erkrankungen)

Albinismus – Fehlen von Farbstoff in Haut, Haaren und Augen

Aldehyd – erstes Oxydationsprodukt eines primären Alkohols mit der charakteristischen Gruppe – CHO

Algin – charakteristische Schleimsubstanz der Braunalgen

Alkali — die in Wasser löslichen Hydroxyde der sogenannten Alkali-Metalle, insbesondere Kalium, Natrium
Alkali-Resistenz — natürliche Widerstandsfähigkeit der sauer reagierenden Epidermis gegenüber einer Alkalisierung (basischen Reaktion)
Alkalose — Zustand bei einem Basenüberschuß oder Säuremangel
Allantoin — Produkt des Purinstoffwechsels im Organismus
Allergen — Stoffe, welche im Organismus zur Sensibilisierung mit Antikörper-Bildung führen
Allergie — die auf einer Antigen-Antikörper-Reaktion beruhende, veränderte Reaktionslage des Organismus nach einer vorausgegangenen Berührung mit Antigenen
Allergiker — ein Mensch, der zu Allergien neigt und daher häufig unter Allergien leidet
Allergisierung — in den Zustand einer Allergie versetzen
Allergosen — allergische Krankheiten, durch Allergene hervorgerufen
Aloe vera — Saft aus den dicken, fleischigen Blättern der Aloe. Die enthaltenen Enzyme, Vitamine, Saccharide u.v.w. wirken entzündungshemmend, feuchtigkeitserhaltend, pflegend und schützend
Alpha-Tokopherol — Vitamin E
Aminosäure — einfachster Baustein der Eiweißkörper; organische Säure mit der typischen Aminogruppe — NH_2
amorph — formlos, ohne scharfe Begrenzung
Amplitude — die Schwingungsweite z. B. eines Pendels oder eines Zeigers
anämisch — blutarm, verminderter Blutfarbstoffgehalt
Anaerobier — Bakterien, welche ohne Sauerstoff existieren können
analog — entsprechend, gleichartig, sinngemäß
Analogieschluß — gleichsinnige Folgerungen aus der Ähnlichkeit verschiedener Dinge
Analyse — zerlegende Untersuchung
Anamnese — Vorgeschichte des Gesundheitszustandes
Anastomose — meist netzartige Vereinigung von Blut- oder Lymphgefäßen, so daß die Ernährung eines Organs auch bei Ausschaltung eines Gefäßes gesichert bleibt
Anatomie — Lehre vom Bau der Körperteile
Androsteron — ein männliches Keimdrüsenhormon
Aneurin — Vitamin B_1
Anflugkeime — Mikroorganismen, welche durch die Luft auf die Haut gelangen, „anfliegen"
anima — nach C.G. Jung der weibliche Seelenteil im Mann
animalisch — tierisch, aus dem Tierreich stammend
animus — nach C.G. Jung der männliche, geistige Seelenteil in der Frau
Anion — elektrisch negativ geladene Stoffteilchen (Ionen)
Anlage — in der Vererbungslehre: körperlich-seelische Bestimmtheiten (Dispositionen) eines Menschen, die im Persönlichkeitskern keimartig vorgebildet sind
Anomalie — nicht der Normalität entsprechend
anonym — „namenlos", ohne Namensnennung
anorganisch — Substanzen, die keinen Kohlenstoff enthalten (Ausnahme: Karbonate); sie bilden die Grundlage der unbelebten Natur
Anpassungs-Syndrom — die Summe aller Reaktionen des Organismus auf Reizeinwirkungen
Antagonist — Gegenspieler, Gegenwirkung im Energie- und Stoffwechsel
Anthemin — Wirkstoff der römischen Kamille (Anthemis nobilis)
Anthropologie — Lehre vom Menschen
antibakteriell — gegen Bakterien wirkend
Antibiose — Wachstumshemmung oder Abtötung von Mikroorganismen durch Stoffwechselprodukte anderer Bakterien, Pilze oder auch höherer Pflanzen
antibiotisch — wachstums- und lebenshemmend, -zerstörend
Antigen-Antikörper-Reaktion — bei der Allergie der Vorgang, daß sich gegen den Allergie auslösenden Stoff Abwehrsubstanzen im Organismus bilden
Antihistaminikum — Wirkstoff oder Präparat zur Neutralisierung des bei allergischen Zuständen vermehrt auftretenden Histamins
Antikörper — Reaktionsprodukte der Körperzellen auf den Reiz eingedrungener Fremdkörper
Antikonzipienz — Präparat zur Verhütung der Empfängnis, „Anti-Baby-Pille"
Antioxydans — ein Stoff, welcher vor Oxydationen, insbesondere durch den Luftsauerstoff, schützt (z. B. Vitamin E)
Antipathie — Abneigung

Antiphlogistikum – Mittel zur Behandlung von Entzündungen
antiseborrhoisches Vitamin – Vitamin H
Antivitamine – Substanzen, welche die Wirkung von Vitaminen aufheben
Apathie – Teilnahmslosigkeit, Gleichgültigkeit gegen äußere Eindrücke
apathogene Keime – physiologische, nicht-krankmachende Mikroorganismen
Apoferment – der hochmolekulare Eiweißteil (Träger) bei Fermenten
apokrin – absondernd
apothekenpflichtig – Heilmittel und Arzneimittel, welche aufgrund ihrer hohen Wirksamkeit nur über die Apotheke verkauft werden dürfen
Applikation – Anwendung, Verabreichung
Aqua calcariae – Kalkwasser
Arachidonsäure – mehrfach ungesättigte Fettsäure, die zum Vitamin F-Komplex gehört
Arbeitshypothese – eine Annahme, welche vorläufig als Richtschnur für eine Forschungsaufgabe aufgestellt wird
Archetypus – „das zuerst Geprägte", das Urbild
Architektonik – in der Philosophie die Kunst der Systeme
Arginin – eine essentielle Aminosäure des menschlichen Eiweißstoffwechsels
Aristokratie – „die Herrschaft der Besten" nach Plato
Arterie – Schlagader
Arteriole – kleine vorkapillare Arterie
Arteriosklerose – bindegewebige Verdickungen der Gefäßinnenhaut mit Lipoidanhäufungen, häufig auch mit Verkalkung und Geschwürbildung
Ascorbinsäure – Vitamin C
Aspekt – Gesichtspunkt, unter dem etwas betrachtet wird
Assimilation – in der Biologie die Aufnahme von Stoffen als Nahrung in den Organismus und ihre Umwandlung in die entsprechenden Körperstoffe
Asthenie – Kraftlosigkeit, Schwäche
Astheniker – schwächlicher Mann
Atherosklerose (Arteriosklerose) – Arterienverkalkung, eine Verdickung der Arterieninnenwände durch Fett und Kalkablagerungen
athletisch – eine der drei Konstitutionstypen Kretzschmers, „körperlich stark", kräftig, stark, entwickelt
Atmosphäre – die Lufthülle um die Erde
Atmungsallergene – Allergie auslösende Substanzen, welche durch die Atmungswege in den Körper gelangen
Atom – das kleinste unteilbare Stoffteilchen
Atonie, atonisch – Erschlaffung, Herabsetzung des Spannungszustandes der Muskulatur
Atrophie – Abmagerung als Folge von Ernährungsstörungen; Organschwund
Attribut – Eigenschaft, Merkmal
Aucubin – Wirkstoff des Augentrostes; entzündungshemmend, antiphlogistisch
autark – selbstgenügsam, sich selbst versorgend
autochthon – von selbst, oder an Ort und Stelle, nicht durch Fernwirkung entstehend
autogen – aus dem Körper selbst entstanden, nicht von außen her eingebracht; selbstwirkend
autonomes Nervensystem – soviel wie vegetatives Nervensystem, Innenwelt- oder Lebensnervensystem, welches dem Einfluß des Willens und dem Bewußtsein entzogen ist; Regelung der Lebensfunktionen, wie Atmung, Verdauung, Stoffwechsel, Sekretion, Wasserhaushalt usw.
Autoradiographie – photographische Selbstdarstellung strahlender Substanzen auf einem Film
Aversion – Abneigung
Avitaminosen – Erkrankungen bei einem völligen Fehlen bestimmter Vitamine
Avocadoöl – fettes Öl der Avocadobirne mit einem hohen Gehalt ungesättigter Fettsäuren
Azetylcholin – eine organische Verbindung des Cholins, ein Gewebehormon, überträgt u. a. Nervenimpulse auf die Muskeln
Azidose (Acidosis) – anormale Vermehrung des Säuregehaltes im Blut
Azulen – tiefblauer Wirkstoff aus Kamille und Guajakholz; wirkt entzündungshemmend und antiallergisch

B

Bakterienflora, normale – Anwesenheit von Bakterien auf der Oberfläche und im Inneren des gesunden menschlichen Organismus
bakteriostatisch – keimhemmend, das Keimwachstum und die Keimvermehrung verhindernd
bakterizid – bakterientötend, keimtötend
Barriere – besonders dicht gelagerte Zellagen in der Hornschichtepidermis; nach Szakall als physikalisch-chemische Sperre, nach Rein als elektrogalvanischer Kondensator

Basalmembran — Grundschicht aller Epithelgewebe
Basalschicht — die Keimzellenschicht in der Epidermis
Basen, basisch — Verbindungen, welche in wässriger Lösung negativ geladene OH-Ionen abspalten. Sie bilden mit Säuren Salze
Berloquedermatitis — Hyperpigmentation (übersteigerte Pigmentierung) vor allem an der Stirne, verursacht durch Bergamottöl bei starker Sonnenbestrahlung
Bilirubin — der gelb-braun-rötliche Gallenfarbstoff, Zerfallsprodukt des Blutfarbstoffes Haemoglobin
Biochemie — die Lehre von der chemischen Zusammensetzung der Lebewesen und ihren physiologisch-chemischen Vorgängen im gesunden und kranken Organismus
Biochrom — Farbstoffe, die im lebendigen Organismus gebildet werden, wie zum Beispiel die gelben Atmungsfermente, Laktoflavin u. a.
Biodynamik — Lebenskraft
Biokatalyse — Prozeßvermittlung und -beschleunigung im lebendigen Geschehen
Bioklimatik — die Lehre von den Beziehungen der Lebewesen zum Klima, zum Wetter und zur Atmosphäre
BioKosmetik — die vorbeugende und gesundende Schönheitspflege und Hygiene des menschlichen Körpers, insbesondere seiner Haut mit naturgewonnenen, hautfreundlichen und körperverwandten Wirksubstanzen und Grundstoffen
Biomorphose — Wandlungen des menschlichen Organismus und seiner Funktionen im Laufe seines Lebens
Bionomie — die Lehre von den Gesetzen und Gesetzlichkeiten in der Welt der Lebewesen
Biopharmazie — die Lehre von den Vorgängen und Prozessen, die sich bei der Anwendung von Arzneimitteln am und im menschlichen Organismus abspielen
Biorhythmik — das innerorganische Wechselspiel zwischen positiven, aufbauenden, und negativen, abbauenden, physischen und psychischen Prozessen und Vorgängen
Biostimulation — Anregung der für das Leben notwendigen Energie-, Stoffwechsel- und Nervenprozesse
Biostimuline — aus Pflanzen und Tieren gewonnene, auf die Lebensprozesse anregend wirkende Substanzen
Biosynthese — der selbsttätige Aufbau von organischen Substanzen aus anorganischem Material
Biotherapie — Heilkunde und Heilverfahren, welche die natürlichen, biologischen und physiologischen Vorgänge und Prozesse des Körpers unterstützen und stärken, damit er fähig ist, Krankheiten zu überwinden
Biotin — Vitamin H
biotisch — das organische Leben betreffend
Biotonus — körperlich-seelischer (psychosomatischer) Spannungszustand des lebendigen Organismus
Biotop — die Gesamtheit einer Lebensgemeinschaft, meist bei Mikroorganismen angewandt
Biozönose — Lebensgemeinschaft von verschiedenartigen Organismen
Bisabolol — ein grundlegender, entzündungshemmend, beruhigend wirkender Stoff aus der echten Kamille
Blutlipide — Fettstoffe im Blut
Brownsche Bewegung — eigentümliche, zitternde Bewegung sehr kleiner, in einer Flüssigkeit aufgeschwemmter Teilchen als Folge der Wärmebewegung der Moleküle
Bulla — Blase, meist einkammerig, Mindestgröße einer Erbse

C

Calcium — Erdalkali-Metall; Gehalt im Blutserum 9–11 mg/%. Wirkung der Calcium-Ionen: entzündungshemmend, antiallergisch, abdichtend auf die Gefäßwände, wichtig für die Blutgerinnung; in Knochen
Calendula — Preßsaft und Extrakt der Ringelblume mit beruhigendem und ausgleichendem Einfluß, aber auch leicht durchblutungsfördernder Wirkung
Carbonsäuren — organische Säuren mit der charakteristischen Säuregruppe — COOH
Carotin — natürliche Vorstufe des Vitamin A, Provitamin A
Carotinoide — gelbe bis rote Fettfarbstoffe (Lipochrome) pflanzlicher Herkunft
Carrageen — Irländisches Moos, getrocknete Rotalgen

Casual-level — die auf einer untersuchten Hautstelle gerade zufällig vorhandene Fettmenge

Total-level — ist der Gesamt-Talgspiegel, welcher sich innerhalb einer bestimmten Zeit auf einer begrenzten Hautfläche bildet

Cellulite — das sog. Matratzenphänomen, „Orangenhaut" genannt, ist ein Wechsel zwischen flachen Vorwölbungen und Einsenkungen des Oberflächenreliefs an Oberschenkeln, Gesäß und Bauch

Charakter — das Merkmal einer Person oder Sache, woran man sie ganz besonders markant zu erkennen vermag, die hervorstechenden, bleibenden Merkmale

Charakteristikum — Kennzeichen, unterscheidendes Merkmal

Chloasma uterinum — gelb-braune Pigmentierung im Gesicht der Schwangeren = Mutterflecken; kann auch durch weibliche Hormonpräparate entstehen

Chlorophyll — Blattgrün

Cholesterin — wichtiger Sterinkörper, Bestandteil aller Körperzellen, besonders der Zellmembran; Gehalt im Blutserum 100-200 mg/%

Cholin — Gewebehormon, physiologischer Reizstoff des Vagus (Hauptnerv des parasympathischen Systems)

Cholsäure — Gallensäure

Chondrus crispus — Algenart (Irisches Moos); Lieferant der Droge Carrageen

Choreographie — Tanzschrift; Zusammenstellung von Tanz- und Bewegungsschritten und -figuren

Chromatophoren — Farbstoffträger, Pigmentzellen u. a. in der Haut

chronisch — langsam sich entwickelnd, langsam verlaufend

chronologisch — der Zeitfolge nach geordnet

Cicatrix — Narbe

Citrin — Vitamin P

Cocarboxylase oder *Codecarboxylase* — Coenzym der Decarboxylasen

Colibakterien — normal vorkommende Bakterien des Dickdarmes und des unteren Dünndarmes bei Mensch und Tier

Corium auch *Korium* — Lederhaut

Corpus-luteum-Hormon — Gelbkörperhormon, weibliches Keimdrüsenhormon

Corticosteroide — aus der Nebennierenrinde stammende Hormone und deren Abkömmlinge

Craquelierung — feine haardünne Risse

Crusta — Kruste

Cutiviscerale Reize — Reize auf die Haut, welche auf innere Organe über das Nervensystem im Rückenmark übertragen werden; vergleiche Headsche Zonen „bestimmte innere Organe entsprechen bestimmten Hautgebieten"

Cystein — *Cystin* — schwefelhaltige Aminosäure, 2 Moleküle Cystein gehen durch Oxydation in 1 Molekül Cystin über

D

Dark Repair System — Enzym System zur Regeneration oder Reparation einer Zelle durch den Einbau neuer Aminosäuren und der Aminobase Thymidin

Decarboxylasen — zu den Lyasen gehörende Enzyme, die Kohlendioxyd von Substraten abspalten (Decarboxylierung); Substrate sind α-Ketosäuren, Aminosäuren

Definition — Begrenzung, Bestimmung; die geordnete und vollständige Einführung eines Begriffs

Deformation — Formveränderung

Degeneration — Entartung; Ersatz vollwertiger Substanzen durch minderwertige

Dehydratation — Wasserentzug aus Körpergeweben

dekorativ — wirksam, zierend, ausschmückend

Demonstration — Darlegung, Vorführung, Beweisführung, anschauliche Darlegung

Denaturierung — Zerstören des natürlichen Zustandes

Depression — die Niedergedrücktheit als vorübergehende oder dauernde seelische Verfassung

Dermatitis — unspezifische Hautentzündung

Dermatogen — pflanzliche und tierische Gewebe- und Organextrakte; wirkt belebend und die Stoffwechselprozesse anregend

Dermatologie — Lehre von den Hautkrankheiten

Dermatose — Hautkrankheit (allgemein)

Dermographismus — „Hautschrift", nach mechanischer Reizung auftretende sichtbare Hautreaktion als Zeichen für die Erregbarkeit des Gefäßnervensystems der Haut

Dermoproteasen — eiweißspaltende Fermente der Haut

Desinfektion — Keimtötung

Desodoration, Desodorierung — Zerstörung und Neutralisation unangenehmer Gerüche

Desquamation — Abschuppung, Abstoßung der Oberhaut in größeren Schuppen
Diabetes (mellitus) — Zuckerkrankheit
diaderm — soviel wie perkutan, durch die Haut hindurch
Diätetik — Lehre von der geeigneten Lebens- und Ernährungsweise
Diagnose — Unterscheidung, Beurteilung, die Bestimmung einer Krankheit, durch die sie kennzeichnenden Merkmale
Diagnostik — die Lehre von der Erkennung der Krankheiten
Dialog — Zwiegespräch
Dialyse — Trennung gelöster kolloidaler und kristalliner Stoffe mit Hilfe tierischer, pflanzlicher oder künstlicher Membranen
Diaskopie — „Durchsicht"; mittels eines Glas- oder durchsichtigen Plastikspatels drückt man auf gerötete Hautstellen. Bleibt die Rötung, so handelt es sich um Blutaustritt in das Gewebe; verschwindet sie hingegen, um bei Aufhören des Druckes wieder zu erscheinen, dann handelt es sich um eine Hyperämie, ein Erythem, eine Entzündung
Diastole — sich rhythmisch wiederholende Erweiterung eines Organs, besonders der Herzkammern
Diathese — Bereitschaft zu einer bestimmten Reaktion; Form der individuellen Disposition und Konstitution
Differentiation — soviel wie Differenzierung; Herausgestaltung ungleichartiger Formen aus ursprünglich gleichartigen, begleitet von Arbeitsteilung
Diffusion — die selbständige Durchmischung von Gasen, Flüssigkeiten oder Lösungen, die unmittelbar miteinander in Berührung stehen
Dilatation — Erweiterung, Ausdehnung, z. B. des Herzens
Dipeptid — zwei miteinander verknüpfte Aminosäuren
Dipol — zwei im elektrischen Gleichgewicht befindliche entgegengesetzte elektrische Punktladungen innerhalb eines Moleküls
Disharmonie — der Mißklang, Mangel an Übereinstimmung
Diskrepanz — Zwiespalt, Unstimmigkeit
dispers — zerstreut, verteilt
Dispersität — Zerstreuungs-, Verteilungs-, Brechungsvermögen
Disposition — Krankheitsbereitschaft, die Empfänglichkeit, Ansprechbarkeit des Körpers für Krankheiten
Dissimilation — Abbau körpereigener Stoffe in einfache organische Verbindungen unter Freisetzung von Energie
Dissoziation — Trennung, Aufspaltung, Zerfall eines elektrisch neutralen Moleküls in zwei entgegengesetzte elektrisch geladene Bestandteile (Ionen)
Disulfide — Stoffe mit einer Schwefelbrücke aus zwei Schwefelatomen — S — S —
DNS (Desoxiribonucleinsäure) — Grundsubstanz der Zellkerne aller pflanzlichen, tierischen und menschlichen Organismen
Dominanz — Vorherrschaft
Dualität — Zweiheit, Doppelheit
Dynamik — Lehre von den Bewegungskräften; die Triebkraft, die Spannkraft
Dysfunktion — Funktionsstörung
Dystonie — unnormales Verhalten der Muskeln und Gefäße
Dystrophie — Ernährungsstörung

E

Effektwirkung — die tatsächliche Wirkung
Effloreszenzen — „Hautausblühungen", Hauterscheinungen, Hautunreinheiten allgemeinster Art
egozentrisch — ichbezogen
ekkrin — Sekret aussondernd, wobei die Drüse selbst ganz erhalten bleibt
Ektoderm — äußeres Keimblatt
Ekzem — nässende Flechte
Elastin — das elastische Gerüsteiweiß der Sehnen und Blutgefäßwände
Elastizität — Fähigkeit fester Körper, Verformungen durch äußere Einwirkung von selbst wieder rückgängig zu machen
Elegie — Äußerung einer milden Wehmut
Elektrolyt-Haushalt — Gesamtheit der im Körper vorhandenen Ionen
elektromotorisch — Bewegungsvorgänge, welche durch elektrischen Strom im Organismus hervorgerufen werden
Elektroosmose — die Wanderung von Flüssigkeiten im Gewebe unter dem Einfluß von Gleichstrom
Elektrophorese — Trennung verschiedener Makromoleküle aufgrund unterschiedlicher Wanderungsgeschwindigkeit durch elektrischen Gleichstrom

Elementarcharakter — in der Psychologie der ursprüngliche Charakter, die sogenannte „Primitivperson"

Elementarstufe — Grundstufe

Eleostearinsäure — eine mehrfach ungesättigte Fettsäure, die man zum Vitamin-F-Komplex zählt

eliminieren — entfernen, wegschaffen, tilgen, beseitigen

eluieren — herauslösen, trennen einer adsorbierten Substanz vom Adsorptionsmittel

Emanzipation — Befreiung aus einem Zustand der Abhängigkeit oder Beschränkung

Embryo — die ungeborene Leibesfrucht

embryogen — aus embryonalen Teilen entstanden

Emotion — Gemütsbewegung, Affekt, Erregung

Emulgator — Substanzen, welche die wässrige und die fette Phase eines Systems miteinander verbinden

Emulsion — gleichmäßige Verteilung einer Flüssigkeit in einer anderen, worin sie nicht löslich ist (Öl in Wasser, Wasser in Öl u. a.)

endoderm — in die Haut hinein

endogen — im Körper selbst entstanden, nicht von außen eingeführt

endokrin — „nach innen gerichtet", besonders endokrine Drüsen, Drüsen mit innerer Sekretion

Endothel — feines zartes Häutchen, die innerste Schicht der Lymph- und Blutgefäße

Energetik — die Lehre von der Energie und ihren Wandlungen

Engramm — „das Eingeschriebene"; Veränderung, die die „organische Substanz" durch das Einwirken eines Reizes erleidet

Enzyme — soviel wie Fermente; in lebenden, tierischen und pflanzlichen Zellen gebildete hochmolekulare Eiweißkörper

Epheliden — Sommersprossen

epidermal — Vorgänge in der Epidermis

Epidermis — Oberhaut

epidermogen — in der Epidermis entstehend

Epigenese — Entwicklung aus Anlagen durch Neubildung

Epikutan-Testung (Läppchenprobe) — eine Allergieprüfung, bei der man die zu untersuchende Substanz in verschiedener Konzentration auf kleine quadratische Teststreifen aufträgt und — meist auf dem Rücken oder an der Oberarm-Innenseite — befestigt. Nach 24 Stunden und noch einmal nach 48 Stunden Verweildauer sieht man nach, ob sich eine Rötung, Reizung oder gar eine Quaddelbildung ergeben hat. Ohne Reaktion ist der Befund negativ, irgendwelche Reizerscheinungen lassen die getestete Substanz als Allergen erkennen

Epithel — ein- oder mehrschichtiges Zellgewebe, welches die innere oder äußere Körperoberfläche bedeckt

Erepsin — eiweißspaltendes Ferment des Darmsaftes

Ergospirometrie — Untersuchung der unter körperlicher Belastung auftretenden Veränderungen der Atmung

Ergosterin — Provitamin des antirachitischen Vitamins D_2

Erosion — oberflächliche, bis in die Keimschicht reichende Verletzung der Haut mit Gewebeverlust

Erotik, erogen — Liebesleben; geschlechtlich erregend

Erythem — oberflächliche Hautentzündung durch Röte gekennzeichnet

Erythrozyten — rote Blutkörperchen

essentiell — wirklich selbständig, ohne zu erkennende Ursache. In der Biochemie: lebensnotwendige Nahrungsstoffe, die zugeführt werden müssen, da sie der Körper nicht selbst herzustellen vermag, wie Vitamine, bestimmte Aminosäuren und Fettsäuren sowie Mineralstoffe

Ester — organische Verbindung zwischen Säure und Alkohol

Euphorie — das Sichleichtfühlen, der Zustand des gesteigerten Wohlbefindens und der gehobenen Stimmung

Euthenik — epidemiologisch aus der Seuchenlehre gewonnene Erkenntnisse

Exanthem — Effloreszens, Hautausschlag

Existentialismus — weltanschauliche Denkweise, die den Begriff des Daseins des Menschen zum Mittelpunkt hat

exogen — außen entstanden, von außen eingeführt

Exsudat — durch Entzündung bedingte Ausschwitzung von Flüssigkeit aus den Blutgefäßen und Lymphbahnen

Extension — Ausdehnung, Streckung

Extraktion — Ausziehen von Wirksubstanzen aus tierischen oder pflanzlichen Stoffen durch verschiedene Lösungsmittel

extravertiert — nach außen gewendet, weltoffen (nach C. G. Jung)

Extrazellulär-Räume — die Zwischenräume außerhalb der eigentlichen Zellen

Extrinsic-Factor — für die normale Entwicklung der roten Blutkörperchen lebensnotwendig, heute Vitamin B_{12} genannt

F

Faszination — das Gebanntsein, das Gefesseltsein, die bis zu einem Maximum gesteigerte passive Aufmerksamkeit der Tiefenperson
Ferment — soviel wie Enzym; organischer Stoff tierischer oder pflanzlicher Herkunft, der unter bestimmten Bedingungen biochemische Vorgänge verstärkt und beschleunigt (katalytische Wirkung) ohne selbst dabei verändert zu werden
Ferritin — Eisenverbindung, die durch Anlagerung in der Darmwand entsteht
Fettglyzeride — Esterverbindungen zwischen Fettsäuren und Glyzerin
Fibrille — feinster Bestandteil der Muskel- und Nervenfasern
fibrinös — durch Fibrinbeimischung gerinnend
Fibrinogen — tierischer Faserstoff, auch Blutfaserstoff genannt
Fibroblasten — Zellen im Bindegewebe als Vorstufe der Fibrozythen
Fibrozythen — spindelförmige Zellen des Bindegewebes
final — dem Endzweck gemäß
Finalbehandlung — die Bestimmung der Behandlung in Hinsicht auf ihren Endzweck
Fluidum — oder Fluid (1) Einreibeflüssigkeit; (2) die Wirkung eines Menschen oder Kunstwerkes
Follikel — kleines in die Haut oder Schleimhaut eingesenktes Grübchen der obersten Zellschicht (des Epithels). In der äußeren Haut bilden die Follikel die Säckchen, aus denen die Haare herausragen
Folsäure — Vitamin des B-Komplexes
fotoallergisch — überempfindlich auf Lichteinwirkungen
Fotosensibilisator — Substanzen, welche durch die zusätzliche Lichteinwirkung sensibilisierend (allergieauslösend) wirken
fototraumatisch — verletzt durch übermäßige Lichteinwirkung
Fragilität — Brüchigkeit, z. B. von Kapillaren
fraktionieren — aufteilen, unterteilen
Frequenz — Zahl der Schwingungen eines Körpers oder Wellenvorganges innerhalb einer Sekunde
Friktion — Massagegriff, eng umschriebene kreisförmige Bewegung der Fingerspitzen
Frustration — emotionale Enttäuschung; frühkindliche, gemüthafte Mangelsituation
Fucus — Blasentang, Seetang; gehört zur Gattung der Braunalgen
fungistatisch — Hemmung des Pilzwachstums und der Pilzvermehrung
Furunkel — umschriebene akut-eitrige Entzündung eines Haarbalges und seiner Talgdrüse

G

Ganglien — Zellen, Nervenzellen
Gaschromatographie — modernes physikalisch-chemisches Untersuchungsverfahren zur Auftrennung von organischen Stoffgemischen unter Anfärbung
Gastritis — Magenkatarrh; Magenentzündung, insbesondere der Schleimhaut
Gel — eine gallertartige, mehr oder weniger wasserarme Masse. Siehe: kolloidale Lösungen
gelbe Fermente — Atmungsfermente im Blut
Genese — die Entstehung, das Werden
genetisch — zum Entstehen, zur Zeugung gehörig, erzeugend, die Entstehung darstellend
genetischer Code — die exakte Reihenfolge von Aminosäuren im Zellkern
Genialität — die schöpferische Geisteskraft
genuin — angeboren, selbsttätig, ursprünglich
Gerbstoffe — im Pflanzenreich weit verbreitete Verbindungen, die Eiweiß zu fällen vermögen und adstringierend auf die Haut wirken
Geriatrie — Lehre von der Heilung von Alterserkrankungen
Gerontologie — die Lehre von den verschiedenen Krankheitsverläufen in den einzelnen Lebensaltern
Gestik — die Gebärdensprache, der unbewußte und absichtliche Ausdruck von Gefühlen und Affekten
Glanulae sudoriferae — Schweißdrüsen
Glucose — Traubenzucker, Dextrose
Glutaminsäure — eine wichtige Aminosäure
Glutathion — ein Tripeptid, bestehend aus den drei Aminosäuren Cystin, Glutaminsäure und Glykokoll
Glycyrrhizin — entzündungshemmender Wirkstoff aus der Süßholzwurzel

Glykogen — tierische und menschliche Stärke, „Leberstärke"
Glykokoll — einfachste Aminosäure
Glykolyse — Abbau des Traubenzuckers
Glykoside — auch Glukoside, im Pflanzenbereich sehr weit verbreitete Verbindungen von Zuckern mit pflanzlichen organischen Substanzen
Glyzeride — organische Verbindungen des Glyzerins mit organischen und anorganischen Säuren
Glyzerin — einfachster dreiwertiger Alkohol, findet sich in allen Fetten und entsteht bei der alkoholischen Gärung des Zuckers
Golgi-Mazzoni-Körperchen — sensible Druckrezeptoren (-empfänger)
gonadotrop — auf die Keimdrüsen (Eierstock, Hoden), wirkend; insbesondere Hormone, sogen. Gonadotropine
graduell oder gradual — stufenweise, allmählich
Gram — dänischer Bakteriologe
gram-negativ — nach dem Gramschen Färbeverfahren sich rot färbend (von Bakterien)
gram-positiv — nach dem Gramschen Färbeverfahren sich dunkelblau färbend (von Bakterien)
Gramineen — die pflanzliche Familie der Gräser
Granula — Körnchen
Granulation — „Körnelung", Abheilung durch Verschorfung
Granulom — geschwulstähnliche Neubildung aus jungem Bindgewebe, da bei der Wundheilung Geschwürbildung entsteht und sich nach einiger Zeit in Narbengewebe umbildet
Gravidität — Schwangerschaft

H

hämatogen — aus dem Blut stammend
Hämatoporphyrin — Abbauprodukt des Blutfarbstoffes Hämoglobin, nach Abspaltung des Eiweißkörpers Globin und des Eisen-Zentralatoms
Hämin — Porphyrin-Eisen-Grundsubstanzen für die Bildung des Blutfarbstoffes
Hämoglobin — roter Blutfarbstoff
hämoglobinogen — aus Blutfarbstoff entstanden
Hamamelin — Wirkstoff aus Hamamelis, Gerbstoff mit eiweißfällender, adstringierender Wirkung
Hautlysing — Hautlösung, das oberflächliche Entfernen der epidermalen Schichten
Hautsymptome — Hauterscheinungen
Heparin — Sammelname für Substanzen mit gerinnungshemmenden Eigenschaften
Herbizide — Unkrautvertilgungsmittel
hermetisch — vollkommen abschließend
Heteroauxin — pflanzliches Wuchshormon
Histamin — Gewebehormon, welches die Kapillaren erweitert und die Permeabilität steigert; durch seine vermehrte Bildung oder Freisetzung kommt es zu allergischen Erscheinungen
Histidin — Alpha-aminosäure, die Stammsubstanz des Histamins
histochemisch — die stoffliche Zusammensetzung der Gewebe betreffend
histologisch — die Gewebe betreffend
Histone — einfache Eiweißkörper basischer Natur
Holoferment — ist das Gesamtferment, bestehend aus Apoferment und Coferment
holokrin — holokrine Sekretion: die gesamte Drüsenzelle wird zum Sekret, z.B. Talgdrüse
Homöodynamik — sich gleichbleibende, ausgewogene Lebenskraft
Hormon — körpereigener Wirkstoff, Produkt der Drüsen innerer Sekretion, spezifischer Stoff von lebenswichtiger Bedeutung
Humanität — die menschliche Gesittung, die edle Bildung
Huminsäure — Säure aus Torf und Moor gewonnen
humoral — die Körperflüssigkeiten betreffend
Hydratation — Bindung von Wasser an chemische Substanzen, besonders an solche im kolloidalen Zustand (Bluteiweißkörper, Albumine)
Hydrolysat — ist die Lösung von Wirkstoffen, welche durch Hydrolyse entstehen
Hydrolyse — Spaltung komplizierter organischer Verbindungen in einfachere, z. B. Proteine, Stärke, Glykoside usw. unter Wasseraufnahme
hydrophil — wasserfreundlich, wasserlöslich
hydrophob — „wasserscheu", wasserabweisend, wasserunlöslich
hydropisch — den Wasserhaushalt der Zelle und des Interzellulargewebes betreffend
hydroxylieren — Anlagerung einer — OH-Gruppe
Hydroxylysin — eine Aminosäure, welche spezifisch für Kollagen ist und daher zu dessen Gehaltsbestimmung herangezogen wird
Hygiene — Gesundheitslehre, vorbeugende Gesundheitspflege
hygroskopisch — wasseranziehend

Hypämie (Hypoämie) — verminderte periphere Durchblutung
Hyperacidität — auch Superacidität, Absonderung des Magensaftes mit übermäßig hohem Säuregehalt
Hyperämie — Blutüberfüllung, Blutandrang, -stauung
Hyperergie — Überempfindlichkeit der Gewebe und der Haut
Hypergie — soviel wie Hypoergie, verminderte Organ- und Funktionstätigkeit
Hyperhidrosis — Vermehrung der Schweißsekretion
Hypericin — fotodynamischer Wirkstoff aus dem Johanniskraut; gegen Hypersensibilität und Entzündungen der Haut
Hyperkeratose — Verdickung der Hornschicht der Haut, entweder durch vermehrte Bildung von Hornzellen oder verminderte Abstoßung
Hyperpigmentation — vermehrte, übersteigerte Pigmentbildung
Hyperplasie — zahlenmäßige Vermehrung einzelner Gewebebestandteile
Hypersensibilität — Überempfindlichkeit
Hypertonie — gesteigerter Blutdruck, auch vermehrte Spannung des Muskels oder des Gewebes
Hypervitaminosen — Krankheitserscheinungen bei Überdosierung von Vitaminen, gibt es praktisch nur bei Vitamin D, zum Teil auch bei Vitamin A
Hypohidrosis — verminderte Schweißsekretion
Hypophyse — Gehirnanhang, kirschgroßes Gebilde in der Vertiefung der Schädelhöhlenbasis, bestehend aus drei Hauptteilen, dem Vorderlappen, dem Mittellappen und dem Hinterlappen
Hypothalamus — Teil des Zwischenhirns mit wichtigen Zentren, welche dem vegetativen Nervensystem übergeordnet sind (Wärmeregulation, Fett- und Wasserstoffwechsel, Genitalfunktion usw.)
Hypothese — ein möglicherweise gültiger, aber noch nicht bewiesener Satz
Hypotonie — Herabsetzung der Spannung, des Tonus in der Muskulatur, ferner Druckverminderung, insbesondere auch des Blutes
Hypovitaminosen — Beeinträchtigung der Gesundheit, und Krankheiten durch Vitaminmangel

I

Ichthyosis — Fischschuppenkrankheit, angeborene Überempfindlichkeit gegenüber bestimmten Stoffen bereits beim ersten Kontakt aufgrund eines Enzymmangels
Identifikation — Gleichmachung, Verschmelzung
Identität — Gleichbedeutung
Idiosynkrasie — angeborene Überempfindlichkeit gegenüber bestimmten Stoffen bereits beim ersten Kontakt, ohne vorhergehende Sensibilisierung
immanent — innewohnend, angehörend, innerhalb der Grenzen der Erfahrung
Immunität — spezifische Unempfindlichkeit gegenüber Infektionen oder Giften
Immunologie — Lehre von der Immunität und den immunbiologischen Reaktionen des Organismus
Imponderabilie — „Unwägbares", Tatsachen von unbekannter Wirkung
Impuls — Anstoß, Anregung
indifferent — gleichgültig, neutral, uncharakteristisch
Indikan — Pflanzenglykosid, das hydrolytisch in Glykose und Indoxyl gespalten werden kann
Indikation — Heilanzeige, Grund für die Anwendung eines bestimmten Behandlungsverfahrens
Indikator — „Anzeiger", ein Stoff, der durch auffallende Erscheinungen, wie Farbänderungen, einen chemischen Vorgang anzeigt
Individualität — Besonderheit des einzelnen Menschen
Individualzeit — das innerliche Zeitgeschehen und die innere Rhythmik eines Menschen
Induktion — (1) Antigene induzieren im Organismus die Bildung von Antikörpern (2) das Vorhandensein bestimmter Substrate läßt ihnen angepaßte Enzyme entstehen
inert — untätig
Infektion — Ansteckung, Eindringen in den Körper und Vermehrung von Krankheitserregern im Körper
Infrarot — der jenseits von rot liegende unsichtbare langwellige Teil des Spektrums
Infundibulum — Trichter
Inhibitor — Hemmer, hemmende Substanz; hemmender Herznerv
Inkorporation — Einverleibung
Inkubation — Zeit zwischen Ansteckung und den ersten Krankheitserscheinungen
innersekretorisch — durch bestimmte Drüsen erfolgende Absonderung von Stoff direkt ins Blut bzw. Lymphbahn

Innervation – Nervenversorgung, Nervenwirkung
Innovation – Neuerung, Intensität, Eindringlichkeit, Tiefe, innerlich gespannte und gesteigerte Kraft, Stärke einer Kraftwirkung
Inosit – 6-wertiger Alkohol, ein essentieller Nahrungsfaktor mit Vitamincharakter, Vorkommen in allen pflanzlichen und tierischen Geweben, besonders im Muskel
Insektizide – Insektenvertilgungsmittel
Instinkt – ererbter, innerer, unbewußter Naturtrieb zu zweckmäßigem, lebenserhaltendem Verhalten und Handeln
Insuffizienz – Schwäche, ungenügende Leistung
Insulin – Hormon in den sog. Langerhans'schen Inseln des Pankreas gebildet; es setzt den Blutzucker herab und baut Glykogen auf
Integration – Zusammenschluß, Bildung übergeordneter Ganzheiten, Eingliederung
Integument – Decke, Hülle, äußere Haut
Intensität – Energiegehalt
Intensivierung – Steigerung, erhöhter Aufwand
Interferenz – durch das Zusammentreffen (Überlagerung) mehrerer Wellenbewegungen auftretende Erscheinung
Interferenz-Mikroskop – ein Mikroskop, welches mit verschiedenen Wellenlängen des Lichtes arbeitet
intermediär – dazwischenliegend
intermolekular – innerhalb der Moleküle
Interstitium – Zwischenraum, der zwischen den organtypischen Parenchymkomplexen gelegene Raum, der Bindegewebegefäße und Nerven enthält
Intervall – Zwischenraum
Interzellularabstand – die Entfernung zwischen den einzelnen Zellen
Interzellularräume – Zwischenzellräume, Lücken zwischen den Zellen
intrakutan – innerhalb der Haut, in der Haut selbst
intramenstruell – während der Menstruation
intrazellulär – innerhalb der Zelle
Intuition – plötzliche Eingebung, überraschendes Entdecken von neuen Gedankeninhalten
Invarianz – Unveränderlichkeit
Involution – Rückbildung
Ion – Atom oder Molekül, das durch Anlagerung oder Abtrennung von Elektronen eine positive oder negative Ladung erhält
Ionisation – Umwandlung von Atomen in Ionen
ionisierende Stoffe – Substanzen, deren Atome sich in wässriger Lösung in Ionen umwandeln
Iontophorese – Ionentherapie, elektrolytische Einführung von Ionen in den Körper durch die Haut und Schleimhaut hindurch mittels arzneitragender Elektroden
irisierend – in Regenbogenfarben schillernd
irrational – dem Verstand oder der Vernunft nicht entsprechend oder widersprechend
irreversibel – nicht umkehrbar
Irritation – Reizung
Irländisches Moos – oder Carrageen, eine Algendroge, die sehr viel Schleim enthält
Isländisches Moos – eine Flechtenpflanze, Schleimdroge
isoelektrischer Punkt – der Punkt, bei dem die Dissoziation der basischen und sauren Gruppe gleich stark ist
Isolator – ein Stoff, der Elektrizität schlecht oder nicht leitet
Isoleucin – essentielle Aminosäure, kommt in den meisten Eiweißkörpern vor
isotonisch – von gleichem osmotischem Druck

J

Joderythem – eine Hautrötung, welche durch Einwirkung von Jod entstanden ist
juvenil – jugendlich
Juvenilität – Jugendlichkeit, Jugend

K

Kalium – chemisches Symbol K, gehört zu den Alkalimetallen; es ist fast in jedem Mineral enthalten
Kapazität – Fassungsvermögen, Aufnahmefähigkeit
kapillar – haarfein, besonders die kleinsten Blutgefäße, Haargefäße
Kapillaren – feine Haargefäße von 0,007–0,01 mm/Ø
Kapillarmikroskopie – Beobachtung der Kapillaren am Nagelfalz mit Mikroskop, besonders bei Durchblutungsstörungen
Karbunkel – Gruppe von mehreren, dicht beieinanderstehenden Furunkeln, bis handtellergroß, besonders am Nacken, Rücken, Gesicht

Katalysator — chemische Substanz, die, ohne selbst verändert zu werden, chemische Reaktionen beschleunigt
katalytisch — den Vorgang einer katalytischen Reaktion bezeichnet man als Katalyse
Kataplasma — heißer Breiumschlag
Kategorie — allgemeinster Grundbegriff, z. B. Eigenschaft, Größe, Zustand, Beziehung, Klasse, Gruppe und Gattung
Katharsis — die Reinigung; physiologisch und psychologisch die Reinigung der Seele von Affekten
Kathepsin — in Gewebszellen vorkommende Vielzahl von Eiweiß abbauenden bzw. Eiweiß verdauenden (proteolytischen) Enzymen
Kathode — negativer Pol eines elektrischen Stromkreises bei der Elektrolyse und der Röhrentechnik
Kation — positiv geladenes Ion
kausal — ursächlich
Kausalbetrachtung — Betrachtung der Zusammenhänge zwischen Ursache und Wirkung
Kausalität — Ursächlichkeit, Verknüpfung von Ursache und Wirkung
Keratin — Hornstoff, schwefelhaltiger Eiweißkörper, in Haut, Haar und Nägeln
Keratohyalin — weiche Vorstufe der Hornsubstanz der Oberhaut; lagert sich ab in den Zellen der Körnerschicht und des Stratum lucidum (Glanzschicht der Epidermis). Es wird dort auf noch nicht bekannte Weise in Keratin umgewandelt
Keratolysis — Sichabheben der Hornschicht der Oberhaut
keratolytisch — Keratin lösend
Keratoplastik — Bildung einer neuen Hornhaut durch Überpflanzung einer anderen Hornhaut
keratoplastisch — Keratin bildend
Kieselsäure-Drogen — vor allem Schachtelhalm und Schafgarbe; fördern die Durchblutung der peripheren Gewebe
Kittsubstanzen — die Lipidstoffe zwischen den Hornzellen
Klient — Auftraggeber, Kundschaft
Klima — Gesamtheit der Witterungserscheinungen an einer begrenzten Stelle in einem längeren Zeitraum durchschnittlich bestimmt
Klimakterium — Klimax, Wechseljahre der Frau, die Übergangsphase von der vollen Geschlechtsreife zum Greisenalter (Senium der Frau)
Koagulation — Gerinnung, Übergang kolloidaler Stoffe aus dem Solzustand in den Gelzustand
koagulieren — gerinnen, Ausfallen kolloidaler Stoffe aus ihrer kolloidalen Lösung
Körnerschicht (Stratum granulosum) — Bestandteil der Epidermis; die Körnerzellenschicht liegt zwischen der Hornschicht und der Keimschicht. In ihr werden die Keimschichtzellen in Hornschüppchen umgewandelt
koexistent — zusammen, nebeneinander bestehend
Kohäsion — die gegenseitige Anziehungskraft der Moleküle fester und flüssiger Körper
Kohlendioxyd — farbloses, schweres, nicht brennbares, stechend riechendes Gas. Es hat im Blut eine anregende Wirkung auf das Atemzentrum und ruft in höheren Konzentrationen Blutdruckanstieg und Lähmung des Atemzentrums hervor
Kohlenhydrate — stickstoff-freie organische Verbindungen, die zusammen mit den Fetten und Eiweißstoffen die organischen Nährstoffe für Mensch und Tier bilden
Kokken — kugelförmige Bakterien
Kollagen — zu den Gerüsteiweißkörpern gehörige Eiweiße, die hautpsächlich aus Monoaminosäuren bestehen, enzymatisch kaum zerlegt werden können und beim Kochen Glutin liefern. Vorkommen als kollagene Fasern im Bindegewebe, Sehnen, Fascien und Bändern, ferner in Knorpel und Epidermis
Kollektiv — auf Arbeits-, Lebens-, Untersuchungsgemeinschaft beruhende Gruppenbildung
Kollektivismus — Lehre, die mit Nachdruck den Vorrang des gesellschaftlichen Ganzen vor dem Individuum betont und letzterem jedes Eigenrecht abspricht
kolloid — jeder Verteilungsgrad, Dispersionsgrad einer Lösung, bei dem das Vorhandensein von dispersen Teilchen nur ultramikroskopisch, nicht aber makro- oder mikroskopisch erkennbar ist.
Kolloid — leimartiger, nicht kristalliner Stoff, jeder Verteilungsgrad einer Lösung bei dem das Vorhandensein von dispersen Teilchen nur ultramikroskopisch erkennbar ist
kolloidale Lösungen — werden im allgemeinen als Sole bezeichnet; das Sol ist die eine Form, in dem jedes Kolloid auftreten kann. Die aus Solen ausfallenden Niederschläge, also die ausgeschiedenen dispersen Teilchen, werden als Gel bezeichnet

Kombination – Verknüpfung, Zusammenfügung
Komedo, Pl. Komedonen – Mitesser
Kommunikation – Verständigung, Übermittlung von Information, Mitteilung, Verbindung
Kompensation – Ausgleich einer verminderten Leistung durch gesteigerte Tätigkeit
kompensatorisch – ausgleichend
Komplex – Gesamtumfang, Inbegriff; in der Psychologie affektgeladene Vorstellung, meist mit negativen Gefühlsqualitäten verbundener Vorstellungskomplex, dessen auslösender Affekt meist verdrängt ist, z. B. Minderwertigkeitskomplex
Komponente – Bestandteil, jeder Teil eines zusammengesetzten Ganzen
Kompresse – nasser Umschlag, kalt, warm oder als Dampfkompresse
Kondensation – (1) Zusammentritt zweier Moleküle unter Wasserausscheidung; (2) Gasverflüssigung durch Temperaturerniedrigung oder Druckerhöhung
Konfiguration – Gestaltung, Gestalt, Umformung
konform – übereinstimmend
Konglomerat – ungegliederte Masse, aus vielen Einzelteilchen bestehend
Konglomeration oder *Aglomeration* – Zusammenballung z. B. von Zellen, Blutblättchen, Bakterien usw.
Konjugate – zugeordnete Substanzen
konjugierte Doppelbindungen – nennt man Doppelbindungen, die durch *eine* Einfachbindung getrennt sind. Sie aktivieren sich gegenseitig. Die Verbindungen sind meist farbig (Carotinoide).
konklusiv – fordernd
Konsequenz – Folgerichtigkeit als Nachwirkung
Konservierung – Haltbarmachen von zersetzlichen organischen Stoffen durch Keimhemmung oder Keimvernichtung
Konsistenz – äußere Beschaffenheit eines Stoffes und sein Verhalten gegen Formänderungen
Konstellation – das Zusammentreffen bestimmter Umstände und die daraus resultierende Lage
Konstitution –
(1) eine bestimmte angeborene Körperbeschaffenheit, mit der die Leistungsfähigkeit, die Art der Einstellung auf die Umwelt und die Neigung zu bestimmten Erkrankungen zusammenhängt
(2) Zusammensetzung, Anordnung, Begründung
konstriktorisch – zusammenziehend wirken
Konsultation – Befragung, Beratung
Kontaktallergene – Stoffe, die bei entsprechend veranlagten Menschen durch Kontakt Krankheitserscheinungen hervorrufen können
kontaminiert – verseucht, verunreinigt
Kontinuität – Zusammenhang
kontinuierlich – zusammenhängend, fortdauernd, ununterbrochen
kontraktil – fähig sich zusammenzuziehen
Kontraktion – Zusammenziehen eines Muskels
Konzentration – Menge bzw. Volumen einer gelösten Substanz. In der Psychologie: Zusammenfassung der Aufmerksamkeit auf einen bestimmten Bewußtseinsinhalt
Konzeption – Befruchtung, Empfängnis
Koordination – geordnete Bewegung, harmonisches Zusammenspiel der bei einer Bewegung tätigen Muskeln
Kore – Mädchen, bekleidete Mädchenfigur in der griechischen Kunst
Korium – Lederhaut, Teil der Kutis, 0,3-2,4 mm dick; besteht aus der zarten Papillarschicht – Stratum papillare – mit elastischen Fasern, kapillaren Nervenendorganen und dem mächtigen Stratum reticulare. Letzteres stellt außer Haarfollikeln und Schweißdrüsen ein dichtes Geflecht elastischer und kollagener Fasern dar.
Korpuskularstrahlen – schnell fortbewegte Teilchen, Bauelemente der Atome im Gegensatz zu den elektromagnetischen Wellen
korrelativ – Adj. von Korrelation = Wechselbeziehung, beispielsweise zwischen verschiedenen Organen oder Organteilen
kosmein – griech.: schmücken
kosmetodynamisch – kosmetisch und ästhetisch besonders wirksam
Kosmetologie – Wissenschaft und Lehre von der Körper- und Schönheitspflege
kosmodynamischer Effekt – Kräfte des Alls auf der Erde wirkend
Kosmos – Ordnung, Weltall, Weltordnung
Kraftfeld, elektrisches – die Umgebung eines elektrisch geladenen Körpers
Krausesche Endkörperchen – oder Krausesche Endkolben; sensible Rezeptoren der Haut für Kälte, rundliche oder ovale Körper, in deren Inneres sich Nervenfasern einsenken

Kretschmersche Typenlehre –
(1) leptosomer (asthenischer) Typus; magerer, schmal aufgeschossener Mensch, schmale Schultern, langer, schmaler flacher Brustkorb, schmaler langer Kopf;
(2) athletischer Typus; breite ausladende Schultern, derber, hoher Kopf, stattlicher Brustkorb, straffer Bauch, Rumpfform verjüngt sich nach unten; plastisch hervortretendes Muskelrelief, grober Knochenbau
(3) pyknischer Typus; mittelgroße gedrungene Figur, weiches breites Gesicht auf kurzem Hals zwischen den Schultern sitzend, stattlicher Fettbauch, tiefer gewölbter Brustkorb;
(4) dysplastischer Typus; endokrin dysharmonisch, offenbar endokrin mangelhaft entwickelt, ohne daß endokrine Störungen im einzelnen nachweisbar sein müssen; endokrin mit innerer Sekretion

Krisis – schneller Fieberabfall bei Infektionskrankheiten, der binnen 24 Stunden zu normaler Temperatur führt und die Genesung einleitet

Kristallin – aus vier Fraktionen bestehendes Eiweiß der Augenlinse, dem ein unlösliches Albuminoid beigegeben ist

Kristalloide – Substanzen, die kristallisierbar sind

Kriterium – Beurteilungsmittel, Unterscheidungsmerkmal

k-Typus – Kälte-empfindlicher Typus (nach Curry)

kubisch – würfelförmig

Kulanz – Entgegenkommen, Großzügigkeit

Kupferproteid – Eiweißmolekül mit ein- oder zweiwertigem Kupferatom

kutaner Venenplexus – netzartige Verflechtung der Venen in der Kutis

Kutis (Cutis) – Derma, Haut; bestehend aus Epidermis und Korium (Lederhaut)

L

Labferment – eiweißspaltendes Enzym des Magens

labil – schwankend, unsicher, unbeständig

Labilität – Unsicherheit, Unbeständigkeit

Laktobazillen oder *Laktobakterien* – Gattungsbegriff für gram-positive unbewegliche Stäbchen. Sie bilden aus Kohlehydraten Milchsäure

Laktoflavin (Lactoflavin) – von lat. lac = Milch und flavus = gelb; gleichbedeutend mit Vitamin B_2

laktovegetabil – z. B. laktovegetabile Kost, Mischkost, die neben Gemüse und Obst, Milch und Milchprodukte enthält

Laminaria – Braunalgen; Rohstoff zur Gewinnung von Alginsäure

Langerhans'sche Inseln – gefäßreiche Zellinseln der Bauchspeicheldrüse (Pankreas), welche Insulin und Glucagon produzieren

Lanosterin – Zwischenprodukt der Cholesterinsynthese

Leberinkret – Inkrete sind von den Drüsen mit innerer Sekretion in den Blutkreislauf abgegebene Hormone

Lecithin – als lebenswichtiges Phosphatid-Bestandteil jeder Zelle. Zur Pflege einer trockenen, feuchtigkeitsarmen, zu Atrophie neigenden Haut

leptosom – schmal, schlank-wüchsig, schmalgesichtig

Leucin – essentielle Aminosäure, ketoplastische Aminosäure; bei schweren Leberparenchymschäden tritt Leucin als Leucinsediment im Harn auf

Leukodermie – Weißhäutigkeit

Leukoverbindung – farblose oder schwach gefärbte Vorstufen oder Umwandlungsprodukte von Farbstoffen; Leukoverbindungen und Farbstoffe lassen sich leicht wechselseitig ineinander überführen

Leukozyten – weiße Blutzellen, Gesamtzahl 5-9000 pro mm^3. Sie haben eine Lebensdauer von 3–12 Tagen

Liberation – Befreiung, Entlastung

Licheninfikation – flächenhafte Infiltration der Haut mit Vergröberung der Hautfelderung

lichenoid – flechtenähnlich

Linolensäure – dreifach ungesättigte Fettsäure im Leinöl

Lipasen – zu den Hydrolasen (Hydrolasen spalten Verbindungen unter Anlagerung von Wasser) gehörende Enzyme, die Fette in Glycerin und Fettsäuren spalten

Lipofuscin – braunes Pigment, vermehrt bei Atrophie und Alter

Lipoide oder *Lipide* – Sammelbegriff für Fette und fettähnliche Substanzen. Die Lipoide haben alle die gleichen Löslichkeitseigenschaften, d. h. sie sind unlöslich in Wasser und löslich in organischen Lösungsmitteln, z. B. Benzin, Benzol, Äther usw.

lipophile Substanz – in Fett lösliche Substanz

Liquor – Flüssigkeit, flüssiges Heilmittel

Lumen – lichte Weite bei Röhren

Luteinisierungshormon – Hormon im Hypophysenvorderlappen gebildet, Gonadotropin; es regt die Androgenbildung an; bei der Frau löst es Follikelreifung und Follikelsprung im Ovar aus

Lymphatiker – Mensch mit feiner weißer Haut, gedunsenem blassem Aussehen und Neigung zu hartnäckigen und oft wiederkehrenden Entzündungen und Vergrößerungen (Hyperplasie) des lymphatischen Gewebes

lymphatisch – auf Lymphe, Lymphknötchen bezüglich, sie betreffend

Lymphdrainage (Lymphdränage) – Drainage ist die Entwässerung, Ableitung der Wundflüssigkeit durch Drainieren mit dem Drain, einer Gummi- oder Glasröhre, aber auch durch einfache Gazestreifen

Lymphdrüsen – älterer Ausdruck für Lymphknoten; linsen- bis haselnußgroße plattrundliche Organe, die in das Lymphgefäßsystem eingeschaltet sind

Lymphe – hellgelbe Flüssigkeit, bestehend aus Lymphplasma und Lymphkörperchen, die fast alle den kleinen Lymphozyten entsprechen

Lymphgefäße – in dem System der Lymphgefäße und in den Gewebsspalten, die für den Stoffaustausch der Gewebe sehr wichtig sind, befindet sich die sogenannte Lymphe. Hauptlymphgefäß ist der Brustlymphgang

Lymphknoten – siehe Lymphdrüsen

Lymphozyten – Lymphzellen, besondere Form der Leukozyten, von der Größe der roten Blutkörperchen. Die Lymphozyten machen im strömenden Blut normalerweise 20-30% der Gesamtzahl der Leukozyten aus

Lysin – essentielle Aminosäure mit basischem Charakter

Lysozyme – normale bakterizide Stoffe in Drüsensekreten, wie Tränenflüssigkeit, Nasenschleim, Sputum, Milch

M

Macula – der Fleck einer primären Effloreszens; Hautstelle, die durch abweichende Färbung charakterisiert ist

makro – groß, lang

Makrobiotik – „das große Leben", ein Buchtitel von Hufeland

Maligner Tumor – bösartige Geschwulst

manisch – zur Manie gehörig, tobsüchtig

manische Phase – eine Phase der Zyklophrenie. Diese Krankheit zeigt einen phasenhaften Wechsel zwischen manischen und depressiven Zuständen

manuell – mit der Hand

Manupressur (Akupressur) – manuelle Nervenendpunktbehandlung (ohne Akupunkturnadeln)

Maquillage – franz. Bezeichnung für das Schminken, die Aufmachung

masochistisch –
(1) den Masochismus betreffend
(2) bei Mißhandlung geschlechtlich erregbar

Mater – die Mutter; nach (arab.) Ali al-Abbas, gest. 994 n.Chr.: Die beiden Hüllen, die als Mütter des Gehirns bezeichnet werden; die dickere als Duramater = harte Hirnhaut, die dünne als Piamater = weiche Hirnhaut

Matrix – Mutterboden, Keimschicht

Mazeration –
(1) mit Wasser oder anderem Lösungsmittel bei Zimmertemperatur gewonnener Drogenauszug
(2) Knochen faulen lassen, um nach Entfernung der organischen Substanz ein reines Knochenpräparat zu erzielen

Melanin – brauner oder schwarzer Farbstoff der Haut, der Haare, Federn oder Schuppen

Melanismus – an Haut und Schleimhäuten auftretende Form der Melanodermie

Melanoblasten auch *Melanozytoblasten* – sehr bösartige Geschwulst, sehr selten vor der Pubertät, meist zwischen dem 30. und 60. Lebensjahr

Melanodermie – [krankhafte] Dunkelfärbung der Haut

Melanogen – Vorstufe des Melanin

Melanophoren-Hormon – Pigmenthormon

Melanozyten – zur Melaninbildung befähigte Zellen in der Basalschicht der Epidermis, in Teilen des Auges und in den Leptomeningen (Hirnhäuten)

Membran – zarte Haut; Grenzfläche zwischen Zelle und Umgebung

Membranpotential – trennt eine Membran verschiedene oder verschieden konzentrierte Elektrolytlösungen voneinander, oder besitzt sie für die Ionen eines Elektrolyten eine verschiedene

Durchlässigkeit, so treten elektrische Spannungen (Membranpotentiale) auf. In erregbaren Geweben (Muskelnervengewebe) ist das Zellinnere negativ gegen die Außenflüssigkeit. Kommt es nun zur Erregung der Membran, so wird diese depolarisiert, es kommt zu einer vorübergehenden Umladung der Membran

Menses – die „Monate"; Monatsblutung, Menstruation

Meridiane – den Körper durchziehende Nervenbahnen, die die besonders sensiblen Nervenpunkte verbinden, welche durch Akupunktur oder Akupressur eine Reflexbeziehung zu den einzelnen Organen und Organsystemen herstellen

Merkelsche Tastscheiben – Merkel, Johann Friedrich Sigmund, Anatom, Rostock und Göttingen, 1845–1919. Tastscheiben: Scheibenförmige Rezeptoren für die Tastempfindung, intrazellulär in den unteren Epidermisschichten gelegen

Mesenchym – embryonales Bindegewebe, das aus dem extraembryonalen Mesoderm entsteht und aus dem sich alle Bindegewebsformen, sowie Milz und Lymphknoten entwickeln

Mesoinosit – ältere Bezeichnung für Inosit, essentieller Nahrungsfaktor mit Vitamincharakter, er kommt in allen pflanzlichen und tierischen Geweben, besonders in Früchten, Leber, Muskeln, Nieren vor

Metabolismus – Stoffwechsel

Metamorphose – Umwandlung der Form oder der Beschaffenheit von Zellen, Geweben, Organen, des ganzen Organismus

Metaphysik – Wissenschaft von den angeblichen Fähigkeiten, die über das *normale* Seelische hinausgehen

Methionin – essentielle schwefelhaltige Aminosäure

metrisch – die Metrik betreffend, auf den Meter als Maßeinheit bezogen

Micrococcus – Gattungsbegriff für grampositive unbewegliche Rundkokken; Lagerung in Trauben und Haufen, paarweise oder in kurzen Ketten

Micrococcus pyogenes – Erreger umschriebener Eiterungen, Neigungen zu Einbruch in Lymph- und Blutbahn, Furunkel, Karbunkel, Akne und weiteres; Infektion von Lebensmitteln, Brechdurchfall

Mikrobe – mikroskopisch kleines tierisches oder pflanzliches Lebewesen

mikrobiell – durch Mikroben hervorgerufen oder erzeugt

mikrobiologisch – Adj. zu Mikrobiologie, der Lehre von den Mikroorganismen (Kleinstlebewesen)

mikroskopisch – verschwindend klein, winzig, nur durch das Mikroskop erkennbar

Milcheiweiß – aus Magermilch, fermentativ aufgeschlossen; zur Normalisierung der Keratinbildung und fettigen Degeneration der Haut

Milchsäure – Abbauprodukt des Kohlehydratstoffwechsels; findet sich bei der Muskelarbeit

Milium, Pl. Milien – Hautgrieß; stecknadelkopfgroße weißliche subepitheliale Zysten bei jungen Menschen im Gesicht oder sekundär nach Blasenbildung

Mimik – Gebärden- und Mienenspiel des Gesichts

Mimo-Kosmetik – Mimo- oder Gesichtsgymnastik; Übungen zur Kräftigung und Erhaltung der Funktionsfähigkeit der Gesichts- und Halsmuskulatur

Mineralien – alle anorganischen, in sich gleichartigen Bestandteile der Erdrinde, zu denen auch einige durch Zersetzung organischer Körper entstandenen Verbindungen, z. B. Kohle, gerechnet werden

Mitochondrien – aus Eiweißkörpern und Lipoiden bestehende, lichtmikroskopisch strangförmig strukturierte längliche oder ovale Zellorganellen, die von einer Doppelmembran begrenzt sind

Mobilisierung – Beweglichmachung

Modus – Art und Weise, Verfahrenseise

Molekül – kleinste Einheit einer chemischen Verbindung, die noch die charakteristischen Eigenschaften dieser Verbindung aufweist

molekular – die Moleküle betreffend

Molekularbiologie – Forschungszweig der Biologie, der sich mit den chemisch-physikalischen Eigenschaften organischer Verbindungen im lebenden Organismus beschäftigt

morphologisch – der Form der Struktur nach

Motivation – die Erforschung und Angabe der Beweggründe, die das menschliche Handeln auf den Inhalt, die Richtung und die Intensität hin beeinflussen

motorische – Bewegungs-

Mutation – diskontinuierliche Veränderung an dem meist in den Chromosomen gelegenen genetischen Material, mit genetischer Wirkung

myogen — vom Muskel ausgehend
Mythos — eigentlich die Erzählung, die Fabel, insbesondere die Göttergeschichte

N

narzisstisch — Adj. zu Narzissmus; Form der Verliebtheit in den eigenen Körper, bzw. in das Ich; nach Freud: normale Durchgansstufe der Entwicklung; pathologische Bedeutung, wenn die Beziehung zum anderen Geschlecht gestört ist
Nasolabialgegend — Nasenlippengegend
Nebennierenhormone — man unterscheidet 3 Hormongruppen:
(1) Mineralocorticoide; das wirksamste Hormon ist Aldosteron, es wirkt auf den Mineralstoffwechsel;
(2) Glucocorticoide; das wirksamste Hormon ist Cortison, es reguliert in erster Linie den Kohlehydratstoffwechsel;
(3) Androcorticoide; Hauptvertreter ist Dehydroepiandrosteron. Androcorticoide bewirken Wachstumsschub der Mädchen in der Pubertät, beeinflussen die weibliche Sexualbehaarung und den Eiweißhaushalt in anabolem (zum Aufbaustoffwechsel gehörigem) Sinn
Nebennierenrinde — die Nebennierenrinde besteht aus epithelialen Zellhaufen, die in drei Zonen angeordnet sind;
Nebennieren: zwei morphologisch, entwicklungsgeschichtlich und funktionell von den Nieren verschiedene innersekretorische Organe von halbmondförmiger (links) bzw. dreieckiger (rechts) Gestalt. 11-18 g schwer
Nekrose — örtlicher Gewebstod, Absterben von Organen, Organteilen oder Geweben, während die umgebenden Zellen bzw. Organteile weiterleben
nekrotisch — abgestorben
neural — von den Nerven
Neuralerregung — Erregung der Nerven
Neuritis — Nervenentzündung
Neurodermitis — zu den Ekzemen zählende entzündliche, auf nervalen Störungen beruhende chronische Hauterkrankung, Bläschenbildung und Lichenifikation
neurogen — von Nerven ausgehend
Neurose — seelische Abnormität ohne erkennbare anatomische Veränderung des Nervensystems
neurosedativ — nervenberuhigend
neurotisch — im Zusammenhang mit einer Neurose
neurovegetative Faktoren — die Funktion des vegetativen Nervensystems betreffende Faktoren
Neutralpunkt — neutral, von einer Erscheinung nicht betroffen. Der Neutralpunkt einer Lösung ist der Punkt, an dem die Lösung weder sauer noch basisch reagiert
NFF — Natürlicher Feuchtigkeitsfaktor
Niacin — gleichbedeutend für Nikotinsäure
Niacinamid oder *Nikotinamid* — Bestandteil des Vitamin-B-Komplexes
Nikotinsäure — Oxydationsprodukt des Nikotins
Nikotinsäureamid — Niacinamid
nil nocere — nicht schädigend
NMF; Natural Moisturizing Factor — natürlicher Feuchtigkeitsfaktor
Normalkonstitution — Konstitution ist die Summe aller angeborenen Eigenschaften; sie ist die Reaktionsbereitschaft des Individuums, die seine Leistungs- und Anpassungsfähigkeit bedingt
Normergie — normale Reaktionsform des Organismus auf einen Reiz
Nuancierung —Abstufung, geringe Veränderung
Nukleinsäuren — man unterscheidet zwei Gruppen: Ribonukleinsäuren (RNS), die im Zytoplasma und in geringer Menge im Zellkern vorkommen, und Desoxyribonukleinsäure (DNS), die Bestandteil des Zellkerns ist. Bei der Zellproduktion müssen die Nukleinsäuren die Fähigkeit der identischen Reduplikation (Verdoppelung) besitzen

O

Obstipation — Stuhlverstopfung
Odorierung — Intensivierung des Geruches, beispielsweise des Geruches von Stadtgas durch Mischung mit organischen Schwefelverbindungen
Oestradiol — stärkstes natürliches Oestrogen
Oestrogen — wörtlich „brunsterzeugendes Hormon" Wirkung: Östrogene lösen Proliferations- und Wachstumseffekte am weiblichen Genitalapparat aus und haben Stoffwechseleffekte auch an anderen Erfolgsorganen
ökologisches Gleichgewicht — das Gleichgewicht der die Organe betreffenden Umwelt

Ölsäure – eine einfach ungesättigte höhere Fettsäure

Öl/Wasser – eine Verbindung (beispielsweise Emulsion) vom Typ Öl-in-Wasser

Okklusion – Verschluß, Verhüllung

Okklusivverband – Deckverband, der verhüllt, ohne einen Druck auszuüben, z. B. am Auge

Oleinsäure – siehe Ölsäure

Oligopeptid – bis zu 10 Aminosäuren bilden ein Oligopeptid

onkotische Kräfte – Kräfte, die bei einem kolloidosmotischen Druck (er ist wegen der Größe der kolloidgelösten Teilchen nur klein; von Bedeutung für die Gewebswasserbildung und die Wasserausscheidung in der Niere) mit Wasserbindungsvermögen der Gewebe- und Körperflüssigkeiten wirken

Ophthalmikum – Augenheilmittel

Optimum – das Beste

organismische Funktionen – zu einem Organ gehörige Funktionen

Organologie – Organlehre

Orotsäure – Zwischenprodukt der Biosynthese der Pyrimidinbasen

Orthokeratose – richtige Verhornung

Osmose – Stoffübergang zwischen (flüssigen) Körpern durch eine sie trennende semipermeable (halbdurchlässige) Scheidewand

osmotischer Druck – die Kraft, mit der ein Lösungsmittel durch eine semipermeable Membran in eine konzentrierte Lösung hineingesogen wird

Osteomalazie – mangelhafter Einbau von Mineralstoffen in das normal oder überschießend gebildete Eiweißknochengrundgerüst

Ovarium – Eierstock, weibliche Keimdrüse

Oxydasen – Oxydationsenzyme, die Sauerstoff übertragen und auf diese Weise katalytisch eine Oxydation von Intermediärprodukten des Stoffwechsels bewirken

Oxydation – in chemischem Sinne ein Vorgang, bei dem einem Element oder einer Verbindung Sauerstoff zugeführt oder Wasserstoff entzogen wird. In elektrochemischem Sinne ein Vorgang, bei dem einem Stoff Elektronen entrissen werden, wobei dieser in eine höhere Wertigkeitsstufe übergeführt wird

Ozon – dreiatomiges Sauerstoffmolekül von stark oxydierender Wirkung, blaues Gas, Bestandteil der Atmosphäre in Höhen von 25 bis 40 km

P

Pacini Korpuskeln – große lamellöse (Lamelle = dünnes Blättchen) Endkörperchen einer Nervenfaser in der Unterhaut, für Tiefensensibilität

Palmitinsäure – eine gesättigte höhere Fettsäure

Pankreatin – ein Enzym der Bauchspeicheldrüse

Panniculus adiposus – Unterhautfettgewebe, Fettpolster

Pantomimik – Kunst der Pantomime, Gesamtheit der Ausdrucksbewegungen des Körpers, Gebärdenspiel, Körperhaltung und Gang

Pantothensäure – Bestandteil des Vitamin-B-Komplexes

Papain – im Milchsaft der Frucht von Carica Papaya (Melonenbaum in Mexico) vorkommende Proteasen; pharmazeutisch an Stelle von Pepsin verwendet

Papel – siehe Papula

Papillarkörper – die mit Papillen versehene Oberschicht der Lederhaut

Papille –

(1) Brustwarze

(2) warzenartige Erhebung an der Oberfläche von Organen

Papula – Knötchen, Blätter

Paraffin – festes oder flüssiges Gemisch aus gesättigten aliphatischen (= offenkettigen) Kohlenwasserstoffen mit mittelhoher Zahl der C-Atome, geringe chemische Reaktionsbereitschaft, für Salbengrundlagen verwendet

Parakeratose – Verhornungsanomalie der Oberhaut, häufigste Ursache aller Schuppenbildungen; ihr liegt eine Entzündung der Papillarschicht zugrunde, verschwindende Körnerschicht, kernhaltige Hornschicht

Paraplasie – krankhafte Bildung, Mißbildung

Parasiten – Lebewesen, die ganz oder teilweise auf Kosten anderer Organismen auf der Oberfläche oder in tiefen Körperhöhlen (im Gewebe und Blut) leben

Parasympathikus – Gesamtheit derjenigen vegetativen Nervenfasern, einschließlich ihrer Ursprungs- und Umschaltzentren, die im Mittelhirn, im verlängerten Mark, sowie im sakralen Abschnitt des Rückenmarks entspringen und als kraniosakrales System dem thorakolumbalen System gegenübergestellt werden

Parathormon — in den Nebenschilddrüsen gebildetes Eiweißhormon, welches die Calcium-Ionen konstant erhält, die Calciumfreisetzung aus den Knochen fördert und die Calciumresorption erhöht und verbessert

Parenchym — die spezifischen Zellen eines Organs, die dessen Funktion bedingen, im Gegensatz zum Gerüstgewebe, das aus Bindegewebe mit Gefäßen und Nerven besteht

partiell — teilweise vorhanden, einseitig, anteilig

Partikel — Teilchen

passiv — untätig, nicht zielstrebig, teilnahmslos

Passivität — Untätigkeit, Teilnahmslosigkeit, in der Chemie: herabgesetzte Reaktionsfähigkeit bei unedlen Metallen

pastöse Haut — aufgeschwemmte, gedunsene Haut

pathologisch — krankhaft

Pathos — leidenschaftlich bewegter Ausdruck, Gefühlsüberschwang

Pektinstoffe — weich gelatinierende Kohlehydrate kolloider Natur in den Fruchtsäften

pellagrös — Adj. zu Pellagra; chronischer, meist in Schüben über viele Jahre verlaufender echter Vitamin-B_2-Mangel bei einseitigem Maiskonsum; meist infolge von Resorptionsstörungen (Aufnahmestörungen von Stoffen in die Blut- und Lymphbahn), bei Alkoholismus, chronischer Gastritis usw.

Penetration — Durchdringung, Durchsetzung, Eindringtiefe

penetrieren — durchsetzen, durchdringen

Pepsin — das Eiweiß spaltende Enzym des Magensaftes; spaltet bei Anwesenheit von Salzsäure Eiweiß nur bis zu den noch hochmolekularen Peptonen; sein Wirkungsoptimum liegt im stark sauren Medium (zwischen pH 1,5–2), das durch die Salzsäure des Magensaftes bedingt ist

Peptid — Spaltprodukt des Eiweißabbaues

Periode — Umlauf, Zeitlauf, Zeitabschnitt

Periodik — Wiederkehr, Kreislauf

Periodizität — rhythmisch, regelmäßig sich wiederholende Wiederkehr gleichartiger Vorgänge

Peristaltik — wurmförmig, fortschreitende Bewegung des Magens, Darms, Ureters (Harnleiters) und Samenleiters

peripher — außen, am Rande

perkutan (percutan) — durch die Haut hindurch

perkutan sorbierend — durch die Haut aufnehmend

Perlèche — entzündliche, kleine Hautspalten an den Mundwinkeln, Lidwinkeln u. a.

Permeabilität — Durchlässigkeit, z. B. von Membranen

perniziöse Anämie — verderbliche Blutarmut, Symptome: Leistungsabfall, Konzentrationsschwäche, Schwindel- und Ohnmachtsanfälle, Müdigkeit

Persorption — Durchtritt fester, ungelöster Nahrungspartikel durch die Epithelzellschicht des Darmes

Perspiratio insensibilis — unmerkliche Hautatmung

Perspiration — Hautatmung

perspirationsdurchlässig — durchlässig für die Hautatmung

Perspirato sensibilis — merkliche Hautatmung (Transpiration)

Pestizide — Sammelbezeichnung für Schädlingsbekämpfungsmittel

Petechien — punktförmige Hautblutungen

Pétrissage — Kneten, Form der Massage

pH-Wert — ist der Säure- oder Alkaligrad einer Lösung. Dabei ist 1 bis unter 7 = sauer; 7 ist der Neutralzustand; über 7 bis 14 ist alkalisch. Man stellt den pH-Wert entweder mit elektrischen Meßgeräten fest oder durch Farbsubstanzen, die bei bestimmten Säure-, bzw. Alkaliwerten Farbänderungen zeigen. (Beispiel: Lackmus ist sauer-rot; alkalisch-blau)

pH-Wert der Haut — Die gesunde Haut hat einen pH-Wert von 5 bis 7

Phänomen — Zeichen, Erscheinung

Phänomenologie —

(1) Streng objektive Aufzeichnung, Beschreibung des Gegebenen

(2) Wissenschaft von den Wesenheiten der Gegenstände und Sachverhalte, Wissenschaft von der Wesensschau selbst, vom wesensschauenden Bewußtsein

(3) Wissenschaft von den sich dialektisch entwickelnden Erscheinungen der Gestalten, des Geistes; und Wissenschaft der Erfahrung des Bewußtseins

Phänotypus — Merkmalsbild, Erscheinungsbild, Summe aller an einem Einzelwesen vorhandenen Merkmale

Phagozythose — Freßtätigkeit der Phagozythen (Freßzellen, die Gewebstrümmer, Fremdkörper,

Mikrobien und Zellen aufnehmen und verdauen)
pharmakodynamisch — durch Arzneimittelwirkung
Pharmakologie — Arzneimittellehre
Pharmazie — Kunst der Arzneimittelherstellung
Phase —
(1) Abschnitt einer Entwicklung, Zustandsform, Stufe
(2) Aggregatzustand eines chemischen Stoffes, z.B. fest oder flüssig
Phenylalanin — zyklische essentielle Aminosäure
Pheron — gehört zu den Apoenzymen
Phosphatide — phosphorhaltige Lipoide des tierischen und pflanzlichen Körpers; enthalten Glyzerinphosphorsäure
Phosphatpufferlösung — der pH-Wert ist 7,1; sie dient zur Regulation der Wasserstoffionenkonzentration mittels primärem und sekundärem Natriumphosphat
Phospholipide — siehe Phosphatide
Phosphor — chemisches Symbol P; bildet die physiologisch wichtige Ortho- und Pyrophosphorsäure; weißer oder gelber Phosphor ist giftig und wird in der Medizin nicht verwandt; roter Phosphor wird durch Erhitzen des weißen unter Sauerstoffabschluß erhalten, ungiftig
Phosphorylierungsprozeß — Anlagerung eines Phosphorsäurerestes an organische Verbindungen
Phyllochinon — Vitamin K
phylogenetische Betrachtung — eine Betrachtung der Stammesentwicklung
Physiognomie — individueller Ausdruck und Aussehen des Gesichtes
Physiologie — die Lehre von den normalen Lebensvorgängen
physiologisch — die Physiologie betreffend, die Lebensvorgänge im Organismus betreffend
Physis — die Natur, das Reale, die körperliche Beschaffenheit (des Menschen)
physisch — körperlich; Gegensatz: psychisch — seelisch
Phytokeimextrakte — Pflanzenkeimextrakte
Phytosterine — im Pflanzenreich und im Tierreich (Zoosterine) vorkommende polyzyklische hydroaromatische sekundäre, einwertige Alkohole, die sich vom Steran (Cholestan) ableiten. Das bekannteste Sterin ist das Cholesterin. Zu den Phytosterinen gehört auch Ergosterin, ein Provitamin D
Phytostimuline — pflanzliche Anregungsmittel
Pigmentation — Einlagerung von Pigmenten
Pigmentkinese — Pigmentbewegung
Pityriasis — kleieförmige Schuppung
Placenta-Extrakte — wäßrige oder ölige Auszüge von tierischen Placenten (Mutterkuchen); enthält lebenswichtige Wirksubstanzen wie Vitamine, Fermente und Aminosäuren
plane Warze — flache, ebene, platte Warze
Plasma —
(1) Protoplasma,
(2) Blutplasma, der flüssige Teil des Blutes
Pneuma — Luft, Atem
Pol — der positive oder Pluspol und der negative oder Minuspol. Der Pol ist der Aus- und Eintrittspunkt des Stromes bei einer elektrischen Stromquelle; ebenso ist er der Aus- und Eingangspunkt magnetischer Kraftlinien beim Magneten
Polarisation —
(1) des Lichtes; Herstellung von polarisiertem Licht, dessen Schwingungen nur in einer Ebene liegen; Polarisation kann durch Reflexion spiegelnder Glasplatten oder durch durchsichtige doppelbrechende Substanzen (Kalkspat u. a.) erreicht werden
(2) elektrische Polarisation; die zersetzende Wirkung des elektrischen (Gleich-)Stroms, wodurch gewisse Stoffe Ionen als negative Anionen zur Anode, andere als positive Kationen zur Kathode gezogen werden. Alle Säuren, Basen und Salze sind in die Ionen elektrisch dissoziiert. Beim Eintauchen der Leitungsdrähte in Wasser sieht man an der Kathode Gasblasen von Wasserstoff aufsteigen, an der Anode sammelt sich die halbe Menge Sauerstoff an. Durch diese Vorgänge werden die Elektroden mit der Zeit verändert, man verwendet daher zu bestimmten Zwecken umpolarisierbare Elektroden
(3) deutliche Hervortretung von Gegensätzen; gegensätzliches Verhalten von Substanzen oder Erscheinungen
Polyamid — fadenbildender elastischer Kunststoff, z. B. Perlon, Nylon
Polyen — organische Verbindungen, die eine fortlaufende Folge konjugierter Doppelbindungen enthalten
Polymerisation — Vorgang, bei dem sich mehrere Einzelmoleküle zu einem großen Molekül verbinden

porös — durchlässig, löchrig

Porphyrin — Farbstoffgruppe, welche als Eiweißverbindung dem Blutfarbstoff Hämoglobin, dem Chlorophyll, den Zellfarbstoffen (Zytochromen) u. a. zugrunde liegt

postmenstruell — nach der Monatsblutung

postulieren — fordern, zur Bedingung machen

Postvenole — Nachvenole

Potential — Bildung der Leistungsfähigkeit; in der Elektrizitätslehre bedeutet Potential Spannung an einem Punkt des Raumes gegen eine willkürliche wählbare Äquipotentialfläche; in der Medizin wird Potential angewandt beim Elektrokardiogramm (Aufzeichnung der bei der Herztätigkeit entstehenden elektrischen Vorgänge)

Potenz — Fähigkeit, besonders geschlechtliche Fähigkeit

potenzierend — erhöhend, steigernd

potenzierte Synergie — erhöhtes Zusammenwirken, z. B. von Muskeln

Präarteriolen — Vorarteriolen; dies sind kleine präkapillare Arterien, die im Durchmesser zwischen Arterien und Kapillaren stehen

prädestinieren — vorherbestimmen

prämenstruell — vor der Monatsblutung

prä-senil — vorgreisenhaft

prä-senile Dystrophie — vor dem Greisenalter eintretende Ernährungsstörung; Ursachen sind Nahrungsmangel oder fehlerhafte Ernährung

präventiv — vorbeugend, verhütend

primäre Effloreszens — eine über das Hautniveau erhabene kleinere oder größere, meist flache Bildung

Primärwirkung — erste, anfängliche, ursprüngliche Wirkung

Progesteron — Corpus luteum-Hormon, Gelbkörperhormon, Gestagen

Prolan — das follikel-stimulierende Hormon des Hypophysen-Vorderlappens

Proliferations-Hyperkeratose — Verdickung der Hornschicht der Haut durch vermehrte Bildung von Hornzellen

Prolin — wichtiger Eiweißbaustein, ist eine aromatische Aminosäure

Prophylaxe — Verhütung von Krankheiten, Vorbeugung

proportional — verhältnisgleich, im gleichen Verhältnis stehend, angemessen

prospektiv — der Aussichtsmöglichkeit nach, vorausschauend, die weitere Entwicklung betreffend

prosthetische Gruppe — „hinzugefügte" Gruppe; allgemein: nichteiweißartiger Bestandteil der Proteide

Proteasen — proteolytische (eiweißverdauende) Enzyme des Proteinabbaues

Proteide — zusammengesetzte Eiweißkörper, Verbindungen von einfachen Eiweißkörpern mit anderen Stoffen

Proteine — allgemeine Bezeichnung für Eiweißkörper

Proteohormone — Eiweißhormone, wie die Hypophysenhormone, Insulin und Parathormon

Prothrombin — wird in der Leber unter Einfluß von Vitamin K gebildet; inaktive Vorstufe des Thrombins, welches zur Blutgerinnung nötig ist

Protofibrillen — vorderste, wichtigste Muskel- oder Nervenfasern

Protoplasma — lebende Substanz der menschlichen, tierischen und pflanzlichen Zelle; zwei Formen: das Zellplasma und das Kernplasma. Das Zellplasma ist eine halbflüssige, feinkörnige Masse, d. h. eine Masse, in die kleinste Körnchen, die Zellmikrosomen oder Plasmosomen, in wechselnder Anordnung eingelagert sind. Das Kernplasma bildet den Zellkern, der meist zentral im Zellplasma liegt. Das Plasma ist ein Gemisch von Wasser und Eiweißstoffen, hinzu kommen Kohlehydrate, Fette, Salze und Pigmente

Provitamin — Vorstufe eines Vitamins

provozieren — herausfordern, bewußt hervorlocken, Krankheiten künstlich hervorrufen

Prozeß — Verlauf, Ablauf, Hergang, Entwicklung

prozessual — den Prozeß betreffend

Pseudoanhidrosis — scheinbar fehlende Schweißabsonderung

Psoriasis — Schuppenflechte; scharf begrenzte, entzündliche, mit silberweißen Schuppen bedeckte, zuweilen juckende Herde verschiedener Größe und Gestalt

Psyche — Seele, Seelenleben, Wesen, Eigenart

psychogen — seelisch bedingt; allgemein versteht man darunter psychoreaktive Störungen von Krankheitswert

Psychologie — Lehre von den normalen seelisch-geistigen Funktionsabläufen

Psychoneurose — psychogene Erkrankung im Sinne von Neurosen, die im seelischen Zustand, Erleben und Verhalten zum Ausdruck kommt, im Gegensatz zu anderen, die mehr in körperlichen Störungen zum Ausdruck kommen

psycho-physisch — leib-seelisch, den Zusammenhang im Sinne eines Parallelismus und gleichzeitiger Wechselwirkung bezeichnend

Psychosomatik — psychosomatische Medizin. Medizinische Richtung mit besonderer Betonung funktioneller Zusammenhänge aufgrund des Zusammenspiels psychischer Faktoren mit körperlichen Reaktionen, besonders bei einer Krankheit

Psychotherapie — Behandlungsmethoden, die durch direkte psychische Beeinflussung wirksam werden

Pubertät — Zeit der eintretenden Geschlechtsreife mit körperlichen und geistigen Veränderungen

Pufferstoffe — Stoffe, die den Regulationsmechanismus zur Vermeidung einer größeren Änderung der Wasserstoffionenkonzentration (pH) der Körpersäfte (Blut, Lymphe) und Gewebe bewirken. Von größter Wichtigkeit für den Ablauf des intermediären Stoffwechsels, da schon eine geringe Änderung der H-Ionenkonzentration, z. B. des Blutes, lebensgefährdend ist

Pulsation — dem Puls entsprechende Rhythmik von An- und Abschwellen, sich Heben und sich Senken

Pulsfrequenz — Zahl der Pulsschläge in der Minute

Purine — Kohlenstoff-, Wasserstoff-, Stickstoffverbindungen, die sich beim Stoffwechselvorgang im Tier- und Pflanzenkörper bilden. Die Purine enthalten den Purinkern

Purinring oder Purinkern — er besteht aus 5 Kohlenstoff- und 4 Stickstoffatomen, die in zwei ringförmigen Gruppen angeordnet sind

Purpura — Hautblutungen

pustulös — mit Pustelbildung einhergehend

Pykniker — Menschen von stämmigem Bau; siehe Kretschmersche Typenlehre

Pyrimidinbasen — organische Basen, denen der Pyrimidinring zugrunde liegt

Q

Quaddel oder Urtica — primäre Effloreszenz, beetartige rote oder blasse (mit einem Hof umgebene) linsen- bis 5-Mark-Stück große Erhebung der Haut, entsteht als kurz dauerndes akutes Reizödem der Kapillargefäße

qualitativ — hinsichtlich der Qualität, Güte, Beschaffenheit

quantitativ — mengenmäßig

Quellung — Volumenvergrößerung, die ein Körper oder Stoff durch Aufnahme eines flüssigen Quellungsmittels, z. B. Wasser oder Alkohol erfährt; Quellung spielt im Wasserhaushalt der Lebewesen eine große Rolle

quergestreifte Muskulatur — auch willkürliche Muskulatur. Faser mit mehreren randständigen Kernen, quergestreiften Myofibrillen (kontraktile Faser des Muskelgewebes) und stets einem Sarkolemm (kernlose Umhüllung der quergestreiften Muskelfaser aus Bindegewebe) bestehend; am Skelett befestigt

Quote — Anteil, der bei Aufteilung eines Ganzen auf den einzelnen oder eine Einheit entfällt

R

Radioaktivität — ein Prozeß, bei dem Atomkerne unter Freisetzung von Energie spontan zerfallen, bis ein stabiler Endzustand erreicht wird; in gewissen Stoffen der Natur kommt natürliche Radioaktivität vor

Rarifizierung — Gewebsschwund

Reagibilität — Eigenschaft, Fähigkeit sehr sensibel zu reagieren

Reaktion — Gegenwirkung, chemisch-stoffliche Umwandlung

Reaktionslage — Lage, die durch eine Gegenwirkung oder durch eine durch etwas hervorgerufene Wirkung entsteht. In der Chemie ist eine Reaktion ein unter stofflichen Veränderungen ablaufender Vorgang

reaktive Hyperämie — Steigerung der Durchblutung eines Organs, insbesondere der Extremitäten nach vorübergehender Drosselung der Blutversorgung

reaktivieren — wieder in Tätigkeit setzen, in Gebrauch nehmen, wirksam machen; chemisch: wieder umsetzungsfähig machen

Redox-System — zwei Substanzen, die leicht oxydiert und reduziert werden können, bilden ein Redoxsystem; die in der Lösung eines solchen Redoxsystems herrschende Spannung nennt man Redoxpotential; es ist ein Maß für die Oxydations- bzw. Reduktionskraft eines Redoxsystems. Das System mit positiverem Potential wird das mit negativerem oxydieren, letzteres kann ersteres reduzieren. Die Redoxsysteme sind für den Energiehaushalt der Zelle sehr wichtig

Reduktion — Vorgang, bei dem einem Stoff Sauerstoff entzogen oder Wasserstoff zugeführt wird. In elektrochemischem Sinne ein Vorgang, bei dem einem Stoff Elektronen zugeführt werden, wodurch er in eine niedrigere Wertigkeit übergeführt wird. Chirurgisch: Wiedereinrichtung von Knochenbrüchen, Verrenkungen

Reflexzonenmassage — auch Bindegewebsmassage. Massagemethode, bei der durch langsames und ausgedehntes Streichen (mit einer Fingerkuppe) das Bindegewebe betroffen und gleichzeitig eine Beeinflussung innerer Organe erzielt wird

Regeneration — Heilung, Wiederherstellung, Ersatz

regulativ — regelnd, als Norm dienend

Rehabilitation — Summe aller Maßnahmen, die die Wiederherstellung der körperlichen, geistigen und seelischen Gebrechen eines Patienten oder Körperbehinderten zum Ziel haben. Entsprechend unterscheidet man zwischen medizinischer, beruflicher und sozialer Rehabilitation

Rehydratisierung — Zurück-, Wiederhydratisierung; Hydratisierung ist die Bindung von Wasser an chemische Substanzen, besonders an solche in kolloidalem Zustand, z. B. an Bluteiweißkörper.

Rheinische Barriere — siehe Barriere

Rekonvaleszens — Genesung

Rekuperation — Wiederergänzung, Wiederauffüllung des ursprünglichen normalen Zustandes

Relation — Beziehung, Verhältnis

Reproduktion — Nachbildung, Wiedergabe, Fortpflanzung, Wiederherstellung

Relativität — Bezogenheit, Bedingtheit

Reservoir — Sammelbecken, Behälter für Vorräte, Reservebestand

resignieren — verzichten, entsagen, sich widerspruchslos fügen

Resistenz — ererbter unspezifischer Schutz gegenüber Infektionen oder Giften

Resonanz — Mitschwingen der Luft in benachbarten Hohlräumen

Resonanz-Frequenz — Bei der Resonanz-Frequenz nimmt man ein Sendegerät ganz kleinen Umfanges, welches Wellen bestimmter Wellenlänge und bestimmter Häufigkeit (Frequenz) ausstrahlt und setzt es auf die Haut auf. In einer Entfernung zwischen 10 bis 20 cm legt man ein kleines Empfangsgerät an, welches die ausgesandten Wellenströme aufnimmt. Je nach Beschaffenheit der Haut wird die Häufigkeit der Wellenbewegungen (Frequenz) erhöht (bei einer trockenen, wasserarmen Haut) oder vermindert (bei einer wasserreichen Haut). Aus der Erhöhung oder der Verminderung der Frequenz kann man auf die Beschaffenheit der Haut und auch auf die Wirkung Feuchtigkeit zuführender Substanzen rückschließen

Resorption — Aufsaugung, Aufnahme von Stoffen in die Blut- und Lymphbahn

Respiration — Atmung

Restitution — Wiederherstellung, Wiedererrichtung

Resultat — Ergebnis

Retention — Zurückhaltung

Retentionshyperkeratose — Verdickung der Hornschicht der Haut durch verminderte Abstoßung von Hornzellen

Retentionszysten — Zystenbildung infolge Abflußbehinderung von flüssigkeitserzeugenden oder -enthaltenden Hohlräumen

Reticulumzellen — sternförmige Bindegewebszellen des reticulären Bindegewebes, die zu einem lokkeren Netzwerk verbunden sind, versilberbare Bindegewebsfibrillen ausbilden und das Grundgerüst vieler innerer Organe, besonders der Leber, Milz, Lymphknoten und des Knochemarkes darstellen. Fließende Übergänge zu den Endothelzellen

Retikuloendotheliales System (RES) — Es wird auch Retikulohistozytäres System (RHS) genannt. Es ist die funktionelle Einheit der biologisch sehr aktiven, durch Speicherung, Phagozytose und Immunkörperbildung ausgezeichneten Mesenchymzellen, die als Endothel- und Retikulumzellen gewissermaßen die resorbierende Innenfläche des Körpers bilden

reversibel — umkehrbar, heilbar

Revitalisation — allgemeine Erholung; durch Hormon- oder Vitaminkuren, im Urlaub oder nach einer Erkrankung

Rezeptoren — Aufnahmeapparate bzw. -organe, Aufnahmeorgane für Sinnesreizung; Bezeichnung für Seitenketten

rezessiv — ein Gen verhält sich rezessiv gegenüber seinem Allel (Gene, die phänotypische Unterschiede hervorrufen, aber in homologen Chromosomen an homologen Genorten lokalisiert sind. Von vielen Genen sind nur zwei Allele bekannt), wenn seine Wirkung in heterozygotem Zustand nicht phänotypisch erkennbar ist. Allgemein bedeutet rezessiv zurücktretend, nicht in Erscheinung tretend.

Rezitiv – Rückfall

Rhagaden – Schrunden; kleine, oft sehr schmerzhafte Spalten (Haut, Lidwinkel, Lippen, After, Brustwarze, Finger)

Rhodopsin – Bestandteil des Sehpurpurs, bleicht im Hellen und regeneriert sich im Dunkeln

Rhythmogramm – schriftliche Aufzeichnung von Rhythmen durch Apparate, z. B. Schlagfolge des Herzens

Rhythmus – Takt, Schlagfolge des Herzens

Rhythmusanomalien – Rhythmusstörungen

rhythmisches Intervall – taktmäßiger Zeitabstand, Zeitspanne

Ribose – Bestandteil der Nukleinsäuren, Nukleoside (eine mit einem Zucker verbundene heterozyklische Base bildet ein Nukleosid) und Nukleotide (durch Veresterung des Zuckers eines Nukleosids mit Phosphorsäure bildet sich ein Nukleotid)

Ribonukleinsäure (RNS) – wurde in Chromosomen, im Zytoplasma und in den Nukleolen nachgewiesen. Sie besteht aus einer Kette von Nukleotiden, die sich aus dem Zucker Ribose, Phosphorsäure und einer der vier Basen Adenin und Guanin sowie Cytosin und Uracil zusammensetzen. Bei den meisten Lebewesen wird die genetische Information von DNS über RNS-Zwischenstufen auf Aminosäuren-Sequenzen in spezifischen Proteinen übertragen.

Rizinolsäure – Rizinussäure, ungesättigte Hydroxyfettsäure. Die Rizinolsäure ist ein farbloses Öl, das bei 0 Grad erstarrt

Roborantien – stärkende Mittel

Rosacea – die Rosacea ist im Gegensatz zur Akne eine Erkrankung, die nur im Gesicht auftritt. Es ist eine Stauungsdermatose. Grundlage der Rosacea ist Seborrhoe. Die Schädigung der Haut kann auch von außen kommen, z. B. bei Berufen, bei denen man Wind und Wetter zu jeder Jahreszeit ausgesetzt ist. Innere Ursachen können chronische Magen- und Darmstörungen, Lebererkrankungen, Kreislaufstörungen, übermäßiger Genuß von Alkohol, Kaffee und üppigen Mahlzeiten sein. Auch Störungen im Hormonhaushalt, Menstruationsstörungen und Klimakteriumsbeginn sind häufig Ursachen einer Rosacea. Betroffen werden die Kapillargefäße der Gesichtshaut. Durch stauenden Blutandrang werden diese erweitert und verlieren mit der Zeit die Fähigkeit sich wieder zu verengen, so daß sich eine dauernde Röte, vor allem der mittleren Gesichtspartie, daraus bildet

Rotation – das Rollen, die Drehung

rudimentär – verkümmert, unterentwickelt, verstümmelt

Ruffinische Körperchen – Nervenendkörperchen im subkutanen Gewebe, dienen der Wärmeempfindung

Rutin – Vitamin P. Rutin setzt die Permeabilität der Kapillaren herab. Rutin bildet mit Eiweiß leicht Komplexe. Mangel an Rutin bewirkt Abnahme der Kapillarresistenz mit Neigung zu Blutungen im Gewebe sowie Zunahme der Gefäßdurchlässigkeit mit Ödembereitschaft

S

Säureanhydride – Verbindungen, die aus den Sauerstoffsäuren durch Wasserspaltung entstehen, z. B. Schwefelsäure

Säurebasengleichgewicht – im Blut optimale (H+)-Konzentration, Aufrechterhaltung eines Blut-pH von 7,41 (7,3–7,5). Die Regulation des Säurebasengleichgewichtes erfolgt durch Lunge und Niere

Säuremantel – der Schutz der Haut gegen Bakterien und Witterungseinflüsse, der hauptsächlich aus den Ausscheidungsprodukten der Talg- und Schweißdrüsen besteht. Der Anteil an Talg macht den Säuremantel geschmeidig und läßt ihn verteilt aufliegen. Der Säuremantel wird in pH ausgedrückt. Durch Reinigungsmittel, z. B. Seife, wird der Säuremantel vorübergehend entfernt, erneuert sich aber bei Normalfunktion der Haut in etwa einer halben Stunde. Der Säuremantel muß während des Reinigungsprozesses entfernt werden, da sich Talg und Schweiß zersetzen und unangenehme Gerüche entstehen können. In den Achselhöhlen, in der Genitalgegend und zwischen den Zehen verschiebt sich das saure Milieu nach der alkalischen Seite und kann dort einen pH-Wert von über 7 erreichen

Säuren – anorganische oder organische Verbindungen, die in wässriger Lösung ein oder mehrere Wasserstoffionen abspalten (abdissoziieren) können. Die Säurestärke ist abhängig von dem Dissoziationsvermögen der Säure. Man unterscheidet danach schwache und starke Säuren, letztere dissoziieren vollkommen. Säuren schmecken sauer und röten Lackmuspapier

Salicin – Glykosid aus Weidenrinde, verschiedenen Pappelarten sowie Kamillenblüten und Veilchenwurzel. Salicin fördert die Durchblutung, die Lymphbewegung und wirkt somit entstauend.

Saponine – zu den Phytosterinen (pflanzliche Cholesterine) gehörende Stoffe, die im Wasser wie Seife schäumen, oberflächenaktiv

Sarcina (Sarzinen) – Gattungsbegriff für grampositive unbewegliche Rundkokken. Sie bleiben nach der Teilung in den drei Ebenen des Raumes zusammen, daher kubische Anordnung

saure Reaktion – eine saure Reaktion tritt auf bei Erhöhung der Wasserstoff-Ionen-Konzentration, mit der eine entsprechende Erniedrigung der Hydroxyl-Ionen-Konzentration verbunden ist. (OH-Ionen entstehen bei der Dissoziation von Wasser und Basen).

Seborrhoe – anlagemäßig bedingte gesteigerte und krankhaft veränderte Absonderung der Talgdrüsen. Zwei Formen:
Sebhorrhoea oleosa, ölige Beschaffenheit der Haut; Seborrhoea sicca, kleieförmige, fettige Schuppung

seborrhoid – seborrhoeartig oder seborrhoeähnlich

seborrhoische Zonen – behaarter Kopf, Gesicht, Stirn, Augenbrauen, Nase, Nase-Lippen-Falten, Kinn, Gegend hinter den Ohren, Achselhöhlen, Rumpf vorn und hinten in der Gürtellinie

Sebostase – verminderte Talgproduktion, Haut und Haare sind trocken
Adjektiv zu Sebostase ist sebostatisch

Sebum – Talg

Sedativa – beruhigende Heilmittel

Sediment – Bodensatz, Niederschlag

segmental – abschnittweise

Sehmorphose – Sehveränderung

Sekret – Absonderung, Ausscheidung, die bestimmten körperlichen Zwecken dient, wie Speichel, Magensaft, Galle, Schleim

Sekretion – Absonderung

sekundär – zweiten Ranges, nachfolgend, abhängig, Begleitfolge, Nebenerscheinung

Selbstsuggestion – selbst vorgenommene gezielte geistig-seelische Beeinflussung

selektiv – auswählend

Selektivvermögen – das Vermögen auszuwählen, ein Auslesevermögen

senil – Alters-

senile Elastose – altersbedingte Auflösung der Fasern, die dann brüchig werden

senile Atrophie – altersbedingte Abmagerung als Folge von Ernährungsstörungen, Organschwund, Abnahme der Zahl oder der Größe der Zellen

Sensation – Empfindung, Nervenerregung

sensibel – empfindlich

Sensibilisierung –
(1) angeborene oder erworbene Fähigkeit des Organismus zur Antikörperbildung gegen ein bestimmtes Antigen;
(2) künstliche Anregung des Organismus zur Bildung von Antikörpern

Sensibilität – eine Summe von verschiedenen Sinnesempfindungen, die nicht vom Auge, vom Ohr oder von dem Apparat des Geschmackes und Geruches stammen

Sensitivität – Überempfindlichkeit, Feinfühligkeit

sensorisch – auf die Sinne bezogen

sentimental – empfindsam, rührselig

Sequenz – Aufeinanderfolge

serös – ganz oder vorwiegend aus Serum, d. h. Blutflüssigkeit, bestehend

Sesamöl – Oleum sesami, Ersatz für Olivenöl. Sesam ist eine in Indien und Afrika beheimatete Ölpflanze mit fingerhutartigen Blüten und Fruchtzellen.

sezerniert – abgesondert

SH – Schwefelwasserstoffgruppe

Silicium – chemischer Grundstoff, Nichtmetall. Nach dem Sauerstoff das meistverbreitete Element. Vorkommen in Sand, Quarz, Bergkristall; Glasbestandteil

Silikon – siliciumhaltiger Kunststoff von großer Wärme- und Wasserbeständigkeit

Sinuskurve – Form der normalen, ungestörten Welle

Sklerodermie –
(1) Sclerodermia diffusa seu progressiva; schwe-

re, meist tödliche Systemerkrankung des Gefäßbindegewebes; beginnt meist mit Müdigkeit, Temperatursteigerung, anfallweisem Erstarren einzelner Finger. Es folgt ödematöse Schwellung, später straffe Atrophie der Haut, die wachsartig hart wird; die Finger werden dünn, unbeweglich, in Beugestellung fixiert. Man beobachtet De- und Hyperpigmentierung und selten subkutane Kalkablagerungen, die sich nach außen entleeren können; Maskengesicht mit Teleangiektasien und Mikrostomie. Oft sind innere Organe mitbefallen, Speiseröhre, Lungensklerose, Myosklerose, Nierensklerose, Dünndarm

(2) Sclerodermia circumscripta; meist harmlose rundliche Herde mit wachsartigem, derbem Zentrum, das oft Hyper- oder Depigmentierungen aufweist und einen blau-violetten Saum hat, der sich langsam peripher ausdehnt. An der Stirn und an den Extremitäten sind die Herde oft bandartig angeordnet

Skleroproteine — Gerüsteiweißkörper, unlöslich, bilden meist fibrilläre Strukturen mit mechanischen Funktionen

Sklerose — krankhafte Verhärtung eines Organs

Sklerotisierung — der physiologische Vorgang der Verhärtung

Skorbut — eine der ältesten bekannten Avitaminosen; die Ursache ist der Mangel an Vitamin C

Skrofulose — Haut- und Lymphknotenerkrankung im Kindesalter; konstitutionelle Neigung, auf unbedeutende Reize mit schleppenden chronischen Entzündungen, namentlich mit Oberflächenkatarrhen, zu reagieren

Sol — Lösungszustand der Kolloide

somatisch — körperlich

sorbieren — aufnehmen

Sorption — Aufnahme eines Gases oder gelösten Stoffes durch einen anderen festen oder flüssigen Stoff

Sozialanthropologie — Teilgebiet der Anthropologie, auf dem man sich mit dem Problem der Beziehung zwischen verschiedenen Klassen und mit den Fragen der Vererbung von Eigenschaften innerhalb sozialer Gruppen befaßt

Spannungsdifferenz — der Unterschied zwischen zwei elektrischen Spannungen

Spasmus, Pl. Spasmen — vermehrter Spannungszustand der Muskulatur, der bei passiven Bewegungen als federnder, besonders bei Beginn der Bewegung ausgeprägter Widerstand spürbar ist

spastisch — atonischer Komplex, Komplex von vermehrter Muskelspannung mit Herabsetzung des Spannungszustandes der Muskulatur

Spektrum — das Farbband, welches sich durch die Auffächerung des weißen Lichtes in seine Elementarfarben Rot, Orange, Gelb, Grün, Blau, Violett, ergibt

spezifisch — artgemäß

Spezifität — Eigentümlichkeit, Besonderheit, charakteristische Reaktion

spreiten — *Spreitung* — die bei langkettigen organischen Molekülen zu beobachtende Erscheinung, sich auf der Oberfläche von Wasser zu einzelnen nicht mehr zusammenhängenden Molekülen zu lösen

Spurenelemente — Elemente, die nur in sehr kleinen Mengen im Organismus vorkommen, jedoch wichtige Aufgaben besitzen. Die lebensnotwendigen Spurenelemente sind: Kupfer, Zink, Mangan, Kobalt, Jod, Fluor. Die Funktionen anderer Spurenelemente sind entweder unklar (Aluminium, Gold, Zinn und andere) oder sie haben keine physiologische Funktion (Bor, Brom, Strontium u. a.) oder sie sind sogar toxisch (giftig) (Blei, Quecksilber)

Squama — Schuppe, z. B. Schläfen- oder Hinterhauptschuppe; sekundäre Effloreszenz

subepidermal — unter der Epidermis

Subjektivität — die Eigenständigkeit des geistigen Lebens, persönliche Auffassung, Eigenartigkeit, Einseitigkeit

subkorneal — unter der Hornhaut des Auges

Subkutis — Unterhautzellgewebe, besteht aus Bindegewebssepten, in die träubchenförmige Fettzellhaufen, ferner Blutgefäße und Nerven eingelagert sind. Das Fett der Haut ist fast ausschließlich in der Subkutis untergebracht

subpapillarer Plexus — unter den Papillaren liegendes Geflecht (besonders in netzartiger Vereinigung von Venen, Lymphgefäßen oder Nerven mit mehrfacher Teilung und Veknüpfung zu neuen Stämmen)

subpapillares Gefäßnetz — unter den Papillaren liegendes Gefäßnetz

Substanz — Stoff, Materie, Material; der eigentliche

Inhalt, das Wesentliche, Wichtige, Vorrat, das Beharrende, das Unveränderliche, bleibendes Wesen einer Sache

Substitution — Ersatz von Atomen oder Atomgruppen einer Verbindung durch andere Atome oder Atomgruppen, die sogenannten Substituenten

Substitutionstheraphie — Verabreichung von normalerweise im Körper vorkommenden Substanzen, z. B. Hormonen

Substrat — Grundlage, wesentlicher Bestandteil; bei Enzymreaktionen die Substanzen, welche umgesetzt (metabolisiert) werden

Sudor — Schweiß; das Adjektiv ist sudorig

suggestiv — beeinflussend, bestimmend

sukzessive — allmählich, nach und nach

Sulfate — Salze der Schwefelsäure

Sulfhydril — Schwefel-Wasserstoff-Verbindung

Sulfonamide — in der Therapie bakterieller Infektionen wirksame chemische Verbindungen

Suspension — Aufhängung in der Schwebe; Suspension einzelner Glieder zur Milderung von Entzündung, Aufschwemmen von feinen Teilchen in einer Flüssigkeit

Symbiose — Zusammenleben zweier Lebewesen zu gegenseitigem Nutzen

Sympathicus — thorakolumbaler Teil des vegetativen Nervensystems. Der Sympathicus ist in seiner Funktion vorwiegend in Richtung der Energieentladung und abbauenden Stoffwechselprozesse wirksam

Symptom — Krankheitszeichen

symptomatisch — anzeigend, warnend, bezeichnend; nur auf die Symptome, nicht auf die Krankheitsursache einwirkend; keine selbständige Erkrankung darstellend, sondern als Symptom einer anderen auftretend

symptomatische Behandlung — Behandlung einer Krankheit nach den einzelnen Erscheinungen, nicht nach den Ursachen

Symptomenkomplex — Gruppe zusammengehöriger Erscheinungen, Zeichengruppe

Synapse — Umschaltstelle zur Erregungsübertragung im animalischen und vegetativen Nervensystem; zentrale Synapsen sind die Synapsen des Gehirns und des Rückenmarks

Syndrom — Symptomenkomplex, Gruppe von gleichzeitig auftretenden Krankheitsanzeichen

Synergie — Zusammenwirken, z. B. von Muskeln, innersekretorischen Drüsen usw.

Synergismus — Symbiose, gegenseitige Beeinflussung mehrerer Arzneimittel im Sinne einer verstärkten, unter Umständen auch neuartigen Wirkung

synergistischer Wirkstoffkomplex — zusammenwirkende Wirkstoffverknüpfung

Synthese — Zusammensetzung, Aufbau, künstliche Darstellung einer chemischen Verbindung aus Elementen oder chemischen Bausteinen

Systole — Zusammenziehung z. B. des Herzmuskels, Teil der Herzperiode, bestehend aus Anspannungs- und Austreibungszeit

Szagallsche Barriere — siehe Barriere

Sch

Schieferöl — aus Kerogen-Schiefer hergestellt; raffinierende Nachbehandlung ist erforderlich

Schock — Erschütterung der Nerven mit Lähmung des Gefäßsystems. Ein Schock kann auch durch plötzliche Kälte oder plötzliche große Wärme hervorgerufen werden

Schwefel — Nichtmetall; Schwefel ist Bestandteil einiger Eiweißstoffe, z. B. Keratin

Schwefelverbindungen — Schwefel kommt in allen Oxydationsstufen von -2 bis +6 vor. Es gibt Verbindungen von Schwefel mit Wasserstoff, Metallen, Sauerstoff, Kohlenstoff und Halogenen

Schwefelwasserstoff — H_2S, giftiges Gas

Schweiß — flüssige Absonderung der Schweißdrüsen der Haut, bestehend aus Wasser (99 %), Kochsalz, Harnstoff, flüchtigen Fettsäuren und Cholesterin

St

Stadium — Zustand, Entwicklungsstufe, Abschnitt

Stagnation — Stockung, Stauung, Stillstand

Staphylococcus aureus — Erreger umschriebener Eiterungen, Neigungen zu Einbruch in Lymph- und Blutbahn, Furunkel, Karbunkel, Akne

Staphylokokken — sind traubenförmige Kokken

staphylolytischer Faktor — stäbchenauflösender Faktor

statisch — stillstehend, ruhend

Status seborrhoicus — seborrhoischer Zustand

Status sebostaticus — sebostatischer Zustand

Stauungsdermatose – eine Hautkrankheit, hervorgerufen durch Stauung, beispielsweise bei Behinderung der Hautatmung

Stauungshyperämie – Blutansammlung bei Stauung

Steady state – in der Physiologie benützter Ausdruck für Fließgleichgewicht; in der Ergospirometrie ist das Steady state dann erreicht, wenn keine Änderung der Ventilation und O_2-Aufnahme mehr eintritt

Stearinsäure – eine gesättigte höhere Fettsäure

steril –
(1) keimfrei, sterilisiert
(2) infertil, unfruchtbar

Sterine – im Tier- und Pflanzenreich vorkommende (stickstoffreie) polyzyklische hydroaromatische sekundäre einwertige Alkohole, die sich vom Steran (Cholestan) ableiten. Je nach Herkunft unterscheidet man zwischen tierischen (Zoosterinen), pflanzlichen (Phytosterinen) und Pilzsterinen (Mycosterinen). Das bekannteste Sterin, das Cholesterin, ist ein Zoosterin

sterische Konfiguration – räumliche Anordnung von Atomen; die Summenformel dieser Moleküle ist gleich, die Strukturformel ist räumlich verschieden. Konfiguration: die räumliche Anordnung der verschiedenen Molekülgruppen zueinander

Steroide – Gruppe von Körpern, die sich alle als Abkömmling des Sterans betrachten lassen. Hierher gehören die Sterine, Vitamin-D-Gruppe, Gallensäuren, Sexual- und Nebennierenrindenhormone, Steroidglykoside

Stimulans, Pl. Stimulantia – psychisch und vegetativ erregende Substanzen

Stratum basale – Basalzellenschicht. Ein Bestandteil der Keimschicht der Oberhaut oder Epidermis. Im einschichtigen Stratum basale ist das Hautpigment kappenförmig dem eiförmigen Zellkern aufgelagert. Es ist der Farbstoff, der das Eindringen schädlicher Lichtwellen bis zu einem gewissen Grad verhindert und dadurch die lebenden Zellen vor Lichtschäden schützt

Stratum corneum – das Stratum corneum oder die Hornschicht bildet die oberste Schicht der Epidermis. Hier ist der Verhornungsprozeß abgeschlossen und die kernlosen, ausgetrockneten, abgeflachten Hornzellen liegen ziegelartig auf

Stratum germinativum – Keimschicht. Schicht der Epidermis. Die Keimschicht hat drei Funktionen:
(1) fortdauernde Regeneration der Epidermis durch Vermehrung der Zylinderzellen. Diese schieben sich unter Veränderung ihrer Form langsam in die höheren Schichten hinein.
(2) Melaninbildung;
(3) sekretorische Funktion.

Stratum granulosum – Körnerschicht. Das Stratum granulosum hat nur wenige Zellagen und leitet den Verhornungsprozeß ein. Dies geschieht durch sich im Zellprotoplasma befindende Körnchen

Stratum lucidum – oder Glanzschicht oder lichtbrechende Schicht. Die unterste Lage des Stratum corneum ist das Stratum lucidum, das mikroskopisch nicht feststellbar, aber wissenschaftlich bewiesen ist. Es hat lichtbrechende Eigenschaften

Stratum papillare – obere Schicht der Lederhaut. Das Stratum papillare hat fast senkrecht verlaufende Bindegewebsfasern und ragt zapfenförmig in die unterste Schicht der Epidermis hinein. In diesen Zapfen liegen auch die äußersten Blutgefäße mit den sie begleitenden Lymphgefäßen, sowie Nervenendorgane

Stratum reticulare – die untere Schicht der Lederhaut. Sie hat netzartig angeordnete Bindegewebsbalken. Das Stratum reticulare stellt außer Haarfollikeln und Schweißdrüsen ein dichtes Geflecht elastischer und kollagener Fasern dar, wodurch die Lederhaut die Festigkeit und Dehnbarkeit erhält

Stratum spinosum – Stachelzellenschicht. Schicht der Keimschicht der Oberhaut. Das Stratum spinosum ist mehrschichtig (4 bis 8 Zellagen). Seine Zellen bilden Protoplasmaausläufer, die stachelförmig sind, dadurch werden kaum erkennbare Zwischenräume gebildet, in denen sich Flüssigkeit ansammeln kann.

Streptomycin – Antibiotikum aus dem Strahlenpilz Streptomyces griseus; wasserlösliche Base, bestehend aus Streptidin, Streptose und Methylglucosamin

Streß – Zustand des Organismus, der durch ein spezifisches Syndrom gekennzeichnet und durch verschiedenste unspezifische Reize (Infektionen, Verletzungen, Verdrängungen, Strahleneinwirkungen u. a.) bedingt ist. Der Streß hat also eine charakteristische Form, aber keine spezifische Ursache. Unter Streß kann man auch die

Einwirkungen selbst verstehen, die den Körper von außen treffen und auf die der Körper nicht in genügender Weise adaptiert ist, z. B. Operationen, Vergiftungen, Schwangerschaft u. a.
Struktur – Aufbau

T

Tabula rasa – wörtlich: abgeschabte Tafel
(1) Zustand der Seele, in dem sie noch keine Eindrücke von außen empfangen und keine Vorstellungen entwickelt hat
(2) Unbeschriebenes Blatt
Tabula rasa machen – reinen Tisch machen, rücksichtslos, energisch Ordnung schaffen
taktil – die tastende Berührung, den Tastsinn betreffend
Talgdrüsenepithel – Die Talgdrüsen sind ein Bestandteil des sog. Drüsenepithels, welches die Fähigkeit hat, Sekrete zu erzeugen und abzugeben
Talgzysten auch *Atherom* – Brei- oder Balggeschwulst; halbkugelige, bis apfelgroße, prall elastische, auf der Unterlage verschiebbare Zyste
Tannin – Gerbsäure; wird aus Galläpfeln gewonnen; Verwendung als Adstringens
Tapotement – Massage in Form von Klopfen und Klatschen mit den Händen
Tastscheiben – scheibenförmige Rezeptoren für das Tastempfinden, intrazellulär in den unteren Epidermisschichten gelegen
Teleangiektasien – bleibende Erweiterungen, Verlängerungen, Schlängelungen und Vermehrungen kleiner oberflächlicher Hautgefäße. Im Gesicht oft witterungsbedingt, ferner bei Rosacea, Sklerodermie, an den Unterschenkeln bei Varizen, Kälteeinwirkung, auch erblich bedingt
Teleonomie – Lehre von Zweck, Zweckmäßigkeit
temporär – zeitweilig, vorübergehend
Tendenz – Hang, Neigung, Strömung, erkennbare Absicht
Tenside – waschaktive Substanzen
Testosteron – stärkstes natürliches Androgen (Stoffe, die männliche Geschlechtsmerkmale fördern); Hauptbildungsort: Leydigzellen des Hodens
Therapie – Behandlung der Krankheiten, Heilverfahren
Thermographie – moderne Untersuchungsmethode, welche die Infrarotstrahlung ausnutzt. Die Infrarotstrahlung wird mit einem speziellen Detektor aufgenommen, dessen Signal elektronisch verstärkt wird und schließlich ein Wärmebild auf einem photographischen Film aufzeichnet. Hierbei wird der Patient mit einer hohen geometrischen Auflösung abgetastet, etwa 50000 Punkte. Dieser Vorgang erfolgt so langsam, daß noch Temperaturunterschiede bis zu 0,08 °C erkannt werden können. Das Ergebnis dieser Abtastung ist ein thermisches Bild mit feinen Details. Mit dieser Methode ist die Möglichkeit gegeben, Krankheitsprozesse im „Frühstadium" zu erfassen
Thermoregulation – Wärmeregelung
Thermorezeptoren – Nervenendkörperchen im subkutanen Gewebe, dienen der Wärmeempfindung
Thiaminase – gehört zu den Antivitaminen. Sie macht durch Änderung des angegriffenen Vitaminmoleküls oder durch Komplexbildung das Vitamin unwirksam. Vitamin: Thiamin; Antivitamine: Antithiamine „Thiaminase". Vorkommen der Thiaminasen: Karpfen, Farnkraut, Süßkartoffel, Rote Beete, viele andere Gemüse und Früchte
thorakolumbal – sich vom Brustkorb zur Lende erstreckend
Threonin – lebenswichtige Aminosäure
Thymin – Bestandteil des Nukleosids Thymidin und des Nukleotids Thymidin-5-Phosphat in der DNS
Thymus – Immunstoff aus Kälberthymusdrüsen; Extrakt zur Erhaltung der Abwehrkraft und Gesundheit der Haut. Der Frischextrakt kann bei einem pH-Wert von 6 die Hautbarrieren durchdringen und bis ins Unterhautzellgewebe zur Wirkung kommen.
Thyroxin – in der Schilddrüse gebildetes Hormon, biologisch weniger wirksam als Trijodthyronin, physiologischerweise in etwa zehntausendfacher Konzentration im Serum; therapeutisch unbedeutend
Tiefenpsychologie – Individualpsychologie
Tokopherol – Vitamin E
Tonikum – kräftigendes Mittel
tonisierend – stärkend, die Spannkraft, Körperkräfte usw. hebend
Tonofibrillen – Fibrillen in den Interzellularbrücken der Epidermis, darstellbar mit Heidenhain Färbung

Tonus – Spannung

Tormentillrhizom – Tormentillwurzel

Tormentillwurzel – Blutwurz (Heilpflanze); Tormentill ist ein gerbstoffhaltiges Heilmittel aus der Wurzel der Blutwurz

toxischer Kapillarspasmus – krankhafter Spannungszustand der Kapillaren

Toxizität – Giftigkeit

Tragant –

(1) Bindemittel, z. B. bei der Herstellung von Pillen, Dragees.

(2) Eine Zier- und Nutzpflanze.

transfollikular – durch ein Follikel hindurch

Transformation – Umformung; Übertragung, Umsetzung

transitorisch – vorübergehend

Transpiration – Ausdünstung, Schwitzen

transzellular – durch eine Zelle hindurch

transzendent – die Grenzen der Erfahrung und der sinnlich erkennbaren Welt überschreitend, übersinnlich, übernatürlich

Tripeptid – Verbindung aus drei Molekülen Aminosäuren

Trophik – Ernährung, die Ernährung betreffend

Tropokollagen – unterste Schicht des Kollagens

Trypsin – Eiweiß spaltendes Enzym

Tryptophan – Indolalanin, als essentielle Aminosäure ein Baustein von Eiweißkörpern, wird bei deren Spaltung (z. B. durch das Enzym Trypsin) frei und geht bei der Eiweißfäulnis im Darm in Skatol und Indol über

Tuberkulostatika – Chemotherapeutika, die wegen ihrer bakteriostatischen Wirkung auf Tuberkelbakterien in der Therapie der Tuberkulose Verwendung finden

Turgor – Spannungszustand (des Gewebes)

Tyrosin – aromatische Aminosäure, Vorstufe des Melanins und Adrenalins; Eiweißbaustein. Es wird bei der Eiweißfäulnis zu Kresol und Phenol abgebaut, findet sich auch in alten Eiterherden der Lunge, bei Masern, Typhus, Fleckfieber und Phosphorvergiftung im Harn

Tyrosinase – Oxydase; Kupfereiweißenzym, das aus Tyrosin Melanin bilden kann; unentbehrlich zur Pigmentbildung

U

Übersäuerung – die Gewebsflüssigkeit des Körpers ist schwach-alkalisch und hat einen pH-Wert von 7,36-7,44. Geringe Abweichungen, beispielsweise nach der sauren Seite, d. h. unter einen Wert von 7, rufen schwere Störungen hervor

Übersäuerung nach Hay – Probe: Auf Urin gestreute Schwefelblumen sinken bei Anwesenheit von Gallensäuren durch Erniedrigung der Oberflächenspannung. Normalerweise schwimmen sie auf der Oberfläche

Ulcus – Geschwür, Entzündung der Haut oder Schleimhaut, mit örtlichem Substanzverlust, der über die Erosion hinausgeht

ultraviolette Strahlen – abgekürzt: UV-Strahlen; der auf violett folgende unsichtbare kurzwellige Teil des Spektrums

umweltlabil – umweltschwankend

umweltstabil – umweltbeständig

undissoziierte Flüssigkeitsmoleküle – nicht getrennte Flüssigkeitsmoleküle

unphysiologische Chlorierung – nicht der Gesundheit entsprechende Keimfreimachung mit Chlor

unphysiologische Stoffe – nicht normale Stoffe, der Physiologie nicht entsprechende Stoffe

unspezifisch – nicht arteigen, nicht kennzeichnend

Unterhautzellgewebe auf Subkutis – sie besteht aus Bindegewebssepten, in die träubchenförmige Fettzellhaufen, ferner Blutgefäße und Nerven eingelagert sind. Das Fett der Haut befindet sich fast ausschließlich in der Subkutis

Urkategorie – ursprüngliche Gruppe, in die etwas oder jemand eingeordnet wird

Urticaria – Nesselsucht, schubweise auftretende, meist flüchtige, stark juckende Quaddeln

Urticaria facticia – künstliche Nesselsucht. Quaddelleiste nach Streichen der Haut, z. B. mit dem Fingernagel; nur bei überempfindlichem Gefäßnervensystem der Haut

Urtika – Beetartige rote oder blasse linsen- bis 5-Mark-Stück große Erhebungen der Haut; entstehen als kurzdauernd akutes Reizödem der Kapillargefäße

Urogenitalapparat – die Harn und Geschlechtsorgane

V

vagotrop — auf den Vagus wirkend, den Vagus steuernd

Vagus — 10. Gehirnnerv, Lungen-, Magennerv, Hauptvertreter des parasympathischen Systems

Valin — lebensnotwendige Aminosäure

variabel — veränderlich, schwankend

variabler Aggregatzustand — veränderliche Erscheinungsform von Stoffen (fest, flüssig, gasförmig)

Variation, Adj. variierend — reversible, durch Umwelteinflüsse bedingte Veränderlichkeit der Mikroben; allgemein: Abwechslung, Abänderung

Vaseline — die aus Rückständen der Erdöldestillation gewonnene Salbengrundlage für pharmazeutische und kosmetische Zwecke, auch Rohstoff für technische Fette

Vasodilatation — Erweiterung der Blutgefäße

Vasokonstriktion — Verengung der Gefäße

vasomotorisch — die Gefäßnerven betreffend

vegetativ — die Funktion des vegetativen Nervensystems betreffend

vegetieren — kümmerlich, kärglich leben

Vehemenz — Heftigkeit, Wildheit, Ungestüm

Vene — Blutader, Blutgefäß, welches Blut zum Herzen führt; zum Unterschied von der Arterie, die unter dem Pulsschlag des Herzens das Blut von diesem wegführt

Venenplexus — Geflecht, netzartige Vereinigung von Venen mit mehrfacher Teilung

venöse — Blutader —

Venole — kleine vorkapillare Vene

Veresterung — Esterbildung aus Alkohol und Säure unter Wasserabspaltung

Verseifung — ist eine Esterspaltung. Ester + Wasser = Säure + Alkohol; wird bewirkt durch gespannten Wasserdampf, Laugen, Säuren und biologisch durch Enzyme. Verseifung der Fette führt zu Seifen

Verteilungskoeffizient — die Verteilungsgröße, beispielsweise bei einem Lipoidwassersystem die Menge der Lipoide und des Wassers

Version — Leseart, Fassung, Wiedergabe, Darstellung

Vesicula — Sekundäreffloreszens; Bläschen von Stecknadelkopf- bis Erbsengröße

Vibration — Schütteln; Form der Massage

Viren — auf künstlichen Nährböden nicht züchtbare Kleinstlebewesen; passieren normale Bakterienfilter

Viskosität — Klebrigkeit, innere Reibung, z. B. des Blutes, des Blutserums

visuell — das Sehen betreffend

Vitalität — Lebenskraft, Lebendigkeit

Vitalkraft — Lebenskraft

Vitaminantagonist — Hemmt die Wirkung eines Vitamins

Vitamin-B-Komplex — dieser Komplex wasserlöslicher Vitamine kommt meist gemeinsam vor. Seine Vitamine sind in ihren Wirkungen sehr ähnlich. Daher sind Avitaminosen eines einzelnen Vitamins dieses Komplexes sehr selten, sie sind meist Mischformen

Vitamine — lebensnotwendige organische Verbindungen, die vom Organismus höherer Tiere und Menschen nicht oder nicht ausreichend synthetisierbar sind und deshalb als essentielle Nahrungsbestandteile dem Organismus zugeführt werden müssen. Vitamine sind abgesehen von einer Ausnahme (Vitamin D) körperfremde Wirkstoffe. Sie nehmen an der Energiegewinnung nicht teil, sondern besitzen eine Art katalytische Funktion. Im Unterschied zu den anderen essentiellen Nahrungsfaktoren werden die Vitamine nur in geringen Mengen benötigt

Vitiligo — Scheckhaut; weiße, pigmentfreie, meist langsam größer werdende Flecken mit hyperpigmentiertem Rand; Sitz: besonders anogenital, Hände, Gesicht

W

Wachsalkohol — Fettsäureester höherer Alkohole; aus Fettsäuren und dem dreiwertigen Alkohol Glyzerin werden Fette und Öle gebildet. Fette sind Ester des dreiwertigen Alkohols Glyzerin mit Fettsäuren, wie Buttersäure, Capronsäure, Caprylsäure; hauptsächlich aber mit höheren Fettsäuren, wie z. B. Palmitinsäure, Stearinsäure

Wärmeleitmessung — stellt fest, welche Wärmemenge vom Blut in das umgebende Gewebe abgegeben wird. Die Wärmeleitzahl ist umso größer, je größer der Blutgehalt in den Gefäßen und vor allem, je größer die Geschwindigkeit des durchströmenden Blutes ist. Man verwendet zur Messung elektrische Hautthermometer, die man entweder außen auf die Haut auflegt oder aber auch als Sonde in ein Blutgefäß einführt

Walrat — auch Cetaceum; innerhalb bestimmter Höhlen des Pottwals; Salbengrundlage

Wasser-Öl-Emulsion (W/O-Typus) — eine enge Verbindung von Fett mit Wasser vom Typ Wasser in Öl. Man spricht nur dann von einer Emulsion, wenn dieses Gemisch dauerhaft ist und sich im Laufe der Zeit nicht in seine einzelnen Phasen scheidet.

Wasserstoff-Ionen-Konzentration — Menge der Wasserstoff-Ionen in einem bestimmten Flüssigkeitsvolumen. In der Praxis ist es zu umständlich, mit dem Wert der Wasserstoff-Ionen-Konzentration zu arbeiten, daher wurde der Wasserstoffexponent pH eingeführt.

Wasserstoffperoxyd (H_2O_2) — diese Flüssigkeit wird wegen ihrer ausgeprägten Oxydationsfähigkeit als Desinfektionsmittel und Bleichmittel verwendet.

Willensexerzitien — Willensübungen

Wirkstoffkomplex — ein Zusammenwirken verschiedener Wirkstoffe, beispielsweise Vitamine, Enzyme, Hormone

Wollwachs oder *Wollfett* — auch Lanolin oder Adeps lanae. Gewonnen wird das Wollwachs aus der Wolle der Schafe; es ist Bestandteil von Salbengrundlagen

X

Xerodermie — trockene Haut, im Alter bei Neurodermitis (nervöse Hauterkrankung) als schwächste Form der Ichthyosis (Fischschuppenkrankheit)

Z

Zellepithel — Zellhautgewebe

Zellkernsubstanz — der Zellkern oder Nukleus besteht aus Kernmembran, Kernsaft mit der Desoxyribonucleinsäure, Nucleolus (Kernkörperchen)

Zellproliferation — Zellwucherung

Zellreduplikation — Zellverdoppelung

Zellturgor — Zellspannungszustand

zentrifugieren — mit der Zentrifuge trennen, ausschleudern, zerlegen

zentripetal — zum Zentrum hinführend, zentripetale Nerven leiten die Erregung zum Zentralnervensystem ab

Zitronensäure-Zyklus (auch *Krebs-Zyklus)* — Zyklus, in den der Kohlehydrat-, Eiweiß- und Fettstoffwechsel in Form der aktiven Essigsäure einmünden, wobei Acetyl-CoA der Acetylrest mit Oxalessigsäure zu Zitronensäure kondensiert wird. Der weitere Abbau führt über zahlreiche Zwischenprodukte, dabei kommen Hydratisierungen, Dehydratisierungen, Dehydrierungen und Decarboxylierungen vor. Energieliefernd sind nur die Dehydrierungen der Substrate durch die Dehydrogenasen, deren H_2 über die Atmungskette oxydiert wird. Die dabei frei werdende Energie wird in der Atmungskettenphosphorylierung zur Bildung von ATP aus ADP und anorganischem Phosphat verbraucht

zyanotisch, Adj. zu Zyanose — blaurote Färbung infolge mangelnder O_2-Sättigung des Blutes, und zwar wenn die Menge des reduzierten Hämoglobin 5,0 g in 100 ml Blut überschreitet; am besten an den Lippen und an den Fingernägeln zu erkennen. Mögliche Ursachen:

(1) venöse Stauung, meist als Zeichen einer Herzinsuffizienz;

(2) Störung des Lungen-Gas-Wechsels (Tumoren, Lungenkrankheiten in fortgeschrittenen Stadien)

Zyklus — periodisch ablaufendes Geschehen; Kreislauf regelmäßig wiederkehrender Dinge oder Ereignisse. Die Regelblutungen der Frau und die zwischen ihnen liegenden Intervalle

zylindrisch — walzenförmig

Zyste — ein- oder mehrkammerige, durch eine Kapsel abgeschlossene, sackartige Geschwulst mit dünn- oder dickflüssigem Inhalt

Zytoplasma — der Zellinhalt außerhalb des Kerns

Literaturhinweise

„Allgemeine Literatur"

Bandmann-Dohn: Die Epikutantestung; München 1967
Bandmann-Fregert: Epikutantestung; Berlin 1973
Baud, Charles: Harmonie der Gesichtszüge; Lauchaux-de-Fonds 1967
Bernau, L.-Meyer A.E.: Schmerzfrei .. durch Akupressur; München 1975
Fiedler, H. P.: Lexikon der Hilfsstoffe für Pharmazie, Kosmetik und angrenzende Gebiete; Aulendorf 1971
Gottron und Schönfeld: Dermatologie und Venerologie; Stuttgart 1961, Band I, Teil 1; Band III, Teil 2
Greither; Dermatologie und Venerologie; Berlin 1972
Hagers Handbuch der pharmazeutischen Praxis, 4. Neuausgabe: Berlin – Heidelberg 1967
Häupke, W.: Allergie; Frankfurt 1962
Hartmann, Eduard: Das Unbewußte; 1872
Herrmann F., Ippen H., Schaefer H., Stüttgen G.: Biochemie der Haut; Stuttgart 1973
Janistyn, Hugo: Handbuch der Kosmetika und Riechstoffe, Band I und Band III; Heidelberg 1969
Jellinek, Paul: Die psychologischen Grundlagen der Parfümerie, Untersuchungen über die Wirkung von Gerüchen auf das Gefühlsleben; Heidelberg
Jellinek, Stefan: Kosmetologie, Zweck und Aufbau kosmetischer Präparate, 2. Aufl.; Heidelberg
Kienle, Gerhard, Dr.: Arzneimittelsicherheit und Gesellschaft; Stuttgart 1974
Körfgen, Guido: Hautbehandlung als Ganzheitsmedizin; Schorndorf 1977
Korting, G. W.: Die Haut im Alter und ihre Krankheiten; Stuttgart 1973
Korting, G. W.: Dermatologische Differentialdiagnose; Stuttgart 1974
Korting, G. W.: Therapie der Hautkrankheiten; Stuttgart 1974
Lauda, Edith, Dr.: Gesundheitskosmetik; 1978 Wien – München
Lippold, B. C.: Einführung in die Biopharmazie, Stuttgart 1974
Masch, L.-W. (Hrsg.): Kosmetische Chemie, Band II; Heidelberg 1961
Michel, Hermann: Allergien und Allergiker; Stuttgart 1962
Mikrobielle Probleme im Bereich der Kosmetik; 1. Symposium der Gesellschaft Deutscher Kosmetik-Chemiker e.V., 1969; Heidelberg 1971
Müller, Arno: Die physiologischen und pharmakologischen Wirkungen der ätherischen Öle, Riechstoffe und verwandten Produkte; Heidelberg 1963
Münzel/Büchi/Schultz: Galenisches Praktikum; Stuttgart 1959
Neue Forschungen und Entwicklungen in der wissenschaftlichen Kosmetik: VII. Kongreß IFSCC Hamburg 1972, herausgegeben von der Gesellschaft Deutscher Kosmetik-Chemiker e.V.; Hamburg 1973
Nowak, G. A.: Die kosmetischen Präparate; Augsburg 1975
Ritschel, W. A.: Angewandte Biopharmazie; Stuttgart 1973
Schaaf, Fritz: Probleme dermatologischer Grundlagenforschung; Heidelberg 1969
Schönfeld, Walther: Lehrbuch der Haut- und Geschlechtskrankheiten; Stuttgart 1965
Schrecke und Wertsch: Lehrbuch der modernen und klassischen Akupunktur; Schorndorf 1976

„Allgemeine Literatur„ „Psychokosmetik" „Biologische Rhythmen der Haut"

Schreus, H. T. (Herausgeber): Erfolge der ärztlichen Kosmetik; Frankfurt a.M. 1962
Schultz: Das autogene Training
Seebaum, Käthe: Rehabilitation und Kosmetik; 1979
Steuernagel, Otto: Grundwissen der Elektro-Reizstrom-Therapie; Boppard 1969
Stirner, F.: Einführung in die Verfahrenstechnik der Arzneiformung; Stuttgart 1972
Stüttgen, Günter: Die normale und pathologische Physiologie der Haut; Stuttgart 1965
Stüttgen, G., Schaefer, H.: Funktionelle Dermatologie; Berlin/Heidelberg 1974
Suter, Karl: Die Hautleiden, ihre Verhütung und ihre Heilung; Gelnhausen 1966
Voigt, Rudolf: Lehrbuch der pharmazeutischen Technologie; Berlin 1975
Werner, M. und Ruppert, V. (Herausgeber): Praktische Allergiediagnostik; Stuttgart 1974
Wirkstoffe in der Kosmetik; 2. Symposium der Gesellschaft Deutscher Kosmetik-Chemiker e.V., 15. und 16.1.1971; Heidelberg 1979

Zur „Psychokosmetik"

Bachofen, Johann Jakob: Mutterrecht und Urreligion. Stuttgart 1954
Beauvoir, Simone de: Das andere Geschlecht, eine Deutung der Frau; Reinbek bei Hamburg 1966
Buytendijk, S. J. J.: Die Frau, Naturerscheinung, Dasein; Köln 1953
Deutsch, Helene: Psychologie der Frau; 1. Bd., Bern 1948
Harding, Esther: Der Weg der Frau; Zürich, Neuausgabe 4. Auflage
Heiler, Anne Marie: Die Stellung der Frau in den Religionen, in: Krisis und Zukunft der Frau, Stuttgart 1962
Herzog-Dürck, Johanna: Zur personalen Reifung der Frau; in Krisis und Zukunft der Frau, Stuttgart 1962
Jung, Carl Gustav: Beziehungen zwischen dem Ich und dem Unbewußten; Darmstadt 1928
Jung, Carl Gustav: Die psychologischen Aspekte des Mutterarchetypus, in: Eranos-Jahrbuch 1938; Zürich 1939
Lersch, Philipp: Aufbau der Person; München 1956
Lersch, Philipp: Vom Wesen der Geschlechter; München/Basel 1950
Neumann, Erich: Die „Große Mutter", Zürich 1953
Platon: Das Gastmahl; in:Sämtliche Werke; Heidelberg
Portmann, Adolf: Biologie und Geist; Zürich 1956
Seifert, Friedrich: Die kulturelle Bedeutung der komplexen Psychologie; Berlin 1935
Schultz, J. H.: Bionome Psychotherapie, Stuttgart 1951
Watts, Alan: Natur — Mann und Frau; Köln 1962

Zu „Biologische Rhythmen der Haut"

Burns, E. R., Scheving, L. E. and Tsai, T.-H.: Circadian rhythm in uptake of tritiated thymidine by kidney, parotid, and duodenum of isoproterenol treated mice. Science 175 (1972), 71

Conroy, R. T. W. L. and Mills, J. N.: Human Circadian Rhythms. J. & A. Churchill, London (1970)
Cooper, Z. K.: Mitotic rhythm in human epidermis. J. invest. Derm. 2 (1939), 289
Echavo Lianos, J. M., Alisso, M. D., Souto, M., Balduzzi, R. and Surur, J. M.: Circadian variations of DNA synthesis, mitotic activity, and cell size of hepatocyte population in young immature male mouse growing liver. Virchows Arch. Abt. B. Zellpath. 8 (1971), 309
Fisher, L. B.: The diurnal mitotic rhythm in the human epidermis. Brit. J. Derm. 80 (1968), 75
Rensing, L.: Biologische Rhythmen und Regulation. Grundbegriffe der modernen Biologie (Stuttgart) 10 (1973)
Rothberg, S., Crounse, R. G. and Lee, J. L.: Glycine-C^{14} incorporation into the proteins of normal stratum corneum and the abnormal stratum corneum of psoriasis. J. invest. Derm. 37 (1961), 197
Schevin, L. E., Burns, E. R. and Pauly, J. E.: Circadian rhythms in mitotic and ^3H-thymidine uptake in the duodenum: Effect of isoproterenol on the mitotic rhythm. Am. J. Aniat. 135 (1972), 311
Sollberger, A.:Biological rhythms and their control in neurobehavioral perspective. In: S. Ehrenpreis and O. C. Solnitzky (ed.): Neurosciences Research 4, Academic Press, New York 1971, 101

Zu „Problematik der perkutanen Sorption"

Abderhalden, R. und A. Hildebrandt: Nachweis der percutanen Resorption von Prolactin beim Menschen, Zentralbl. f. Gynäk. 66, 1474—1477 (1942)
Adam, W. und G. W. Korting: Biologischer Nachweis der percutanen Resorption eines Wirkstoffauszuges aus Cochlearia armoracia L. Arch. klin. u. exper. Dermat. 203, 217—222 (1956)
Bass, A. und E. D. Robinson: Absorption of mercury through skin. J. Amer. Pharm. A. (Scient. Ed.) 38, 659—660 (1949)
Bettley, F. R. und E. Donoghue: Effect of soap on the diffusion of water through isolated human epidermis. Nature (London) 185, 17—20 (1960)
Blank, H. und E. Glould: Penetration of anionic surfactants (surface active agents) into skin. I. Penetration of sodium laurate and sodium dodecyl sulfate into exised human skin. J. Invest. Dermat. 33, 327-336 (1959)
Calvery, H. O., J. H. Draize and E. P. Laug: Metabolism and permeability of normal skin. Physiol. Rev. 26, 495—540 (1946)
Dirnagl, K. und H. R. Presch: Untersuchungen über die Jodresorption im Bade mit Hilfe von Radiojod. Klin. Wschr. 31, 525—527 (1953)
Eulner, H. H. und K. H. Gedicke: Über die Hautresorption von Methylalkohol. Arch. Toxikol. 15, 409—414 (1955)
Frederiksson, T.: Influence of solvents an surface activa agents on the barrier function of the skin towards sarin. I. Development of method. Acta derm.-vener. 53, 91 (1963)
Freemann, M. V., J. H. Draize und E. Alvarez: Cutaneous absorption of phenol. J. Lab. u. Clin. Med. 38, 262—266 (1951)
Geinitz, W. und H. Wüst: Über die Resorption von anorganischen Stoffen durch

die menschliche Haut. Untersuchungen mit Hilfe von radioaktivem Schwefel (^{35}S) und Phosphor (^{32}P). Ztschr. ges. exper. Med. 125, 587—595 (1955)
Graul, E. H.: Über die Penetration von Thorium X in die menschliche Haut; experimentelle Untersuchungen. Strahlentherapie 92, 197—202 (1953)
Hadgraft, J. W., G. F. Somers und H. S. Williams: Percutane Resorption bei Verwendung von ^{131}J-Dijodfluorescein. J. of Pharmacol. 8, 1027—1033 (1956)
Hagmüller, K.: Die Haut als Resorptionsorgan für Jod autoradiographisch untersucht. Wiener med. Wschr. 107, 825—827 (1950 u. 1957)
Hofmann-Credner, D.: Experimentielle Untersuchungen zur Jodaufnahme durch die Haut und Lunge der Menschen. Arch. internat. pharmacodyn. 97, 363—372 (1954)
Hohlweg, W.: Experimenteller Nachweis der Resorption von Desoxycorticosteron und Desoxycorticosteronacetat nach percutaner und peroraler Applikation. Klin. Wschr. 21, 160 (1942)
Isler, H.: Etudes sur la résorption percutanée. Dermatologica 100, 295 (1950),
Krefft, S.: Vergiftung durch Aceton-Cyanwasserstoff bei Mensch und Tier, experimentelle Untersuchungen über percutane Giftwirkung. Arch. Gewerbepath. u. Gewerbehy. 14, 110—116 (1955)
Kutzim, H.: Quantitative Untersuchungen über die Absorption durch die Warmblüterhaut; Messung mit Hilfe radioaktiver Isotopen. Arch. klin. u. exper. Dermat. 203, 137—141 (1956)
Kutzim, H.: Quantitative Bestimmungen der Permeation und Resorption radioaktiver Substanzen durch die Haut. Arch. klin. u. exper. Dermat. 206, 106 (1957)
Lietha, P.: Die Resorption von Schwefel aus Thiorubrol durch die Haut. Schweiz. med. Wschr. 72, 650—652 (1942)
Locher, G.: Permeabilitätsprüfung der Haut Ekzemkranker und Hautgesunder für den neuen Indikator Nitrazingelb „Geigy", Modifizierung der Alkaliresistenzprobe, pH-Verlauf in der Tiefe des Stratum corneum. Dermatologica 124, 159 (1962)
Lohaus, A. H.: Untersuchungen über den Durchgang von Isotopen durch die Haut. Arch. f. Dermat. 200, 131 (1955)
Lohaus, H.: Penetration von Isotopen durch die Haut. Arch. Dermat. u. Syph. 200, 132—136 (1955)
Maehder, K.: Grenzen und Möglichkeiten der percutanen Resorption. Med. Klin. 39, 1679 (1955)
Malkinson, F. und St. Rothman: Percutaneous Absorption, in: Handbuch der Haut- und Geschlechtskrankheiten. Erg.-Werk I/3, Berlin 1963
Mandelbaum, J. und L. Schlesinger: Absorption of Vitamin-A trough human skin. Arch. Dermat. u. Syph. 46, 431—422 (1942)
Meyer, Fr. und L. Kerk: Vergleichende Untersuchung zur Durchlässigkeit der Haut für einige aliphatische Trägersubstanzen. N.-Schmiedebergs Arch. f. Exper. Path. u. Pharmacol. (Berlin) 235 (3), 267—278 (1959)
Meyer, Fr.: Percutane Anwendung und Aufnahme von Medikamenten in bestimmten Dosen. Arzneimittelforsch. 10, 204—205 (1960)
Miescher, G. und H. Burckhardt: Zur Frage der Resorption von Farbstoffen durch Hauteffloreszenzen. Dermatologica 88, 171—175 (1943)
Moncorps, C.: Zur Methodik der Hautpermeationsprüfung. Fette und Seifen 52, 482 (1950)

Rothman, St.: Percutaneous absorption, in: Physiology and Biochemistry of the Skin, Chicago 1954
Rummel, W.: Energetik oder Organisation selektiver Permeation? Naturwissensch. 40, 277 (1953)
Schmid, R.: Untersuchungen zur Pharmakognosie cutan wirkender Pharmaca oder deren Grundstoffe als Medikamentträger. Weitere Mitt.: Zur Bleiresorption der menschlichen Haut aus natürlichen und künstlichen Fettsalben. Klin. Wschr. 21, 158 (1942)
Schulze, W.: Die perkutane Resorption, in: Gottron, H. A. und W. Schönfeld, Dermatologie und Venerologie, I/I, Stuttgart 1961
Shelley, W. B. und F. M. Melton: Factors accelerating penetration of histamin through normal intakt human skin. J. Invest. Dermat. 13, 61–71 (1949)
Storz, H. und A. Voelkel: Die Durchlässigkeit der menschlichen Haut in Abhängingkeit von der intravenösen Applikation physiologisch wirksamer Elektrolyte (Messung mit Hilfe der Kurzschlußmethode). Ärztl. Wschr. 8, 811–815 (1953)
Stüttgen, G. und H. Wüst: Die Resorption von elementarem Schwefel durch die Haut (Untersuchungen mit Hilfe von radioaktivem ^{35}S). Hautarzt 6, 172–175 (1955)
Stüttgen, G. und H. Betzler: Zur Frage der Permeation von Elektrolyten durch die Haut. Arch. klin. exper. Dermat. 203, 472 (1956)
Stüttgen, G. u. H. Betzler: Zur Frage der Penetration von Elektrolyten durch die Haut. In-vitro-Versuche mit radioaktiv markierten Ca^{++}, SO_4^{--} und PO_4^{---} -Ionen an Meerschweinchen- und Mäusehaut. Arch. clin. u. exper. Dermat. 203, 472–482 (1956)
Stüttgen, G. und H. Krause: Die percutane Absorption von tritiummarkiertem Panthenol bei Mensch und Tier. Arch. klin. u. exp. Dermat. 209, 578 (1959/60)
Unger, H.: Percutane Insulinresorption mit Nikotinsäure. Ztschr. ges. Med. 9, 1151–1152 (1954)
Valette, G. und R. Cavier: Percutaneous absorption and chemical constitution; hydrocarbons, alcohols, and esters. Arch. internat. pharmacody 97, 232–240 (1954)
Wernsdörfer, R.: Untersuchungen über die percutane Resorption von ^{203}Hg-Cl^2. Klin. Wschr. 33, 626 (1955)

Zu „Wirkungsprüfungen"

Abramson, D. J.: Vascular responses of amn in health and disease. University of Chicago Press, Chicago 1944.
Aicinger, F.: Arzneimittel-Forsch. 2, 361 (1952).
Aschoff, J.: Hauttemperatur und Hautdurchblutung im Dienst der Temperaturregulation. Klin. Wschr. 36, 193 (1958).
Bielicky, T.: Methoden zur Objektivierung von Dermatika in ihrer Wirkung auf die Haut, DAZ, 112. Jg., S. 682 f.
Bock, D.: Die Hauttemperatur als Ausgleichsgröße zwischen Organismus und Umwelt und ihre Messung mit einer Thermokompensationsmeßanlage (Abh. d. Math.-nat. Kl., Jg. 1952, Nr. 11) Akad. Wiss. u. Lit., Mainz 1953.
Burckhardt, W.: Praxis 46, 21 (1957). Die Bedeutung der Oszillometrie beim ulcus cruris. Persönliche Mitteilung.

Burton, A. C.: Amer. J. Physiol. 129, 326 (1947). Temperature of skin: Measurement and use as index of peripheral blood flow, in: V. R. Potter: Methods in Medical Research, Bd. 1, S. 146, Chicago 1948.
Daeves, K. und Beckel, A.: Großzahlforschung und Häufigkeitsanalyse. Verlag Chemie, Weinheim und Berlin 1952.
Dünner, M.: Der Einfluß physikalischer Faktoren (Druck, Temperatur) auf die Talgabsonderung des Menschen. Dermatologica 93 (1946), S. 249 ff.
Eberhardt, H.: Zur Regulation der Hautfettung, Angewandte Kosmetik, Nr. 2/1975, S. 4; Kosmetologie 3/1974, S. 93 ff.
Ebling, F. J.: Skin Physiology as a Basis for Cosmetic Practice, in: H. W. Hilbott (Ed.), Handbook of Cosmetic Science, Pergamon Press, Oxford-London-New York-Paris 1963, S. 1 ff.
Ene-Popescu, C.-E.: Die Aminoxidasen der normalen menschlichen Haut, Parfümerie + Kosmetik, Nr. 2/1973, S. 33 ff.
Etter, J.: Absorption und Penetration durch die Haut, DAZ, 112. Jahrgang, Nr. 18, S. 681 f.
Ferris, E. B. und Abramson, D. J.: Blood flow in the extremities under normal and abnormal conditions, in: Blood, heart and circulation. Science Press, Lancaster, Pa. 1940.
Franke-Augst, H.: In vitro-Liberation von Arzneistoffen aus Dermatica; Mainz 1975.
Friderich, H. und Aichinger, F.: Dermat. Wschr. 122, 881 (1950).
Führer, H.: Wirkstoffe und Nebenwirkungen in der Kosmetik, Kosmetikerinnen-Fachzeitung, Nr. 261/1974, S. 19.
Gottron, H. A.: Kreislaufstörungen und Hämorrhagien der Haut, in: L. Arzt und K. Zieler: Die Haut- und Geschlechtskrankheiten, Bd. II. Urban & Schwarzenberg, Wien 1935. Zbl. Haut-Geschl.krkh. 62, 452 (1939); 96, 73 (1956).
Gottron, H. A.: Der personale Faktor bei Hautkrankheiten, in: Adam und Curtis: Individualpathologie, Veröff. Berlin, Akad. Ärztl. Fortbildung, Nr. 5, Fischer, Jena 1939.
Haahti, E.: Lipide der Hautoberfläche, in: Deutsche Apotheker-Zeitung, 111. Jg., Nr. 48, S. 1866.
Hadgraft, J. W.: The influence of formulation and skinabsorption, Symposion-Vortrag, XXVII, Wissenschaftlicher Kongreß der SIP, Montpellier, 5.9.1967.
Henning, F.: Temperaturmessung, 2. Aufl., Leipzig 1955.
Herrmann, F. und Prose, P. H.: Studies on the Ether-Soluble Substances on the Human Skin. J. Invest. Derm. 16 (1951), 217.
Higuchi, T.: J. Soc. Cosmet. Chem. 11, 85 (1960).
Hirschberger, M. und Reiter, R.: Dtsch. med. Wschr. 78, 1640 (1953).
Hopf, G.: Probleme der Galenik in der Kosmetik, in: Kosmetologie II/74, S. 52 ff.
Hundeiker, M.: Das Stratum corneum als Substrat der Kosmetik, Kosmetologie 1/1973, S. 11 ff.
Hungerland, H.: Die Erkenntnis des Naturforschers; Vortrag am 26.6.1976 Regensburg.
Ipsen, J.: Hauttemperaturen. Thieme, Leipzig 1936.
Jacobi, O. und G.: Untersuchungen zur Wechselwirkung zwischen Kosmetika und Haut; Parfümerie + Kosmetik, Nr. 3/1975, S. 57 ff.
Jörs. H.-J.: Hamburg; Qualitätskontrollen von Grundlagen und Fertigprodukten, Mainz 1975, a.a.O.

Kienemann, W.: Über die Objektivität epicutan ausgelöster Testreaktionen bei Hautverträglichkeitsprüfungen in Abhängigkeit von der Körperregion; Aesth. Medizin 18, 5; S. 101 ff.
Klaschka, F.: Kosmetische Probleme an der Hornschicht, aus: Cosmetologica 19, 10, S. 363 ff.
Kleine-Natrop, H. E.: Fette und Seifen 58, 243 (1956) Mechanismus und Norm des physikalischen Thermoeffektes dermatologischer Externa, in: Academie Quinguennis, Selbstverlag der Medizinischen Akademie „Carl Gustav Carus", Dresden 1959, S. 159—174.
Kleine-Natrop, H. E.: Dresden: Hauttemperatur und Hautthermometrie, in: Gottron-Schönfeld, Dermatologie und Venerologie I, 1, Stuttgart 1961, S. 493—543.
Kleine-Natrop, H. E.: Dresden: Phyikalische Funktionsprüfungen der Hautdurchblutung, in: Gottron-Schönfeld, Dermatologie und Venerologie I, 1, Stuttgart 1961, S. 544—611.
ders.: Oszillometrie/Oszillographie, op. cit., S. 571—581.
ders.: Plethysmographie, op. cit., S. 581—588.
ders.: Elektrodermatometrie/Messung des Hautwiderstandes (Hautleitwertes) bei schwachen elektrischen Strömen, op. cit., S. 588—600.
Koizumu, F., Higuchi, W. I.: J. Pharm. Sci., 57, 87 (1968).
Kuemmerle, H. P.: Klinische Calorimetrie und Thermometrie. Stuttgart 1958.
Lehe, D. v. d.: Protektiver Hautschutz und konservierende Hautpflege im Spiegel experimenteller Ergebnisse; DAZ Nr. 11/1962, S. 327 ff.
Leinbrock, A.: Würzburg: Elektrophorese, in: Gottron-Schönfeld, Dermatologie und Venerologie I, 1, Stuttgart 1961, S. 473—492.
List, P. H.: Allgemeine physikalische Prüfverfahren, in: Hagers Handbuch der pharmazeutischen Praxis, Berlin-Heidelberg-New York, Bd. 1, 1967, S. 54 f.
Luszczak, A.: Das Messen der Temperatur der Hautoberfläche. Abh. Hyg. Leipzig-Wien 1932.
Malten, K. E. und Thiele, F. A. J.: Einige Ergebnisse experimenteller Hautbelastungs-Prüfungen. Arch. f. Derm. Research, 244 (1972), 61—69, 29.
Matthes, K.: Kreislaufuntersuchungen am Menschen mit fortlaufend registrierenden Methoden, Stuttgart 1951.
Miescher, G. und Schönberg, A.: Untersuchungen über die Funktion der Talgdrüsen. Bull. schweiz. Akad. med. Wiss. 1 (1944), S. 101 ff.
Müller, O.: Die feinsten Blutgefäße des Menschen in gesunden und kranken Tagen, Bd. I und II, Enke, Stuttgart 1937 und 1939.
Münzel, K.: Galenische Systematik der Dermatika, Symposium Dermatika, DAZ, 112. Jg., Nr. 18, S. 676 ff.
Mutschler, E.: Zufall, systematische Suche und Intuition in der Arzneimittelforschung; Vortrag am 26.6.1976 in Regensburg.
Neuwald, F.: Meßmöglichkeiten der Gebrauchseigenschaften von Cremes und Salbengrundlagen, in: Kosmetologie IV/74, S. 137 ff.
Nürnberg, E.: Zur Dünnschichtchromatographie auf dem Vitamingebiet; DAZ 6/1961, S. 142 f.; Nr. 10/1961, S. 268 f.
Pfleiderer, H. und Büttner, K.: Die physiologischen und physikalischen Grundlagen der Hautthermometrie. Leipzig 1935. Methodik der thermoelektrischen Hauttemperaturmessung, in: E. Abderhalden, Handbuch der biologischen Ar-

beitsmethoden, Abt. IV; Teil 13, S. 768, Berlin-Wien 1937.
Proppe, A.: Anwendung der Großzahlmethodik in der Medizin, in: K. Daeves: Rationalisierung durch Großzahlforschung. Stahleisen-Verlag, Düsseldorf 1952.
Pullmann, H.: Neue Aspekte dermatologischer Grundlagenforschung, in: Ärztliche Kosmetologie 6/1976, 64 f.
v. Recklinghausen, H.: Blutdruckmessung und Kreislauf in den Arterien des Menschen. Steinkopff, Leipzig und Dresden 1942.
Regelsberger, H.: Fortschr. Röntgenstr. 42,379 (1930); Klin. Wschr. 10, 1244 (1931); Ztschr. exper. Med. 81,298 (1932); Ztschr. Neurol. Psychiatr. 146,180 (1933).
Erg. inn. Med. 48, 125 (1935); Ztschr. Neurol. Psychiatr. 174,66 (1942); Ztschr. exper. Med. 113, 341 (1944); Med. Klin. 44,817 (1949); Verh. Dtsch. Ges. inn, Med., 56, Kongreß 1950; Acta neuroveget. Suppl. 1, Springer, Wien 1952.
Rein, H.: Die Hauttemperatur des Menschen, in: J. Jadassohn, Handbuch der Haut- und Geschlechtskrankheiten, Bd. I, 2, S. 8, Berlin 1929.
Richards, R. L.: The peripheral circulation in health an disease. E. S. Livingstone Ltd., Edinburgh 1946.
Ritschel, W. A.: Biopharmazeutische Aspekte für die cutane Therapie, in: DAZ, Nr. 29/1968, S. 1029 ff.
Rossier, P. H. und Schindler-Baumann, I.: Über Hauttemperatur-Bestimmung. Privatdruck der Fa. Hausmann AG, Zürich.
Schaefer, H.: Der Mechanismus der Penetration, in: Kosmetologie II/74, S. 56 ff.
Schaefer, H.: The Quantitative Differentiation of Sebum Excretion Using Physical Methods. J. Soc. Cosm. Chem. 24 (1973), 331.
Schaefer, H.: Über das Verhältnis von Wissenschaftlichkeit und Intuition in der Medizin; Vortrag am 25.6.1976 Regensburg.
Schaefer, H. und Kuhn-Bussius, H.: Methodik zur quantitativen Bestimmung der menschlichen Talgsekretion. Arch. klin. exp. Derm. 238 (1970), S. 429 ff.
Schenk, C.: Kosmetische Präparate in der Praxisprüfung; Cosmetologica 19, 11/12, S. 405 ff.
Schneider, G. F.: Charakterisierung von arzneistoffreien dermatologischen Zubereitungen; Pharmazeutische Zeitung, 121. Jg., Nr. 8, S. 247 ff.
Schneider, W.: Veränderungen der Salbenmedikation in Abhängigkeit von den pathologischen Veränderungen der Haut, DAZ, 112. Jg., Nr. 18, S. 684.
Schneider, W.: Haut-Konstitution und Kosmetik, aus: Cosmetologica 19, 7, S. 231 ff.
Speiser, P.: Pharmakokinetik der Dermatika und Prüfung ihrer in-vitro-Verfügbarkeit, DAZ, 112. Jg., Nr. 18, S. 680 f.
Stewart, G. N.: Studies on circulation in man. Bloodflow in hands and feet in normal and pathological cases, siehe bei M. Mendlowitz, Harvey Lect. 149,86 (1912/13).
Stüttgen, G.: Haut & Kosmetik, Kosmetologie 4/1971, S. 125 ff.
Teichert, K., Mutschler, E. und Rochelmeyer, H.: Beiträge zur analytischen Chromatographie; DAZ Nr. 11/1960, S. 283 ff.; DAZ Nr. 18/1960, S. 477 ff.
Fiedler, H. P.: Die Aufgaben der Forschung bei der Herstellung von Kosmetika; in: Angewandte Kosmetik, Nr. 5/1976, S. 26 f.
Thiele, F. A. J.: Physiko-chemische Eigenschaften des Hautkeratins, in: Kosmetologie 5/1974, S. 176 ff.

Thiele, F. A. J., Hemels, H. G. W. M., Malten, K. E.: Die Beziehung zwischen Wasser- und Kohlensäure-Abgaben der Haut und Schweißdrüsen nach pharmakologischer Azetylcholine-Stimulierung; in: Kosmetologie 5/1973, S. 161 ff.
Thiele, F. A. J., Malten, K. E.: Die Wasser- und Kohlendioxydabgaben geschädigter Hautpartien, in: Kosmetologie 3/1974, S. 105 ff.
Thiele, F. A. J. und Malten, K. E.: Insensible Water Loss. The Inter-Subject Variation related to Skin Temperature, Forearm Circumference and Sweat Gland Activity. Transactions T. John's Hospital Dermatol. Soc., 58, (1972), 199—217.
Thiele, F. A. J. und van Senden, K. G.: The Insensible Water Loss and Skin Temperature. XIII Congr. Intern. Dermatol. München, Springer-Verlag, Berlin, Heidelberg, New York (1968), 1025—1028.
Thies, H. und Schuster, G.: Gaschromatographisches Verhalten der Bestandteile von Vielstoffgemischen flüchtiger Arzneistoffe, insbesondere von Gemischen ätherischer Öle; DAZ Nr. 42/1968, S. 1608 ff.
Tronnier, H.: Über die Wirkungsweise indifferenter Salben und Emulsionssysteme an der Haut, in Abhängigkeit von ihrer Zusammensetzung; Aulendorf 1964, S. 157.
Tronnier, H.: Was bedeutet 'klinisch getestet'?, Angewandte Kosmetik, Nr. 3/1976, S. 6 f.; Nr. 4/1976, S. 4 f.
Tronnier, H.: in: Werbeargumente und Erfolgskriterien in der Kosmetik, Podiumsdiskussion, in: Kosmetologie IV/74, S. 158 ff.
Tronnier, H., Mayerus, M.-F., Rapp, B. und Schmitt, B.: Ergebnisse eines praktischen Lichtschutz-Tests; I. Vergleichsuntersuchungen zur Lichtempfindlichkeit und Lichtschutzwirkung; II. Über hautphysiologische Veränderungen im Rahmen eines praktischen Sonnenexpositionstests; Parfümerie + Kosmetik, 5 und 7/1973, SS. 140 ff. und 205 ff.
Vogel, H. G.: Veränderungen der Hautfestigkeit, Angewandte Kosmetik, Nr. 6/1975, S. 6 F.
Wild, M.: Phänomene der Grenzfläche, in: DAZ, 113, Jg., Nr. 7, S. 284 ff.
Winkler, A.: Die Prüfung der Hautfeuchtigkeitsabgabe, aus: cosmetologica 19, 10, S. 383 ff.
Zesch, A.: Penetration von Medikamenten in die Haut — Biopharmazie von Dermatica mit neueren Ergebnissen in vitro und in vivo-Untersuchungen. Vortrag am 1.11.1975, Arbeitsgemeinschaft für pharmazeutische Verfahrenstechnik, Mainz.
Zesch, A.: Vehikel und Penetration, in: Kosmetologie II/74, S. 63 ff.

Zu „Grundsubstanz und Form in ihrer Bedeutung für die kosmetische Wirkung"

Barr, M.: J. Pharm. Sci. 51, 359 (1962)
Blank, I. H., E. Gould und A. Theobald: J. Invest. Dermatol. 42, 363 (1964)
Büchi, J., X. Perlia und S. P. Studach: Arzneim.-Forsch. 17, 1012 (1967)
Czetsch-Lindenwald, H. v. und F. Schmidt-La Baume: Salben — Puder — Externa, Berlin 1950, pag. 84 ff.
Czetsch-Lindenwald, H. v.: Österr. Apoth. Ztg. 18, 201 (1964)
Czetsch-Lindenwald, H. v.: Sci. pharm. 26, 197 (1958)
Doluisio, J. T. und J. V. Swintosky: J. Pharm. Sci. 53, 597 (1964)

„Grundsubstanz und Form in ihrer Bedeutung für die kosmetische Wirkung"

Eberhartinger, C.: Österr. Apoth. Ztg. 16, 293 (1962)
Finholt, P.: Österr. Apoth. Ztg. 17, 569 (1963)
Frenk E. und Felber: Dermatologica 131, 213 (1965)
Griesemer, R. D.: J. Soc. Cosmet. Chem. 11, 81 (1960)
Hadgraft, J. W.: „The Influence of Formulation and Skin Absorption". Symposiumvortrag, XXVII. Wissenschaftlicher Kongreß der FIP, Montpellier, 5.9.1967
Higuchi, T.: J. Pharm. Sci. 50, 874 (1961)
Idson, H.: J. Soc. Cosmet. Chem. 18, 91 (1967)
Keining, E., zit. W. Schneider und H. Ruther: Dermatologie und Venerologie, Band I/2, Allgemeine Therapie, Suttgart 1962
McKenzie, A. W. und R. Stoughton: Arch. Dermat. 86, 608 (1962)
Levy, G. und E. Nelson: J. Amer. Med. Ass. 177, 689 (1961)
Lietz, G., Parfum. Kosm. 10 (1958)
Lueck, L., D. E. Wurster, T. Higuchi, K. F. Finger, A. F. Lemberger und L. W. Busse: J. Amer. Pharm. Ass. Scie. Ed. 46, 698 (1967)
Malkinson, F. D.: J. Soc. Cosmet. Chem. 7, 109 (956)
Mellvaine, T. C.: J. Biol. Chem. 49, 183 (1921)
van der Meersch, J. J. und R. D. G. Simons: Dermatologica 132, 460 (1966)
Merz, W.: Dtsch. Apoth.-Ztg. 100, 433 (1960)
Meyer, F. und L. Kerk: Arch. experiment. Path. Pharmakol. 235, 267 (1959)
Münzel, K.: in Fortschritte der Arzneimittel-Forsch. Vol. 10, Basel 1966, pag. 317
Münzel, K.: Der Einfluß von Hilfsstoffen auf die Absorption eines Pharmakons für orale, rektale und parenterale Anwendung, Symposiumvortrag, XXVII. Wissenschaftlicher Kongreß der FIP, Montpellier, &. 9. 1967, s. a. Dtsch. Apoth.-Ztg. 107, 1261, 1312, 1359, 1473 (1967)
Nürnberg, E.: Arzneim.-Forsch. 16, 14 (1966)
Parran, J. J. und R. E. Brinkmann: J. Invest. Dermatol. 45, 89 (1965)
Polano, M. K.: Dermatologische Arzneimittel, Verlag für angewandte Wissenschaften, Baden-Baden, 1956
Reese, D. R., G. M. Irwin, L. W. Dittert, C. W. Chong und J. V. Swintosky: J. Pharm. Sci. 53, 591 (1964)
Ritschel, W. A.: Arzneim.-Forsch. 18, 142 (1959)
Schmidt-La Baume, F.: Dtsch. Apoth.-Ztg. 99, 594 (1959)
Schneider, W. und H. Ruther: Dermatologie und Venerologie, Band I/2, Allgemeine Therapie, Stuttgart 1962
Stolar, M. E., G. V. Rossi und M. Barr: J. Amer. Pharm. Ass., Sci. Ed. 49, 148 (1960)
Stüttgen, G. und H. Krause: Arzneim.-Forsch. 6, 650 (1956)
Tronnier, H.: Cosmo Pharma 2, 17 (1966)
Tronnier, H.: Deutsch. Schwesternztg. 5, 193 (1966)
Tronnier, H.: Deutsch. Schwesternztg. 6, 1 (1966)
Tronnier, H.: Über die Wirkungsweise indifferenter Salben und Emulsionssysteme an der Haut in Abhängigkeit von ihrer Zusammensetzung, Aulendorf, 1964, pag. 157
Unna, P. G., zit. in J. J. van der Meersch und R. D. G. Simons: Dermatologica 132, 460 (1966)
Wahlig, H.: Therapie Gegenw. 105, 1404 (1966)
Wells, C. C.: Brit. J. Derm. 69, 11 (1957)
Woodford, R.: Pharmacy Digest, September, 367 (1966)
Wurster, D. E. und S. F. Kramer: J. Pharm. Sci. 50, 288 (1961)

Zu „Das Hautbild als Erscheinung innerer Ursachen"

(1) Haut-Magen-Darm-Trakt

Aderhold, K. E. Krönke und H. J. Pawlik: Dtsch. Gesd. wes. 12, 513 (1957);
Buffard: Zschr. inn. Med. 10, 1178 (1955);
Dortenmann S.: Die Medizinische 1958, 1992;
Feyrter, f. und K. Unna: Virschows Arch. 298, 187 (1937) — Dtsch. med. Wschr. 81, 1073 (1956);
Gottron, H. A.: Arch. Dermat. Syph. (Berlin) 166, 584 (1932) — Wechselwirkungen zwischen Haut und inneren Organen, in: Normale und krankhafte Steuerung im menschlichen Organismus. Jena 1937; Hautveränderungen als Symptom von Stoffwechselerkrankungen. Dresden und Leipzig 1940;
Kitamura, K., R. Kojima und S. Sasagawa: Hautarzt 8, 154 (1957);
Korting, G. W.: Medizinische 20 (1954); J. med. Kosmetik 53/10 (1953);
Korting, G. W. und W. Kleinschmidt: Dermat. Wschr. 128, 772 (1953);
Korting, G. W. und B. Vialkowitsch: Dermat. Wschr. 132, 1125 (1955);
Pinker, H. und Braun: Dtsch. med. Wschr. 75, 113 (1950);
Schönfeld, W.: Kurze Geschichte der Dermatologie und Venerologie, S. 14-15. Th. Oppermann-Verlag 1954;
Schreus, H. und W. Gahlen: Hautarzt 2, 44 (1951);
Stauffer, H. und G. Miescher: Hautarzt 8, 4 (1957);
Usher, B. and G. Young: Canad. Med. Ass. J. 75, 111 (1956);
Wulf, K., F. Bramstedt und Th. O. Lindenschmidt: Medizinische 525 (1955).

(2) Haut — Vitaminmangel

Abderhalden, R.: Vitamine, Hormone, Fermente, S. 90. B. Schwabe, Basel 1946;
Brehm, G. H. Gropper und G. W. Korting: Arch. klin. exper. Dermat. 202, 180 (1956);
Gans, O. und Steigleder: Histologie der Hautkrankheiten, S. 185. Springer 1955;
Gottron, H. A.: Zbl. Haut-Geschl. krkh. 62, 451 (1939);
Med. Klin. 1553 (1954);
Gottron, E. und R. Schmitz: Med. Klin. 810 (1955);
Hottinger, A., O. Gsell, C. Salzmann und A. Labhart: Hungerkrankheit, Hungeroedem, Hungertuberkulose, Schwabe, Basel, 1948;
Jadassohn, W. und R. Paillard: Dermatologica 104, 327 (1952);
Jessner, S.: Hautanomalien bei inneren Krankheiten. A. Hirschwald, Berlin 1893;
Jores, A.: Handbuch der Inneren Medizin VII, 1, 107 (1955);
Korting, G. W.: Berufsdermatosen 3, 158, 211 (1955); J. Med. Kosmetik 53, 10 (1953); Dermatologica 98, 174 (1949);
Arch. klin. exper. Dermat. 206, 81 (1958);
Korting, G. W. und G. Brehm: Arch. Dermat. Syph. (Berlin) 199, 160 (1954/55); 201, 146 (1955); 202, 103 (1955/56);
Lee, T. H., A. B. Lerner und R. J. Halberg: J. Investigat. Dermat. 20, 19 (1953);
Merk: in Jadassohn: Handbuch der Haut- und Geschlechtskrankheiten, Bd. IV/2;

Nikolowski, W. und H. Walther: Ärztl. Forschung 254 (1949);
Pillat, A.: Arch. Ophthalm. 127, 575 (1931);
Rille, J. H.: Dermat. Wschr. 84, 303 (1927); 119, 266 (1947);
Schadewaldt, H.: Ciba-Zschr. 76, 2515 (1955);
Stepp, W.: Med. Mschr. 213 (1956); Materia Nordmark VI/8, 273 (1954);
Tolmach, J. A. und Th. N. Graham: Arch. Dermat. Syph. (Chicago) 45, 1156 (1942);
Vajic, B., S. Sitalic und N. Rady: Internat. Zschr. Vitaminforsch. 27, 174 (1956);
Walther, R.: Nervenarzt 24, 367 (1953); Zbl. Haut-Geschlkrkh. 87, 45 (1954);
Weyers, H. und H. Bickel: Klin. Wschr. 36, 893 (1958);
Williams, C. D.: J. Amer. Med. Ass. 153, 1280 (1953);
Zürcher, R. und Schmidli: Dermatologica 106, 201 (1953).

(3) Haut — Leber und Pankreas

Beckmann, K.: Handbuch der inneren Medizin, Bd. III, 2, 4. Aufl. Springer-Verlag, Berlin-Göttingen-Heidelberg 1953;
Bergmann, G.: zit. nach Stich: Pathologie, Diagnostik und Therapie der Leberkrankheiten. 4. Freiburger Symposion, S. 266. Springer-Verlag, Heidelberg 1957;
Friedrich, H.: Dtsch. med. Wschr. 74, 573 (1949);
Gottron, H. A.: Arch. Dermat. Syph. (Berlin) 172, 135 (1935); Zbl. Haut-Gschl.krkh. 65, 323 (1940); 94, 372 (1956); Med. Welt 18, 115 (1944); Dtsch. Zschr. Verdauungs-krkh., Sonderband: XV. Tagung, Bad Kissingen 1950, S. 77-81; in Arzt-Zieler: Haut- und Geschlechtskrankheiten, Bd. II. S. 45. Verlag Urban und Schwarzenberg, Berlin — Wien 1935;
Gottron, H. A. und G. W. Korting: Arch. klin. exper. Dermat. 207, 177-201 (1958);
Kalk, H.: Pathologie, Diagnostik und Therapie der Leberkrankheiten. 4. Freiburger Symposion, S. 130. Springer-Verlag, Berlin-Göttingen-Heidelberg 1957; Dtsch. med. Wschr. 82, 1637-1641 (1957);
Kimmig, J.: Arch. Dermat. Syph. (Berlin) 200, 68 (1955);
Korting, G. W.: Zbl. Haut-Geschl.krkh. 8, 480 (1950);
Dtsch. med. Wschr. 79, 919 (1954);
Korting, G. W. und W. Adam: Dermat. Wschr. 131, 121 (1955, I.);
Stich, W.: Pathologie, Diagnostik und Therapie der Leberkrankheiten. 4. Freiburger Symposion, S. 266, Springer-Verlag, Berlin-Göttingen-Heidelberg 1958;
Braun-Falco, O.: Arch. klin. exper. Dermat. 202, 163-170 (1956);
Gorke: zit. nach Gottron: in Arzt-Zieler: Die Haut- und Geschlechtskrankheiten, Bd. II, S. 1-70;
Korting, G. W. und G. Brehm: Arch. klin. exper. Dermat. 202, 103 (1955/56);
Schulz, F. H.: Monatskurse ärztl. Fortbildung 6, 590-599 (1956).

(4) Haut—Harnorgane

Brehm, G. und G. W. Korting: Dermat. Wschr. 130, 743 (1954);
Hornbostel, H., W. Spier, H. Koch und K. Scribe: Ärztl. Wschr. 6, 49 (1951);
Korting, G. W.: Dermat, Wschr. 135, 571 (1957);

„Das Hautbild als Erscheinung innerer Ursachen"
„Gerontologie der Haut"

Korting, G. W.: Dermat. Wschr. 133, 406 (1956); Zur Pathogenese des endogenen Ekzems, Thieme-Verlag 1954;
Korting, G. W. und W. Born: Medizinische 343 und 377 (1955);
Korting, G. W. und H. Dietz: Dermat. Wschr. 125, 7 (1952);
Korting, G. W. und R. Schmitz: Dermat. Wschr. 125, 174 (1952);
Riegel, K. und G. W. Korting: Arch. klin. exper. Dermat. 205, 235 (1957).

Zur „Gerontologie der Haut"

Aschoff, L.: Zur normalen und pathologischen Anatomie des Greisenalters. Urban u. Schwarzenberg; Berlin und Wien 1948
Beneke, G.: Altersabhängige Veränderungen des Kollagens und der Bindegewebszellen. In: Altern und Entwicklung, Bd. 3, S. 1–37, F. K. Schattauer-Verlag; Stuttgart 1971
Beneke, G., W. Schmitt: Veränderungen der Bindegewebsproliferation in Abhängigkeit vom Lebensalter, actuelle gerontologie I: 69–80 (1971)
Blair, C.: Morphology and thickness of the human stratum corneum. Brit. J. Derm 80; 430–436 (1968)
Braun-Falco und Bandmann: Fortschritte der praktischen Dermatologie und Venerologie; Berlin 1970
Bürger, M.: Altern und Krankheit. ARGE Med. Verlag GmbH, G. Thieme, Leipzig 1947
Clausen, B.: Influence of age on connective tissue. Lab. Invest. II: 229 (1962)
Cramer, H.-J.: Die Altersveränderungen der Haut. In: J. Jadassohn: Hdb. Haut-Geschl.-Krkh. Erg.-Werk I/1, S. 683–707, Springer; Heidelberg 1968
Garn, St. M., N. Y. French: Postpartum and age changes in alveolar pigmentation. Amer. J. Obstet. Gynec. 85: 873–885 (1963)
Glacometti, M. Sc., B. Chiarelli; The skin of Egyptian mummies. Arch. Derm. 97:712–716 (1968)
Holzmann, H., G. W. Korting, D. Kobelt, H. G. Vogel: Prüfung der mechanischen Eigenschaften von menschlicher Haut in Abhängigkeit von Alter und Geschlecht. Arch. klin. exp. Derm. 239:355–367 (1971)
Kadanov, D., D. Dschervo: Über den feineren Bau der Glatzenhaut des fortgeschrittenen Alters (Alopecia senilis). Derm. Mschr. 158: 165–172 (1972)
Kimmig, J.: Hautveränderungen im Senium. Mkurse ärztl. Fortbild. 15: 55 (1965)
Korting, G. W., H. Holzmann: Die Sklerodermie und ihr nahestehende Bindegewebsprobleme. G. Thieme-Verlag, Stuttgart 1967
Korting, G. W.: The skin in old age and its clinical aspects. In: H. G. Vogel; Connective tissue and ageing. Excerpta Medica Amsterdam 1973: 236–240
Masshoff, W.: Die physiologische Regeneration. In: Hdb. Allg. Path. Hsgb. F. Büchner, E. Letterer, F. Roulet. VI, 1, S. 441–514, Springer-Verlag; Heidelberg 1955
McConkey, B., K. W. Waltons, S. A. Carney, J. C. Lawrence, C. R. Ricketts; Significance of the occurence of transparent skin. Ann. Rheum. Dis. 26: 219–227 (1967)
Morsches, B., H. Holzmann, G. W. Korting: Untersuchungen zum quantitativen Verhalten von Kollagen und nichtkollagenem Eiweiß in der menschlichen Haut

in Abhängigkeit von Alter und Lokalisation. Arch. klin. exp. Derm. 224; 117–127 (1966)
Nagy, G., M. Jänner: Altersveränderungen in der menschlichen Epidermis. Arch. klin. exp. Derm. 238: 70–86 (1970)
Peter, G., R. Peter: Untersuchungen über die Zusammensetzung des palmaren Hautoberflächenfettes im Altersablauf und deren biochemische Grundlagen. Arch. Derm. Forsch. 241: 141–147 (1971)
Pietrzykowska. A., J. Konecki: The nucleic acids content in human epidermis in relation to age. Dermatologica (Basel) 135 : 472–476 (1967)
Rustemeyer, J.: Untersuchungen über das Altern von Kollagen; actuelle gerontol. 1: 309 bis 314 (1971)
Steigleder, G. K.: Verhalten von Gefäßen und Bindegewebe in der Haut des menschlichen Unterschenkels in verschiedenen Altersperioden. Zbl. Phlebologie 3: 231–242 (1964)
Verzár, F., H. Wallenegger: Das Altern des Kollagens in der Haut und in Narben. Schweiz. med. Wschr. 91: 1224–1236 (1961)
Vogel, H. G., D. Kobelt, G. W. Korting, H. Holzmann: Prüfung der Festigkeitseigenschaften von Rattenhaut in Abhängigkeit von Lebensalter und Geschlecht. Arch. klin. exp. Derm. 239: 296–306 (1970)
Wagner, G.: Altersveränderungen der Haut, Altersdermatosen. In: H. A. Gottron, W. Schönfeld: Dermatologie und Venerologie, Bd. IV, S. 756–830. G. Thieme, Stuttgart 1960
Wright, J. R., E. Calkins, W. J. Breen, G. Strese, R. T. Schultz: Relation of amyloid to aging: review of the literature. Medicine (Baltimore) 48: 39–60 (1969)

Zu „Lichtwirkung und Lichtschutz"

Henschke, U. und R. Schulze: Über Pigmentierung durch langwelliges UV. Strahlenther. 64, 14 (1939)
Ippen, H.: Lichtschäden und Lichtschutz durch Kosmetika. Heidelberg 1957
Ippen, H.: Untersuchungen zum therapeutischen Lichtschutz der Haut. Zschr. Hautkrh. 29, I (1960)
Ippen, H.: Biologische und praktische Gesichtspunkte bei Lichtschutzmitteln; Ästhetische Medizin, 17, 9, S. 203–206/1968
Ippen, H.: Chronische Hautveränderungen durch Lichteinwirkung. Strahlenther.
Schulze, R.: Einige Versuche und Bemerkungen zum Problem der handelsüblichen Lichtschutzmittel, Parfümerie und Kosmetik 37, 310/365 (1956)
Stüttgen, Günter: Die normale und pathologische Physiologie der Haut; Stuttgart 1965, S. 383–414; Physiologie und Pathologie der Lichteinwirkung auf die Haut von H. Ippen
Tronnier, H.: Über die UV-Reaktion an der menschlichen Haut. Berlin 1957
Tronnier, H. und G. Hoppe-Seyler: Praktisch-dermatologische Gesichtspunkte für den Lichtschutz und die Depigmentierung; Ästhetische Medizin 17/10, S. 221–228/1968

„Ismakogie"
„Allantoin"
„Azulen"

Zu „Ismakogie"

Havlicek, Elisabeth: Ismakogie – Haltung und Bewegung, wie sie sein soll!; in „diät-reform" August–Dez. 1978; Januar und Februar 1979. –
Lauda, Dr. med.: Das Trainingsbuch für Schönheit und Gesundheit; Wien-München-Zürich 1975
Seidel, Anne; Professor: Ismakogie-Kurs; als Manuskript gedruckt.
Seidel, Anne; Professor: Ismakogie im Einsatz gegen Haltungsfehler bei kosmetischer Berufsausübung; in Kosmetikerinnen-Fachzeitung; Febr. 1979 S. 32 ff. –

Zu „Allantoin"

van Abbe, N. J.: Chem. Products 19, 3 (1956). "Application of allantoin in pharmaceuticals and cosmetics"
Delaville, M.: Ind. Parfum. Cosmét. 12, 172 (1957); ref. Parfümerie und Kosmetik 38, 590 (1957). "L'allantoine, son emploi en pharmacie et en cosmétologie"
Greenbaum, F. R.: Amer. J. Pharmacy 112, 205 (1940). "The story of allantoin"
Lesser, M. A.: Drug Cosmet. Ind. 42, 451 (1938). "Allantoin"
Mecca, S. B.: Drug Cosmet. Ind. 76, 768 (1955), Abdruck aus Proceedings of Scientific Section of the Toilet Goods Association Inc. Nr. 23, Mai 1955; ref. Seifen, Öle, Fette, Wachse 81, 516 (1955). "Allantoin in cosmetics"
Mecca, S. B.: Funktion und Anwendbarkeit der Allantoine, Kosmetik-Parfüm-Drogen-Rundschau 10, 101 (1963)
Mecca, S. B.: Soap., Perf. & Cosm. 37, 33–37 und 129–134 (1964)
Sagarin, E.: "Cosmetics, Science and Technology", Interscience Publishers Inc., New York 1957
Le Van, P. und Mitarb.: Calif. Med. 81, 210 (1954). "Use of silicones in derma tology"

Zu „Azulen"

Albath, W.: Entzündungswidrige Stoffe im Kamillenöl; Naunyn-Schmiedebergs Arch., exp. Pathol. Pharmakol. 193, 619 (1939), Chem. Z. 1940 I, 2647
Auell, K. H.: Die lokale Behandlung der Cystitis durch Instillation mit verschiedenen Azulenen, Die Medizinische 1958, 762, Chem. Z. 1959, 1542
Benzinger, F., Hauptfeld, R. und Hohnjec, S.: Beitrag zur Pharmakologie des Aetheroleum millefolii als azulenhaltiges Präparat, Farmac. Glasnik 13, 467 (1957), Chem. Z. 1959, 204
Caujolle, F., Meynier, D. und Huynh, N.-A.: Über die entzündungswidrige Wirkung von Guajazulen und Chamazulen (Deininger Test), Cong. soc. pharm. France, 9°, Clermont-Ferrand 1957, 123, C. A. 53, 19151 (1959)
Deininger, R.: Eine neue Methode zum Nachweis der entzündungswidrigen Wirkung des Azulens, Arzneimittel-Forsch. 6, 394 (1956), Chem. Z. 1958, 5448
Hellriegel, W. und Keudel, W.: Über die Behandlung der Strahlendermatitis mit azulenhaltiger Salbe, Strahlentherapie 86, 241 (1952), Chem. Z. 1953, 3271
Heubner, W. und Grabe, F.: Über die entzündungswidrige Wirkung des Kamillenöls; Naunyn-Schmiedebergs Arch. exp. Pathol. Pharmakol. 171, 329 (1933), Chem. Z. 1933 II, 2161

„Azulen"

Heubner, W. und Albath, W.: Über die entzündungswidrige Wirkung des Reinazulens aus Matricaria chamomilla L., Naunyn-Schmiedebergs Arch. exp. Pathol. Pharmakol. 192, 383 (1939); Chem. Z. 1939 II, 3601

Jung, F.: Synthetische entzündungswidrige Azulene, Pharmazie 6, 192 (1951), Chem. Z. 1952, 5771

Jung, F., Wendler, M. und Reinicke, E.: Über das antiphlogistische Prinzip der Kamille, Naturwiss. 39, 23 (1952), Chem. Z. 1952, 6572

Kärcher, K. H.: Die Wirkung exogener und endogener Faktoren auf die Strahlenreaktion der Haut. Der Einfluß lokaler Wirkstoffe auf den Ablauf des Röntgenerythems im Tierversuch, Strahlentherapie 114, 376 (1961), Chem. Z. 1962, 6864

Kristen, G. und Schmidt, W.: Kamille und Azulene. Pharmakologie, Therapie, Galenik, Arch. Pharmaz. Ber. dtsch. pharmaz. Ges. 290/62, Nr. 8/9, Mitt. dtsch. pharmaz. Ges. 27, 105 (1957), Chem. Z. 1959, 12323

Mauro, G.: A new therapeutic orientation on the subject of inflammatory pathology of the mucosa, especially that of the stomach. The azulenes with special consideration of the 1,4-dimethyl-7-isopropylazulenes, Acta Gerontol. 7, 62 (1957) C. A. 52, 13108 (1958)

Neuwald, F.: Die antiphlogistische Wirkung von Kamillen-Fluid-Extrakt, Südd. Apoth.-Ztg. 88, 362 (1948), C. A. 1949, 1490

Nöcker, J. und Schleusing, G.: Wirkung von 1,4-Dimethyl-7-isopropylazulen auf das UV-Erythem der Haut, Münch. med. Wschr. 100, 495 (1958), Chem. Z. 1959, 4235

Oettel, H. und Wilhelm-Kollmannsperger, G.: Zur Frage der antiphlogistischen Wirkung von Azulenen, 1. Mitteilung: Naunyn-Schmiedebergs Arch. exp. Pathol Pharmakol. 226, 473 (1955), Chem. Z. 1960, 4919; 2. Mitteilung: ibid. 228, 331, (1956), Chem. Z. 1960, 10665

Pommer, Ch.: Über die Wirkung einiger Azulene bei Entzündungen, Naunyn-Schmiedebergs Arch. exp. Pathol. Pharmakol. 199, 74 (1942), Chem. Z. 1942, I, 3227

Ritschel, W.: Über die prophylaktische und therapeutische Anwendung von Azulen bei Verbrennungen und Ultraviolettexposition, Pharmac. Acta Helvetiae 34, 162 (1959), Chem. Z. 1960, 12766

Sajner, J. und Texl, A.: Deininger's Methode zur Bestimmung der entzündungswidrigen Wirksamkeit von Azulen, Arzneimittel-Forsch. 7, 582 (1957), C. A. 52, 3903 (1958)

Schimert, G. und Schwarz, K.: Über die entzündungshemmende und reparative Wirkung der Azulene, Ärztl. Forsch. 8, 85 (1954)

Stein, A. und Friebel, H.: Zur antiallergischen und Antihistaminwirkung einiger Azulenverbindungen, Arzneimittel-Forsch. 7, 543 (1957), Chem. Z. 1960, 4921

Stern, P. und Milin, R.: Pharmakologie der Azulene, Therapeutische Umschau 14, 308 (1957)

Stern, P. und Milin, R.: Die antiallergische antiphlogistische Wirkung der Azulene, Arzneimittel-Forsch. 6, 445 (1956), Chem. Z. 1958, 2804

Stern, P. und Nikulin, A.: Über die entzündungshemmende Wirkung der Azulene, Ärztl. Forsch. 11, 495 (1957), Chem. Z. 1960, 3303

Stern, P.: Beitrag zur Pharmakologie der Azulene, Bull. sci, Yougoslavie 3, 74 (1957), Chem. Z. 1961, 6227

Stern, P.: Beitrag zur Wirkungsweise der Azulene, Arzneimittel-Forsch. 9, 551 (1959), Chem. Z. 1963, 1892

Wegner, E.: Über den Azulengehalt wäßriger Kamillenauszüge, Arch. Pharmaz. Ber. dtsch. pharmaz. Ges. 283/55, 127 (1950), Chem. Z. 1950 II, 2221
Yamasaki, H. et al.: Pharmacology of guaiazulene with special reference to antiinflammatory effect due to inhibition of histamine-release, Noppon Yakurigaku Zasshi 54, 362 (1958), C. A. 53, 10525 (1959)
Zierz, P. und Kiessling, W.: Experimentelle und klinische Untersuchungen mit azulenhaltigen Salben und Lösungen in der Dermatologie, Dtsch. Med. Wschr. 78, 1166 (1953), Chem. Z. 1954, 3750

Zu „Glycyrrhizin"

chemisch

Beaton, J. M., Spring, F. S.: J. Chem. Soc. 3126, 1955; Triterpenoids. Part. XLII. The configuration of the carboxyl group in glycyrrhetic acid.
Ruzicka, L., Leuenberger H.: Helv. Chim. Acta 19, 1402, 1936; Polyterpene und Polyterpenoide CIX.
Zur Kenntnis der Glycyrrhetinsäure.
Tschirch, A., Cedeberg H.: Arch. Pharm. 245, 97, 1907; über das Glyzyrrhizin.

klinisch-pharmakologisch

Capra, C.: Fitoterapia 37, 103, 1966; Attività cicatrizzante degli acidi glicirretico e liquiritico.
Chakravorti, S.: Brit. Med. J. I, 161, 1957; Glycyrrhetinic acid.
Charpy, J., Castelain, P. Y., Coulier, L.: Presse Méd. 65, 1000, 1957; Essais de préparations externes à base d'acide glycyrrhétinique comme traitement anti-inflammatoire.
Colin-Jones, Somers, G. F.: Med. Press. 238, 206, 1957; Glycyrrhetinic acid, a non-steroid anti-inflammatory agent in dermatology.
Duhamel, J.: Sem. des Hôp. 36, 2771, 1960; Action de l'acide glycyrrhétinique (A. G.) en suppositoires dans les affections ano-rectales.
Evangs, Q. F.: Brit. J. Clin. Pract. 12, 4, 1958; The rational use of glycyrrhetinic acid in dermatology.
Finney, R. S. H., Somers, G. F.: J. Pharm. Pharmacol. 10, 613, 1958; The anti-inflammatory activity of glycyrrhetinic acid and grivates.
Finney, R. S. H., Somers, G. F., Wilinson, J. H.: J. Pharm. Pharmacol. 10, 687, 1958; Pharmacological properties of the glycyrrhetinic acid – a new anti-inflammatory drug.
Fontana, G., Faggioli, F., Min. Med. 60, 745, 1969: Il glicirretato di alluminio nella terapia della ulcera peptica gastroduodenale e di altre gastroduodenopatie.
Gupta, M. B., Bhalla, T. N., Tangri, K. K.: Jap. J. Pharmac. 20, 167, 1970; Anti-anaphylactic activity of glycyrrhetinic acid, 6-bromoquinazolone, imipramine and its congeners.
Helbing, A. R., Berntsen, J. G.: Pharm. Weekblad. 100, 1438, 1965; The mechanism of action of glycyrrhetinic acid.
Kraus, S. D.: J. Pharm. Pharmacol. 12, 300, 1960; Glycyrrhetinic acid – A triterpene with anti-oestrogenic and anti-inflammatory activity.

Manca, P.: Fitoterapia ed. med. 35, 105, 1964; attivita` corticomimetica ed antiulcera del glicirretato d'alluminio.
Nikitina, S. S., Farmakol. i. Toksikol. 29, 67, 1966: Some data relevant to the antiinflammatory action of glycyrrhizic and glycyrrhetinec acids isolated from Glycyrrhiza L.
Phillips, A. P., Somers, G. F.; The Veterinary Record, 10, 40, 799, 1958; The biologically active isomers of glycyrrhetinic acid: a pharmacological and clinical appraisal of their antiinflammatory action.
Rovesti, P.: Fitoterapia ed. farm. 33, 98, 1962; Applicazioni cosmetologiche dell' acido glicirretico e di suoi derivati.
Sullivan, F. M.: American Perfumer 77, 47, 1961; Recent advances with glycyrrhetinic acid and its derivatives. A pharmacological and clinical survey.
Tagri, K. K., Seth, P. K., Surendra, S. Parmar, Bhagarwa, K. P.: Biochem. Pharamcol. 14, 1277, 1965; Biochemical study of antiinflammatory and antiarthritic properties of glycyrrhetinic acid.
Vovan, L.: Parfums Cosmetique Savon 4, 103, 1961; Utilisation de l'acide glycyrrhetinique en dermatologie.
Whitehouse, M. W., Dean, P. D. G., Halsall, T. G.: J. Pharm. Pharmacol. 19, 533, 1967; Uncoupling of oxidative phosphorylation by glycyrrhetic acid, fusidic acid and some related triterpenoid acids.

Zu „Liposomen"

Birrer, P. (1989) Die Reparatur der Schutzbarriere der Haut. Kosmetik International 1, 49
Elias, P. M. (1981) Lipids and the epidermal permeability barrier. Arch. Dermatol. Res. 270, 95–117
Gregoriadis, G. (1984) Liposome technology, Vol. I, + II, CRC
Imokawa Genji and Hattori Michihiro (1985) A possible function of structural lipids in the water-holding properties of the stratum corneum. The Journal of Investigative Dermatology 84, 282–284
Lautenschläger, H. (1989) Liposomen und Niosomen in Dermatika. Plenarvortrag anläßlich des 35. Jahreskongreß (1989) der Arbeitsgemeinschaft für Pharmazeutische Verfahrenstechnik e. v. Straßburg, 15. 4. 1989
Metje, S. C., Soehnlein, H. S., Brunke R. A. (1989) Fortschritte in der Liposomen-Kosmetik. Kosmetik International 4, 13–17
Schmidt, K. H., Ed. (1986) Liposomes as drug carriers. Georg Thieme Verlag: Stuttgart, New York
Soehnlein, H. S., Brunke R. A. (1989) Die neue Liposomengeneration. Seifen, Öle, Fette, Wachse 3, 85–87
Yardley, H. J. (1983) Epidermal Lipids. In Biochemistry and Physiology of the Skin, Vol. 1, (L. A. Goldsmith, Es.) p. 363–381. New York/Oxford: Oxford University Press

Zu „Kollagen"

S. Bakermann: Nature (London) 196, 375 (1962)
G. A. Balian, J. H. Bowers: J. Soc. Leath. Trad. Chem. 54, 171 (1970)

G. W. Baufield: Anatom. Rec. 114, 157 (1952)
Bello J.: Nature (London) 184, 241 (1960)
O. Dahl, K. Persson: Acta chem. Scand., 17, 2499 (1963)
H. S. Eiden in: Internat. Review of Connective Tissue Research S. 283, Bd. 4; Acad. Press, New York und London 1968
H. Fasold: Die Struktur der Proteine, S. 181, Verlag Chemie 1972
H. Götz: Münchner medizinische Wochenschrift, S. 109, 553 (1967)
B. S. Gould in: Internat. Review of Connective Tissue Research, S. 35, Bd. 4; Acad. Press. New York und London 1968
W. Grassmann: Leder 16, 32 (1965)
H. Hamperl, H. G. Luhr: Klin. W-schr. 42, 109 (1964)
K. Hannig, J. Engel: Das Leder 12, 213 (1961)
H. J. Hernández – Richter, H. Struck, H. Sixt: Virchows Arch. path. Anat. 339, 198–205 (1965)
H. J. Hernández – Richter, H. Struck: International Surgery 48, 385 (1967)
A. J. Hodge, F. O. Schmitt: Proc. nat. Acad. Sci., USA 46, 186 (1960)
H. Hurych, M. Chapil: Kozarstvi 12, 317 (1962)
K. T. Joseph, S. M. Bose in: Ramanathan N, Collagen S. 371; Intersc. Publ. John Wiley & Sons, New York und London 1962
K. Kühn: Mitteil. Max Planck Gesellschaft, Heft 5/1972, S. 358
D. A. Lowther in: Internat. Review of Connective Tissue Research, S. 68, Bd. 1; Acad. Press, New York und London 1963
F. Marchand in: Handbuch der allgem. Pathol. v. Krehl – Marchand. Bd. 4
G. Reich: Kollagen, S. 204; Verlag Th. Steinkopf – Dresden 1966
H. Stegemann: Hoppe-Seyler's Zeitschrift für physiol. Chemie, 311, 41 (1958)
H. Struck, H. J. Hernández – Richter: Arzneim. Forschung (Drug. Res.) 21, 1840
H. Struck, G. H. Engelhardt: Zeitschrift für Gerontologie 4 (Heft 5) 356 (1972)
A. Veis, J. Anesey, J. Cohen in: Stainsby G.; Recent Advances in Gelatine and Glue Research, S. 155; Pergamon Press: London, New York, Paris, Los Angeles (1958)
F. Verzar: Zeitschrift für Alternsforschung 24/3 (1971), 209–213

Zu „Vitamine"

Zusammenfassende Literatur:

Jellinek, J. Steph.: Kosmetologie, Heidelberg 1959
Korting, G. W., in: Dermatologie und Venerologie, Band III/2, S. 956 ff.; Hautveränderungen auf dem Boden von Mangelkrankheiten und A-Vitaminosen
Dr. E. Pfeiffer: Vitaminkomplexe in der Kosmetik 3/4 1956, 5/6 1956, Kosmet. Parf. Drog. Rdsch. Wien
Vitamins in Cosmetics von E. De Ritter, L. Magid und P. E. Sleezer in Americ., Perfumer & Aromatics May 1959
Panthenol in Cosmetics von S. H. Rubin, L. Magid und J. Schreiner aus: The Scientific Section of The Toilet Goods Assoc., Nr. 32, Dez. 1959
Vitamin-Broschüre: E. Merck, Darmstadt
Vitamin-Broschüre: Hoffmann-La Roche, Basel
Winkelmann, Die Vitamine, Basel 1951
Zeitschr. Vitaminforschung 1943, 1944, 1952

„Vitamine"

Spezifische Literatur:

Ant. M. N. Y. State J. Med 53:2376, 1953, Ant. Americ. J. Obst & Gynecol. 67:407, 1954, G. Comi und G. Nesi, Riv. crit. clin. med. 50:214, 1950, Boschi, E. und Gaspari, A., Acta chir. Patavina 7:387, 1951; Vitamin-E-Ester als Heilfaktor für die Haut
Bear H. L. und Vogel: H. R. Urol. & Cutan. Rev. 44, 176, 1940; und Flesch P. J.: Invest. Dermatol. 19:5, 1952
Boas, M.: Biochem. J. 21:712, 1927 und Lease, J. G. und Parsons, H. T., Biochem. J. 28:2109, 1934; Hautschädigungen bei Biotin-Mangel
Burlet: Jubilee Volume Emil Barell 1946, S. 42
F. Rheinhardt Ltd. Co. Basel: Über die perkutane Sorption von Panthenol
Combes, F. C. und Zuckermann, R.: J. Inv. Dermatol. 16:379, 1951, Kline, P. R. und Caldwell, A. (N. Y. State J. Med. 52:1141, 1952, Samuels, S. S.; Angiology 1:46, 1950; Welsh, A. L. und Ede, M.: Arch. Dermatol. & Syphil. 69:732; 1954; Die erfolgreiche Behandlung von Hautkrankheiten mit örtlich angewandtem Panthenol
Eddy, W. H. und Howell, J. L.: N. Y. State Journ. Med. 39:406, 1939; Die Absorption von Vitamin A durch die Haut
Fouts, P. J., Helmer, O. M., Lepkovsky, S. und Tukes, T. H. in: J. Nutrition 16:197, 1938; Hautschädigung bei Pyridoxinmangel
Grünberger, V.: Wien, Med Wchnschr. 98:150, 1948; Mischinger: Wien. Med. Wchnschr. 104:963, 1954; Berger, J. in 104:1030, 1954; Kreitner, H. in 102:67, 1952; Die perkutane Behandlung der Haut mit Panthenol und seine perkutane Resorption
Hardin P. C. The Southern Surgeon X Nr. 5, 301 1941: Die Behandlung von Wunden und dermatologischen Hauterkrankungen mit Dorschleberöl-Präparaten
Helmer, A. C. und Jansen, C. H.: Studies Inst. Divi Thomae 1:1, 1937
Lauber, H. H. (Beitr. Z. Klin. Chirurg. 161:565, 1935) und Hardin (The Southern Surgeon X No. 5, 301, 1941); Über die Anregung des Epithelwachstums durch Vitamin D2 und D3
Lohr W. Chirurg. 6/15 1934: Über die Anwendung von Fischleberölen zur Behebung von Vitamin-A-Mangelerscheinungen der Haut
Reiss F. und Campbell: Dermatiologica 108:121, 1954; Vorteile einer örtlichen Anwendung von Vitaminen
Ritter, E. D. und Marusich, W., zitiert in: Bergwein, Karl: Seifen, Öle, Fette, Wachse; 91. Jg. Nr. 26/1965 „Über die Anwendung und Verarbeitung der Vitamine in der Kosmetik"
Ritter, E. D. und Marusich, W., zitiert in: Bergwein, a. a. O.; Über die perkutane Sorption von Panthenol
Rubin, S. H.: J. Am. Pharm. 37:502, 1948 und Pfaltz, Zeitschr. für Vitaminforschung 1943; Lokale Anwendung von Panthenol bei Haut- und Haarschädigungen
Rubin und Mitarbeiter in: J. Nutrition 39:107, 1949; Beeinflussung der pH-Werte durch Panthenol
Schäfer und Mitarbeiter in J. Nutrition 59:171, 1956, Schreiner, A. W. und Mitarbeiter in: J. Lab. Clin. Med. 40:121, 1952; Besserung von seborrhoischer Dermatitis durch Vitamin B_6 (Pyridoxin)
Schäfer, A. E., Sassaman, H. L., Slocum, A. und Green, R. D.: J. Nutrition 59:171; Über die Absorption von Vitamin D bei der Heilung von Rachitis

Sciclounoff, P. D. und Naz. E. in: Schweiz, Med. Wchnschr., 75:767, 1954;
Leder, M. E. in 76:828, 1946;
Gsell, J. L. in 74:1171, 1944; Hautbehandlung mit Panthenol
Siemers und Sleezer P. D.: Drug & Cosmetic Ind. Jan. 1954; Die Vitamin-A-Anwendung in der Dermatiologie und Kosmetik
Sobel, A. E. in: Arch. Dermatiol. 73:388, 1956; Die Kombinationswirkung von Vitamin A mit Vitamin E
Stangl: Zeitschr. Vitaminforsch. 24:9, 1952; Über den Anstieg des Pantothensäuregehaltes im menschlichen Haar
Vilter, R. W. in: J. of the America. Medical. Assoc. 159:1210, 1955; Über die Wichtigkeit des Pyridoxins
Weidenbach, W.: Therapie der Gegenwart 91:347, 1952, in Ophtalmologica (Schweiz).
Haselmann, G. in: 123:357, 1952 in: ebd. und
Rosen, L. in: 118:940, 1949; in: ebd. Hautbehandlung mit Panthenol. –

Notizen: